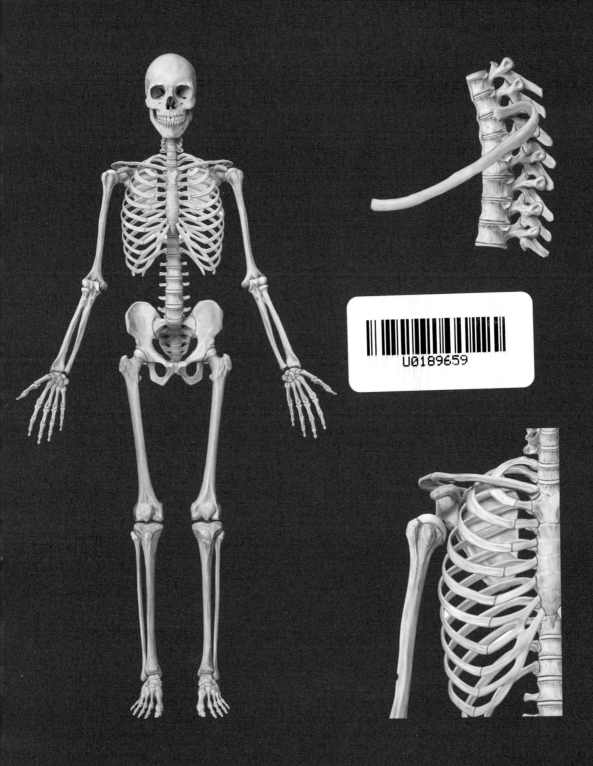

家庭医生
健康指南

发现·治愈·预防

DETECT
HEAL &
PREVENT

加拿大QA 国际图书出版公司 _____ 著

潘复琴 _____ 译

中国轻工业出版社

图书在版编目（CIP）数据

家庭医生健康指南 / 加拿大 QA 国际图书出版公司著；
潘复琴译 . — 北京：中国轻工业出版社，2022.10
ISBN 978-7-5184-3729-0

Ⅰ . ① 家… Ⅱ . ① 加… ② 潘… Ⅲ . ① 家庭医学—
指南 Ⅳ . ① R499-62

中国版本图书馆 CIP 数据核字（2021）第 227000 号

责任编辑：付　佳

策划编辑：付　佳　　责任终审：张乃柬　　封面设计：伍毓泉

版式设计：锋尚设计　　责任校对：朱燕春　　责任监印：张京华

出版发行：中国轻工业出版社（北京东长安街6号，邮编：100740）

印　　刷：鸿博昊天科技有限公司

经　　销：各地新华书店

版　　次：2022年10月第1版第1次印刷

开　　本：787×1092　1/16　印张：37

字　　数：550千字

书　　号：ISBN 978-7-5184-3729-0　定价：328.00元

邮购电话：010-65241695

发行电话：010-85119835　传真：85113293

网　　址：http://www.chlip.com.cn

Email：club@chlip.com.cn

如发现图书残缺请与我社邮购联系调换

200436S2X101ZYW

致谢

　　基于大众的需求，这本书初期工作得到了近300名健康领域专业人士的认可，他们分别来自心脏病学、肿瘤学、遗传学、产科、儿科、免疫学、神经学、外科学、泌尿学、营养学、心理学、风湿病学、毒理学、肺病学、肝病学、骨科、创伤科、胃肠病学、眼科学和其他生命科学。我们向这些来自北美和欧洲医疗机构的医生、教授和研究人员表示感谢。这本书会集了一批经验丰富和充满激情的医学插画家、平面艺术家和编辑们，这是一个充满智慧的团队。

　　我们尤其要感谢来自拉瓦尔大学（Laval University）医学院的教授埃里克·菲利普博士，他主持完成了本书的审稿工作，确保本书严谨而又清晰地展示人体的不同系统和不同部位，以及可能影响人体健康的各种疾病和治疗方法。本书能够成为万千家庭必不可少的参考书，离不开菲利普博士和其他审稿人的支持！

如何使用本书

本书分为18个主题，这些主题与人体的身体机制或系统相对应。每个大类主题分为若干子主题，每个子主题又分为若干具体主题，详细描述器官组织的结构、功能和相关疾病。本书知识量丰富，读者可以从目录中了解本书的结构安排，并在相应章节找到与具体症状相关联的疾病以及该病在书中对应的页面。

导言
陈述主题要点，和右边的正文构成一个信息整体。

正文

注
指引读者前往本书中含有该知识点其他信息的页码。

书名

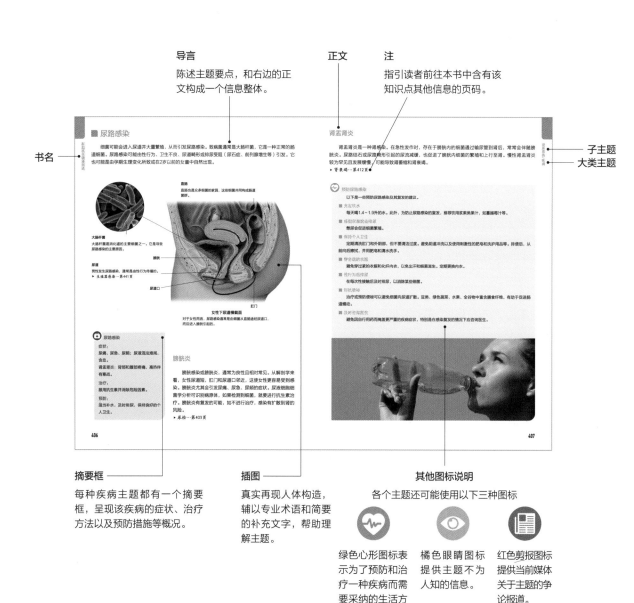

子主题
大类主题

摘要框
每种疾病主题都有一个摘要框，呈现该疾病的症状、治疗方法以及预防措施等概况。

插图
真实再现人体构造，辅以专业术语和简要的补充文字，帮助理解主题。

其他图标说明
各个主题还可能使用以下三种图标

绿色心形图标表示为了预防和治疗一种疾病而需要采纳的生活方式和习惯。

橘色眼睛图标提供主题不为人知的信息。

红色剪报图标提供当前媒体关于主题的争论报道。

前言

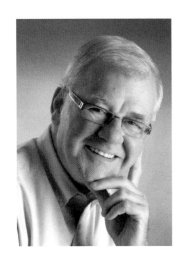

在急诊室人满为患，医疗系统很难满足需求的时候，如果手头有一本全面覆盖健康和疾病的百科全书，无疑是非常有用的。

提升健康的第一步是预防，并充分了解自己的身体及其功能。为了实现这个目标，本书为读者提供了大量可以付诸实践的建议，从而改善人们的健康并预防疾病。本书还包括大量由医学插画专家绘制的优质插图，并配有准确、易懂的文字信息，最重要的是，它由经验丰富的医学专家小组完成审稿。此外，这本堪称百科全书式的健康指南有相当多的篇幅专门用来描述不同疾病，如流感、冠心病、哮喘、糖尿病、癌症等。根据这些描述，读者能够识别疾病的最初症状，并在发病时能够尽早咨询医生以获得对病情更好的预断。本书还包括由圣约翰救护机构审阅并认可的一份症状总表和一个急救知识章节。

我想用三个词完美地概括这本百科全书：
发现、治愈、预防。

精彩之作！

伊夫·拉蒙塔涅 医学博士
魁北克医学院出版社总裁兼首席执行官

目录

感官　186-217

人体

眼部疾病

耳部疾病

内分泌系统　218-231

人体

疾病

血液　232-245

人体

疾病

心血管系统　246-275

人体

疾病

免疫系统　276-307

人体

疾病

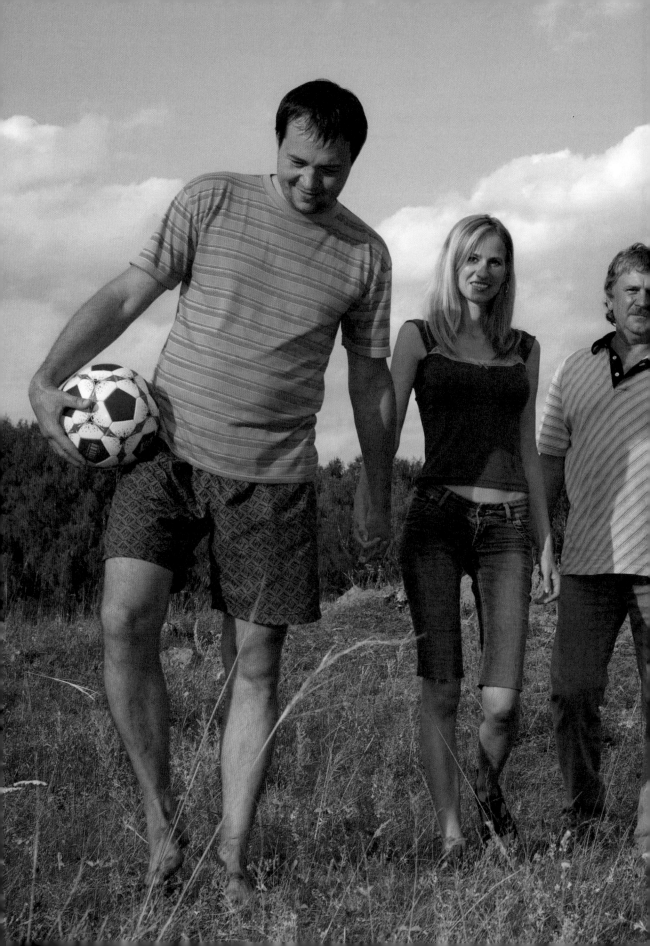

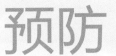

预防

今天，卫生和医疗的进步使我们能够避免或治疗许多疾病，并延长我们的寿命。然而，保持健康需要遵循健康的生活方式，这基于一系列良好的生活习惯和日常活动，特别是均衡饮食和定期锻炼。这些好习惯有助于降低患病风险、延缓衰老和对抗压力。此外，终身定期医疗监测使快速诊断疾病、有效治疗疾病和控制疾病成为可能。

■ 营养

　　营养是一套负责将食物转化为营养物质的过程，这些被人体吸收的营养物质对人体各项功能至关重要。碳水化合物、蛋白质、脂肪、矿物质、维生素和水都是营养素。我们必须从正常饮食中获得这些营养素，并且按照人体所需要的比例来摄入。摄入以后，营养素会被消化吸收，然后被转化为能量和其他物质。多余的能量则被储存在脂肪组织、肌肉和肝脏中。饮食多样化和均衡是保持健康必不可少的条件。

均衡饮食

　　均衡的饮食为我们的身体提供每日所需的一切营养和能量，既不缺乏也不过量。一个普通成年人每天所需能量，男性为2000~2500千卡，女性为1800~2000千卡。然而，能量需求因年龄、身高、体重、职业、体力活动和其他特定情况（如怀孕、哺乳、疾病）而异。如有高血压、糖尿病、食物不耐受或其他特殊情况，饮食必须酌情调整。

■ 卡

　　卡（cal）是一种能量计量单位。在营养学中，我们主要用千卡（kcal）计量，1千卡等于1000卡。食物标签上有时使用另一种单位——焦耳（J），1卡=4.186焦，1千卡=4.186千焦。

水

　　水约占人体重量（血液、淋巴液等）的60%，它是人体内含量最丰富的物质。水的特性使其成为一种人体必需的营养素，用于运输激素、营养物质、代谢废物等。水还有其他重要功能，包括调节体温和保护器官。各种食物包括饮品每日供给人体的水分约为2.4升，其中有至少1.4升是通过饮水直接获得的。在某些情况下（如高温、运动时），人体对水的需求可能会增加。缺水仅仅两三天就会迅速导致人体脱水，进而引发死亡。

膳食指南

　　种类多样的营养素（碳水化合物、蛋白质、脂肪、矿物质、维生素）主要分布在四大类食物中，它们是谷薯类、蔬果、牛奶及奶制品、肉类及肉制品。膳食指南规定了每一类食物的每日推荐摄入量。不同国家的膳食指南略有不同（例如在推荐的摄入量方面），但食物类别的重要性顺序在各国基本保持一致。因此，建议多吃谷薯类、蔬果，而奶制品和肉类应适量摄入。最后要注意，根据年龄、身高、性别、体重和体力活动的不同，推荐的食物摄入量也会有所不同。

《加拿大膳食指南》各类食物每日摄入量推荐（单位：份）

年龄（岁）	儿童			青少年		成人			
	2~3	4~8	9~13	14~18		19~50		≥51	
性别	男孩和女孩均适用			女孩	男孩	女性	男性	女性	男性
蔬果	4	5	6	7	8	7~8	8~10	7	7
谷薯类	3	4	6	6	7	6~7	8	6	7
牛奶及奶制品	2	2	3~4	3~4	3~4	2	2	3	3
肉类及肉制品	1	1	1~2	2	3	2	3	2	3

数据来源：《加拿大膳食指南》，网址：http://www.hc-sc.gc.ca/fn-an/food-guide-aliment/index-fra.php。

牛奶及奶制品

1份相当于1杯（250毫升）牛奶或浓缩大豆饮品；50克奶酪；3/4杯（175毫升）酸奶。

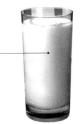

蔬果

1份相当于1个大小适中的水果；1/2杯蔬菜或水果（新鲜、冷冻或罐装均可）；1/2杯果汁；1杯沙拉（生叶菜）。

肉类及肉类替代品

1份相当于75克畜禽肉类、鱼类或贝类；3/4杯（175毫升）煮熟的豆类；2个鸡蛋；150克豆腐；1/4杯（60毫升）坚果或带壳种子；2汤匙（30毫升）花生酱或坚果酱。

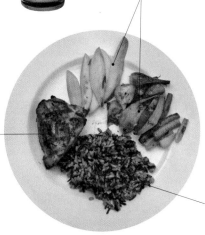

谷薯类

1份相当于1片面包（35克）；30克冷麦片；3/4杯（175毫升）热麦片；半杯（125毫升）米饭、粗麦粉或面食。

■ **孕妇或哺乳期女性**

孕妇或哺乳期女性的能量需求远远超过普通成人。例如，在加拿大，建议她们每天在所有食物类别中增加2~3份的摄入量。为了防止贫血和胎儿畸形，还建议每天补充叶酸制剂和铁制剂。

碳水化合物

碳水化合物是人体主要的能量来源，占每日推荐能量需求的一半以上。碳水化合物主要存在于植物性食物中，如谷薯类、豆类、水果。简单碳水化合物、复合碳水化合物和膳食纤维有显著区别。复合碳水化合物和膳食纤维对身体特别有益，因此应在饮食中受到青睐。

■ 简单碳水化合物

简单碳水化合物能够被迅速消化，所以短时间内易被人体吸收。作为一种立即可用的能量来源，它们在工作强度很大的情况下充分摄入尤其有效。然而，有些简单碳水化合物如蔗糖应适量摄入，因为过量食用会导致肥胖和2型糖尿病。主要的简单碳水化合物有葡萄糖、果糖、蔗糖、乳糖和半乳糖。牛奶、玉米、蜂蜜和水果中也含有简单碳水化合物，但在焙烤食品、糖果、果汁和碳酸饮料中含量较多（往往含量过高），它们以白糖、红糖、玉米糖浆或糖蜜的形式存在。

■ 复合碳水化合物

复合碳水化合物也叫多糖，是由简单碳水化合物形成的。相对于简单碳水化合物，它们被人体吸收得更慢，对血糖影响更小。复合碳水化合物主要有淀粉和糖原。淀粉来源于植物，存在于淀粉类食物中，如面包、面食、大米、玉米、土豆等谷薯类。糖原来源于动物，在红肉中以微量形式存在。

■ 膳食纤维

膳食纤维由植物来源的复合碳水化合物组成，它们不能被人体消化、吸收。纤维素、半纤维素、果胶和树胶是主要的膳食纤维。它们来自全谷物、豆类、蔬菜和水果。膳食纤维特别有益于健康，因为它形成了一个能保持水分的系统。膳食纤维限制人体吸收胆固醇等物质，产生饱腹感，从而有助于对抗肥胖和一些心血管疾病。它们还能增加粪便体积并使之软化，有助于排便，从而降低痔疮、肛裂、憩室病和结直肠癌的风险。

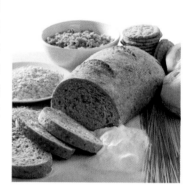

脂肪

脂肪主要以脂肪酸和胆固醇这两种形式存在。脂肪酸存在于许多食物中，如各种植物油、黄油、人造黄油、肉、鱼、蛋、奶制品、坚果种子，而胆固醇只存在于动物性食品中。人体内除了脂肪，还含有其他脂质。一些膳食脂质会增加患心血管疾病或癌症的风险，另一些则具有保护作用。

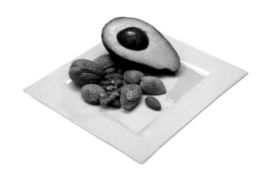

不饱和脂肪酸

各种植物油（橄榄油、菜籽油、玉米油、葵花子油、核桃油、大豆油等），牛油果，深海多脂鱼类（三文鱼、鲭鱼、金枪鱼、鲱鱼和鳟鱼）以及各类坚果种子（亚麻籽、葵花子、核桃、腰果、杏仁、花生等）都富含不饱和脂肪酸。

■ 脂肪酸

饱和脂肪酸与不饱和脂肪酸有显著区别。不饱和脂肪酸主要来源于植物性脂肪，适量摄入，总体上可以降低血液中的胆固醇水平，有益于人体健康。饱和脂肪酸主要来源于动物性脂肪（如黄油、鸡蛋、肉类及加工肉制品、牛奶和奶酪）。一些植物油也含有饱和脂肪酸，如棕榈油和椰子油。如过量摄入饱和脂肪酸，会增加血液胆固醇水平和患心血管疾病的风险。反式脂肪酸是一种主要存在于加工食品（如糕点、油炸食品）中的不饱和脂肪酸，会对人体造成更大危害。

ω-3脂肪酸

ω-3脂肪酸对人体有益，可以帮助人体对抗心血管疾病和关节炎等炎症性疾病。它们也在神经系统，特别是大脑的正常运作中发挥作用。ω-3脂肪酸主要存在于植物油（菜籽油、小麦胚芽油、大豆油）以及坚果种子（亚麻籽、南瓜子）中，也存在于藻类和深海多脂鱼类（三文鱼、鲱鱼、沙丁鱼、鲭鱼、凤尾鱼）中。但由于我们的饮食习惯，其摄入量很少能达到每日膳食推荐的最低要求。

■ 胆固醇

胆固醇是一种由人体，具体是由肝脏自行合成的脂质。它是构成细胞膜和几种激素的主要成分。由脂蛋白将其从肝脏运输到人体细胞。在某些情况下，食物中的胆固醇可能会加入到人体产生的胆固醇中，从而导致血液中胆固醇水平升高。过量的胆固醇会沉积在动脉壁上，从而增加患心血管疾病的风险。

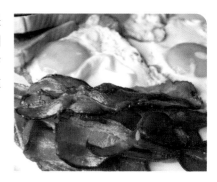

▶ 冠心病…第256页
▶ 好胆固醇和坏胆固醇…第258页

维生素

人体内有13种维生素，含量虽然很少，但对人体的正常运转不可或缺。它们在许多功能中发挥作用，如新陈代谢、细胞分裂、生长、凝血等。除了维生素B_3（即烟酸）和维生素D可在一定条件下由人体合成，其他维生素必须从食物中获得。缺乏任何一种维生素都会导致健康问题，有时甚至会很严重。

13种维生素介绍

	别名	作用范围	食物来源	缺乏后果
维生素A	视黄醇	视觉，生长，免疫力，保护组织，抗氧化	鸡蛋，奶制品，黄色和深绿色蔬果，动物肝脏	暗视力下降，干眼症，失明，易感染
维生素B_1	硫胺素	新陈代谢，神经系统功能	猪肉，鱼，蛋，豆类，全谷物，坚果种子	脚气病（心功能不全和神经系统问题）
维生素B_2	核黄素	新陈代谢，肌肉组织修复	奶制品，鸡蛋，肉类，鱼，全谷物，豆类，坚果种子	生长迟缓，皮肤病
维生素B_3	烟酸	新陈代谢，神经系统功能，激素合成，血液中的氧气输送	肉类（家禽），鱼，豆类，坚果种子	糙皮病，手脚刺痛，疲劳，头痛，头晕
维生素B_5	泛酸	新陈代谢，皮肤和黏膜的再生	肉类，鱼，鸡蛋，全谷物，豆类，菌菇	疲劳和抑郁，失眠，腿抽筋
维生素B_6	吡哆醇	新陈代谢，红细胞形成，免疫力，血糖调节	营养强化谷物，豆类，蔬果，肉类	皮肤病，贫血，易怒
维生素B_7	生物素	新陈代谢	肉类（家禽），生蔬菜，豆类，鸡蛋，全谷物	神经系统问题，脱发

	别名	作用范围	食物来源	缺乏后果
维生素B$_9$	叶酸	脱氧核糖核酸（DNA）和核糖核酸（RNA）的合成，红细胞的形成	绿色蔬菜，豆类，动物肝脏，营养强化谷物	贫血，食欲不振，易怒，胎儿脊柱裂
维生素B$_{12}$	钴胺素	脱氧核糖核酸（DNA）和核糖核酸（RNA）的合成，红细胞的形成，神经系统	鱼，肉类，奶制品，鸡蛋，营养强化大豆饮料	贫血，疲劳，体虚
维生素C	抗坏血酸	抗氧化，胶原蛋白合成，铁吸收，免疫力	蔬果（如红辣椒、猕猴桃、橘子、菜花、草莓）	坏血病，极度疲劳，关节疼痛
维生素D	钙化醇	钙吸收，骨骼生长	多脂鱼类，蛋黄，营养强化奶制品	佝偻病，筋骨衰弱，骨质疏松
维生素E	生育酚	抗氧化，保护组织	植物油，坚果种子，绿色和橙色蔬菜	红细胞衰弱症，儿童神经系统发育障碍
维生素K	叶绿醌	凝血，骨生成	绿色蔬菜，植物油，豆腐	新生儿出血

矿物质

　　矿物质是人体不可缺少的无机化学元素。根据人体内含量的多少，矿物质可分为常量元素和微量元素两大类。

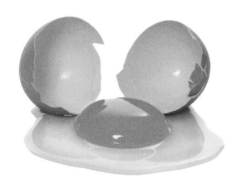

■ 常量元素

　　常量元素是一种存在于人体中的相对大量的矿物质（对于一个体重70千克的人来说超过5克）。常量元素有七种：磷、钾、钙、镁、钠、氯和硫。常量元素是一些人体组织（骨骼、牙齿）和液体（血液、唾液、眼泪、汗液、尿液）的构成成分。它们对神经冲动传导和肌肉收缩发挥重要作用，并参与多种代谢反应。

矿物质（常量元素）介绍

常量元素	作用范围	来源	缺乏后果
磷	骨骼和牙齿的成分，维持正常的血液pH值	肉类，鱼，牛奶，谷物，鸡蛋，坚果种子，豆类	影响骨质，敏感性问题（麻刺感、刺痛），心脏、呼吸和神经系统问题
钾	新陈代谢，血压调节，神经传导，肌肉收缩	蔬菜，水果，奶制品，豆类	神经肌肉和心脏问题，意识错乱
钙	骨骼成分，肌肉收缩，神经传导，血液凝固	奶制品，鱼罐头，绿叶菜	肌肉强直，神经问题，骨质疏松症

续表

常量元素	作用范围	来源	缺乏后果
镁	新陈代谢，肌肉收缩，血液凝固，骨骼和牙齿的健康	全谷物，豆类，坚果种子	抑郁，意识错乱，抽搐，麻木，心脏问题，食欲不振，肌强直
钠	液体成分（血浆、眼泪、汗液），神经传导	盐，酱油	消化和神经系统问题，肌肉痉挛
氯	胃液成分	盐	消化问题，肌肉痉挛，情感淡漠
硫	新陈代谢，免疫系统，骨骼和牙齿的形成	谷物，牛奶，鸡蛋，豆类	新陈代谢问题，易感染

■ 微量元素

微量元素是一种存在于人体内的矿物质，数量很少但对人体正常运行有着不可或缺的作用。最重要的微量元素有铁、碘、氟、钴、铬、硒、锌、铜和锰。

矿物质（微量元素）介绍

微量元素	作用范围	来源	缺乏后果
铁	血红蛋白成分，新陈代谢	红肉，动物肝脏，贝类，蛋黄，绿色蔬菜，营养强化谷物	贫血，免疫力下降
碘	甾体激素的合成	海盐和碘盐，鱼，贝类，藻类	甲状腺功能不全，智力障碍（新生儿）
氟	牙齿和骨骼的形成	含氟水，补充剂	易患龋齿
钴	红细胞成熟	肉类，鱼，牛奶，豆类，全谷物	贫血
铬	血糖和胆固醇的调节	全谷物，动物肝脏，绿色蔬菜	胆固醇水平升高和患糖尿病的风险
硒	抗氧化	肉类，贝类，鱼，全谷物，鸡蛋	肌肉疼痛，易感染
锌	新陈代谢，抗氧化	贝类，鱼，全谷物，坚果	疲劳，痛风，嗅觉问题，生长迟缓，免疫力下降
铜	新陈代谢，免疫力，骨骼和软骨健康	贝类，全谷物，豆类，动物肝脏，坚果	贫血，骨质疏松
锰	新陈代谢	全谷物，坚果，豆类，绿色蔬菜，水果	胆固醇水平升高，葡萄糖不耐症

■ 抗氧化剂

抗氧化剂能够中和新陈代谢过程中产生的过量自由基。这些自由基会加速细胞衰老，并导致癌症、某些心血管疾病、阿尔茨海默病和其他一些与衰老相关的疾病。主要的抗氧化剂有酚类化合物、维生素A、维生素C、维生素E、硒和锌。

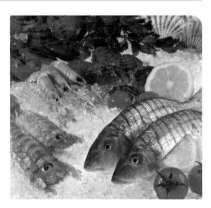

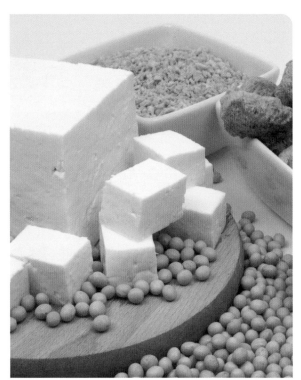

蛋白质

蛋白质是由氨基酸以多肽链排列组合而成的化合物。它们的构成、形式和作用都非常多样化。有些蛋白质与人体结构有关，如胶原蛋白。另一些蛋白质则参与到人体各项功能的运转中，如肌肉收缩、神经传导和免疫。人体的蛋白质主要是通过消化食物中的蛋白质，从而产生氨基酸来制造的。肉、鱼、蛋和奶制品是动物蛋白的主要来源。植物蛋白可以从谷类及其制品（面包、大米等）、坚果种子和豆类（包括大豆）中获取。蛋白质缺乏会导致儿童生长发育问题，并使各个年龄组人群全身虚弱，肌肉萎缩，增加易感染性。蛋白质过剩，特别是动物蛋白过剩，会成为肥胖的危险因素，并增加患心血管疾病和癌症的风险。

咖啡和茶

咖啡和茶在不添加糖、牛奶和奶油的情况下是不含能量（或能量极低）的饮品。咖啡和茶都含有咖啡因。咖啡因是一种刺激性物质，可以暂时性引发失眠，提高动脉压和心跳频率。咖啡因的刺激性影响取决于个体的敏感性，随着摄入量的增加而增强。健康成人的咖啡因推荐摄入量为每天400毫克，即3~4杯过滤咖啡或9~12杯茶；孕妇及哺乳期女性建议摄入量为每天300毫克。患有心血管疾病或睡眠障碍的人也应该减少咖啡因摄入。过多的咖啡因摄入会导致易怒、焦虑、颤抖、心悸和胃灼热。一些最新研究认为绿茶含有抗氧化成分，对预防癌症有益。

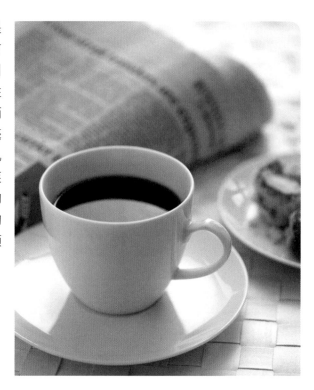

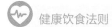
尽管许多食物都有详细的营养标签，但试图完美地控制每天所吸收的各种营养素的数量并不现实。行之有效的方法是遵守"膳食指南"中对四类主要食物的推荐标准并牢记以下黄金法则。

- 每天吃三顿主食，并辅以一到两顿加餐。
- 每餐吃水果、蔬菜和全谷物食品。它们是维生素、矿物质、膳食纤维和抗氧化成分的极好来源。
- 坚果和谷物非常好。它们是蛋白质、优质脂类（不饱和脂肪）和抗氧化成分的来源。
- 限制脂肪摄入，特别是用于烹饪和调味的脂肪，以及隐藏在烘焙食品、加工肉制品等食品中的脂肪。
- 蔬菜蒸着吃；用烤箱、不粘锅等厨具烹饪肉类和鱼类；少量添加或不添加油；避免油炸。
- 使用橄榄油和菜籽油。它们含有优质脂类。
- 控制摄入添加糖、烘焙食品、碳酸饮料等。
- 大量饮水，每天至少6杯（1.5升）；必要的话，控制饮酒。
  ▶ 关于饮酒的一些指导原则…第26页
- 限制肉类消费，定期用鱼、豆类或大豆制品替代。选择瘦肉，特别是去皮家禽和牛肉。
- 减少盐的摄入量。用香料和香草调味，减少食用精加工食品。
- 减少在餐馆吃饭的次数和购买熟食（这些饮食通常含有过多的糖、盐、脂肪）。
- 花点时间品尝美食，享受进食过程的分分秒秒。吃饭做到多样但适量。

食品标签

包装食品上的标签提供了该食品营养价值的信息。标签的第一行标明了该食品为各项营养素数值所设定的单位值（如：每100克）。要比较同一种食品的两个不同品牌，则必须在每份单位相同的情况下进行比较。食品标签上随后列出的就是这一单位下，该食品的能量和各种营养素的含量。这些值通常以毫克（mg）或克（g）来表示，并标出该值在每日推荐的营养素参考值中的比例。含量在5%以下的营养素，膳食贡献率较低，超过20%则较高。尽量选择低糖、低钠（盐）、低饱和脂肪酸和反式脂肪酸含量的产品。

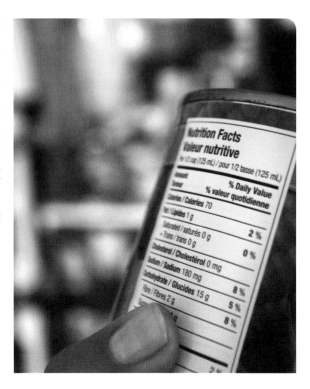

■ 健康体重

健康体重或理想体重是指体重变化对健康状况没有影响的区间，即有助于保持健康的体重。不同个体的健康体重区间也不同，主要取决于身高、年龄、性别及其他因素。当实际体重偏离理想值时，患某些疾病的风险就会增加。偏差越大，危险就越大。超重会增加患高血压、冠心病、脑血管意外、2型糖尿病、睡眠呼吸暂停、关节病和结直肠癌的风险。另外，过度减肥会导致女性营养缺乏和闭经。它也会引发绝经后的骨质疏松症。

身体质量指数

身体质量指数（BMI），又称体质指数，是测量体脂的一种方法，用于预测与体脂相关的疾病风险。体质指数由体重（千克）除以身高（米）的平方得到。因此，一个体重75千克，身高1.75米的人的BMI等于75÷（1.75×1.75），即24.5。BMI介于18.5~25属于健康体重[1]。BMI分类标准适用于18~65岁的正常成年人，对儿童、孕妇或哺乳期女性、运动员、老年人或重病患者并不适用。此外，该分类标准可能高估矮胖型和运动达人的脂肪含量，或者低估骨密度较低人群的脂肪含量。

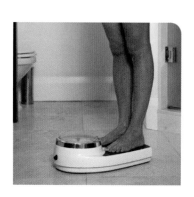

■ 计算你的健康体重

体重与BMI相关。一个人的健康体重（千克）等于BMI值乘以身高（米）的平方。只要知道健康体重对应的BMI区间，就能计算出自己的健康体重在哪个范围。例如，身高1.70米的女性，健康体重介于53.5千克（18.5×1.70×1.70）和72.3千克（25×1.70×1.70）。

▶ 肥胖症⋯第355页

身体质量指数（BMI）和健康风险

分类	BMI（kg/m^2）	风险
体重偏低（消瘦）	<18.5	+
健康体重	18.5~24.9	−
超重	25~29.9	+
一级肥胖	30~34.9	++
二级肥胖	35~39.9	+++
三级肥胖（病态肥胖）	≥40	++++

---

[1] 在中国，体质指数标准为：BMI<18.5为消瘦，18.5≤BMI<24为正常，24≤BMI<28为超重，BMI≥28为肥胖。——编者注

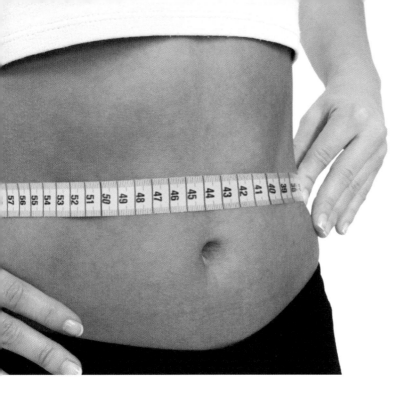

腰围

腰围是另一个与超重和肥胖相关的疾病风险指标。它必须在肋骨最低处和髋骨最高点之间进行测量。男性腰围≥102厘米，女性腰围≥88厘米[①]，可能面临较高的疾病风险（尤其是高血压、冠心病和2型糖尿病）。

腰围、身体质量指数和健康风险

腰围 BMI	正常	超重	肥胖症
＜102厘米（男性） ＜88厘米（女性）	低风险	风险增加	高风险
≥102厘米（男性） ≥88厘米（女性）	风险增加	高风险	超高风险

保持健康体重

在健康成年人中，体重波动主要是由于脂肪堆积或减少而引起的。由于这些变化直接受到饮食和体力活动的影响，所以可以通过均衡饮食和定期进行体育锻炼来控制体重。饮食中必须控制动物脂肪的摄入，尤其是红肉，也不能含有太多糖，特别是糖果、烘焙食品、碳酸饮料等食品中所含的单糖。酒精也是一种高能量食物，必须控制饮酒。必须每天进行体育活动，根据个人身体情况循序渐进进行。每天半小时的中等强度活动足以对健康产生有益影响。

■ 减肥

减肥必须循序渐进，每周减重0.5千克较为合适。减肥太快对身体有害，也容易反弹，甚至超过减肥前的体重，这是人体为了补偿能量的缺失而反射性动用了能量储备。快速减肥的饮食会引发溜溜球效应，只是突然降低了能量摄入，并没有深层次地改变生活习惯，这是很不健康的。

---

① 在中国，男性腰围≥90厘米，女性腰围≥85厘米，则为腹型肥胖。——编者注

■ 锻炼

规律的适应性体育锻炼对健康有益，它可以减少衰老带来的影响并降低患某些疾病的风险。与同年龄段久坐不动的人相比，经常锻炼，哪怕只是适度锻炼的人预期寿命更长。一个完整的锻炼计划应包括拉伸运动、肌肉锻炼和耐力运动。这些运动的强度和持续时间必须根据个人的实际情况来调整，以免受伤。

拉伸运动

拉伸运动，目的是通过拉伸和放松肌肉来增加运动的幅度。所有体育锻炼都应该以一系列拉伸运动开始和结束（屈伸，伸展），以防肌肉酸痛。拉伸运动有助于形成良好的体态，保持身体的弹性，消除肌肉紧张，并增加老年人的活动自主性。太极、瑜伽和舞蹈等活动都是极好的拉伸运动。

肌肉锻炼

肌肉锻炼是为了对一组肌肉所指挥的运动建立抵抗力。这种抵抗力应根据个人情况进行调整，可以通过举重、使用肌肉练习器或简单地利用自身体重（俯卧撑、仰卧起坐等）来获得。在锻炼过程中，一系列相同的动作重复2~4次，在每一系列动作之间停顿一下让肌肉休息，避免肌肉过度收缩和撕裂。与耐力运动相反，肌肉锻炼需要强度，但持续时间很短。

■ 肌肉锻炼的有益效果

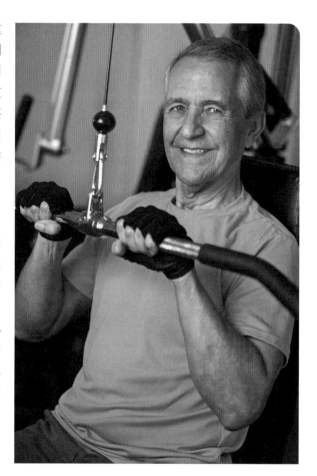

人体有规律地进行肌肉锻炼时，会形成新的肌纤维，从而增加肌肉的力量和体积。毛细血管可以更好地对肌肉进行供氧。由肌腱施加在骨骼上的肌力也增加了，这刺激了骨组织的形成，因此可缓解骨质疏松症，并降低老年人骨折的风险。肌肉锻炼也有助于通过减少脂肪量来控制体重。它可以降低2型糖尿病和高胆固醇血症的风险。它还可以改善运动协调性，有助于减少背痛症状。

耐力运动

身体耐力是指身体持续几分钟努力做某事，而同时没有产生疲劳迹象（力量减弱、肌肉痉挛、呼吸急促）的能力。有规律地进行适当的体育活动可以增强耐力，比如散步、游泳、骑自行车、慢跑等。耐力运动的好处很多且非常明显，如增强骨骼肌和心肌，改善呼吸，促进供氧和血液循环。通过促进肌肉对脂肪储备的利用，耐力运动有助于控制体重。它还可以增加幸福感，有助于对抗压力和焦虑。

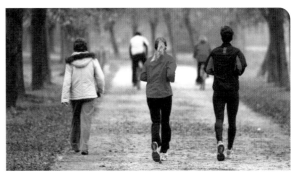

步行和慢跑

步行可以在任何地方练习，不需要任何设备。步行每小时燃烧大约300千卡能量，是一种很好的腿部肌肉锻炼。步行必须相对快速，每天至少持续30分钟。慢跑比步行强度更大，以每小时12千米的速度慢跑1小时，大约消耗900千卡。慢跑时必须选择合适的鞋子，以减少膝关节和踝关节损伤。

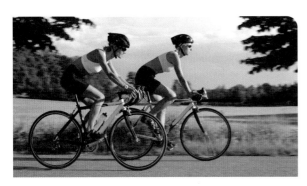

骑行

骑自行车除了是一种绿色环保交通方式外，对腿部和背部也是一种极好的耐力锻炼和肌肉锻炼。每小时骑行约20千米，相当于燃烧500千卡能量。

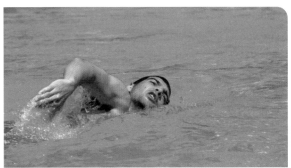

游泳

游泳有益于心血管健康，也是一项完整的肌肉锻炼运动，特别推荐给背痛患者。游泳1小时等于燃烧600千卡能量。

热身运动

所有的体育锻炼必须从10分钟的热身运动开始。热身运动包括温和和渐进两种形式，以便让身体适应稍后的运动强度。在热身过程中，体温会轻微上升，这会提高新陈代谢率。心跳逐渐加快，以适应氧气的输送。肌肉、肌腱和韧带的弹性增加，关节润滑受到刺激。热身运动包括伸展运动（屈曲、伸展）、关节旋转、肌肉锻炼（仰卧起坐、俯卧撑等）和心血管锻炼活动（原地跑步、快速步行等）。在没有热身的情况下，从静息状态到身体发力的突然过渡会导致心律失常和关节损伤。

锻炼的身体益处

体育锻炼对身体有许多有益的作用。主要好处是通过增强心血管系统、改善组织氧合、降低动脉压以及减少导致动脉粥样硬化的"坏胆固醇"而降低患心血管疾病的风险。伴随均衡的饮食，体育锻炼可以促进新陈代谢，消耗多余的能量，从而可以更好地控制体重，降低患肥胖症和2型糖尿病的风险。它还可以降低患结直肠癌和乳腺癌的风险，也可能降低患前列腺癌和子宫内膜癌的风险。体育锻炼可刺激免疫系统，防止感染，特别是呼吸系统感染（感冒、流感等）。对于老年人和更年期女性来说，体育锻炼可以延缓肌肉萎缩，保持关节的柔韧性，对抗骨质疏松症。它也有助于减少跌倒和骨折的风险。

锻炼的心理益处

体育锻炼通过刺激大脑释放天然吗啡（内啡肽），有助于减轻压力、精神疲劳和焦虑。它能给人带来一种愉悦感，有助于对抗抑郁。体育锻炼也有助于减轻女性经前综合征的症状。它还能改善睡眠，增加活力。

肌肉酸痛

肌肉酸痛是肌纤维微撕裂的疼痛表现，通常是由剧烈或不规则的肌肉运动引起的。这些微小的撕裂会导致局部的暂时性炎症。一般来说，肌肉酸痛几天后就会自行消失。

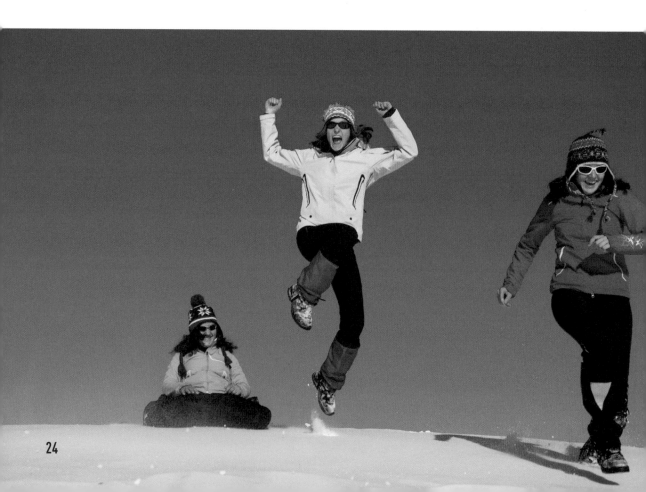

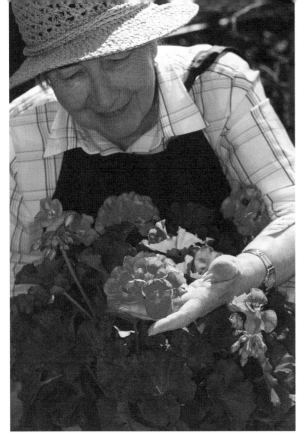

改变生活习惯

　　日常生活中充满了锻炼的机会。此外，把锻炼和日常生活结合起来经济实惠，对环境也有益。例如，使用公共交通工具而不是开车会增加步行的时间，这是一种每天至少需要30分钟的自然运动。骑自行车是另一种适合短途旅行的交通方式。在工作场所或公共建筑中，经常走楼梯比乘电梯更能增强耐力和锻炼腿部肌肉。在家里，手动割草机比电动割草机更适合锻炼手臂肌肉。总体来说，园艺为拉伸运动和放松提供了机会。到了冬天，手动铲雪比推铲雪机更能有效地锻炼心血管和肌肉，前提是你要进行热身运动，并量力而行。

每周锻炼日程安排

　　一个完整的锻炼计划包括定期的拉伸运动、肌肉锻炼和耐力运动。每次锻炼都必须从热身阶段开始（伸展、关节旋转、原地跑等），以伸展运动结束，特别是在剧烈运动（肌肉锻炼、耐力运动）之后，伸展运动可以防止受伤和肌肉酸痛。

　　例如：
- 第1天：30~60分钟的耐力运动，逐渐增加强度。
- 第2天：15~30分钟的肌肉锻炼（俯卧撑、仰卧起坐、举重或器械训练）。
- 第3天：30分钟的拉伸运动（瑜伽、太极等）。
- 第4天：通过逐渐增加强度，完成30~60分钟的耐力运动。
- 第5天：15~30分钟的肌肉锻炼（俯卧撑、仰卧起坐、举重或器械训练）。
- 第6天：30分钟的柔韧性运动（瑜伽、太极等）。
- 第7天：30~60分钟的耐力运动，逐渐增加强度。

■ 烟草、酒精和毒品

使用某些物质，无论它们是合法的（烟草、酒精、镇静剂等）还是非法的（大麻、海洛因、可卡因等），经过一段时间就会成瘾，导致滥用，危害健康。

从偶尔使用到成瘾

诊断一种成瘾状态比界定诱发成瘾的用量要容易。这取决于许多因素，如：药物的化学成分、对人体的影响、吸收方法、剂量、使用频率以及使用者的敏感性（如遗传倾向，胎儿期对该物质的接触情况，个人和家庭史，社会、个人和心理状况）。

■ 成瘾的征兆

成瘾可以通过以下几种征兆来识别：强烈的使用欲望，难以控制用量，禁用一段时间后出现的身体或精神症状（心悸、发汗、紧张、易怒等），需要增加剂量以获得某种效果，对其他活动或爱好失去兴趣，干扰日常活动，不顾有害影响继续使用等。

关于饮酒的指导原则

根据世界卫生组织（WHO）的建议，正常饮酒量是指男性每天不超过3个或者女性每天不超过2个标准玻璃杯。该饮用量对健康造成的风险最小，同时个人和社会都能接受。根据具体情况，这些最低标准还需要降低（如：怀孕、需要集中注意力时、正在接受治疗或处于特定的健康状况下）。世界卫生组织还建议，如果定期饮酒，最好每周禁酒一天。最好在用餐时饮酒。世界卫生组织定义的1个酒精摄入量标准值相当于10克纯酒精，如下所示：

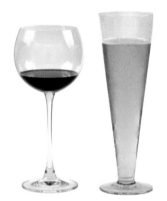

- 一杯或100毫升葡萄酒或香槟（酒精含量11%~13%）；
- 250毫升啤酒（酒精含量5%）；
- 70~85毫升开胃酒（酒精含量18%~20%）；
- 30毫升利口酒（酒精含量40%~45%）；
- 250毫升苹果酒（酒精含量6%）。

毒品的危害

吸烟每年夺去全世界数百万人的生命，毫无疑问地成为肺癌的首要原因。酗酒通常是食管癌、肝癌、肝硬化、癫痫、凶杀和车祸的元凶。酗酒和吸毒成瘾会产生严重的社会和经济影响，如违法、暴力行为、意外创伤、旷工缺勤以及社会和家庭生活恶化。怀孕期间使用毒品会导致流产或胎儿早产。它对胎儿和儿童的发育也有影响，造成出生体重偏低、生长迟缓、智力障碍、畸形和死亡等不良后果。

 预防成瘾

提高认识的教育宣传活动能帮助一般公众和青少年等高危群体预防吸毒成瘾。然而，如果发现身边的人有高风险的毒品使用行为，家人和朋友是最适合进行干预的人。

- 及时了解使用那些可能导致成瘾的物质所带来的危害。
- 问问家人和朋友对你使用毒品有什么看法。分析造成滥用的原因，避免可能导致滥用的情况。如果需要，改变你的习惯和爱好。不要孤立自己，相反，保持或更新与家人和朋友之间的联系。
- 如果认为你所爱的人在毒品使用上存在风险，不要带着偏见与其交往，敞开心扉保持沟通。建议他/她寻求帮助（专业中心、热线电话、心理医生等），并在他/她努力消除风险的过程中主动陪伴。

戒烟及其益处

戒烟之时起	对身体产生的影响
20分钟	血压、脉搏、手足温度恢复正常
8小时	细胞氧合恢复正常。血液中的一氧化碳含量降低一半
1天	彻底消除一氧化碳。肺部开始排斥烟草燃烧残留物。梗死的风险开始降低
2天	彻底消除尼古丁。味觉和嗅觉开始好转
3天	支气管扩张。肺容量开始改善。减轻疲劳，恢复精力
2周到3个月	血液循环改善。更加适应体力劳动。减少由吸烟引起的咳嗽。恢复正常的味觉和嗅觉。睡眠质量改善
1~9个月	澄清音质。呼吸急促和鼻塞症状减轻。支气管纤毛开始再生。呼吸道感染敏感性降低
1年	患心血管疾病的风险降低一半。患宫颈癌的风险恢复到正常人水平
5年	口腔、咽喉、食管和肺部患癌风险降低一半。烟草导致的死亡风险降低一半
10年	患脑血管意外的风险恢复到正常人水平。肺癌死亡率恢复到正常人水平。患口腔癌、喉癌、食管癌、膀胱癌和胰腺癌的风险大大降低
15年	患冠心病的风险恢复到正常人水平

■ 压力控制

压力过大是一种越来越普遍的现象，在很大程度上是由我们的生活方式引起的。压力对人体产生的不良影响长期以来被低估，现在已逐渐为人所知，对抗它的方法也越来越受重视。

▶ 压力因素…第224页

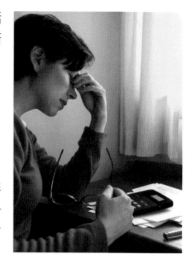

认识压力

压力是身体对我们有意或无意感知到的攻击行为的心理反应，它伴随着不同程度的生理和心理症状。这些症状取决于个人，当压力成为一种常态时症状会加重。认识压力的征兆是控制压力的第一步，即使在时间上有所延迟。

压力的征兆

生理征兆	心理征兆
肌肉紧张：经常握紧拳头和下巴，肩部和颈部收缩，难以放松肌肉	疲劳
头痛	不规律或频繁的情绪变化：激动、紧张、易怒、悲伤、忧郁
疲劳	优柔寡断
食欲改变	焦虑、惊恐发作
消化道问题：胃痛、溃疡、恶心、呕吐、便秘、腹泻	失去欲望
心血管问题：心悸、心率加快、血压升高	自卑
浅呼吸	记忆力减退，注意力难以集中
对感染性疾病的高敏感性：易患感冒、流感、带状疱疹	恐惧症
睡眠障碍	抑郁
男性勃起功能障碍	吸烟和饮酒量增大；吃很多改善情绪的食品，如巧克力
女性月经不规则或停经	
眩晕	

压力管理

要管理压力，首先必须认识到压力产生的原因，如家庭责任、日常管理、过于紧密的日程安排、孩子的学业、家庭或职场关系中的冲突、绩效愿望、各种任务的截止日期、交通拥堵、公共交通中缺乏隐私等。面对这些造成压力的原因，可以试试以下几种方法以减轻压力造成的影响。

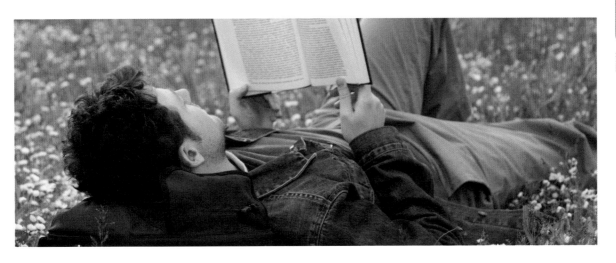

■ 消除造成压力的因素

某些压力源可以通过改变生活习惯来消除。如：调整工作时间，改变出行或者通勤的交通工具；从一个部门调到另一个部门工作；改进家务的分配或者雇家政帮手等。当压力是由不良的人际关系引起时，与他人沟通或寻求调停者往往会帮助解决问题。假期也是打破生活常规并避开不利情况的好方法。

■ 对抗压力的影响

压力管理的另一种方法是释放紧张情绪或对抗压力的影响。有几种具体的放松技巧可以采用（瑜伽、冥想、太极拳、按摩等），其实任何休闲活动都有助于缓解压力，如阅读、观看表演、户外漫步、园艺、社交活动。练习一项运动也是缓解压力的绝好方法。

▶ 锻炼···第22页

■ 转变态度

遇到问题时，有些人会把它预想成一个需要克服的挑战；另一些人则会把它想成一座搬不动的大山。这种对问题的看法和由此产生的反应是个人压力的组成部分。通过压力管理、个人成长与发展等多种技巧，压力问题可以得到更加积极的解决。当压力变得具有侵袭性并干扰日常生活时，可能需要寻求专家（心理学家、精神分析师、精神病医生等）的帮助，他们可能会推荐适当的治疗方法。

 抗压小贴士

- 均衡饮食。
- 减少咖啡的摄入量，尤其是在下午。
- 定期锻炼。
- 晚上早点睡觉，以获得足够的睡眠。
- 白天找时间休息几次，即使休息的时间很短。
- 知道如何拒绝过多的工作或委派给其他人。
- 学会放手和接受别人的意见。
- 不要生气。
- 隔离自己，集中注意力，保持深呼吸3~5分钟。
- 跟亲朋好友谈谈你遇到的问题。

■ 卫生与预防感染

　　一些生活方式的改变，如日益频繁的国际接触、公共交通服务的发展、托幼机构的发展以及日渐增加的抗生素使用，促进并加速了感染源的传播。鉴于感染风险的增加，最有效的预防方法仍然是基本的卫生措施。

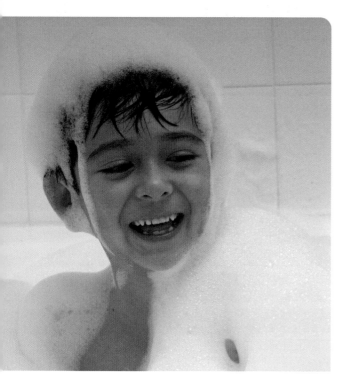

生理卫生

　　通过避免病原体（细菌、病毒、真菌、寄生虫）在皮肤和黏膜表面的大量繁殖，有助于免受感染。良好的卫生习惯主要包括以下几点。

- 接触过动物或脏东西以后、上厕所后、接触食物前、进食前以及接触有感染风险的人（新生儿、老年人或免疫缺陷者）之前一定要记得洗手。
- 每天做好个人清洁（尤其是手指和脚趾间、肚脐、腋下和隐私部位）。
- 每周至少洗1次头。
- 饭后刷牙或漱口，每天至少刷牙2次，每天至少使用1次牙线。
- 每天更换内衣。

防止感染性疾病的传播

　　如果患有呼吸道感染如感冒，患者可以借助手帕或者肘部避免咳嗽或打喷嚏时病原体的传播。尽可能经常擤鼻涕和洗手，并推迟探视体虚者（如新生儿、老年人、免疫缺陷者），也有助于将感染的传播降到最低。对儿童而言，最好避免共用帽子、围巾等衣物，这些物品可能引发虱子和呼吸道感染的传播。

▶ 呼吸道感染…第318页

▶ 流感…第320页

家庭卫生

在家里，处理和储存食物的地方，以及潮湿的地方，都有利于细菌和真菌的繁殖。因此，厨房、浴室和厕所需要特别清洁和通风。坐便器、自来水管道和门把手必须定期消毒，水槽、冰箱、厨房台面和厨房垃圾桶也要定期消毒。餐巾、亚麻抹布和洗碗布必须及时晾干并经常清洁。床上用品和地板也必须定期清洗。必须遵守家畜接种计划。必须尽可能禁止动物接触被褥、餐桌和厨房台面，以及不属于它们的食物。动物接触过的物品和区域必须定期清洁。

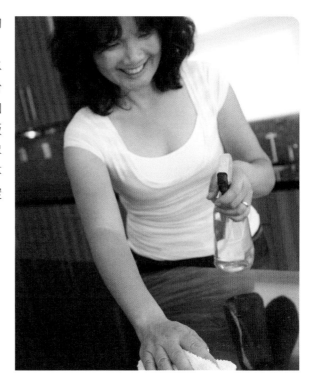

预防肠胃炎和食物中毒

在加拿大，近一半的肠胃炎和食物中毒发生在家里。它们是由于食品未充分煮熟，或者食品在处理或生产过程中受到污染（卫生状况差、用被污染的水清洗等）或食物储存不当，储存时间过长或储存温度不合理而引起的。最常见的食物污染是由沙门菌和大肠杆菌引起的，而李斯特菌的污染较为罕见，主要影响家禽、鸡蛋和畜肉，其次是鱼类和海鲜。为避免由被污染的食物引起的中毒，必须遵守以下原则。

- 在购买时，确保食品的原产地，并检查有效期。
- 购买食品杂货时，冷藏或冷冻食品应该最后购买，回家后马上把它们放好。运输途中用保温袋装食物，特别是在天气炎热或路程较长的情况下。
- 处理食物前先洗手，蔬果在食用前一定要洗净。
- 如果餐具和厨房台面与生肉接触过，那用它们处理其他食物之前必须用洗洁精和水清洗。
- 将必须冷藏的食物放在冰箱的正确位置，且生熟分开。为了让空气流通，不要把冰箱塞得太满。将冰箱温度调至0~4℃。
- 已经解冻的食物不要复冻。

■ 环境控制

在家里、工作中或在享受休闲活动时，充分了解环境中存在的风险有助于防止意外事故的发生。

安全之家

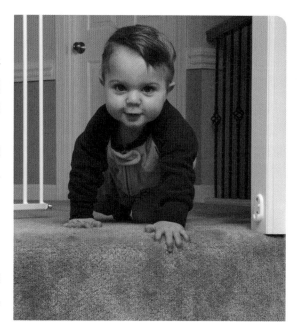

家居布置必须考虑每一位家庭成员的安全，从新生儿到老人。家里必须配备一个灭火器，至少一个烟雾探测器和一个一氧化碳探测器，必须每年更换它们的电池。此外，还要了解某些家用建筑材料（管道、保温材料等）的毒性。家居环境必须以正确的方式定期通风，以避免形成湿气或积聚污染物，从而将家人感染呼吸道疾病的风险降到最低。

■ 儿童安全

哪些危险会对儿童产生影响主要取决于他们的自主程度。绝不应该把一个不满10岁的孩子单独留在家里。对于1岁以下的儿童来说，主要的危险是窒息和跌倒。为了将这些风险降至最低，需要做到：

- 将新生儿房间的温度保持在19℃左右。床上被褥不能太多，以免导致过热；
- 测试婴儿床的稳定性。安全护栏的间距应为45~65毫米；
- 避免有绳索的窗帘，避免将绳链等挂在婴儿脖子上；
- 避免让新生儿与填充玩具或宠物一起睡觉。

从1岁开始，孩子变得更加自主，危险成倍增加。请务必：

- 在窗户上安装挂钩或防护装置，并在阳台上安装防护装置；
- 在浴缸和淋浴间放置防滑胶垫；
- 堵住电源插座，并使电线远离接触范围；
- 将平底锅的把手朝着炉子后面转动；
- 将尖锐物品、塑料袋、火柴、打火机、日化产品、药品、酒精饮料和有毒植物放在孩子够不到的地方。

■ 老人安全

老年人行动不便会增加跌倒和受伤的风险。为避免事故发生，要注意：

- 消除过道障碍物（低矮的家具、植物、电线等）；
- 在光滑地面铺上防滑材料；
- 增加支撑点，比如方便轮椅行动的活动坡道，厕所、浴缸和淋浴间安装支撑杆；
- 抬高坐便器座位并调整床的高度；
- 老人手机设置必须有急救电话快捷键等。

全程无忧的休闲活动

为确保在休闲活动中获得快乐和满足感，必须：

- 在开展户外活动前，了解天气状况；
- 做好防晒（防晒霜、太阳镜、帽子），并带好衣服以防降温和雨水天气；
- 远足时，带上充足的水、食物和一个急救箱；
- 防止蚊虫叮咬；
- 避免喂食或接近野生动物，也不要发出声音以免惊吓到它们（如果与野生动物碰巧面对面，慢慢拉开距离，不要直视动物的眼睛，也不要奔跑或转身）；
- 在使用户外设备之前，检查它们是否能够正常使用；
- 运动（骑自行车、滑雪等）中如果击中头部的风险较高，戴上头盔进行运动；
- 穿救生衣进行水上活动；
- 只要靠近水，随时看好儿童；
- 禁止儿童在成人不在场的情况下进入游泳池（所有游泳池必须用围栏围起来）；
- 游泳时，当室外温度较高，身体应慢慢进入水中，以避免浸泡性低体温症；
- 在进行任何体能活动之前进行热身；
- 避免在未通知任何人的情况下独自离开。

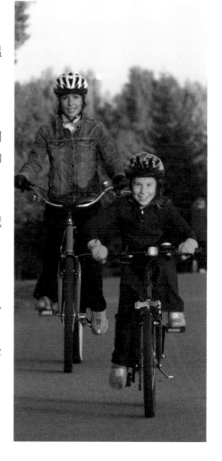

工作安全

　　工作不应成为健康问题的来源之一。姿势不当，缺乏活动，以及安排不当或者与人的体貌不协调的工作空间都会造成长期的关节和肌肉疼痛问题。这些可以通过咨询人体工程学专家来避免。

　　减少与工作岗位性质相关的事故和疾病是一项集体责任。雇主不仅必须执行安全规范和准则，还必须在员工中大力推广，并考虑他们提出的任何改进措施。员工必须了解并遵守安全措施，向同事传达，并提出改进建议。当情况需要时，穿戴防护装备尤为重要。了解火灾发生时的疏散计划也是必要的。

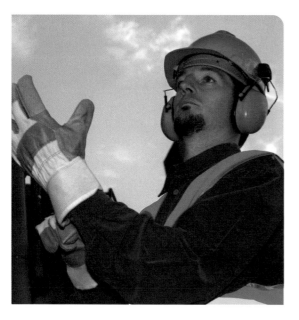

■ 体检

　　家族史、年龄和生活方式使某些人容易患某些疾病，但在大多数情况下，如果及早得到诊断和治疗，这些疾病是能够治愈的。因此，建议进行定期体检。

孕期体检（产检）

　　妊娠监测包括一系列的医疗检查，孕妇需要定期进行血液检查、尿液分析和专项筛查，以确保整个孕期母亲和胎儿的健康。初次检查一般在末次月经后的第8周至第12周。在第一次检查中，医生通常通过问卷调查、全面体检和妇科检查以建立母子健康手册。一般来说需要怀孕者完成宫颈癌检查（巴氏涂片）。血液分析用于确定血型、核实孕妇是否贫血或患有糖尿病，并筛查某些传染病（淋病、衣原体感染、梅毒、艾滋病、乙型肝炎、风疹、弓形虫病）。尿液分析提示孕妇是否患有泌尿系统感染。接下来就是定期产检，通常在孕期第32周之前是每个月一次，然后在孕期最后一个月每周产查一次，以便监测母亲的体重、血压、子宫高度和位置以及胎心。通常在末次月经后的第12、第22和第32周还需要做超声波检查，主要用来确定受精日、胎盘位置，以及发现潜在的异常。

　　孕期还建议进行其他检查，尤其是：

- 当怀疑有染色体问题、遗传性或传染性疾病，甚至胎儿畸形时，在末次月经后的第14周至第18周进行羊水取样和分析（羊膜穿刺术）；
- 妊娠第24周至第28周进行妊娠期糖尿病筛查（即"糖筛"）；
- 妊娠第34周至第37周筛查B组链球菌。

▶ 产前检查…第468页

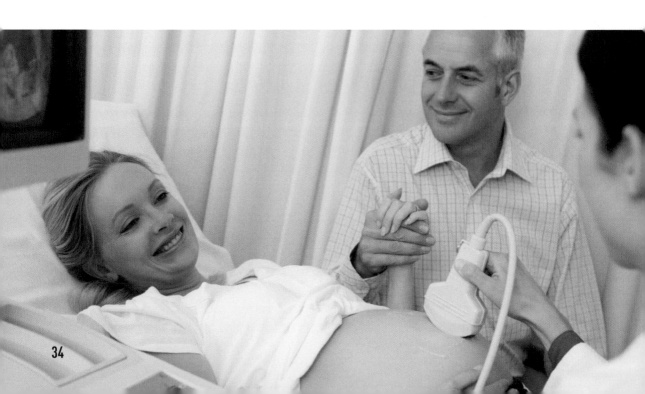

儿童体检

新生儿出生时，要接受全面的医学检查和血液分析，以筛查某些遗传性代谢疾病。这种筛查可以通过尿液分析来完成，如果父母要求的话，可以检测其他异常。因此，建议定期进行体检，以便对儿童进行医疗随访。

请务必：

- 按时进行疫苗接种；
- 注意儿童体重、身高、心理和运动发展阶段，如语言、行动、注意力、行为等；
- 定期检查儿童牙齿。建议在第一颗乳牙萌出后的几个月内开始看牙医；
- 请验光师或眼科医生在孩子出生3个月、1岁和3~5岁时，检查他们的眼睛。以后，建议在10岁前每2年做一次眼科检查，18岁前每3年检查一次。

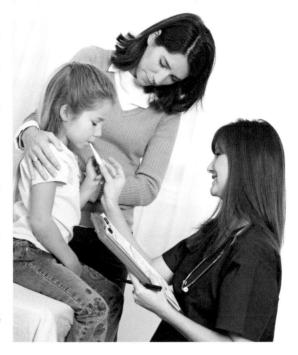

成人体检

每一个身体健康的成年人都应该每年做一次体检。最好由一个熟悉自己病历、家族史、生活习惯的医生来完成。允许医生跟踪自己健康状况的变化，并筛查潜在疾病。以下是需要进行的各项检查：

- 每年进行牙科检查；
- 男性40岁起，女性50岁起，每5年进行一次血脂筛查；
- 每年检测身体质量指数（BMI）；
- 每年通过测量动脉压筛查高血压；
- 自50岁起，每1~2年通过粪便隐血筛查（血液培养试验）或每5年通过结肠镜检查筛查结直肠癌；
- 女性从25岁起每年进行一次临床检查，50岁以上女性每两年进行一次乳房X光检查（如果有乳腺癌家族史，则在40岁或之前）以筛查乳腺癌；
- 女性30岁以下每年进行一次妇科细胞学检查（巴氏涂片），之后每3年重复一次以筛查宫颈癌；
- 男性自50岁起每年筛查前列腺癌。

■ 旅行中的健康

全球不同地区的气候和生活方式，以及健康问题和疾病类型（特别是感染性疾病）千差万别。在计划旅行时，必须考虑到突发的、有时是剧烈的环境变化可能导致的健康风险。

出发前

出发前4~8周，咨询医生以便了解预防治疗（抗疟药）、疫苗接种以及针对目的地所采取的预防措施，这一点至关重要。有些国家需要国际疫苗接种记录和最新的黄热病疫苗接种记录。

以下是出发前应采取的其他预防措施：

- 购买信誉较好的旅行保险，并带好一份紧急情况下可联系的人员名单，包括医生；
- 根据需要，准备一个医疗包，包括退热药、消炎药、止痛药、抗组胺药（治疗过敏）、止泻药、消毒用品、防晒系数较高的防晒霜、驱蚊剂和避孕药；
- 患有慢性病的人在旅行停留期间必须携带足够的药物和注射器以及证明其合法使用的医疗证明。延长有效期的处方必须注明药品有效成分的名称，而不是品牌名称。

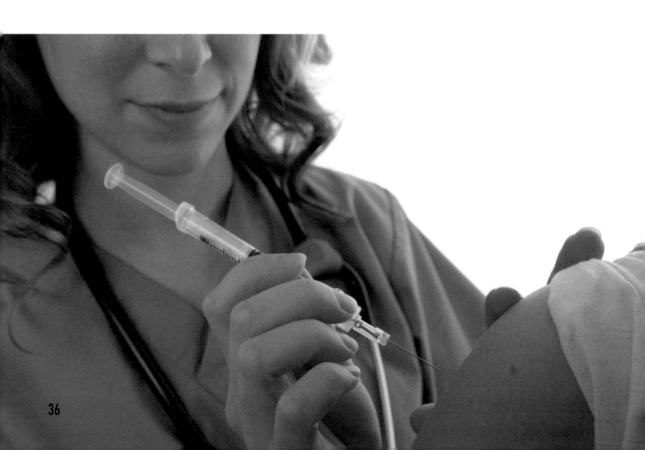

在目的地

在温暖的国家，太阳代表着主要危险之一。避免在阳光最强的时候活动（上午10点到下午3点），戴上墨镜和太阳帽，穿长袖衣服（深色厚衣服能更好地抵御紫外线）。经常喝水，不要等到口渴了才喝水。淋浴或海绵浴有助于抵御高温。

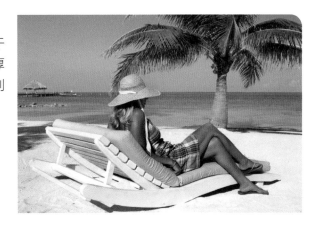

以下预防措施可帮助你避免受伤和感染，特别是在热带国家：

- 只喝纯净水（即经过充分过滤、煮沸或使用消毒剂处理过的水，或装在密封容器中出售的水）；
- 饭前洗手（但避免用公用毛巾擦手）；
- 只吃最近准备好的并正确处理的菜肴，最好选择经过巴氏消毒的奶制品；
- 给蔬菜和水果去皮；
- 不要饮用自来水（连刷牙也不要用），不要吃未经烹饪的食物，如沙拉、蔬菜、海鲜；
- 避免皮肤直接接触地面（使用躺椅晒日光浴），避免赤脚行走，以免被有毒动物、寄生虫等伤害；
- 避免在江河湖泊等淡水中洗澡或在烂泥和水坑中行走。

返回后

从有疟疾危险的国家返回后，必须遵医嘱完成整个治疗过程。如出现以下情况，则需咨询医生：旅行归来后患上某种慢性病，旅行期间出现的特定症状在返回后持续存在，如发热、头痛、颈部疼痛、持续腹泻、皮肤问题、泌尿或生殖器问题、咳嗽或胸痛。

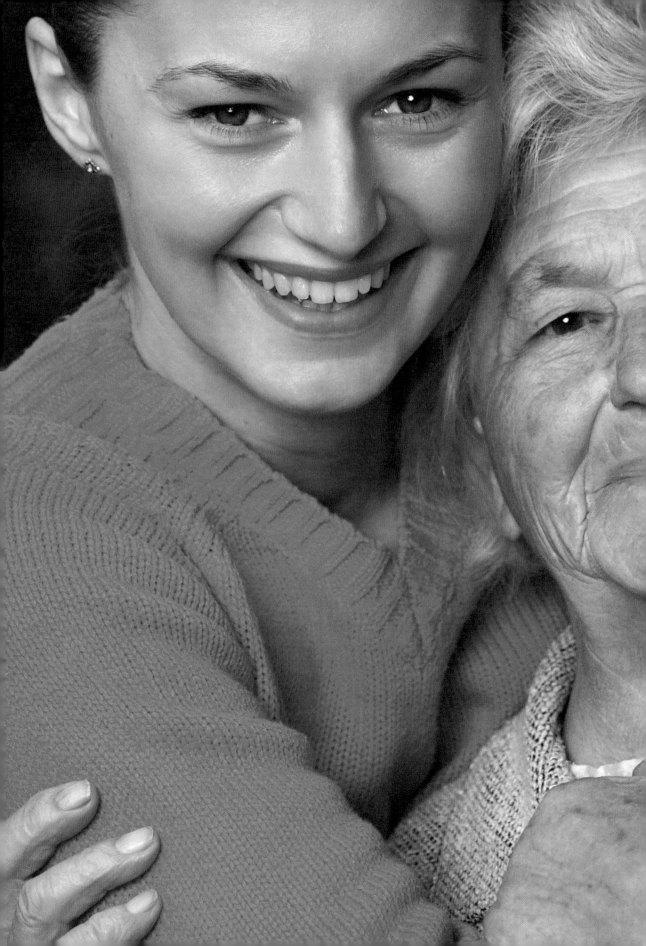

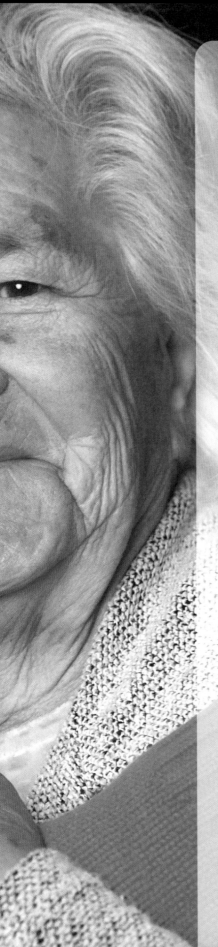

细胞

  我们的身体由数十亿个细胞组成。这些细胞构成组织，组织又形成器官。尽管细胞具有多样性，我们体内所有的细胞都是由一个细胞（受精卵）分裂而成的。细胞有很多功能，大多数细胞可以通过细胞分裂自我更新，还可以合成蛋白质，让我们的身体正常运作。细胞核内还保存着特有的遗传物质使我们每个人独一无二。

  一些疾病是由细胞功能紊乱或由其组成的组织功能失调而引起的。当细胞或组织得不到血液循环的适当滋养，就会因坏死（或坏疽）而死亡。如果组织内滞留了过多的液体，就会形成水肿。此外，有时细胞会以异常方式繁殖，导致囊肿或肿瘤。恶性肿瘤，即癌症，是由侵入组织的异常细胞组成，然后迁移到身体的不同部位。在胚胎形成初期出现的某些细胞功能不全会导致无法治愈的遗传或染色体疾病，比如三体综合征。

■ 系统

　　人体的每个系统都由具有共同功能的器官组成。例如，消化系统器官（胃、肝、肠等）主要负责机体消化、吸收食物。虽然每个系统都负责一个特定的功能，但每个系统都与其他系统紧密地相互作用，以确保人体的正常运转。

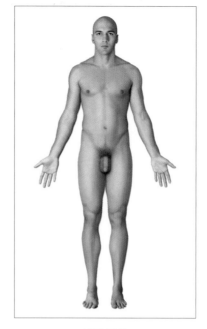

表皮系统

表皮系统包括皮肤、头发、体毛、指甲、皮脂腺和汗腺。它参与保护身体免受周围环境的侵袭。

▶皮肤…第62页

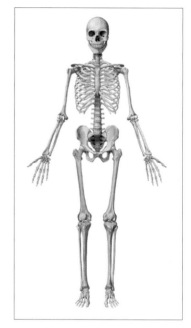

骨骼

骨骼由所有骨头组成。它支撑身体，保护重要器官，参与身体的运动。

▶骨、关节和肌肉…第92页

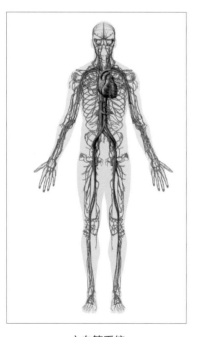

心血管系统

由心脏和血管组成的心血管系统确保身体的血液循环和肺部的血液供氧。

▶心血管系统…第246页

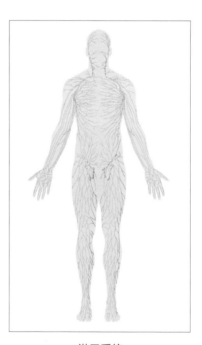

淋巴系统

淋巴系统包括所有淋巴结和淋巴管，确保淋巴回流和血液循环，并参与人体的免疫保护。

▶免疫系统…第281页

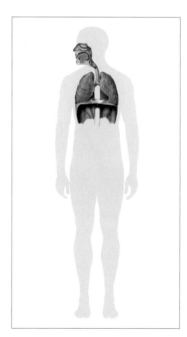

呼吸系统

构成呼吸系统的鼻腔、喉、咽、肺等为身体提供所需的氧气，同时排出身体产生的二氧化碳。

▶呼吸系统…第308页

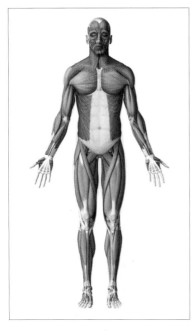

肌肉

肌肉确保血管和中空性器官的不随意收缩以及自主运动。

▶骨、关节和肌肉···第92页

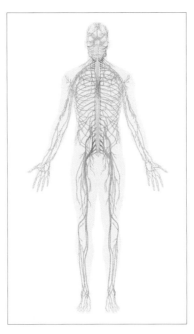

神经系统

由大脑、脊髓和神经组成的神经系统使身体具有感知、思考和执行所有运动的能力。

▶神经系统···第132页

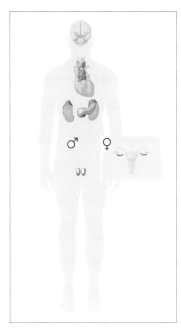

内分泌系统

内分泌系统包括所有内分泌细胞团和内分泌腺，它们通过在血液中释放激素调节身体的某些功能。

▶内分泌系统···第218页

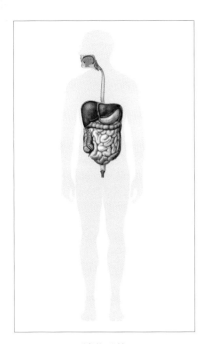

消化系统

由消化道和附属腺体组成的消化系统可将食物转化为可被身体吸收的各种营养物质。

▶消化系统···第340页

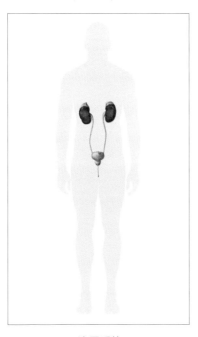

泌尿系统

泌尿系统由肾脏、输尿管、膀胱和尿道组成。它负责产生、运输、储存和排出尿液。

▶泌尿系统···第398页

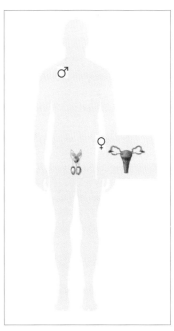

生殖系统

生殖系统通过一组器官（性腺、生殖器、外部器官等）来保证生殖功能。

▶生殖系统···第414页

■ 人体解剖学总论

解剖学是一门研究器官的形状和结构以及它们之间关系的科学。它与研究器官功能的生理学密切相关。解剖学为身体的每个部分命名，并将它与整个身体联系起来。人体被分成四大解剖区域：头部、躯干、上肢和下肢。这些区域又被进一步分为次区域。它们都由复杂的关节连接，使其能独立活动。

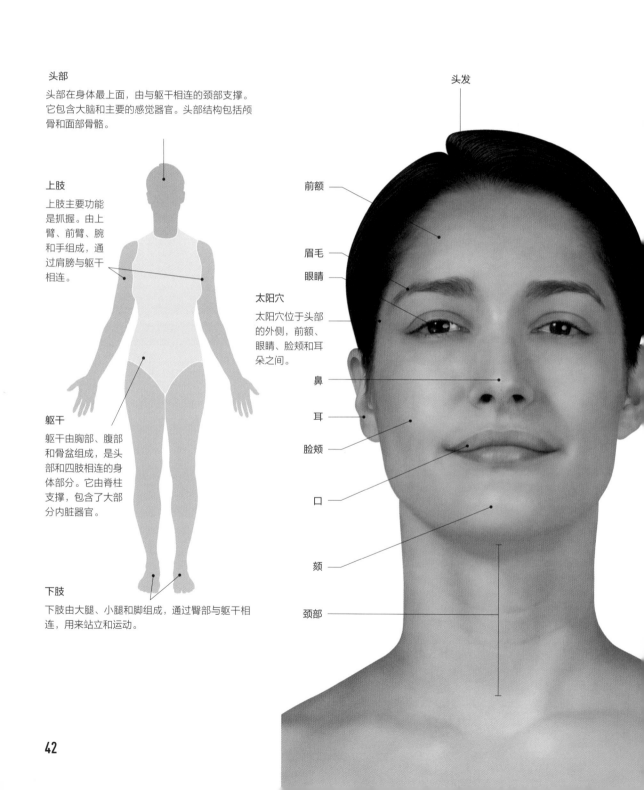

头部
头部在身体最上面，由与躯干相连的颈部支撑。它包含大脑和主要的感觉器官。头部结构包括颅骨和面部骨骼。

上肢
上肢主要功能是抓握。由上臂、前臂、腕和手组成，通过肩膀与躯干相连。

躯干
躯干由胸部、腹部和骨盆组成，是头部和四肢相连的身体部分。它由脊柱支撑，包含了大部分内脏器官。

下肢
下肢由大腿、小腿和脚组成，通过臀部与躯干相连，用来站立和运动。

头发

前额

眉毛

眼睛

太阳穴
太阳穴位于头部的外侧，前额、眼睛、脸颊和耳朵之间。

鼻

耳

脸颊

口

颏

颈部

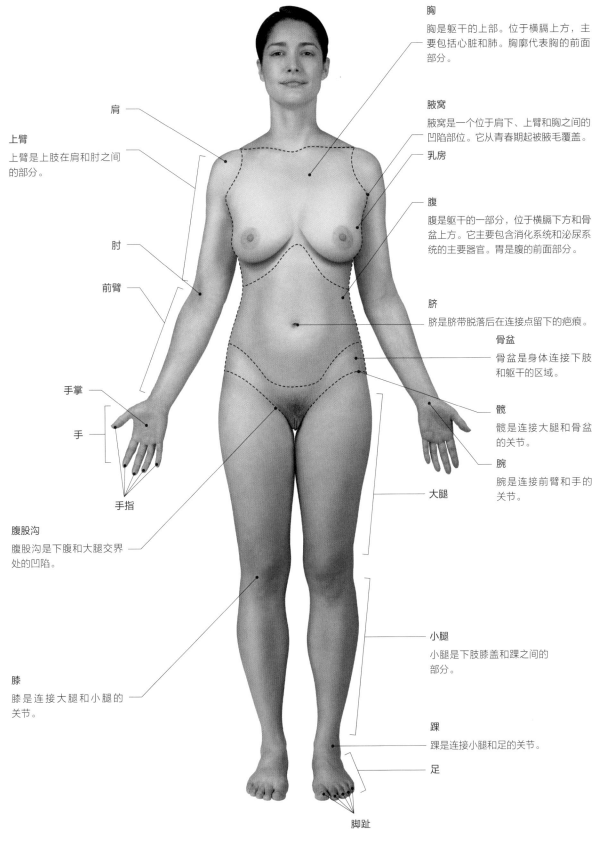

胸

胸是躯干的上部。位于横膈上方，主要包括心脏和肺。胸廓代表胸的前面部分。

腋窝

腋窝是一个位于肩下、上臂和胸之间的凹陷部位。它从青春期起被腋毛覆盖。

乳房

腹

腹是躯干的一部分，位于横膈下方和骨盆上方。它主要包含消化系统和泌尿系统的主要器官。胃是腹的前面部分。

脐

脐是脐带脱落后在连接点留下的疤痕。

骨盆

骨盆是身体连接下肢和躯干的区域。

髋

髋是连接大腿和骨盆的关节。

腕

腕是连接前臂和手的关节。

大腿

小腿

小腿是下肢膝盖和踝之间的部分。

踝

踝是连接小腿和足的关节。

足

肩

上臂

上臂是上肢在肩和肘之间的部分。

肘

前臂

手掌

手

手指

腹股沟

腹股沟是下腹和大腿交界处的凹陷。

膝

膝是连接大腿和小腿的关节。

脚趾

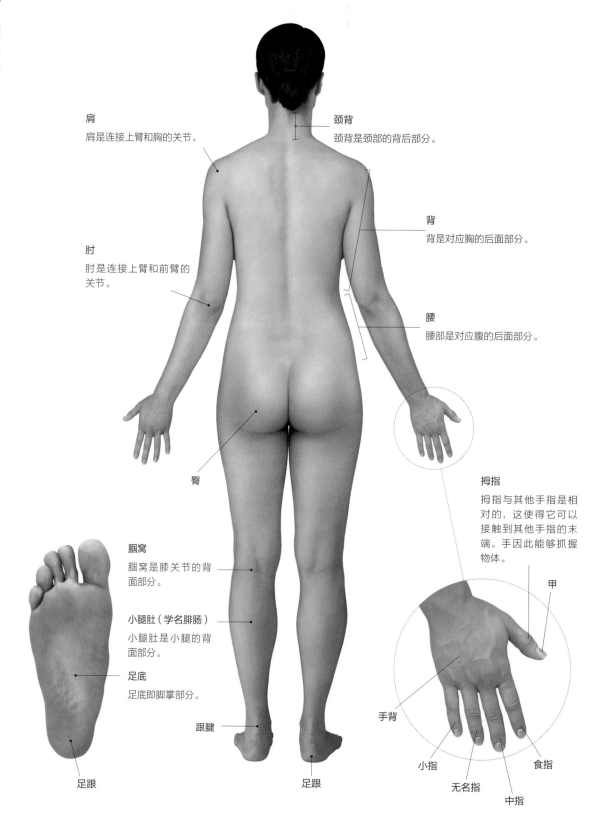

肩
肩是连接上臂和胸的关节。

颈背
颈背是颈部的背后部分。

背
背是对应胸的后面部分。

肘
肘是连接上臂和前臂的
关节。

腰
腰部是对应腹的后面部分。

臀

拇指
拇指与其他手指是相
对的，这使得它可以
接触到其他手指的末
端。手因此能够抓握
物体。

腘窝
腘窝是膝关节的背
面部分。

甲

小腿肚（学名腓肠）
小腿肚是小腿的背
面部分。

足底
足底即脚掌部分。

手背

跟腱

足跟

足跟

小指

食指

无名指

中指

■ 从系统到细胞

人体是由数十亿个小的基本单位组成的，这些肉眼看不见的基本单位就是细胞。它们聚集在一起形成不同的组织，再由组织形成器官。器官进而形成了确保身体所有功能的系统。

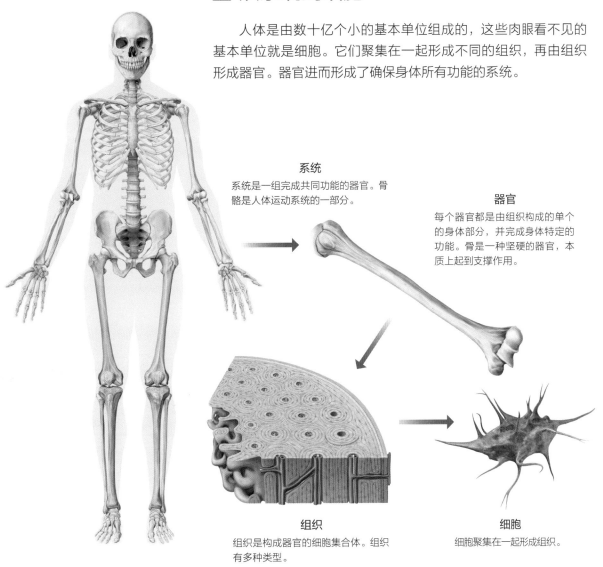

系统

系统是一组完成共同功能的器官。骨骼是人体运动系统的一部分。

器官

每个器官都是由组织构成的单个的身体部分，并完成身体特定的功能。骨是一种坚硬的器官，本质上起到支撑作用。

组织

组织是构成器官的细胞集合体。组织有多种类型。

细胞

细胞聚集在一起形成组织。

组织

组织是一组具有相似结构并履行共同功能的细胞集合体。例如，形成肌肉组织的肌肉细胞有收缩的能力，引起身体的不同运动。整个人体由四种基本组织构成：上皮组织、结缔组织、肌肉组织和神经组织。上皮组织包括皮肤的表层，覆盖人体并提供分泌渠道。它除了构成腺体外，还覆盖和保护身体的外部和内腔。结缔组织支持和连接身体的各种组织和器官，它又可以细分为不同类型，如骨组织、软骨、血液、脂肪组织（脂肪）和纤维组织（形成深层皮肤、肌腱和韧带）等。

▶ 骨组织…第95页

▶ 肌肉组织…第99页

■ 人体细胞

细胞是构成人体组织的基本单位。人体由60万亿个细胞组成。一般来说，它们的直径多以微米计，肉眼根本看不见。尽管细胞体积很小，但它们都经历新生、滋养、繁殖和死亡整个过程的。人体大约有200种细胞，尽管它们有着不同的特征，并且在人体内的功能各异，但几乎所有的细胞都有相同的基本结构。

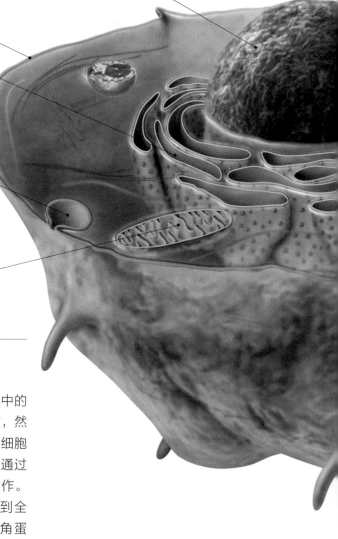

细胞核
细胞核含有遗传物质并控制蛋白质的合成。

细胞膜
细胞膜形成细胞的外边界。它控制细胞进出的物质。

内质网
内质网参与蛋白质的合成。

液泡
液泡是细胞中的小空腔，内含将被储存或排出的物质。液泡的数量是可变的。

线粒体
线粒体的数量是可变的，它确保生产和储存细胞正常运作所需要的能量。

蛋白质

蛋白质是所有生物的组成部分。食物中的蛋白质在消化过程中被分解，被细胞吸收，然后细胞利用它们合成自己的蛋白质。人体细胞产生数百万种不同的蛋白质。每个细胞都通过执行特定任务来参与身体的结构和功能运作。例如，红细胞中的血红蛋白将氧气输送到全身。另一种由皮肤细胞产生的蛋白质是角蛋白，维持指甲和头发的生长。

细胞寿命

有些细胞，如白细胞，在出生后数小时内就会死亡。其他细胞可以存活几个月甚至几年。不能繁殖的神经元保持着长寿的纪录：它们的寿命可以和人体的寿命一样长，也就是100多年！

细胞质

细胞质是一种凝胶状物质，细胞器（细胞的微器官）包含其中。

高尔基体

高尔基体参与细胞内蛋白质的加工和运输。

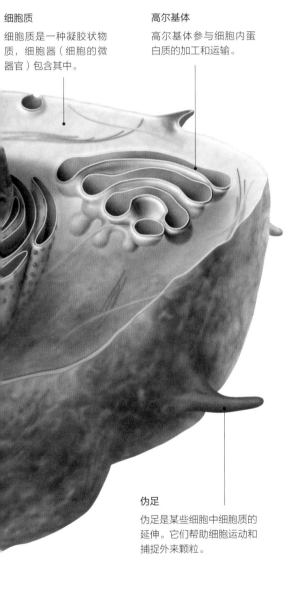

伪足

伪足是某些细胞中细胞质的延伸。它们帮助细胞运动和捕捉外来颗粒。

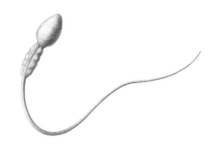

精子

精子是唯一有鞭毛的细胞，使精子能够自行游动。

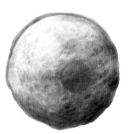

卵子

卵子是人体最大的细胞。

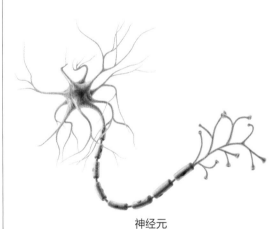

神经元

神经元就是神经细胞，其长度可以达到一米。

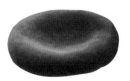

红细胞

红细胞是能够改变形状以通过血管最窄处的细胞。

■ DNA和基因

　　细胞的核心部分记录着人体的遗传信息，它决定了每个人的独特性。这些信息由基因携带并集合在一个大分子中，即脱氧核糖核酸（DNA）。DNA以长染色质缠结的细丝形式存在于细胞核中。在细胞分裂过程中，染色质压缩形成46个小的X杆状的染色体。无论是以染色质还是染色体的形式，DNA是由大约25000个基因组成的，这些基因构成了人类的遗传物质。

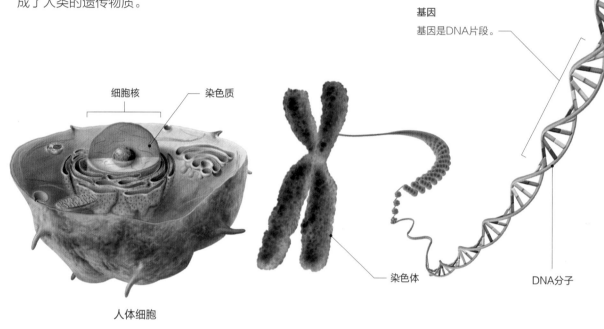

基因
基因是DNA片段。

细胞核　　**染色质**

染色体

DNA分子

人体细胞

人类染色体

　　人体细胞含有23对染色体，有22对常染色体和1对性染色体。常染色体是携带与性无关的遗传特征的染色体。性染色体负责决定性别。女性的性染色体相同（两个X），男性的性染色体不同（一个X和一个Y，Y较小）。

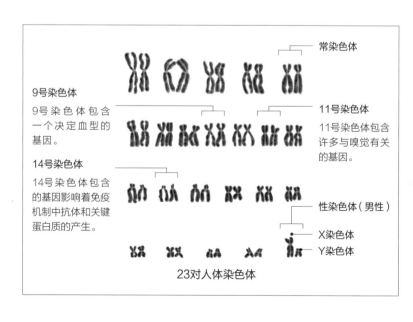

常染色体

9号染色体
9号染色体包含一个决定血型的基因。

11号染色体
11号染色体包含许多与嗅觉有关的基因。

14号染色体
14号染色体包含的基因影响着免疫机制中抗体和关键蛋白质的产生。

性染色体（男性）

X染色体

Y染色体

23对人体染色体

■ 细胞分裂

　　每天，细胞以连续分裂的方式自我更新。数十亿细胞死亡，然后被同样多的新细胞取代。细胞分裂是由一个母细胞形成两个完全相同的子细胞。在这个过程中，遗传物质（或者说DNA）被完全复制。子细胞依次分裂，以此类推。细胞分裂带来组织的愈合和再生。它还使我们从胚胎发育至成年。

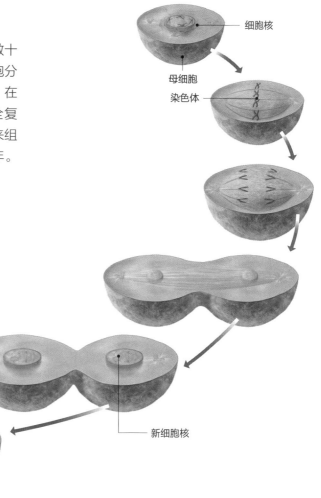

细胞核

母细胞

染色体

子细胞

新细胞核

干细胞

　　干细胞也是一种细胞，它能够通过细胞分裂产生不同类型、具有特殊功能的细胞。例如，骨髓干细胞是所有血液细胞的源头。更令人惊叹的是，在很短的时间内，这些细胞几乎可以创造出身体的所有组织和器官。

　　在医学上，干细胞可以被移植到患病的器官中以再生组织。几十年来，从骨髓中提取的干细胞被用于治疗各种血液疾病，如白血病。人类胚胎干细胞的实验始于1998年，这些实验由于伦理原因引起争议。这项研究的捍卫者强调，人类胚胎干细胞可以治疗多种疾病：癌症、帕金森综合征、阿尔茨海默病（即老年痴呆）、瘫痪、心肌梗死等。反对者坚持认为，这些实验会破坏人类胚胎。

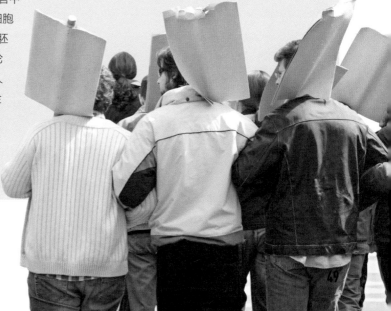

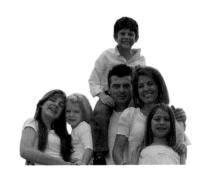

■ 遗传

　　头发的颜色、眼睛的颜色、皮肤的颜色、鼻子的形状，或者对某些疾病的易感性都是一些遗传特征，也就是说，它们是从上一代传给下一代。在受精过程中，来自双亲的基因以随机的方式结合在一起，形成了孩子的遗传物质。

显性基因和隐性基因

　　一种遗传特征，例如，头发的颜色就是基因的表达。每个个体都有两个基因样本，一个来自父亲，另一个来自母亲。这些样本位于一对染色体上。这些基因是显性还是隐性取决于它们的表达方式。显性基因是只存在于一对染色体中的一条染色体上即可表达的遗传特性，棕发是由显性基因编码的。隐性基因是必须存在于一对染色体上才能表达出来的遗传特性，金发是由隐性基因编码的。在受精时，每种遗传特征有四种遗传组合的可能性，这取决于参与受精的卵子和精子。

■ 染色体与遗传疾病

　　染色体疾病是由于染色体结构缺陷（例如断裂），或染色体数目异常引起的。染色体数目异常指在一对染色体中多了一条染色体（三体）或缺了一条染色体（单体）。遗传疾病都是由异常基因引起的。当它传给后代时，这种疾病被认为是遗传性的。

▶ DNA和基因…第48页

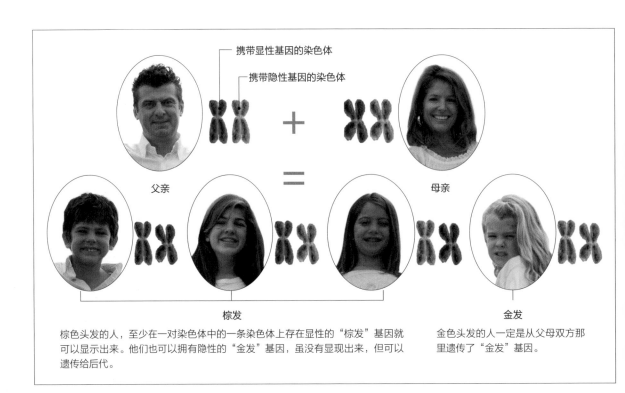

携带显性基因的染色体

携带隐性基因的染色体

父亲　　　　　　　　　　　　　　　　　　　　　　母亲

棕发　　　　　　　　　　　　　　　　　　　　　金发

棕色头发的人，至少在一对染色体中的一条染色体上存在显性的"棕发"基因就可以显示出来。他们也可以拥有隐性的"金发"基因，虽没有显现出来，但可以遗传给后代。

金色头发的人一定是从父母双方那里遗传了"金发"基因。

■ 三体综合征

三体综合征是一种染色体疾病，其特征是细胞中存在额外的染色体。大多数"三体"会导致自然流产或婴儿在出生几天内死亡。如存活，三体综合征患者会出现症状，或多或少还会出现严重并发症，降低他们的预期寿命。"三体"通常为染色体的数目异常，其中21-三体最为常见，平均每700名儿童中就有1人受到影响，没有性别差异。

21-三体综合征

21-三体综合征即唐氏综合征，其特征是在第21对染色体中存在一条额外的染色体。患有该病的儿童除了智力和精神运动发育迟缓外，还表现出一些典型的形态特征、免疫缺陷、身体结构畸形和代谢紊乱，使他们的预期寿命大大缩短。这种疾病的发病率随着母亲怀孕年龄的增长而增加，因为染色体缺陷通常发生在卵子形成过程中。在有些国家包括中国，推荐35岁以上的孕妇进行产前筛查（羊膜穿刺术）。

▶ 产前检查…第468页

13-三体和18-三体

13-三体和18-三体比21-三体更为罕见，但除了严重降低儿童寿命的多种畸形以外，这两种疾病还导致严重的智力障碍。以18-三体为例，在1/10000的新生儿确诊病例中，第一年的存活率不到10%。

✚ 三体综合征

症状：
21-三体：独特的形态特征，神精和精神运动发育迟缓，心脏畸形，代谢紊乱。

治疗：
无法治愈。外科手术可以矫正某些心脏畸形。

预防：
产前筛查（羊膜穿刺术，妊娠早期超声诊断）。

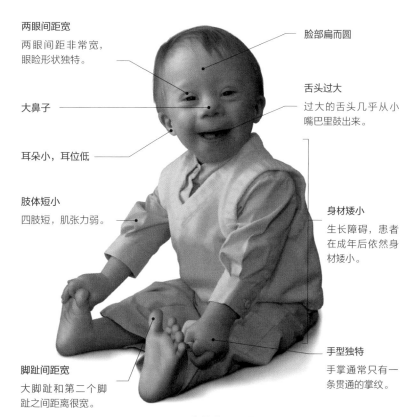

两眼间距宽
两眼间距非常宽，眼睑形状独特。

脸部扁而圆

大鼻子

舌头过大
过大的舌头几乎从小嘴巴里鼓出来。

耳朵小，耳位低

肢体短小
四肢短，肌张力弱。

身材矮小
生长障碍，患者在成年后依然身材矮小。

脚趾间距宽
大脚趾和第二个脚趾之间距离很宽。

手型独特
手掌通常只有一条贯通的掌纹。

21-三体综合征的典型形态特征

■ 坏疽

坏疽是一种通常由局部血液循环中断导致的组织死亡。这种中断可能是由疾病（如糖尿病）引起的，也可能是外因引起（如冻伤、长期压迫）的。受影响区域的细胞、组织不能得到足够的供氧而死亡、坏死。坏疽组织可发生细菌感染，并影响相邻组织，从而增加疾病的严重程度。

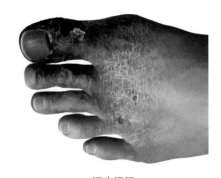

坏疽组织
没有血液供应的组织首先会疼痛和发紫。组织坏死以后会变硬、变黑。感染后，组织变红、肿胀并化脓。

坏疽

症状：
组织逐渐变黑，出现水疱；感染后化脓。坏疽组织没有知觉。

治疗：
重建血液循环并部分切除受影响的组织。出现感染时使用抗生素。当整个肢体受到影响时采取截肢，或阻止感染扩散。高压氧治疗。

预防：
避免长时间曝露在寒冷环境中；避免长时间受压。治疗可能导致血液循环中断的疾病。对伤口进行清洁和消毒。

■ 囊肿

囊肿是组织或器官内的一种充满液体、半液体或气体物质的异常空腔，由其中一个囊肿壁来界定。囊肿可以出现在身体的任何部位，大小不一，大多数不严重。皮脂腺囊肿是皮脂在皮肤下的无痛性积聚。但很容易感染，然后发红，引起疼痛。滑膜囊肿发生在关节部位，尤其是膝盖和手腕部位。有些囊肿，如卵巢囊肿或肾囊肿，会破坏受累器官的正常功能。

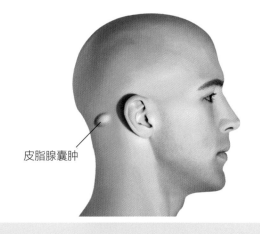

皮脂腺囊肿

囊肿

症状：
体积增大，压迫感，疼痛，功能不适。有些囊肿没有症状。

治疗：
囊肿穿刺或手术切除。激素治疗可以修复一些囊肿（如乳房、卵巢）。有时囊肿会自行消失。

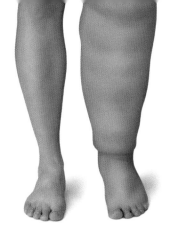

影响一条腿的水肿

■ 水肿

水肿是液体在组织中的积聚。它会导致肿胀，有时只局限在局部（昆虫叮咬），有时会扩散到器官、肢体或全身。水肿通常是由血液或淋巴循环不畅引起的。也可以由肝脏或肾脏疾病引起的循环失调、炎症反应或因服用某些药物引起。当它影响到重要器官，如肺、呼吸道或大脑时，则可能是致命的。

▶ 淋巴系统…第281页

下肢水肿

最常见的水肿通常发生在下肢。当水肿只影响一侧下肢时，其主要原因是静脉炎或静脉曲张影响静脉循环。当它影响双腿时，则可能是由心功能不全或肾功能不全，或由肝硬化引起。

 水肿

症状：
肿胀，体重增加，疼痛，移动困难，热感和压迫感。

治疗：
促进血液循环的治疗方法（强心，扩张血管，静脉注射，抗凝）或清除有机废物（利尿剂、淋巴引流）。穿医用弹力袜，手术，低盐饮食。

预防：
治疗可能导致水肿的疾病。

 妊娠期水肿

孕妇很容易出现水肿，特别是在脚和脚踝部分，因为妊娠时体内分泌的激素会导致水钠潴留。这种类型的水肿很常见，在大多数情况下并不危险。

如何减轻水肿：

● 坐下或躺下时抬高双腿；

● 使用医用弹力袜并在起床前穿上；

● 避免长时间站立和行走。

警告！伴随体重增加，出现头痛、视力障碍和耳鸣，是子痫前期的征兆，需要立即就医。

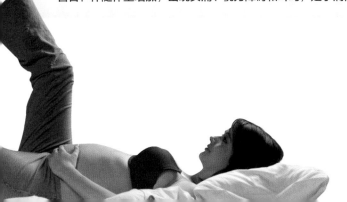

■ 良性肿瘤

肿瘤是局部细胞组织体积的增大，这些细胞与受影响组织的细胞相似。肿瘤可以是良性的也可以是恶性的（癌症）。良性肿瘤发展缓慢，不侵犯相邻组织。构成良性肿瘤的细胞没有形态异常。一般来说，这种肿瘤不会危及生命。但良性肿瘤会影响受累器官的正常功能，有些可以发生癌变。良性肿瘤的类型取决于其发生的组织类型。

腺瘤

腺瘤是一种主要发生在腺体的肿瘤。主要受累的腺体有前列腺、垂体、甲状腺、甲状旁腺和肾上腺。腺瘤也可以影响某些类型的黏膜，如结肠黏膜或子宫内膜。

纤维瘤

纤维瘤是较罕见的肿瘤，形成于纤维组织，尤其是在皮肤、骨骼、肾脏、卵巢、血管和口腔纤维组织中。子宫纤维瘤实际上是肌瘤，因为它影响子宫的肌肉组织。

脂肪瘤

脂肪瘤是出现在身体脂肪组织中的肿瘤，特别是在皮下脂肪组织中形成无痛、质软、可活动的肿块。

肌瘤

肌瘤是一种影响肌肉组织的肿瘤，如子宫肌瘤，易发于25~40岁的成年人。

息肉

息肉是一种发生在黏膜的肿瘤，好发于子宫、消化道（胃、结肠、直肠）和上呼吸道（鼻腔、声带）的黏膜。上呼吸道息肉可以影响呼吸或听力，甚至导致声音变化。它们通常是蒂状的，就是由一条脚（蒂）连接黏膜和息肉。有些息肉癌变的风险很高，特别是结肠息肉，必须通过病理切片来鉴别。

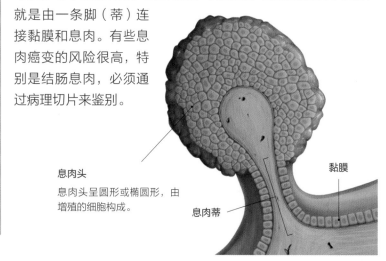

息肉头
息肉头呈圆形或椭圆形，由增殖的细胞构成。

息肉蒂

黏膜

⊕ 良性肿瘤

症状：
可导致症状的可扪及的肿块，或仅被影像学发现的肿块。部分肿瘤没有症状。

治疗：
如果肿瘤影响相关器官的功能或有癌变的危险，采取外科手术或冷冻消融术治疗。

预防：
避免吸烟和在没有保护的情况下长时间曝露在阳光下。富含膳食纤维的均衡饮食可减少结肠息肉的形成。

■ 癌症

　　每年，全世界新发癌症病例超过1000万例。在西方国家，癌症是导致死亡的主要原因之一，大约四分之一的人死于癌症。癌症（恶性肿瘤）的特征是异常细胞的扩散。这些细胞侵入相邻组织，在没有诊断和早期治疗的情况下可以扩散至全身。癌症可以影响全身组织。然而，增殖频率不高的细胞，如肌纤维和神经元，很少受到影响。有些类型的癌症如乳腺癌或结肠癌，有遗传倾向。据估计，90%的癌症病例是由外部因素引起的，其中80%可能与个人的生活方式有关。烟草、不良饮食习惯、病毒感染、化学物质和辐射是导致癌症的主要原因。

烟草

　　80%~90%的肺癌是由吸烟过程中释放的有毒物质引起的。烟草也是口腔癌和喉癌的罪魁祸首，它还诱发许多其他癌症（膀胱癌、食管癌等）。烟草与酒精结合后，致癌作用成倍增加。

化学物质

　　有几种化学物质被认为是致癌物质：焦油、石棉、重金属、油漆溶剂、杀虫剂等。

不良饮食习惯

　　有些饮食习惯与特定癌症之间存在关联，尤其是过度食用脂肪和缺乏膳食纤维（结肠癌）或维生素。酒精是诱发肝癌、口腔癌、咽癌和食管癌的危险因素。

辐射

　　一个人可能会曝露在自然（来自太阳）或人为（放射检查、核试验、日光灯等）的辐射下。这些辐射的致癌作用只有在达到一定剂量时才会产生，但个体间存在差异。

病毒感染

　　有些病毒可以导致被感染细胞发生基因突变。此外，乙型肝炎病毒可以导致肝癌。某些类型的人乳头瘤病毒通过性传播可导致宫颈癌。此外，病毒会削弱免疫系统功能，从而阻止机体有效对抗异常细胞的出现。

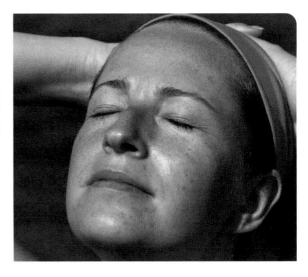

预防癌症

有些癌症是由我们无法控制的因素引起的，但对大多数癌症来说，通过改变生活习惯就可以预防。以下是一些预防措施，可以降低患癌风险，或者阻止癌症的发展。

■ 注意预警迹象

癌症并不总是以特定的症状表现出来，但需要特别注意某些持续或加重的症状，尤其是当你已经属于高危人群（吸烟、酗酒、有癌症家族史的人）中的一员时。如果出现以下任何症状，请咨询医生。

- 异常、持续和不断加剧的疲劳。
- 食欲不振或体重明显减轻。
- 顽固性发热。
- 发生在特定部位并可能加剧的疼痛。
- 异常出血。
- 反复感染。
- 皮肤、肌肉、乳房或睾丸部位的结节或硬化，不管疼痛与否。
- 无法愈合并不断扩散的损伤。
- 疣或痣发生改变：变厚、变色、出血。

■ 定期做筛查检查

由于检查种类较多，早期的癌症筛查可以使治疗更加有效并且可降低治疗强度，这明显增加了康复的机会。如果可能，应该定期进行这些检查，特别是高危人群。这些检查包括：筛查乳腺癌的乳房X光片，筛查宫颈癌的宫颈涂片，筛查结肠癌和直肠癌的结肠镜检查，筛查前列腺癌的直肠检查，针对皮肤癌、睾丸癌、乳腺癌等癌症的自我检查。

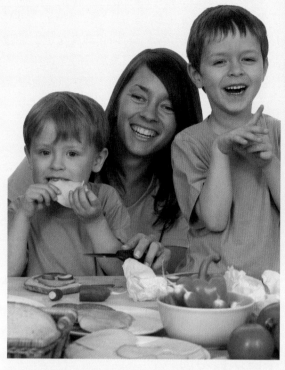

■ 拥有健康和均衡的饮食

多样化和均衡的饮食是保持健康和预防癌症的关键。限量食用高盐、高能量、高动物脂肪的食物，如红肉、熟肉、快餐或软饮料，这一点很重要。建议每天食用5~10份水果和蔬菜。吃富含膳食纤维、维生素和抗氧化剂的食物，如全谷物、坚果、植物油、红色水果、绿色蔬菜、番茄和鱼类。

▶ 营养 …第12页

■ 保持健康体重

超重是某些癌症的加重因素，如肺癌、子宫癌和结肠癌。为了保持健康体重，请采取均衡的饮食并定期锻炼。

▶ 健康体重…第20页

■ 饮酒要适度

过度饮酒会导致肝脏、食管、口腔和咽喉癌症。如果既喝酒又抽烟，患癌风险会大大增加。

■ **不要抽烟**

　　吸烟是导致肺癌的头号杀手，吸烟也可能导致其他癌症（口腔癌、喉癌、肝癌、食管癌等）。二手烟也是一个不可忽视的危险因素。

■ **定期锻炼**

　　体育锻炼通过刺激免疫系统来降低患癌风险。应该定期做耐力、柔韧性和增肌训练。

▶ 锻炼…第22页

■ **保护自己免受性传播疾病感染**

　　如果你和你的伴侣没有稳定的关系，每次性接触都要使用避孕套。有些性传播病毒，如人乳头瘤病毒，可导致癌症（宫颈癌）。

■ **保护皮肤免受阳光的伤害**

　　曝露在强烈的阳光下会导致皮肤癌，甚至会在暴晒发生几年以后患癌。防晒很重要。

■ **应对和预防可能导致癌症的疾病**

　　某些疾病如乙肝，会导致癌症。治疗这些疾病或通过接种疫苗来保护自己至关重要。

■ **小心处理危险品**

　　某些物质或化学制品，如石棉、杀虫剂、油漆，含有可能致癌的有害元素。为了保护自己，避免使用或谨慎使用。在通风良好的地方工作，穿防护服，戴口罩等。

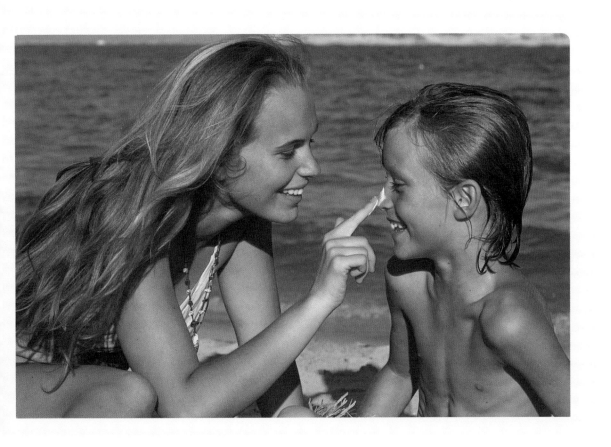

癌症的形成和演变

　　癌症有不同的发展阶段。这个过程始于细胞的基因突变，通常是在外部致癌因素（烟草、饮食、辐射、病毒等）的作用下发生的。这些癌细胞在组织中扩散并形成恶性肿瘤。当肿瘤未突破原发病灶的基底膜时，称之为"原位癌"，在这个初始阶段进行治疗，治愈的概率很高。当癌细胞扩散到相邻组织时，被认为是浸润性的，治疗难度增加。某些癌细胞会自行分离，利用淋巴管和血管转移。一般来说，它们首先转移到淋巴结，有时导致淋巴结肿大。然后转移到其他器官，在那里形成被称为转移瘤的肿瘤。转移瘤的出现是癌症晚期的特征（扩散癌）。

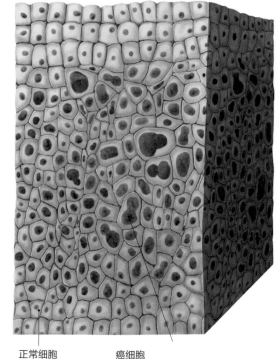

正常细胞

癌细胞

癌细胞的形态或多或少是不正常的，这取决于癌症的侵袭程度：大小不一，形状各异，体积庞大的细胞核往往含有数量异常的染色体。

癌症的级别和分期

　　恶性肿瘤扩散并变得越来越具有侵袭性。这种双重演变用两个维度来表述：分级（反映其侵袭程度）和分期（表示肿瘤范围的指标）。一般来说，癌症的级别分为1级到4级：1级对应异型性低的细胞，它们与原发组织中的细胞非常相似；而4级对应的是异型性很高的细胞。TNM分类（肿瘤-淋巴结-转移）是描述肿瘤分期最常用的系统。

癌症分期的TNM分类

T（肿瘤大小和局部受累范围）	N（淋巴结受累程度）	M（远处转移）
T1原发肿瘤小	N0无受累	M0无远处转移
T2原发肿瘤较大	N1肿瘤周围少数的淋巴结受累	M1有远处转移
T3原发肿瘤更大	N2肿瘤周围较多的淋巴结受累	—
T4肿瘤侵犯周围组织	N3更多的或远处淋巴结受累	—

■ 转移瘤

　　转移瘤是癌症的二级来源。它们可以在大多数器官中发生，但最常受累的是肝脏、肺、骨骼和大脑。形成转移瘤的癌细胞保留了其原发病灶的特征，因此可以通过它们识别和定位原发病灶。转移瘤治疗困难，复发率高。

癌症类型

　　不同类型的癌症在人群中的发病率因社会发展、生活方式和遗传因素而异。肺癌是世界上常见又凶狠的杀手之一，主要原因就是烟草的广泛使用。由病毒或细菌感染引起的癌症在亚洲、非洲和拉丁美洲国家更为普遍。它们特别影响肝脏（乙型肝炎病毒）、宫颈（人乳头瘤病毒）和胃（幽门螺杆菌）。前列腺癌、乳腺癌和结肠癌是西方国家最常见的癌症，其致病原因有超重、缺乏体育锻炼、饮食中脂肪含量过高、新鲜蔬果摄入不足。

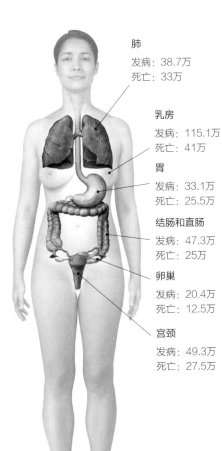

肺
发病：38.7万
死亡：33万

乳房
发病：115.1万
死亡：41万

胃
发病：33.1万
死亡：25.5万

结肠和直肠
发病：47.3万
死亡：25万

卵巢
发病：20.4万
死亡：12.5万

宫颈
发病：49.3万
死亡：27.5万

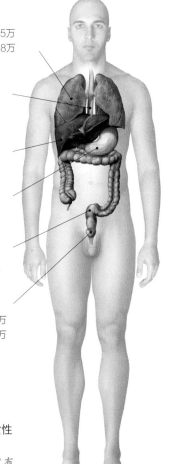

肺
发病：96.5万
死亡：84.8万

食管
发病：31.5万
死亡：26.1万

肝脏
发病：44.2万
死亡：41.7万

胃
发病：60.3万
死亡：44.6万

结肠和直肠
发病：55万
死亡：27.8万

前列腺
发病：67.9万
死亡：22.1万

根据世界上每年癌症的发病率和死亡率列出的男性和女性
最常见的受累器官

资料来源：数据来源于世界卫生组织、国际癌症研究所发布
的2002年全球癌症报告，网址：www-dep.iarc.fr。

癌症的治疗

癌症治疗的有效率主要取决于诊断的快速性和疾病所处的阶段。癌症越是晚期（侵袭性），治疗就越复杂。通过外科手术切除肿瘤是主要的治疗方法，但这通常与化疗、放疗或激素治疗相结合。癌症患者通常需要数年才能恢复，因为在初步治疗后仍有可能出现转移瘤。如果确实无法治愈，则采取姑息治疗。

■ 外科治疗

外科手术的目的是切除肿瘤或整个受累器官。作为预防措施，靠近原发肿瘤的淋巴结通常也会被切除，以降低疾病复发的风险。在位置和大小允许的情况下，转移瘤也会被切除。

■ 化疗

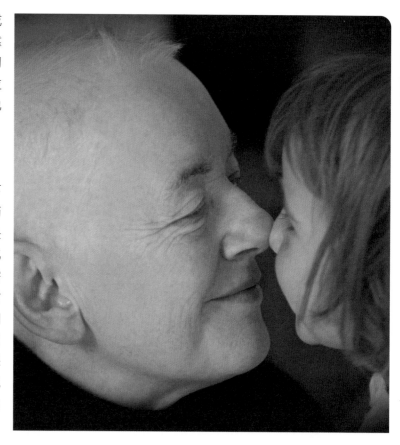

化疗的目的是在药物的帮助下破坏或阻止癌细胞的发展。这些药物通常是静脉给药，给药速度取决于患者的身体状况和病情。由于化疗会造成患者极度疲劳，化疗后需要有一段时间的休养期。由于它对所有快速发育的细胞（特别是血细胞、黏膜细胞和上皮细胞）无区别杀伤，化疗有许多不良反应，如恶心、溃疡、腹泻、便秘、暂时性脱发（部分或全部脱发）、对感染的敏感性增加、贫血、出血等。

■ 激素治疗

激素治疗可以阻止某些激素依赖性肿瘤（乳腺癌、前列腺癌和子宫内膜癌）的生长，这些肿瘤的发生和发展与性激素有关，需要通过各种各样的技术来抑制激素对肿瘤的影响。外科去势就是切除产生激素的腺体（睾丸或卵巢），这是一种永久性的手术。相反，化学去势是可逆的：它主要是给腺体注射阻断激素产生的药物。另一种治疗方法是给癌细胞的激素受体注入阻断激素作用的分子。

癌症

症状：

极度疲劳，体重明显减轻，各种疼痛，出血，可触及肿块，反复感染，受累器官功能不全。某些癌症长期无症状。

治疗：

外科手术（切除肿瘤或受累器官）、放疗、化疗、免疫疗法、激素治疗。

预防：

避免无保护地曝露在阳光下，不吸烟，健康饮食，保护自己免受性传播疾病的侵害。进行筛查（乳房X光片、直肠检查、结肠镜检查等），尤其是高危人群。接种相关疫苗。

■ 放疗

放疗是指用特定的射线治疗癌症。这些射线造成DNA损伤，导致细胞死亡。放疗通常每天进行，每次数分钟，持续数周。其目的是杀伤癌细胞。然而周围健康组织会出现可逆或不可逆的损伤。放疗可以避免一些不良反应。放疗还包括在病灶中引入放射性物质，将其集中在肿瘤上并摧毁它，同时减少对相邻组织的不良反应。

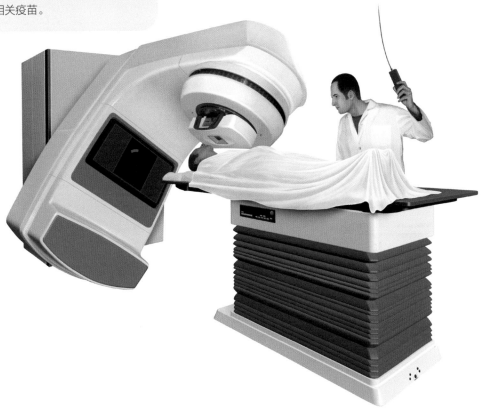

希望之光：免疫疗法

免疫疗法是一种激活人体免疫系统，能够准确地延缓癌细胞生长并摧毁它们的抗癌方法。目前主要通过人工抗原或细胞因子诱发。抗原可以形成抗体，破坏癌细胞。而细胞因子，一种自然存在于体内的物质，则在防御反应中起主要作用。免疫疗法由于其在不伤害健康细胞的情况下破坏了癌细胞，它为癌症的治疗和治愈打开了一扇希望之窗。免疫疗法甚至可以促进癌症疫苗的研发。

▶ 免疫系统⋯第278页

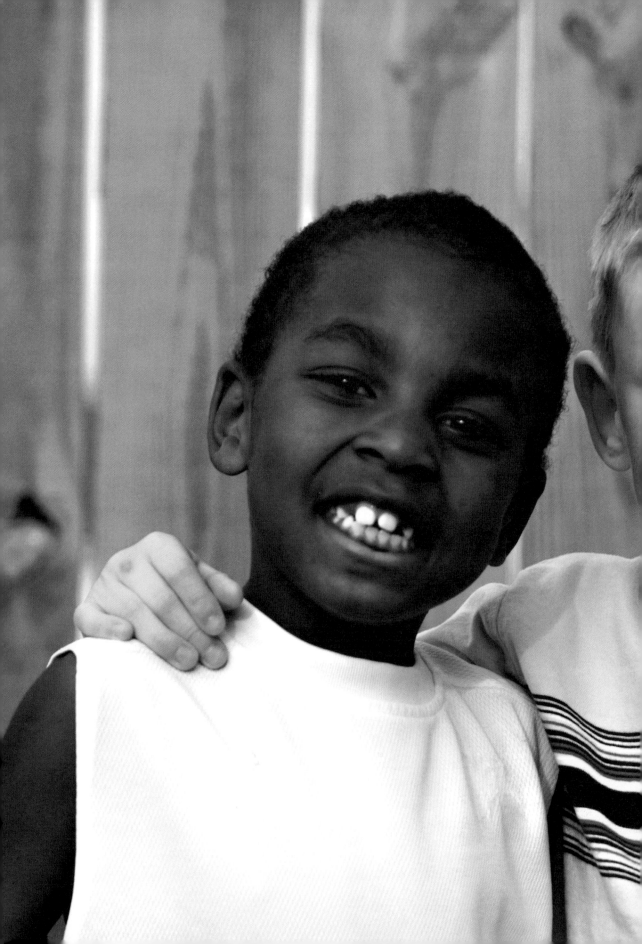

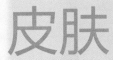

皮肤

　　皮肤是覆盖我们整个身体的器官，约占体重的7%，它与指甲和毛发一起形成表皮系统。皮肤除了柔软、有弹性、颜色多变，还有很强的抵抗力。它为人体提供了真正的保护性盔甲，抵御紫外线和病菌感染等有害的外部因素。皮肤包含细胞、纤维和特殊结构。这些特殊结构除了保护身体外，还有助于调节体温，并让我们通过触觉感知世界。

　　尽管皮肤具有很强的抵抗力，但它可能遭受由创伤（割伤、烧伤等）或疾病（细菌、病毒或真菌感染）引起的各种损伤，它也会受到肿瘤和寄生虫如虱子的影响。然而，它巨大的再生能力往往使它能够自我修复。

皮肤结构

皮肤是一个柔软、有抵抗力的器官，覆盖全身，对周围环境的物理、化学和生物攻击起到保护作用。它的总厚度为1.5~4毫米，这取决于身体的部位和不同个体。皮肤包括三层结构：表皮、真皮和皮下组织。

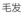 步入肌肤新时代

一个人每年有3~4千克的老化皮肤从体表脱落。表皮每28~35天完全一次更新。

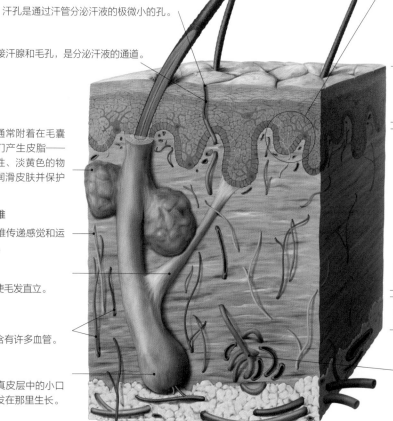

毛发
毛发的颜色、形状取决于它在身体的位置和遗传因素。毛根是皮肤下面的一部分。

汗孔
汗孔是通过汗管分泌汗液的极微小的孔。

汗管
汗管连接汗腺和毛孔，是分泌汗液的通道。

皮脂腺
皮脂腺通常附着在毛囊上，它们产生皮脂——一种油性、淡黄色的物质，能润滑皮肤并保护皮肤。

神经纤维
神经纤维传递感觉和运动信息。

立毛肌
立毛肌使毛发直立。

血管
真皮层含有许多血管。

毛囊
毛囊是真皮层中的小口袋，毛发在那里生长。

触觉感受器
皮肤含有许多触觉感受器，使皮肤高度敏感。

表皮
表皮形成一层非常薄的皮肤表层。

真皮
真皮是皮肤的中间层，由具有抵抗力、柔软、有弹性的组织构成。它包含神经、血管、产生汗液和皮脂的腺体，以及让毛发生长的毛囊。

皮下组织
皮下组织是一层脂肪层。

汗腺
汗腺产生汗液，汗液是一种富含矿物质的透明液体。

皮肤横截面

表皮

　　表皮通常不到1毫米厚，它由几层活细胞和一层被称为角质层的死细胞组成。表皮主要有两种细胞：黑素细胞和角质形成细胞。黑素细胞产生黑色素，而黑色素是皮肤颜色的主要来源；角质形成细胞不断从基底层向表层移动、更替，使表皮不断更新，这些细胞还产生并聚集角蛋白。角蛋白是一种在角质层、指甲和头发中含量丰富的蛋白质，它限制皮肤失水，并形成了抵御外部感染因子的保护屏障。

最大的器官

　　皮肤面积约为2平方米，重量约为5千克。皮肤是人体最大和最重的器官。

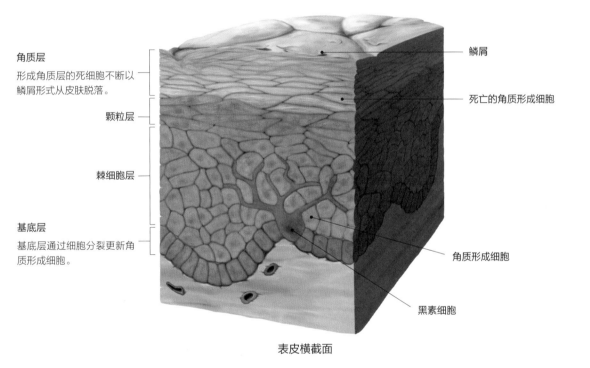

角质层
形成角质层的死细胞不断以鳞屑形式从皮肤脱落。

颗粒层

棘细胞层

基底层
基底层通过细胞分裂更新角质形成细胞。

鳞屑

死亡的角质形成细胞

角质形成细胞

黑素细胞

表皮横截面

出汗

　　出汗是通过皮肤的汗孔分泌汗液的过程。出汗有助于调节体温：当汗液蒸发时，汗液带走热量，降低体温。出汗可由周围环境温度升高、体内温度升高（体力活动或发热）或由其他因素如情绪或压力等引起。全身不正常的大量出汗可能是疾病症状，如甲亢或糖尿病。

皱纹

　　随着年龄的增长，真皮的弹性降低，皮肤出现褶皱，这就是皱纹。它们主要出现在脸上，由我们的面部表情塑造。长时间曝露在阳光下、干燥、吸烟和某些激素因素会导致皱纹的出现。使用面霜以及一些整容外科技术可以使皮肤重现光滑。

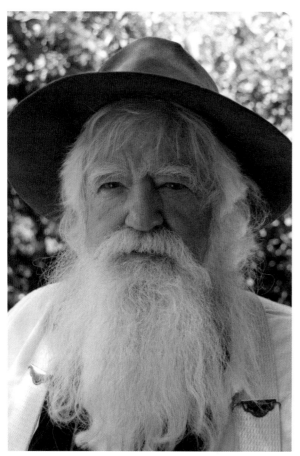

毛发

毛发是皮肤的附属结构，它纤细，可弯曲，有韧性，并富含角蛋白。它几乎遍布我们的身体表面，尤其是头面部（头发、眉毛、胡须等）、腋窝（腋毛）和腹股沟（阴毛）部位。毛发的颜色是由它所含的黑色素决定的。毛发在青春期阶段加速生长，生长情况与激素、代谢和遗传因素有关。全部或部分脱发（头部和身体）的原因可能是机械性的、生理性的、病理性的（甲状腺疾病、头癣）或药物性的（癌症化疗）。

■ 鸡皮疙瘩

我们将毛发竖立的现象称为鸡皮疙瘩，它是人体对寒冷或恐惧的生理反应。立毛肌收缩，导致皮肤上出现小突起。在毛茸茸的和有羽毛的动物身上，毛发竖立的功能可以锁住靠近皮肤的一层绝缘空气，以保护它们免受寒冷。这种机制还能使动物们看起来体型较大，对捕食者起到威慑作用。这种反应对人类来说已经不太适用了，因此我们现在的体毛比我们的祖先少。

■ 秃发

逐渐的、永久性的脱发称为秃发。它对男性的影响比女性更普遍，也更强烈。秃发与雄激素的产生有关，也受到遗传因素的影响。它一般发生在20~50岁，会导致完全脱发。某些外用药可以缓解脱发，有时甚至可以促进其再生。秃发也可以通过各种移植技术进行治疗。

👁 关于头发的重要数字

一个正常人的头上有10万~15万根头发。这些头发以每月1~1.5厘米的速度生长，并在3~6年内一直附着在头皮上。每天会有50~100根头发脱落，但通常会被新长出的头发所取代。这意味着在我们的一生中，头上总共会长出300万根头发。

指甲

十根手指和十根脚趾中的每一根都覆有指甲，指甲是一个密实、透明、柔韧的带状物，富含角蛋白。指甲是表皮表层变化的产物，除了保护我们的手指尖和脚趾尖，指甲还使我们能够抓住小物体和搔抓。指甲易患各种疾病，尤其是真菌病（真菌感染）。

指甲基质
指甲基质是甲床最厚的部分。它围绕在甲根，不断地通过产生角蛋白使指甲再生，有了角蛋白指甲才能生长。

甲根
甲根位于皮肤下面，是指甲生长活跃的区域。

甲弧影（甲半月）
甲弧影是指甲底部的白色半月形区域，尤其是在拇指上可见。

指甲

表皮

甲床
甲床是由表皮的深层构成的，它位于表皮上。

真皮

指骨

大拇指的横截面

■ 指甲：健康的晴雨表

指甲有时能预示健康问题。例如，紫色指甲可能是血氧水平不足（呼吸衰竭）的结果；指甲苍白有时是贫血或血液循环不良（雷诺综合征）的征兆；指甲肿胀则可能是由影响肺部或心脏的慢性病引起的。指甲被真菌感染，会变黄变厚，在某些情况下，还会引发白斑。

▶ 皮肤真菌病···第84页

👁 **永不停止的生长**

指甲在我们的一生中持续生长，平均每月生长3~4毫米。

指纹

指纹是形成我们手指皮肤上图案的沟纹。指纹为我们提供更好的抓力，有点像轮胎的凹槽和鞋底的鞋纹。每个人的指纹都是独一无二的，以至在犯罪现场，它们可以被用来识别罪犯。

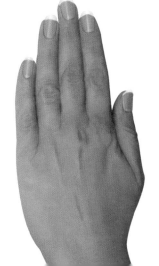
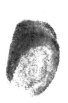
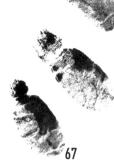

■ 肤色

肤色是由基因决定的，主要是一种叫作黑色素的色素在起作用。黑色素是由表皮中的特殊细胞（黑素细胞）产生的，在保护皮肤免受太阳紫外线的侵害方面起着至关重要的作用。白皮肤中含有较少的黑色素，更容易被晒伤以及患上皮肤癌。黑色素也决定着我们头发和眼睛虹膜的颜色。

皮肤光反应型

皮肤光反应型是自然皮肤、头发和眼睛色素沉着的类型，其特征是皮肤对太阳的反应程度。根据黑色素的数量和颜色（黄色、红色、棕色或黑色）可以把皮肤光反应型分为六种。防晒措施应根据个人的皮肤光反应型来调整。

黑色素

黑色素由黑素细胞产生，以颗粒的形式存在于皮肤中。在浅色皮肤中它们呈现黄色或红色，在深色皮肤中为棕色或黑色。

▶ 皮肤结构…第64页

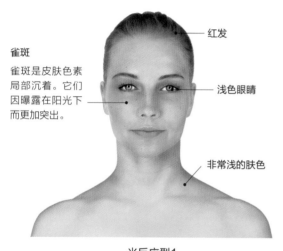

雀斑

雀斑是皮肤色素局部沉着。它们因曝露在阳光下而更加突出。

红发

浅色眼睛

非常浅的肤色

光反应型1

光反应型1皮肤的特点是皮肤颜色非常浅，从不会被晒黑，有很多雀斑。这种光反应型的皮肤最容易被晒伤。

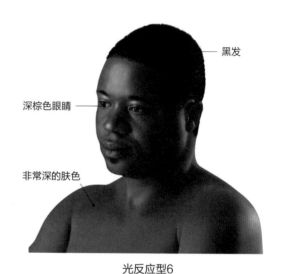

黑发

深棕色眼睛

非常深的肤色

光反应型6

光反应型6皮肤可以通过非常黑的肤色来区分，这种皮肤对晒伤有很强的抵抗力。这种光反应型的皮肤可产生大量黑色素。

晒黑皮肤

在紫外线的作用下，黑素细胞在表皮上成倍增生，产生更多黑色素，这个过程被称为晒黑。它会使皮肤在一定时间内呈现棕色，从而提高皮肤对晒伤的抵抗力。然而，频繁、过度曝露在阳光下是引发皮肤癌的一个主要因素。

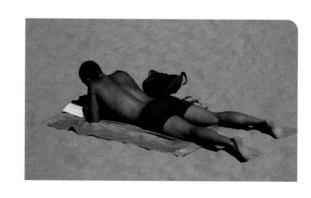

■ 愈合

愈合是一个生理过程，通过这个过程，组织特别是皮肤组织所受到的损伤得到修复。它通常以形成疤痕结束。愈合过程因烧伤、手术切口或由疾病引起的损伤而启动。

愈合阶段

浅表伤口可分为几个愈合阶段，其所需时间取决于伤口的外观和严重程度。

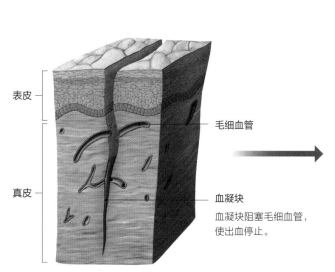

表皮

真皮

毛细血管

血凝块

血凝块阻塞毛细血管，使出血停止。

1. 止血（血凝块）

当损伤累及真皮时，真皮内的毛细血管破裂，导致出血，血凝块在伤口底部形成。

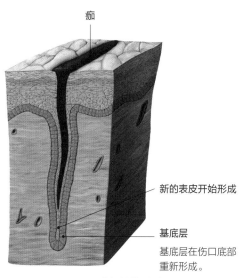

痂

新的表皮开始形成

基底层

基底层在伤口底部重新形成。

2. 形成保护性结痂

血凝块变成痂，保护受伤组织不受感染，并防止其脱水。

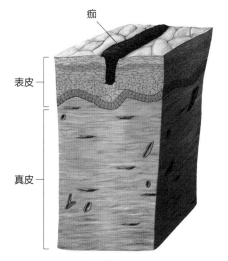

痂

表皮

真皮

3. 新组织的出现

真皮和毛细血管中的细胞增生形成一个新的组织，将痂推向表皮表面。一旦愈合过程完成，痂脱落，便留下疤痕。

■ 缝合

缝合是一种外科手术，它将伤口（由损伤或手术切口引起）的边缘聚合在一起，以加速或促进愈合过程。缝合是使用胶带或线（缝线）进行的，一旦愈合完成，这些线就会被拆除或待其自行分解吸收。

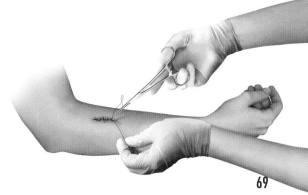

■ 皮肤损伤

皮肤可能会受到的损伤有割伤、烧伤、抓伤、咬伤、擦伤、手术切口等，也可能因感染或炎症而受损。皮肤损伤的外观和大小各不相同，有些是单个出现的，有些则是成块或者成片出现。丘疹、水疱、脓疱、色斑和结节是皮肤疾病或损伤的最初症状。

皮疹（充血性皮疹）

这种皮疹是皮肤上的红色斑片，按压后会消失。这种由毛细血管扩张引起的症状在许多疾病中都能见到，比如湿疹和晒伤。这种皮疹也会出现丘疹、水疱等损害，可伴有烧灼感或者瘙痒感。

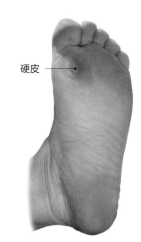

硬皮

胼胝

胼胝，俗称老茧，是指压力或反复摩擦导致的皮肤外层的局部硬化和增厚。胼胝主要影响脚。脚底的胼胝叫脚垫，脚趾的胼胝叫鸡眼，这些是良性损伤，可引起疼痛，在某些情况下，可能促发感染。胼胝可以通过良好的足部卫生、定期磨平增厚的角质层、穿舒适或可调节的鞋子来治疗，也可以通过在敏感部位使用足垫或涂抹水杨酸来治疗。

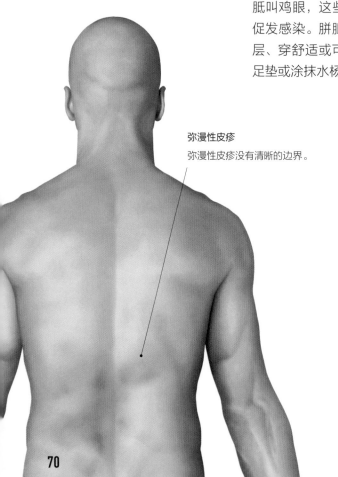

弥漫性皮疹
弥漫性皮疹没有清晰的边界。

伤口

伤口是指组织中由损伤（抓伤、割伤、切口、蜇伤、咬伤等）造成的开口。浅表伤口影响皮肤及皮下组织，深层伤口可以一直触及内脏。伤口必须仔细清洗并用抗生素处理。使用抗生素可以降低感染风险，并有助于愈合。深、长或宽的伤口，出血严重、愈合缓慢，有感染风险或感染迹象的伤口需要就医。医生将决定是否需要缝合、打破伤风疫苗或使用抗生素。建议对面部、关节和生殖器部位的伤口进行医学检查。

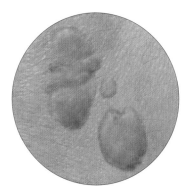

丘疹

每个丘疹有几毫米宽，界限清楚，凸起于皮肤，质感坚硬。多个丘疹排列形成斑片。它们的出现可能是扁平苔藓的症状。

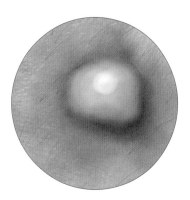

脓疱

脓疱是表皮上有明显界限的隆起区域，内含脓液。脓疱包括疖子和小脓疱。

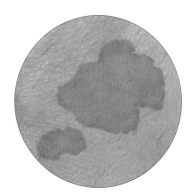

黄斑

黄斑是皮肤上颜色和大小不一的扁平斑，其发生原因不同，如皮肤色素异常或皮疹。

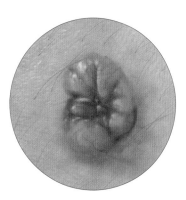

结节

结节是一种皮肤或黏膜上的圆形损伤，轮廓清晰，摸起来非常坚硬。

小水疱

小水疱是皮肤上直径小于1厘米的水疱。

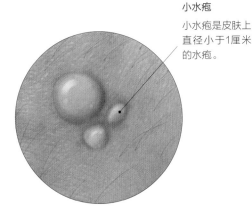

水疱

水疱是表皮隆起的一部分，含有透明液体（浆液）。水疱的类型包括体积较小的小水疱和体积较大的大疱。水疱是由灼伤、反复摩擦或皮肤疾病（如口唇疱疹和湿疹）引起的。

内生指甲

内生指甲是手指或脚趾，尤其是大脚趾的一种炎症，是由指甲的边缘逐渐穿透周围皮肤而引起的。如果出现伤口不进行治疗，伤处皮肤会肿胀、变红，并可能引发感染。内生指甲多见于男性。穿不压迫脚趾的鞋、合理修剪指甲、不要把指甲剪得太短，就可以避免这种情况。内生指甲可以使用消炎药或通过手术治疗。

■ 烧伤

烧伤是由热、腐蚀性物质、辐射或电流引起的皮肤或黏膜的浅度或深度损伤。烧伤的严重程度取决于受影响皮肤的面积和创伤的深度。烧伤被分为三个级别：Ⅰ度烧伤和浅Ⅱ度烧伤通常是良性的，除非它们累及身体的大部分区域；深Ⅱ度烧伤和Ⅲ度烧伤则较为严重，可能危及生命，需要紧急住院治疗。

▶ 烧伤和触电···第557页

晒伤

当表皮曝露在高于皮肤抵抗力级别的紫外线下时，皮肤就会被晒伤。晒伤通常属于Ⅰ度烧伤，会导致发红，晒伤部位的表皮几天后就会脱落。肤色较浅的人可能会出现Ⅱ度烧伤，识别方法是看皮肤上是否迅速出现水疱。反复晒伤，特别是对于肤色较浅的人，会增加患皮肤癌的风险，并加速皮肤老化。

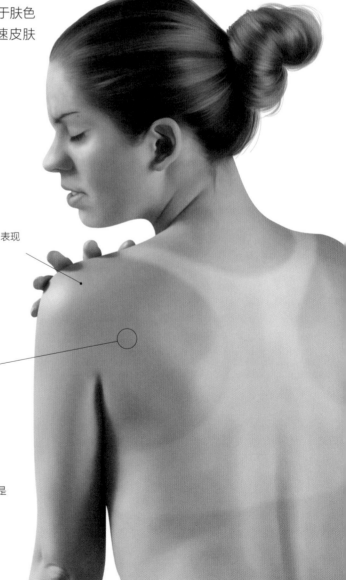

皮疹
皮疹常见于晒伤区域，表现为局部发热、发红。

皮肤鳞屑

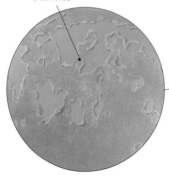

脱皮
脱皮是指表皮角质层以鳞屑的形式脱离人体。它可以是正常的，也可以是病理性的（如晒伤后）。

Ⅰ度烧伤

Ⅰ度烧伤仅限于表皮，即皮肤的表层。表现为红色斑片，可能伴有轻微水肿和瘙痒，几天后就会出现脱皮现象。Ⅰ度烧伤是良性的，虽然很痛，但几天后创伤会自行愈合，没有后遗症。

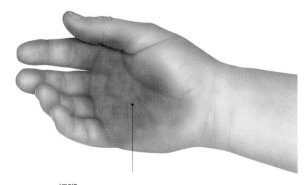

红斑
Ⅰ度烧伤的特征是出现红斑。

Ⅱ度烧伤

Ⅱ度烧伤累及表皮和皮肤的中间层——真皮的一部分，它会导致水疱。当皮损没有累及浅层真皮时，会在2~3周内愈合，不会留下疤痕。真皮损伤越深，愈合过程所需时间越长，疤痕就越明显。以下情况的Ⅱ度烧伤应就医：真皮最深层遭到破坏，在化学性或电烧伤的情况下，烧伤面积大于手掌，或位于面部、颈部、生殖器区域、关节时，此时可能需要植皮。

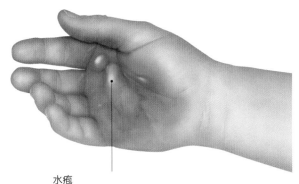

水疱
烧伤组织与健康组织分离，形成一个水疱，它是一个充满透明液体（浆液性）的"小袋子"。水疱破裂时，真皮层曝露，感染的风险很高。

Ⅲ度烧伤

Ⅲ度烧伤是一种深度烧伤，其特征是在某些情况下，皮肤及皮下组织（肌肉）被完全破坏，是非常严重的伤害，不能自行愈合。当烧伤面积很大时，可能危及生命，需要紧急入院治疗，实施静脉滴注补液和植皮。感染在Ⅲ度烧伤者中很常见，全身感染（败血症）对生命是一种威胁。Ⅲ度烧伤的皮肤对疼痛不敏感，因为真皮中的触觉感受器已经被破坏，但烧伤周围的区域非常痛。

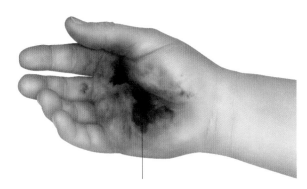

烧伤皮肤
烧伤的皮肤表面坚硬、不平整，呈现棕色或发白的蜡样外形。

防晒

　　积极防晒可以大大减少紫外线对皮肤的伤害（晒伤、癌症、皮肤老化等），尤其是儿童和浅肤色人群。以下是一些值得遵守的建议，尤其是在一年中最热的时候，以及在去山区或热带国家旅行时。这些预防措施也适用于阴天，因为紫外线是可以穿过云层的。

■ 不要在正午裸露皮肤

　　上午10点到下午3点，太阳光最强。最好的防晒措施是避免在该时段把皮肤曝露在阳光下。否则，必须尽可能保护自己。

■ 把自己"隐藏"起来

　　为了有效地保护身体免受紫外线伤害，戴上帽子、太阳镜，穿上能遮住腿和胳膊的衣服。深色衣服比浅色衣服更能阻挡紫外线。

■ 使用防晒霜

　　把防晒霜涂在身体曝露在外的部位（尤其是脸、脖子和耳朵）。选择具有高防晒系数（SPF）的乳液，并在出门之前至少20分钟涂上。如果长时间曝露在阳光下，至少每2小时重新涂抹一次，尤其是在下水后。

■ 不要让婴儿曝露在烈日下

　　6个月以下的婴儿不应曝露在烈日下。

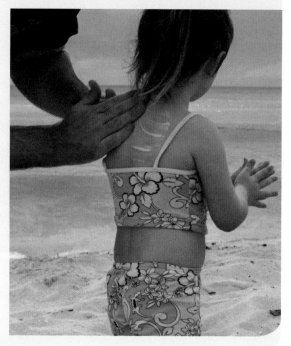

皮肤移植

　　皮肤移植即植皮，是一种外科手术，它将一部分皮肤移植到受损皮肤区域。它是在愈合困难或不可能愈合，尤其是在深度烧伤的情况下才实施的。为了减少排异反应的风险，移植的皮肤通常取自患者自己的身体，从大部分时间被遮挡的身体区域获取。当烧伤面积过大时，移植皮肤也可能来自捐赠者或在实验室中培育而成。

 烧伤

症状：

　　Ⅰ度：红斑，疼痛；Ⅱ度：水疱，疼痛；Ⅲ度：皮肤损坏，留下棕色和发白的组织。

治疗：

　　Ⅰ度：皮肤降温补水，使用止痛剂；Ⅱ度：消毒，无菌保护，根据需要补水，有时需使用抗生素；Ⅲ度：补液，去除坏死组织，植皮及整容手术，有时需使用抗生素，并进行康复治疗。

■ 疣

　　疣是从表皮生长出来的，或多或少地隆起并变色。疣是由人乳头瘤病毒引起的，通过直接接触或间接接触（污染表面）传播。疣是常见的损害，可以出现在身体的不同部位，或单独或成群出现，并有繁殖和蔓延的趋势。根据它们的外观和位置，疣有几种不同的类型。最常见的类型是寻常疣和跖疣，二者具有高度传染性；扁平疣相对隐蔽，主要影响儿童、青少年和免疫系统较弱的人。另一种是尖锐湿疣，同样由人乳头瘤病毒引起。疣会自然消失，有时需要几年的时间，通过激光或冷冻疗法可以阻止疣的扩散。

▶ 尖锐湿疣···第448页

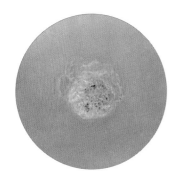

跖疣

跖疣位于脚底，坚硬、干燥，有时呈黑色。它们往往生长在足部深处，在压力下经常会感到疼痛。

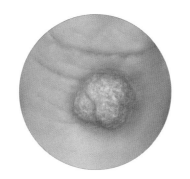

寻常疣

寻常疣呈凸起的块状，圆形、柔软，可呈灰色、米色，有时是黑色的。它们通常位于手、膝、肘和脸部。

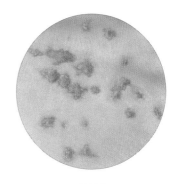

扁平疣

扁平疣比较扁平，柔软光滑，呈灰色、粉色或棕色。它们通常出现在面部、颈部、下肢、手背及足部。扁平疣有时呈线状分布。

疣的治疗

　　疣的主要治疗方法是冷冻。冷冻疗法是基于冷源的应用，通常是液氮。这种治疗方法会导致疣体坏死后与下方组织分离，数周后脱落，通常不会留下明显的疤痕。此操作可能导致水疱。

 疣

症状：
小而无痛，或光滑或粗糙，隆起，皮肤上有色素沉着。

治疗：
冷冻疗法，使用维生素A的衍生物（维A酸）治疗。

预防：
不在公共场所赤脚行走。不要触碰疣，以免蔓延。

■ 溃疡

溃疡是皮肤或黏膜组织的局部破坏，深度不同。这些损伤不容易愈合，而且容易病程迁延。大多数情况下，溃疡是由血液循环问题（腿部溃疡、褥疮等）、感染、肿瘤或外伤引起的。溃疡经常引起疼痛，特别容易感染。治疗溃疡需要解决病因和对症处理。

腿部溃疡

由于血液循环问题（供血不足），腿部溃疡会导致皮肤的慢性损害。它们通常局限于小腿的下三分之一和脚踝的突出部分。静脉溃疡是由静脉曲张引起的或是静脉炎的后遗症，这种溃疡相对不会太疼。高血压、糖尿病、吸烟和高胆固醇血症则会导致令人痛苦的动脉溃疡。

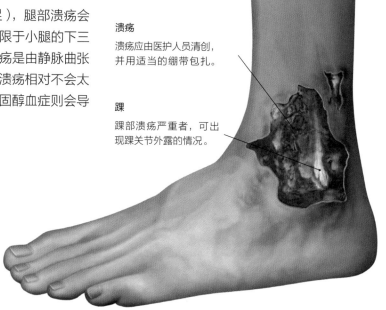

溃疡
溃疡应由医护人员清创，并用适当的绷带包扎。

踝
踝部溃疡严重者，可出现踝关节外露的情况。

褥疮

褥疮是一种主要发生在卧床不起的人身上的皮肤溃疡。它们是由于长期承受压力的身体部位（如臀部、肘部和足跟）供血不足所致。可以在几小时内形成，尤其是在完全静止不动（昏迷或瘫痪）的情况下。褥疮刚开始是受压皮肤变红，然后皮肤变黑坏死并脱落。这种坏死会使皮下组织曝露。褥疮是一种疼痛的伤口，很容易感染，通常需要很长时间才能愈合。在患者卧床情况下，应系统地采取预防措施。

⊕ 溃疡

症状：
皮肤慢性伤口，并产生疼痛。

治疗：
治疗溃疡产生的原因。清洁，消毒，适当包扎，有时需植皮。

预防：
腿部溃疡：治疗静脉曲张，减少糖尿病、高胆固醇血症、吸烟等危险因素。
褥疮：卧床患者保持良好的个人卫生并定期帮其活动。

预防褥疮

褥疮主要出现在行动不便的人身上，无论是长期卧床还是坐轮椅。以下是一些关于预防褥疮的建议。

■ 检查皮肤，保持良好的个人卫生

定期检查指尖的皮肤，观察是否出现红斑和疼痛。为了避免导致褥疮感染，保持良好的个人卫生，用温和的肥皂轻轻清洗皮肤。用乳霜或润肤油给皮肤补充水分。擦干汗液、尿液等，并尽快更换脏衣服或湿衣服。

■ 定期改变患者的姿势

如果患者卧床，每2小时改变一次姿势；如果坐轮椅，则每小时改变一次。这样做可以改变身体的受压点，特别是在皮肤易损的多骨骼部位。此外，可以使用一个合适的抗褥疮床垫，并在膝盖或脚踝之间的小腿肚下面放置枕头。

■ 适当的饮食

均衡的饮食和充足的水分可以防止褥疮。

▶ 营养⋯第12页

■ 需要避免的事项

在易损部位过度用力摩擦或按摩（应该给予轻柔的浅层按摩）；用冷热交替的方法接触皮肤；侧卧位（应该选择半仰卧位）等。

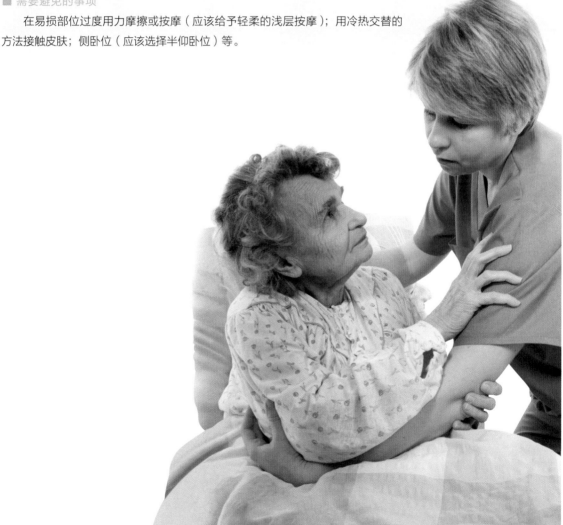

皮炎

皮炎是一种皮肤的炎症。它有许多不同的形式，以其发生原因和症状来区分。有些皮炎病因不明，有些则与皮肤干燥、接触过敏原或刺激物、生理因素（水、寒冷、阳光）或心理因素（压力、精神创伤）有关。搔抓或摩擦损伤处会导致继发感染和疤痕。

湿疹

湿疹是一种过敏性皮炎，其特征是皮肤出现红色斑片，上面有小水疱。它会引起强烈的瘙痒。湿疹正变得越来越普遍，在西方国家大约有20%的人口受到湿疹的影响。有一种特殊湿疹是特应性皮炎，好发于遗传性过敏的人群，通常伴随哮喘或过敏性鼻炎。虽然这种湿疹可能发生在任何年龄段，但多发于婴幼儿，可能在儿童年满10岁时自行消失。特应性皮炎发作多是不可预测的，通常不会留下任何后遗症。

▶ 过敏反应…第288页

婴儿特应性皮炎

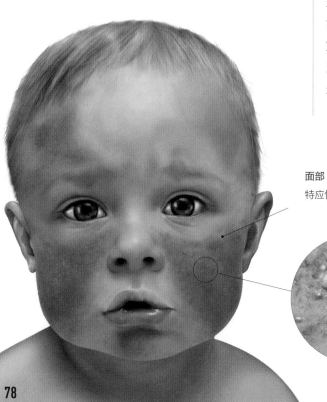

面部
特应性皮炎多发于婴儿头皮、肩膀和面部（脸颊、额头、下巴）

水疱
当搔抓或摩擦时，水疱很容易破裂，破裂处的皮肤呈现光泽。这些潮湿、受刺激的区域容易感染，并可能导致脓疱疮。

▶ 细菌性皮肤感染…第82页

■ 接触性皮炎

接触性皮炎是由于接触过敏原（化妆品、衣物、药物、植物或金属）引起的。这种皮炎在每次接触过敏原后都会出现，并且随着时间的推移往往会扩散到接触部位之外。皮肤干燥或白皙的人比其他皮肤类型的人更容易受其青睐。

原发刺激性接触性皮炎

这种皮炎多是由于化学制剂与皮肤接触而引起的一种皮肤刺激。化妆品、家用洗涤剂等都可能含有刺激性物质。这些物质会引起急性或慢性病变。急性病变表现为皮肤出现疼痛的红色斑片，上面通常还有水疱，可能导致皮肤损害。慢性病变表现为皮肤干燥、疼痛，以致变厚或开裂。这种接触性皮炎应与变态反应性接触性皮炎相区别，后者是由过敏反应引起的。

荨麻疹

荨麻疹的特点是粉红色风团，并伴有强烈的瘙痒。急性荨麻疹可以持续数小时到数周，而慢性荨麻疹则可能持续数年。荨麻疹可由物理因素（水、阳光、寒冷）或由过敏（昆虫叮咬、花粉、灰尘、药物、食物）引起。也可能是肝炎或单核细胞增多症等疾病伴随症状。在许多情况下，引起荨麻疹的原因仍然不明。

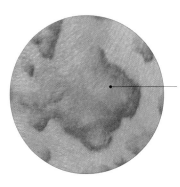

荨麻疹风团
荨麻疹形成大小不等的风团，数小时后消失，然后在身体其他部位重新出现。

■ 瘙痒

瘙痒是指皮肤上的一种感觉，会引发搔抓的欲望。瘙痒持续时间不定，可能影响整个身体或只是某个部位。它可以由多种原因引起，如皮肤病（银屑病、湿疹、荨麻疹）、肝胆疾病（胆石症）、内分泌疾病（糖尿病、甲状腺功能亢进）或因老龄、接触某些物品或曝露于寒冷中皮肤变得干燥而引起。暂时性瘙痒经常发生，无明显原因，通常也没有严重后果。

👁 不能太干净

过度清洗皮肤，特别是使用强力产品时，会破坏皮肤的保护层，导致皮肤干燥，并引发皮炎，如特应性皮炎。

扁平苔藓

扁平苔藓的特点是有光泽的丘疹和白色条纹交叉形成的斑片。丘疹通常对称地出现在身体表面，并伴有强烈的瘙痒。这种疾病也可以表现为口腔黏膜上的白色网状细纹。扁平苔藓的病因尚不清楚。它通常发生在30~60岁，可持续数周至数月，消退后在皮肤上留下色沉。

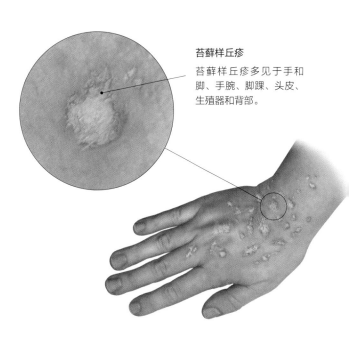

苔藓样丘疹
苔藓样丘疹多见于手和脚、手腕、脚踝、头皮、生殖器和背部。

➕ 皮炎

症状：
皮肤损伤（红斑、水疱、丘疹、结痂、鳞屑）、瘙痒，有时有疼痛感或烧灼感。

治疗：
湿疹：外用糖皮质激素软膏，在感染的情况下使用抗生素。荨麻疹：抗组胺药。

扁平苔藓：外用糖皮质激素软膏，抗焦虑药物，光疗。

预防：
使用温和的肥皂和保湿霜，穿棉质内衣。避免接触刺激物和过敏原。

银屑病

银屑病俗称牛皮癣，是一种病因不明的慢性病，其特征是皮肤上出现鳞屑样红斑。银屑病导致炎症并加速表皮更新，使鳞屑大量脱落。现有的治疗方法只能减轻症状。在某些情况下，银屑病可能伴随着关节问题。

▶ 皮肤结构…第64页

银屑病的症状

银屑病表现为大小和位置不同的红斑，上面覆盖厚厚的白色鳞屑。这些伴有瘙痒的皮肤损伤通常局部出现，并不明显。在最严重的情况下，会蔓延并覆盖全身。银屑病往往是遗传性的（约三分之一病例），常见于成年人。它伴随着不可预测的突发事件而产生，有时是由感染、压力或某些药物引起的。

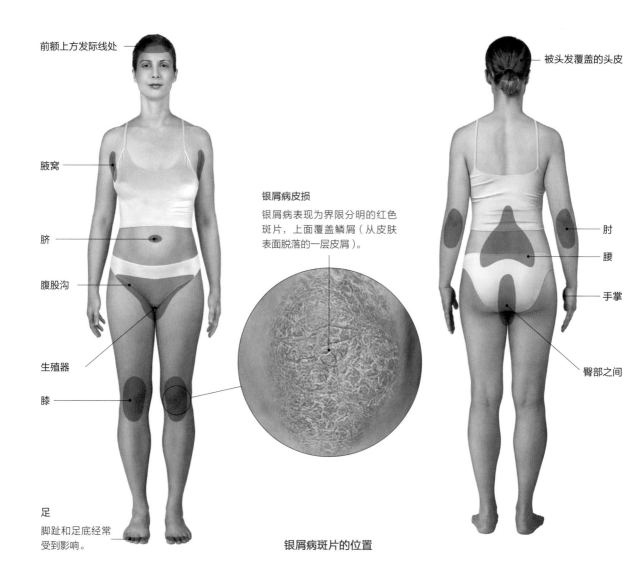

前额上方发际线处

被头发覆盖的头皮

腋窝

脐

腹股沟

生殖器

膝

银屑病皮损
银屑病表现为界限分明的红色斑片，上面覆盖鳞屑（从皮肤表面脱落的一层皮屑）。

肘

腰

手掌

臀部之间

足
脚趾和足底经常受到影响。

银屑病斑片的位置

银屑病性关节炎

10%~20%的病例中，银屑病与银屑病性关节炎并发。这种慢性炎症性关节病可以在银屑病症状出现之前、期间或之后发生，表现为关节疼痛、变形和逐渐丧失活动能力（强直）。它尤其影响四肢关节，对脊柱的影响则较为罕见。

光疗

光疗用于治疗各种皮肤疾病，如银屑病、白癜风、湿疹、新生儿黄疸。它包括将皮肤曝露在紫外线或红外线下。在治疗银屑病时，紫外线可以阻止皮肤细胞的增生，减少银屑病相关炎症。尽管效果很好，但并不能治愈疾病，而且皮肤损害可能在几个月后再次出现，需要重复治疗。在这种情况下，必须考虑皮肤老化和皮肤癌的风险。

银屑病

症状：

清晰的红色斑片，大小不一，白色鳞屑覆盖局部或全身。银屑病性关节炎表现为关节疼痛、僵硬和变形。

治疗：

局部：外用维生素D_3衍生物、水杨酸、维A酸、焦油衍生物和润肤剂。全身性：光疗、免疫抑制剂。

银屑病性关节炎：非甾体抗炎药，止痛剂，免疫抑制剂，物理疗法。

一种常见病

银屑病是常见的皮肤病之一，它影响着全球大约3%的人口。

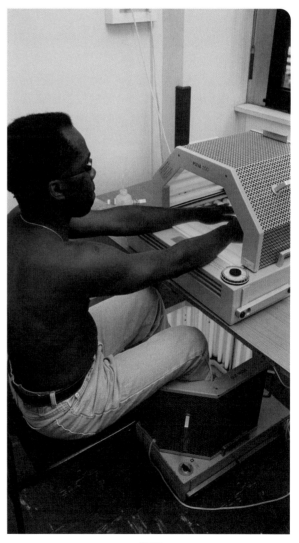

光疗

细菌性皮肤感染

细菌可以攻击皮肤，引起感染性疾病，特别是当免疫系统功能减弱或出现皮肤病变时。这些感染通常是良性的，其特点是出现红色斑片、脓疱或结痂。如果不进行治疗，会导致并发症，如感染的蔓延和传播。治疗细菌感染主要是使用抗生素。

皮肤菌群

"皮肤菌群"是指存在于皮肤上的所有微生物。常驻皮肤菌群总是存在的，其组成很少发生变化。它们在防止外来微生物感染方面起着重要作用。由环境中的微生物组成的暂时性皮肤菌群可能是致病性的。抗生素对常驻菌群影响不大，但它们能消除暂时性皮肤菌群中的细菌。

毛囊炎

毛囊炎是毛囊的炎症。它通常是由细菌感染引起的，较少是由真菌感染引起的。浅表性毛囊炎是一种良性疾病，表现为毛发周围的小脓疱，尤其是面部、手臂和腿部。深部毛囊炎称为疖，通常由金黄色葡萄球菌感染引起。由于有传染的危险，必须小心处理。在同一个部位出现多个疖，会产生一个厚厚的、疼痛的痈。个人卫生和局部使用抗生素通常可以治愈毛囊炎。

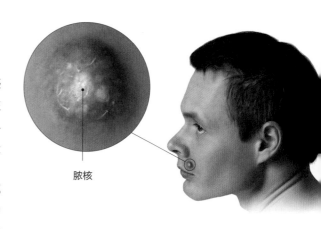

脓核

疖

疖通常位于面部、头皮、腋下和臀部。脓液的积聚会导致红肿热痛，然后出现白色脓疱。脸上的疖需要尽快就医。

化脓性指头炎

化脓性指头炎是一种由金黄色葡萄球菌引起的手指或脚趾皮肤的急性细菌感染。这种常见病是由受伤（创伤、咬伤、角质层撕裂）引起的。感染表现为疼痛性炎症，通常位于指甲边缘。一旦指甲下出现脓液，被感染的组织需要通过手术引流，以防止感染扩散。

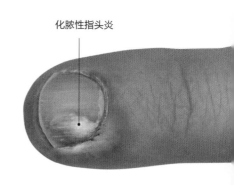

化脓性指头炎

脓疱疮

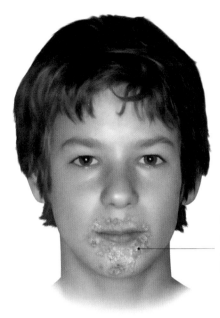

脓疱疮是一种由金黄色葡萄球菌或链球菌引起的细菌性皮肤感染。可能是由湿疹引起的继发感染。该病表现为口唇、鼻子或者眼睛周围出现红色斑片，上面布满小脓水疱。这是一种常见的传染性极强的疾病，主要影响10岁以下儿童。

▶ 湿疹···第78页

结痂
脓疱疮的水疱很容易破裂，形成黄色的痂。搔抓这些痂会导致皮损的扩散并延缓愈合过程。

脓疱疮

 细菌性皮肤感染

症状：
炎症（发红、斑片、肿胀），稍后可能会结痂，疼痛，有时会瘙痒或伴有发热症状。

治疗：
抗生素，手术。

预防：
个人卫生，皮肤和指甲护理。在某些类型的工作中戴防护手套。

丹毒

丹毒是一种急性感染性皮肤病，通常由链球菌感染引起。它的特点是严重的炎症，表现为肿胀的红色斑片，顶部常有水疱。这些非常疼痛的皮损通常局限于面部或腿部。其传播迅速，并伴有高热，需要紧急抗生素治疗。在绝大多数情况下，治愈后没有后遗症，但有复发趋势。这种病可能导致腿部并发症，如水肿。

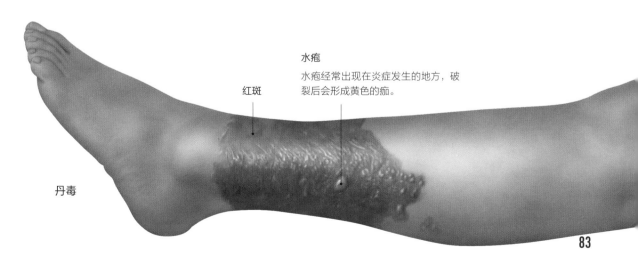

红斑

水疱
水疱经常出现在炎症发生的地方，破裂后会形成黄色的痂。

丹毒

■ 皮肤真菌病

皮肤真菌病是一种皮肤、指甲、头发或头皮的感染，这种感染是由皮肤（皮肤菌群）或环境中存在的真菌引起的。它通常发生在皮肤损伤后，在卫生条件差、免疫系统功能减弱，或过热、潮湿、出汗的情况下，也会发生于健康皮肤。皮肤真菌病虽然常见并具有传染性，但通常是良性的。在特殊情况下，可能会扩散至皮下组织，从而导致严重的并发症（全身感染）。治疗皮肤真菌病主要使用抗真菌药物。

真菌病类型

真菌病有多种类型，表现为多种病变，有时伴有瘙痒。足癣和体癣是由皮肤癣菌引起的感染。这些寄生真菌以角蛋白为食，角蛋白是一种在皮肤、头发和指甲中含量特别丰富的蛋白质。皮肤癣菌可经由人、宠物、水或受污染的物体传播。其他形式的皮肤真菌病如甲癣，可由霉菌或念珠菌增殖引起，念珠菌是一种自然存在于皮肤上的真菌。

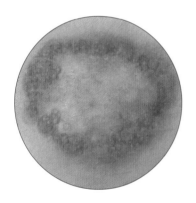

体癣

体癣在皮肤上呈圆形、鳞屑性的红色斑片，破裂时结痂。这些皮损在体癣部位的边缘迅速扩散，而中心逐渐恢复正常。

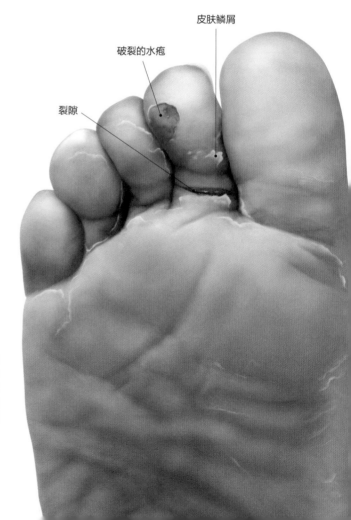

足癣

足癣影响脚趾间的皮肤，表现为瘙痒，随后出现疼痛性损伤：红色斑片、水疱、皮肤鳞屑和裂隙。这种感染尤其对运动员有影响。在公共场所赤脚行走和出汗也会助长感染发生。尽管这种皮肤疾病的复发很常见，但使用抗真菌药物可以治愈。如果不进行治疗，感染会扩散到脚的其他部位或身体其他部位（手、腹股沟、阴囊）。

皮肤鳞屑

破裂的水疱

裂隙

头皮癣

头癣是一种感染性皮肤病，其特点是头皮上出现覆盖着脓（疮）的斑片或鳞屑（头癣）。头皮癣主要影响儿童。其治疗方法是剃除患处的毛发并使用抗真菌药物。

头皮癣

头皮处的癣菌会导致头发断裂，使头皮曝露在外。

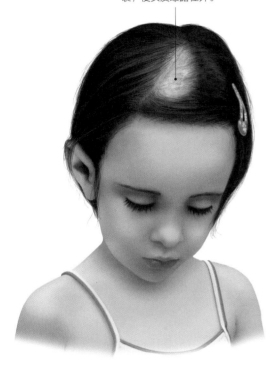

头皮屑

头皮屑是指头皮上出现大小不等的干性或油性薄鳞屑，这是由于皮肤酵母菌异常增殖而形成的。它引发皮肤产生大量的鳞屑，导致头皮屑自然脱落，有时伴有瘙痒。头皮屑的形成有多种因素，如皮脂分泌过多、皮肤干燥、使用化妆品引起的刺激、污染、压力和疲劳。通常使用去屑洗发水就能够去除头皮屑。

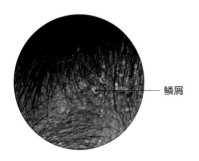

鳞屑

擦烂红斑

擦烂红斑其特征是皮肤皱褶处发炎（手指与脚趾间的空隙处、腋窝、腹股沟、肚脐、臀部之间、乳房下的间隙）。表现为渗出黏液的红色斑片，伴有瘙痒。婴儿和肥胖者尤其易受影响，因为他们特别容易出汗。治疗主要是保持局部卫生和干燥，并使用抗真菌药物。

▶ 尿布疹···第517页

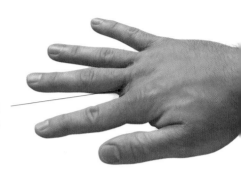

擦烂红斑

当感染是由念珠菌引起时，斑片有白色轮廓。

甲癣

甲癣是指甲的真菌感染，通常由皮肤癣菌或酵母菌（念珠菌）或霉菌引起。指甲变厚、变黄，可能有浅表白斑。患病后期指甲容易脱落，按压时会引起疼痛。甲癣可以用抗真菌药物治疗，也可以通过切除感染部分的指甲来治疗。愈合后，指甲正常生长。

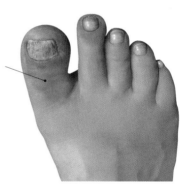

甲癣

念珠菌感染也会导致指甲边缘发炎。

⊕ 皮肤真菌病

症状：

炎症（红斑、水疱），瘙痒，烧灼感，疼痛，鳞屑，指甲变形和变色、发质改变或断裂。

治疗：

抗真菌药物，去除指甲感染部位。

预防：

做好个人卫生。不穿容易让人出汗的、过于紧身的衣服和鞋子。不在公共场所赤脚行走。指甲护理用具和修脚用具使用后要消毒。

口唇疱疹

口唇疱疹，又称冷疮或热水疱，是由单纯疱疹病毒引起的一种慢性传染病。它以特征性水疱的形式反复出现，通常发生在口唇周围。它表现出与生殖器疱疹病毒感染相同的作用方式，尽管二者略有不同。病毒潜伏在神经节中，周期性地被激活复发，导致症状在同一个部位反复出现。在极少数情况下，可能蔓延至手指（瘭疽）或眼睛，或引起脑炎。

▶ 生殖器疱疹…第447页

👁 每个人都是携带者吗

口唇疱疹的感染通常发生在儿童时期，原因是直接或间接接触病原体。大约10个人中有9人携带此病毒，但只有10%的人患上这种疾病。

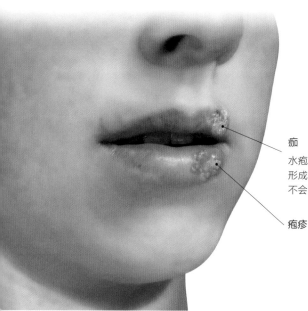

痂
水疱会迅速破裂，渗出黏液，干燥后形成黄色的痂。这些痂一周内脱落，不会留下明显的疤痕。

疱疹

口唇疱疹的症状

通常初次接触病毒后是无症状的。症状会在稍后不可预测的时候发作，频率不定，特点是通常在嘴唇上出现一堆水疱，但有时也会在脸上其他部位或口腔内爆发。在损害出现前几小时，患处有烧灼感、刺痛感、瘙痒感，然后发红。疱疹发作可由多种因素引起，如感染性疾病、压力、疲劳、情绪创伤、月经、怀孕、暴晒等。

➕ 口唇疱疹

症状：
烧灼感，刺痛，瘙痒，疼痛，渗出性疱疹水疱，破裂后结成黄色的痂。

治疗：
抗病毒（阿昔洛韦）药物和局部使用抗生素，以减少皮肤损害并加速消除症状。

预防：
避免直接和间接接触口唇疱疹发作的人身上的水疱。不要触摸或搔抓患处，以免扩散。

■ 皮肤寄生虫

皮肤会受到高传染性寄生虫的侵害，如虱子、螨虫、蜱和跳蚤。在某些群居性环境下，如学校、养老院和监狱等，它们的传播更快。皮肤寄生虫可以用杀虫剂有效消灭，但必须严格遵守使用说明。

虱子

虱子是一种深色寄生虫，生活在皮肤上，以血液为食。它们的长度为1~3毫米，通过直接和间接接触（梳子、衣物、床上用品）很容易扩散。虱子尤其会在头皮和阴部聚集。它们会造成强烈的瘙痒并使皮肤出现红点。搔抓会导致继发感染和结痂。要彻底消灭这种寄生虫及其卵，就必须使用专门消灭虱子的杀虫剂。

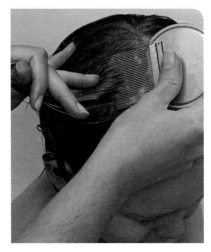

虱卵

虱卵牢固地附着在头发和体毛上。从发根开始，用细梳子或手指沿着头发整个梳下来可以去除虱卵。

头虱

头虱在头皮上聚集。它们主要影响学龄儿童。

头发

虱卵

虱卵颜色浅，呈椭圆形，长度不到1毫米。

阴虱

阴虱是寄生在阴毛上的虱子，也会附着在男性的腋窝和胡须处。阴虱通过身体接触传播，尤其是在发生性关系时。

疥疮

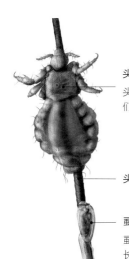

疥疮是由一种叫疥螨的螨虫引起的皮肤病。疥疮会导致手指间及手腕、肘部和臀部的剧烈瘙痒（特别是在晚上），后期转为全身瘙痒。疥疮具有高度传染性，通过直接或间接接触（衣服、床上用品）传播。

 皮肤寄生虫

症状：
剧烈瘙痒，皮肤红点（虱子引起）或小黑线（疥螨引起）。

治疗：
用细梳子或手指沿着头发整个梳理（去除虱子和虱卵）。在皮肤、头发、被褥和衣服上使用乳霜、乳液或喷雾进行治疗。持续瘙痒可使用抗组胺药和皮质类固醇。

预防：
避免与感染者接触，不共用衣物。在皮肤寄生虫流行病发生时使用驱虫剂。

■ 皮肤癌

皮肤癌的两种主要类型是来源于上皮组织的恶性肿瘤和黑色素瘤。它们主要出现在成年人中，尤其是肤色浅的人。在工业化国家，皮肤癌的发病率不断上升。皮肤过度曝露于太阳紫外线下是皮肤癌发病的主要危险因素。皮肤癌可以通过对肿瘤组织进行皮肤病理活检来明确诊断，也可以进行黑色素瘤与良性色素痣的鉴别诊断。

▶ 癌症…第55页

癌

来源于上皮组织的恶性肿瘤是最常见的皮肤癌形式。通常在40岁以后出现，其发病率与紫外线曝露直接相关。在绝大多数情况下，通过早期手术切除肿瘤治愈。皮肤癌主要有两种类型：鳞状细胞癌，可转移；基底细胞癌，极少转移。

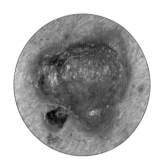

鳞状细胞癌

鳞状细胞癌发生于表皮中间层的细胞。主要出现在面部、口腔黏膜和四肢，也可能在现有的病变部位发展，如烧伤疤痕。鳞状细胞癌常发生在嘴唇上。

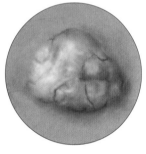

基底细胞癌

基底细胞癌发生于表皮基底层的细胞。主要出现在面部、颈部和胸部。基底细胞癌极少发生转移，但会引起溃疡。

光化性角化病

光化性角化病又称为日光性角化，是一种小而粗糙的斑片，颜色从透明到略带红色都有，多是由多年强烈阳光照射而引起的。主要发生在曝露在阳光下的皮肤（脸、手臂、手）。可发展成癌。

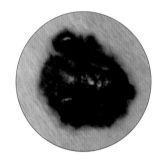

黑色素瘤

黑色素瘤可能有不同程度的隆起和粗糙。特点是轮廓不清，颜色不均。

黑色素瘤

黑色素瘤是一种皮肤癌，由负责皮肤色素沉着的细胞（黑素细胞）发展而来。恶性黑色素瘤与癌相比发病率低得多，却更加严重，因为它可以发生转移。通常出现在健康皮肤上，也可能是由现有的色素痣转变而来。这种转变可能是自发的，也可能是受到紫外线的影响。如果及早治疗，黑色素瘤痊愈的机会很大。

▶ 皮肤结构…第64页

色素痣

色素痣，是由色素细胞（黑素细胞）的局部积聚而形成的棕色斑血疹。色素痣可能是先天性的，也可能在人出生后随时出现。其外观和大小各不相同，直径从几毫米到几厘米都有，通常不会随时间而改变。色素痣，特别是先天性的和较大的痣，如果出现外观的改变，则可能是癌变的标志。在这种情况下应立即就医。

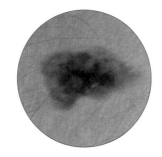

可疑色素痣
痣突然变大、自发出血，可能预示恶变。

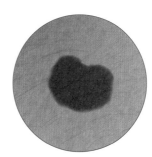

良性色素痣
良性色素痣轮廓清晰，颜色均匀。

皮肤活检

皮肤活检包括采集皮肤样本，以明确诊断及是否癌变。皮肤活检是在局部麻醉下进行的，通常使用环钻。

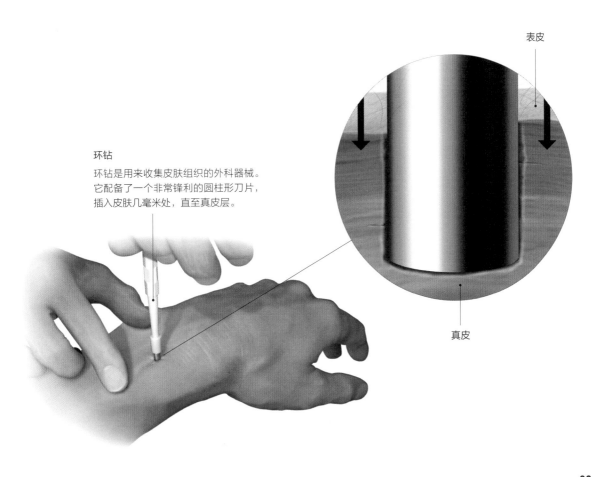

表皮

环钻
环钻是用来收集皮肤组织的外科器械。它配备了一个非常锋利的圆柱形刀片，插入皮肤几毫米处，直至真皮层。

真皮

⚕ 预防皮肤癌

皮肤癌的预防主要包括观察皮肤的任何变化迹象，并保护皮肤免受紫外线的伤害。以下建议尤其适用于皮肤、眼睛和头发颜色较浅的人、长时间曝露在阳光下的人、儿童时期多次晒伤的人以及家族中有皮肤癌病史的人。

■ 保护皮肤免受阳光的伤害

采取一切必要的预防措施避免晒伤，如：戴上帽子，穿上长而不透光的衣服；避免皮肤长时间曝露在阳光下（特别是在高海拔地区和中午前后）；涂抹防晒系数高的防晒霜等。6个月以下的婴儿不应曝露在阳光直射下，儿童也不应在阳光下长时间停留。

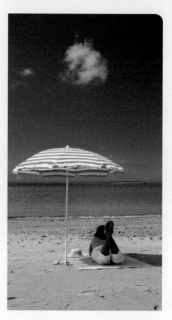

■ 检查皮肤

定期对皮肤进行详细检查。尤其要注意皮肤上的痣，特别是直径大于6毫米的痣，如出现出血、瘙痒，或者痣的形状、大小、颜色发生变化，应立即告知医生。这同样适用于任何出现变化的光化性角化病或任何无法愈合的伤口。皮肤癌越早被发现，治愈的机会越大。

■ 了解光敏产品

有很多产品可以让皮肤对紫外线更加敏感，包括某些化妆品（如香水、除臭剂和洗发水）、药物（抗生素、精神病药物、抗组胺药）和天然产品（植物精油）。当使用这些产品同时曝露在阳光下时，应格外小心。

🏥 皮肤癌

症状：
癌：皮肤上的圆形肿物，不能愈合的伤口。
黑色素瘤：皮肤上隆起的斑丘疹，轮廓模糊，颜色不均。

治疗：
手术切除肿瘤。如出现转移，切除淋巴结，化疗或放疗。

预防：
保护皮肤免受紫外线的伤害，特别是儿童和肤色浅的人。
黑色素瘤：密切观察，并定期检查所有的痣，必要时预防性切除可疑色素痣。

■ 色素异常

　　皮肤经常会发生暂时性的颜色变化。大多数情况是对情绪、环境因素（冷、热或光照）或健康问题（过敏、炎症或创伤）的生理反应。皮肤色素沉着也会带来永久性的皮肤缺陷，这种色素异常可能是局部的（如白癜风）或全身性的（如白化病）。有这种皮肤损害的人更容易晒伤和患上皮肤癌。

白癜风

　　白癜风是一种以局部色素脱失为特征的皮肤病。它是由产生黑色素的皮肤细胞——黑素细胞的丧失引起的。该病会导致皮肤出现脱色斑，这些白斑的大小、外观和位置都不尽相同，而且会随着时间的推移而增长。这种自身免疫性疾病在压力、焦虑和摩擦等多种因素的影响下迅速发展。它影响大约1%的人口，有可能发生在任何年龄段。在某些情况下，光疗会使白斑复色，但长期照射有患皮肤癌的风险。

▶ 皮肤结构···第64页

白化病

　　白化病是一种隐性遗传病，其特点是不能产生黑色素。它导致皮肤、头发和虹膜没有色素沉着。白化病在皮肤较黑的人中更常见。它常常伴有视力问题和对光的高度敏感（畏光症）。

▶ 遗传···第50页

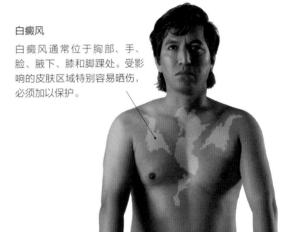

白癜风

白癜风通常位于胸部、手、脸、腋下、膝和脚踝处。受影响的皮肤区域特别容易晒伤，必须加以保护。

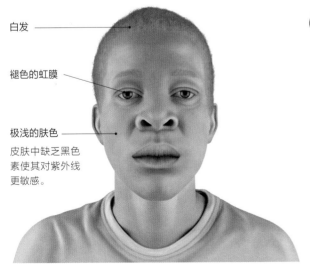

白发

褪色的虹膜

极浅的肤色

皮肤中缺乏黑色素使其对紫外线更敏感。

➕ **色素异常**

症状：

白癜风：光滑的白色，清晰的斑片，大小不一，位置不一，有时呈对称分布。

白化病：白发，极浅的肤色，虹膜褪色。

治疗：

白癜风：光疗，手术（自体皮肤移植），局部应用皮质类固醇。

白化病：无治疗方法。

预防：

白癜风：减少皮损部位的摩擦可控制皮损的蔓延。

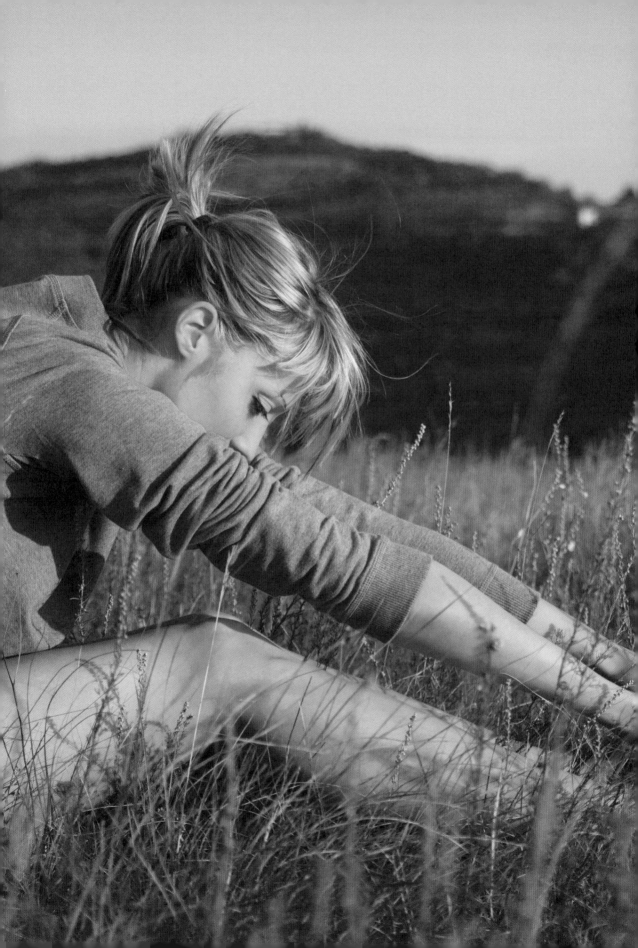

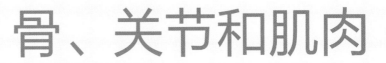

骨、关节和肌肉 一

　　骨、关节和肌肉是密切相关的。它们构成了一个不可分割的"三位一体"，赋予身体一些最基本的特质：支撑力、灵活性和移动能力。与现代生活方式相关的坏习惯会破坏肌肉骨骼系统的正常功能。久坐不动的生活方式、体重超标、压力、重复运动和伏案工作都会导致背痛、肌腱炎和其他肌肉和关节疼痛。过度的体力活动，无论是体育运动还是工作，也会引发各种问题，如骨折、扭伤、脱位、腰痛、肌腱炎和肌肉撕裂。

　　一些骨、关节和肌肉疾病可能会伴随人的一生。很多此类疾病特别是遗传性疾病，出现在儿童早期阶段，如肌肉萎缩。其他疾病，如骨质疏松症、关节病和各种不同形式的关节炎则发生在晚年，通常与衰老有关。

■ 骨

骨是构成人体骨骼的206个坚硬结构，它们共同形成人体支架。除了起到支撑身体的重要作用外，骨还保护人体的重要器官，如大脑、肺和心脏。它们通过为肌肉提供固定点来积极参与身体运动。骨也被用来储存矿物质，而骨髓则制造了人体的大部分血细胞。

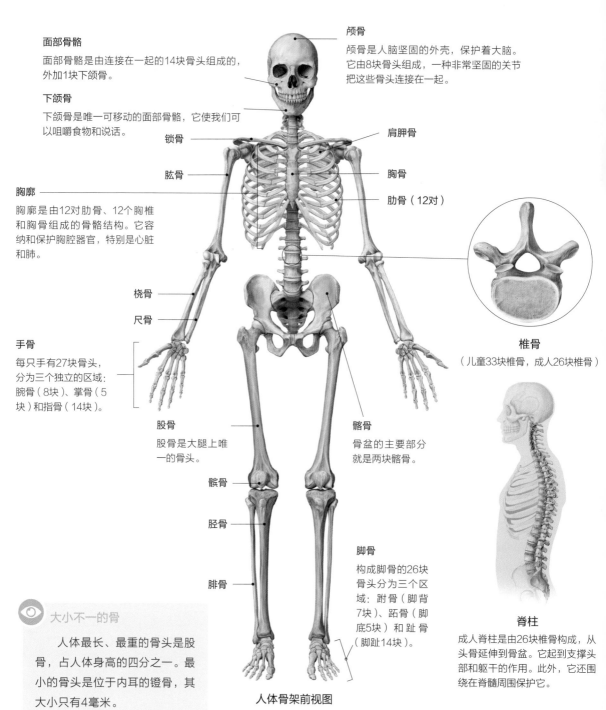

面部骨骼
面部骨骼是由连接在一起的14块骨头组成的，外加1块下颌骨。

下颌骨
下颌骨是唯一可移动的面部骨骼，它使我们可以咀嚼食物和说话。

颅骨
颅骨是人脑坚固的外壳，保护着大脑。它由8块骨头组成，一种非常坚固的关节把这些骨头连接在一起。

锁骨

肩胛骨

肱骨

胸骨

胸廓
胸廓是由12对肋骨、12个胸椎和胸骨组成的骨骼结构。它容纳和保护胸腔器官，特别是心脏和肺。

肋骨（12对）

桡骨

尺骨

手骨
每只手有27块骨头，分为三个独立的区域：腕骨（8块）、掌骨（5块）和指骨（14块）。

椎骨
（儿童33块椎骨，成人26块椎骨）

股骨
股骨是大腿上唯一的骨头。

髂骨
骨盆的主要部分就是两块髂骨。

髌骨

胫骨

腓骨

脚骨
构成脚骨的26块骨头分为三个区域：跗骨（脚背7块）、跖骨（脚底5块）和趾骨（脚趾14块）。

脊柱
成人脊柱是由26块椎骨构成，从头骨延伸到骨盆。它起到支撑头部和躯干的作用。此外，它还围绕在脊髓周围保护它。

👁 **大小不一的骨**

人体最长、最重的骨头是股骨，占人体身高的四分之一。最小的骨头是位于内耳的镫骨，其大小只有4毫米。

人体骨架前视图

骨组织

骨是人体中仅次于牙釉质的最坚硬的物质。骨组织的特性决定了我们人体骨骼的优秀抵抗力。骨组织含有丰富的矿物质和胶原蛋白，矿物质使骨骼坚固，胶原蛋白则使骨骼具有弹性。由于成骨细胞（产生骨组织）和破骨细胞（破坏骨组织）之间的平衡，骨组织不断更新。成骨细胞对骨骼的生长和保养以及骨折后的修复起到关键作用。

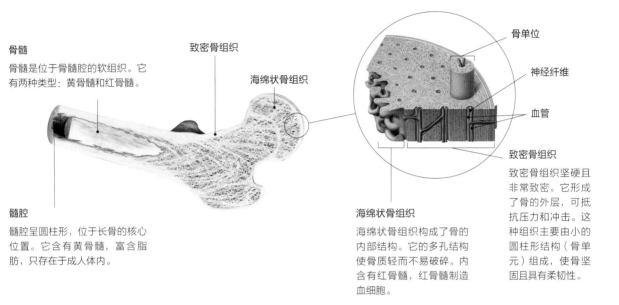

骨髓

骨髓是位于骨髓腔的软组织。它有两种类型：黄骨髓和红骨髓。

致密骨组织

海绵状骨组织

骨单位

神经纤维

血管

致密骨组织

致密骨组织坚硬且非常致密。它形成了骨的外层，可抵抗压力和冲击。这种组织主要由小的圆柱形结构（骨单元）组成，使骨坚固且具有柔韧性。

髓腔

髓腔呈圆柱形，位于长骨的核心位置。它含有黄骨髓，富含脂肪，只存在于成人体内。

海绵状骨组织

海绵状骨组织构成了骨的内部结构。它的多孔结构使骨质轻而不易破碎。内含有红骨髓，红骨髓制造血细胞。

 钙

钙的每日需要量[1]	
年龄	孩子
0~6个月	200毫克
6~12个月	250毫克
1~4岁	600毫克
4~7岁	800毫克
7~11岁	1000毫克
11~14岁	1200毫克
14~18岁	1000毫克
18~50岁	800毫克
≥50岁	1000毫克

钙储存在骨组织中，以增强骨和关节的强度和韧性。可以根据每日推荐摄入量从食物中补充钙，以预防或延缓骨质疏松症和关节病等疾病的发生。

300毫克钙的相当于：

- 1杯牛奶、浓缩大豆饮料或浓缩橙汁
- 50克奶酪
- 3/4杯酸奶
- 12条沙丁鱼或1盒鲑鱼罐头
- 3杯西蓝花或羽衣甘蓝

如果你很难达到每日推荐的摄入量，请咨询医生是否需要服用膳食补充剂。

▶ 健康的骨、关节和肌肉…第100页

---

① 这里调整为中国人数据，数据出自《中国居民膳食营养素参考摄入量速查手册（2013版）》。——编者注

■ 关节

关节是连接两个或多个骨头的结构。有些关节几乎没有可动性。纤维关节，例如颅缝和软骨关节，尤其是位于脊椎之间的软骨关节就没有可动性。相反，数量众多的滑膜关节则可以进行多种运动。人体有100多个滑膜关节，主要位于四肢。

滑膜关节

滑膜关节由韧带加强，周围有肌腱，肌腱将肌肉连接到骨头上。在骨头的顶端，滑膜关节包含一个关节囊，里面装满黏稠的滑液。滑液润滑关节软骨，使软骨表面可以相互滑动。

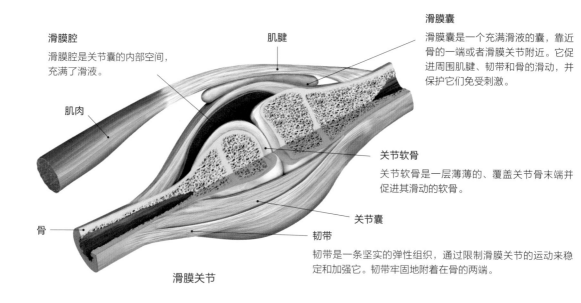

滑膜腔
滑膜腔是关节囊的内部空间，充满了滑液。

肌腱

滑膜囊
滑膜囊是一个充满滑液的囊，靠近骨的一端或者滑膜关节附近。它促进周围肌腱、韧带和骨的滑动，并保护它们免受刺激。

肌肉

关节软骨
关节软骨是一层薄薄的、覆盖关节骨末端并促进其滑动的软骨。

骨

关节囊

韧带
韧带是一条坚实的弹性组织，通过限制滑膜关节的运动来稳定和加强它。韧带牢固地附着在骨的两端。

滑膜关节

膝关节

膝关节的滑膜把股骨和胫骨、腓骨和髌骨连接起来。因此，膝指的是身体大腿与小腿相交的部位。膝关节使用频繁，它由多个韧带和半月板加强和稳定。

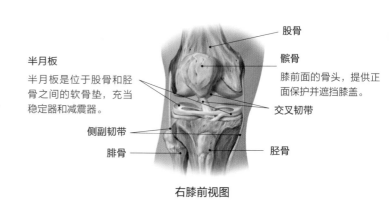

半月板
半月板是位于股骨和胫骨之间的软骨垫，充当稳定器和减震器。

股骨

髌骨
膝前面的骨头，提供正面保护并遮挡膝盖。

交叉韧带

侧副韧带

腓骨

胫骨

右膝前视图

软骨关节

软骨关节的特征是有一个软骨板连接到骨关节表面。它们的活动极其有限，但比滑膜关节更坚固、更稳定。软骨关节包括脊柱的小关节。

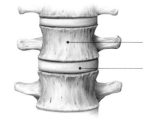

椎骨

椎间盘（软骨板：椎间盘上下端连接椎骨的一层透明组织）

脊柱

关节类型
■ 滑膜关节
■ 纤维关节
■ 软骨关节

■ **颅缝**

颅缝是固定的纤维关节。然而，在人出生时和出生后的头几年，头骨并没有完全闭合在一起，有一定的可动性。胎儿头骨在分娩时发生移动，并在以后适应大脑的生长。

■ **肩**

肩是连接上臂和胸部的身体区域。肩部的滑膜关节连接肱骨、肩胛骨和锁骨。允许手臂完全旋转。

■ **肘**

肘连接上臂和前臂，并包含一个连接肱骨、桡骨和尺骨的双滑膜关节。它允许前臂弯曲并部分地绕其轴旋转。

■ **腕**

腕是连接前臂与手的部位。它包含多个滑膜关节，这些关节把桡骨、尺骨连接到腕骨上，主要实现手部的弯曲和伸展。

■ **指间关节**

指间关节是将手指或脚趾的指骨连接在一起的滑膜关节。手指的高度灵活性使人们能够抓住物体。脚趾的活动性较低，有助于行走和在站立时保持平衡。指间关节内含一个较大的肌腱和韧带网状构造，增强其力量。

■ **胸肋关节**

胸肋关节是连接胸骨和肋骨的软骨关节（浮动肋骨除外）。它们使胸腔具有灵活性，特别是呼吸运动的灵活性。

■ **小关节**

小关节是脊柱内的软骨关节。每个关节通过软骨垫，也就是椎间盘连接两个相邻的椎骨。椎间盘的主要功能是减震和分散脊柱压力，尤其是在行走和跑步时。

■ **髋关节**

髋关节是连接股骨和髂骨的滑膜关节。髋关节可以完全旋转，也可将身体重量转移到下肢。

■ **膝关节**

■ **踝关节**

踝是小腿与足相连的区域。脚踝内含多个滑膜关节，将胫骨和腓骨连接到跗骨，并包含许多韧带。尤其重要的是，踝关节使脚能够弯曲和伸展，完成行走。踝关节也是一个脆弱的部位，经常容易扭伤。

人体主要关节

■ 肌肉

肌肉是一种在神经冲动的刺激下收缩的组织。肌肉有三种类型：平滑肌、骨骼肌和心肌。平滑肌主要位于血管壁和中空器官（胃、肠、膀胱和子宫），肌肉在这些地方引发非自主收缩。骨骼肌通过肌腱与骨相连，引导骨骼、舌和脸的自主运动。心肌是心脏壁的一层肌肉，使心脏能够有规律地收缩。

▶ 神经系统…第132页

▶ 心脏…第250页

骨骼肌

虽然平滑肌的运动总是非自主性的，但骨骼肌的运动几乎都是中枢神经系统有意识的、自主控制的结果。骨骼肌的运动在某些情况下可能是非自主的，称为反射。反射是对外界刺激做出的迅速而自发的反应，如攻击，或是对重建身体的位置和平衡做出反应。

平滑肌

平滑肌允许某些器官在自主神经或激素的作用下进行非自主运动。例如，肠壁肌肉收缩有助于分解和清除肠道内容物。

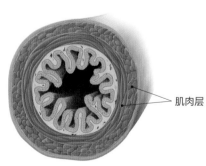

小肠横截面

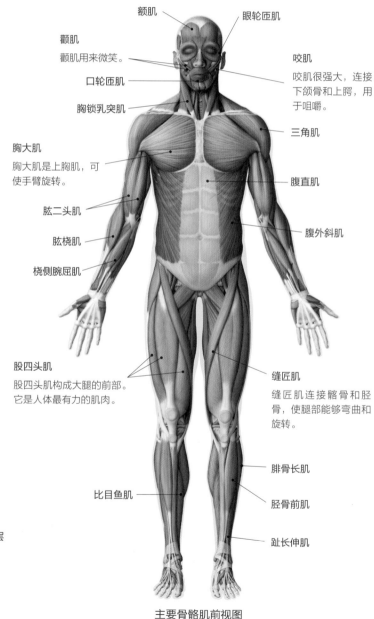

额肌

眼轮匝肌

颧肌
颧肌用来微笑。

咬肌
咬肌很强大，连接下颌骨和上腭，用于咀嚼。

口轮匝肌

胸锁乳突肌

三角肌

胸大肌
胸大肌是上胸肌，可使手臂旋转。

腹直肌

肱二头肌

肱桡肌

腹外斜肌

桡侧腕屈肌

股四头肌
股四头肌构成大腿的前部。它是人体最有力的肌肉。

缝匠肌
缝匠肌连接髂骨和胫骨，使腿部能够弯曲和旋转。

腓骨长肌

比目鱼肌

胫骨前肌

趾长伸肌

肌肉层

主要骨骼肌前视图

肌肉组织

肌肉组织是由肌纤维组成的。它们含有非常细的肌原纤维，其作用是收缩。肌纤维根据神经系统的指令进行收缩。神经系统通过运动神经元向肌纤维发送神经冲动。即使在休息时，骨骼肌也不会完全放松，保持适度的收缩状态，称为肌张力。肌张力使肌肉随时准备应对任何刺激，并持续保持身体姿势。

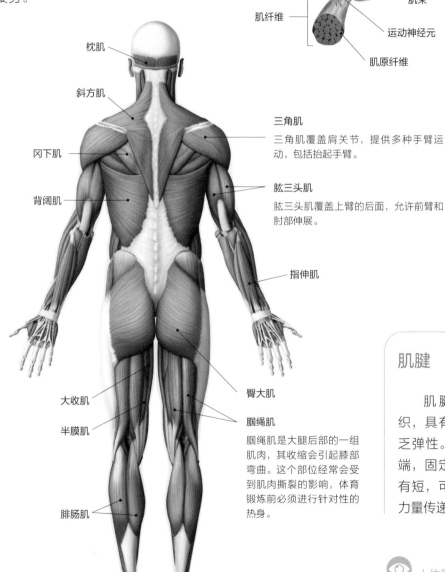

肌肉
肌腱
肌束
运动神经元
肌纤维
肌原纤维

骨骼肌的结构

枕肌
斜方肌
冈下肌
背阔肌
大收肌
半膜肌
腓肠肌
跟腱

三角肌
三角肌覆盖肩关节，提供多种手臂运动，包括抬起手臂。

肱三头肌
肱三头肌覆盖上臂的后面，允许前臂和肘部伸展。

指伸肌

臀大肌

腘绳肌
腘绳肌是大腿后部的一组肌肉，其收缩会引起膝部弯曲。这个部位经常会受到肌肉撕裂的影响，体育锻炼前必须进行针对性的热身。

主要骨骼肌后视图

肌腱

肌腱是一种致密纤维组织，具有很强的抵抗力，但缺乏弹性。它们位于骨骼肌的末端，固定在骨头上。肌腱有长有短，可以将肌肉收缩产生的力量传递给骨骼。

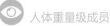 人体重量级成员

人体的600多块骨骼肌加起来约占体重的40%。

■ 健康的骨、关节和肌肉

骨质疏松、风湿、骨折、扭伤、腰痛……许多疾病都会影响骨、关节和肌肉。通过改变一些日常行为，这些常见问题可以得到控制，甚至起到预防作用。让你以最少的付出和疼痛换来高质量的生活。

 预防肌肉骨骼问题

■ 定期参加适度的体育活动

做一些伸展、健身或者其他任何可以促使肌肉承载身体重量的运动（如步行、瑜伽）。这些活动有很多好处。它们能增强肌肉力量并增加骨密度，有助于防止肌肉损伤、骨折和骨质疏松等疾病。它们还可以使关节更加灵活，从而减少关节炎症和退变。此外，这些活动会提高脊柱和周围肌肉及韧带的阻力，从而减少背痛的发生。一般来说，体育锻炼有助于保持健康体重，减轻对背部和关节的压力，尤其是对膝关节和髋关节的压力。

■ 避免过度的体力活动

参与过度剧烈的体力活动会增加骨骼和肌肉的压力，尤其是关节。它会增加骨折、扭伤、脱臼、关节疼痛和肌肉撕裂的风险。

■ 注意姿势

保持背部和头部直立的姿势。坐下时，双脚应平放在地面上（不要交叉双腿）。有规律的、适度的体育锻炼比如瑜伽，可以帮助纠正不良姿势，防止背痛。

▶ 背痛…第114页

■ 穿舒适的鞋

鞋底特别是在鞋跟位置具有良好缓冲的鞋子，有助于防止或减轻背痛和关节疼痛。避免穿高跟鞋，如果经常穿高跟鞋，除了会造成鸡眼和足部关节疼痛外，还会使腰部的自然曲线发生改变，并增加关节张力。

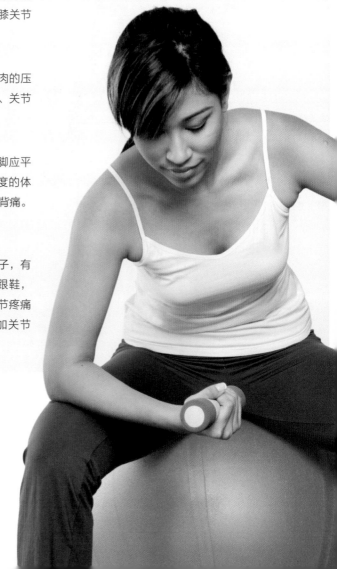

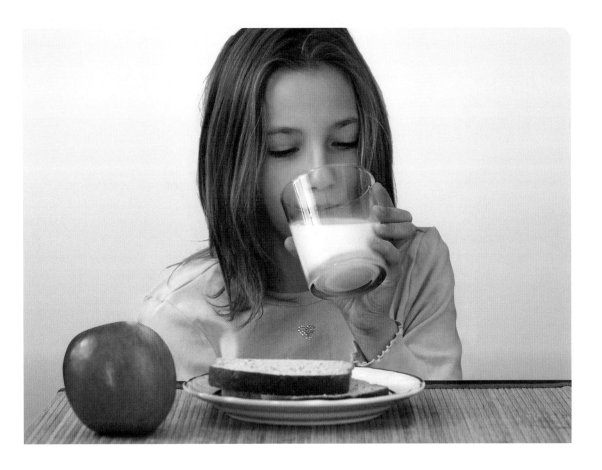

■ 保持高钙饮食

　　钙可以强化骨骼。钙能够增强骨密度与抵抗力，有助于预防骨质疏松症。钙也可以通过预防炎症与退化来帮助肌肉收缩并保持关节健康。奶制品、一些鱼类（如沙丁鱼）以及深绿色蔬菜都含有大量的钙。

▶ 钙…第95页

■ 减少摄入含有咖啡因的饮料

　　这些饮料会抑制身体对钙的吸收。

■ 摄入维生素D

　　维生素D能够促进身体对钙的吸收。阳光、富含脂肪的鱼类（如三文鱼）、牛奶等是维生素D的优质来源。50岁以下人群每日建议摄入维生素D的最小剂量是5微克，51~70岁人群为10微克，70岁以上人群为15微克。建议咨询医生，以确认是否需要服用维生素D膳食补充剂。

■ 避免酗酒和吸烟

　　过量饮酒和使用烟草制品会导致骨量减少，从而增加罹患骨质疏松症的风险。

■ 骨折

　　骨尽管坚固，但仍然容易断裂。骨折是骨的断裂、破碎或裂缝。这可能是撞击或长时间反复劳损的结果（应力性骨折）。当骨因骨质疏松症等疾病而变脆弱时，骨折也可能自发发生。骨折是非常痛苦的，有时会伴有严重的出血、感染，或周围组织（肌肉、韧带、肌腱）和神经的损伤。以下几种类型的骨折，可以通过X光检查确诊。

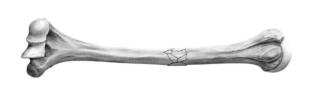

粉碎性骨折

　　粉碎性骨折的特点是骨粉碎成多块。这种严重的骨折很难治愈。粉碎性骨折主要由强烈撞击导致，然而由于老年人的骨骼更加脆弱，粉碎性骨折也多见于老年群体。

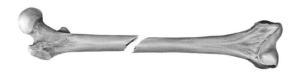

螺旋形骨折

　　螺旋形骨折多见于运动员，由四肢遭受意外扭曲而致。

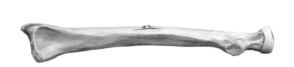

青枝骨折

　　青枝骨折是四肢的骨的不完全断裂，通常见于儿童，因为儿童的骨骼较成人更为柔软。

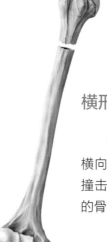

横形骨折

　　横形骨折是四肢的骨遭遇横向彻底折断，通常是由直接撞击导致。横形骨折是最常见的骨折类型，也最容易治疗。

应力性骨折

　　应力性骨折又称疲劳性骨折，是由局部无力而导致的骨折，通常产生于长时间反复劳损。此类骨折往往在剧烈体力活动后发生。休息有助于应力性骨折的康复。

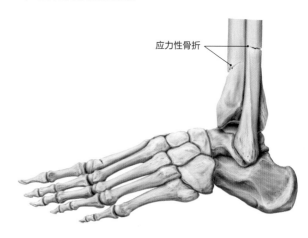

应力性骨折

股骨颈骨折

股骨颈是股骨的狭窄部分，位于髋部水平线。身体的重量与大腿的运动给该部位的骨骼带来很大的压力。股骨颈骨折很常见。对于因骨质疏松症而骨骼脆化的老年人而言，一次摔倒或是看起来微不足道的撞击都会造成股骨颈骨折。股骨颈骨折会导致全身虚弱。可以通过关节置换来治疗，假体可以替代受损的股骨末端；也可以植入金属来固定骨折部位。

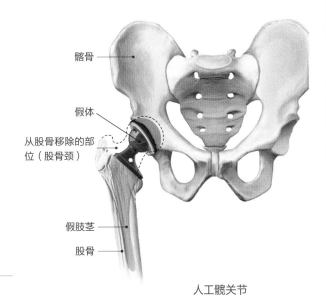

髂骨

假体

从股骨移除的部位（股骨颈）

假肢茎

股骨

人工髋关节

颅骨骨折

头部受伤后，颅骨可能会骨折并嵌入脑内。颅骨骨折常常会伴有脑损伤，表现为头痛、丧失意识、运动功能或感知觉障碍。

▶ 颅脑外伤…第150页

开放性骨折与闭合性骨折

当发生骨折的骨没有穿透皮肤时，就属于闭合性骨折。闭合性骨折没有开放性伤口。与之相反，发生开放性骨折时，断裂的骨的末端会撕裂周围组织并穿透皮肤。与闭合性骨折相比，开放性骨折更少见但也更为严重。开放性骨折通常会造成外部出血，并引发骨组织和邻近组织感染的风险。

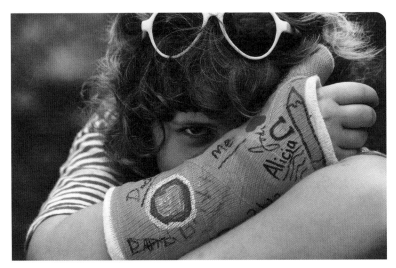

骨折、扭伤和脱位

骨折涉及骨断裂，受骨折影响的身体部位通常会变形或缺损。

扭伤是韧带的破裂或拉伤，主要表现为受伤关节的肿胀。

脱位是指关节处两侧骨头发生位移，脱位往往会伴随整体或局部无力以及受损关节的变形。

影像学检查

有几种医学成像技术可用于检查骨。X射线摄影术非常普遍，可用于确认骨折的诊断并评估其严重性。一束X射线穿透人体，在摄影底板上留下印记。吸收大部分X射线的骨头形成白线，而密度较小、更容易被X射线穿透的软组织则显示为不同程度的灰色阴影。

锁骨　　　　　　　　　　　　　　　　　　　　骨折

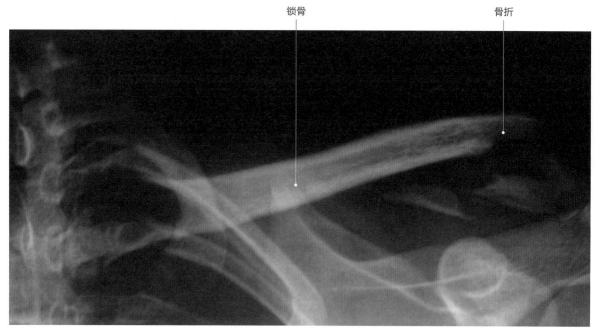

锁骨骨折的X射线图

修复骨折部位

当X射线显示骨折时，可以使用许多方法来帮助并加固骨折部位。通常，会使用石膏或其他矫形器械来固定骨折区域。如果骨块不再沿正常骨轴对齐，则需要进行复位术。在某些情况下，还需要进行骨接合术。

■ 骨折复位术

骨折复位术是一种医学或外科干预治疗，旨在重新定位骨折的骨碎片。为此需要对骨折部位进行逐步牵引。

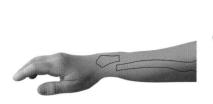 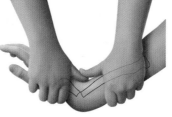 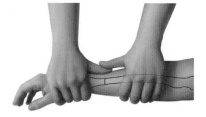

1. 桡骨骨折　　　　　　　　2. 逐步牵引　　　　　　　　3. 骨碎片复位

■ 骨接合术

骨接合术是一种外科手术，通过在骨内植入金属植入物（钢板、螺钉或钢针）来固定骨折块。这些植入物通常在骨固定完成后被移除。

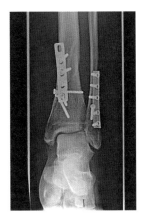

踝关节X射线图（骨接合术）

■ 骨折的巩固愈合期

骨折的巩固愈合期是一个生理过程，该过程终止于骨碎片的愈合。当骨折断时，血管破裂会造成出血，然后形成血凝块。血凝块和坏死的骨细胞会逐渐消失，取而代之的是被称为"骨痂"的再生组织，它将断裂的骨连接在一起。随着时间的推移，骨痂变为真正的骨组织。这个巩固愈合期可能需要几周甚至几个月。一旦完成，骨折部位只会留下轻微的凸起。

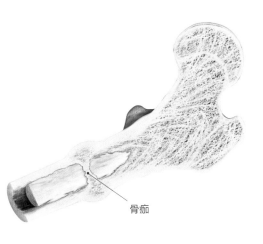

骨痂

■ 固定

骨折的骨折块常通过在其周围打石膏来固定，作为骨接合术的补充。一旦骨固定完成，就必须拆除石膏。抬高骨折患肢，特别是在晚上，可以帮助缓解骨折部位的肿胀。

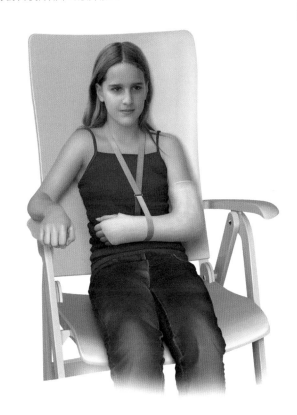

➕ 骨折

症状：
疼痛，肢体畸形，局部虚弱，骨突出及外部出血（开放性骨折）。

治疗：
复位术，固定（骨接合术，打石膏），休息（应力性骨折）。如果骨损坏太严重，则需要用假体修复。

▶ 跌倒和创伤…第552页

预防：
适度的体育活动，预防骨质疏松症。在骨折治疗期，抬高用石膏固定的患肢以避免肿胀。

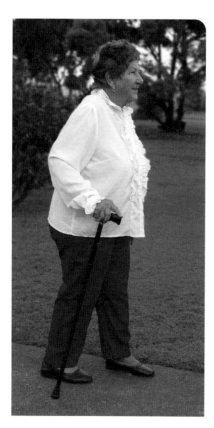

骨质疏松症

　　骨质疏松症是一种常见的疾病。据估计，50岁以上的女性中有四分之一饱受骨质疏松症的困扰。该病特点是骨量逐渐减少，骨质变得疏松且脆弱。由于骨质疏松，轻微创伤也会导致骨折。它尤其会影响绝经后的女性，也会影响70岁以上的男性。骨质疏松的形成是多因素的，包括绝经导致的激素变化，久坐的生活方式，缺乏钙、维生素D和蛋白质，以及饮酒和抽烟。

骨骼的发育

　　成人骨量的维持是骨组织生成和流失之间动态平衡的结果。这一平衡取决于几个因素，尤其是与激素相关的因素。女性的雌激素和男性的睾丸素（即睾酮）限制了骨质流失。随着年龄的增长，它们的产生自然停止从而导致骨质疏松症，尤其是绝经后的女性。

▶ 骨组织…第95页

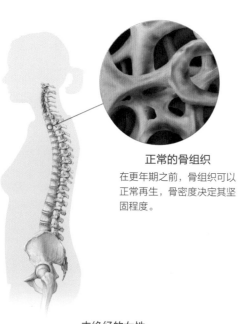

正常的骨组织

在更年期之前，骨组织可以正常再生，骨密度决定其坚固程度。

未绝经的女性

未绝经的女性可以生产雌激素，以保护骨组织，骨量也得以保持稳定。

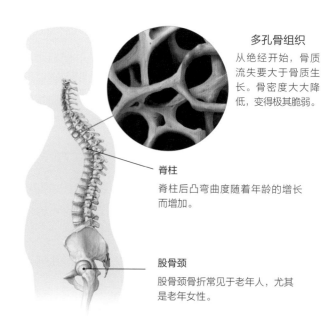

多孔骨组织

从绝经开始，骨质流失要大于骨质生长。骨密度大大降低，变得极其脆弱。

脊柱

脊柱后凸弯曲度随着年龄的增长而增加。

股骨颈

股骨颈骨折常见于老年人，尤其是老年女性。

绝经后的女性

绝经后的女性骨量会减少三分之一。椎体压缩，脊柱弯曲，身高明显下降。骨折的风险（股骨颈、手腕、椎骨等部位）增加。

骨密度测量

　　骨密度（BMD）测量，是一种医学成像技术。它使得测量骨质流失成为可能，从而诊断和监测骨质疏松症的发展。骨骼中矿物质（主要是钙）的含量是通过使用骨密度测量仪测量的。X射线穿透人体后，骨骼中钙不能吸收的X射线会在探测器上留下强度不同的印记。检测到的X射线越多，骨骼轮廓越暗，骨质孔隙就越大。

活动臂
该活动臂内置一个X射线探测器。

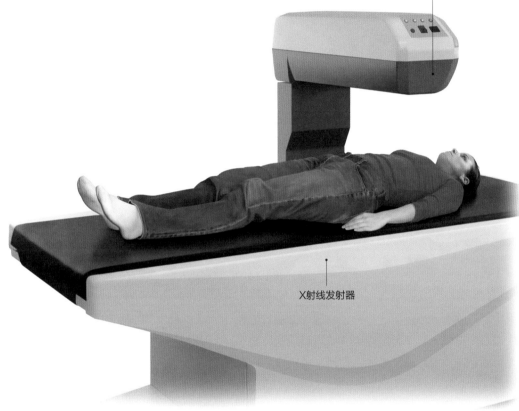

X射线发射器

骨质疏松症

症状：
身高降低，背部疼痛，由轻微创伤也易引起骨折。

治疗：
补充钙、维生素D以及服用抑制骨质流失的药物。

预防：
富含钙和维生素D的饮食，适度进行体育锻炼，减少酒精、咖啡和烟草的摄入，老年人预防摔倒，绝经后女性采用激素替代治疗（HRT）。

▶ 钙…第95页

■ 变形性骨炎

变形性骨炎又称为佩吉特病、畸形性骨炎，导致变形性骨炎的原因尚不清楚。其特征是骨组织再生异常。这些异常会导致骨脆弱、变形以及受损部位的体积增大。该病影响大约3%的人口，且通常发生于50岁以后。表现为自发性骨折、疼痛或四肢变形。然而，该病通常是良性的，且没有症状。

✚ 变形性骨炎

症状：
通常无症状。在某些情况下表现为骨、关节和神经疼痛，僵硬，头痛，骨变形（四肢拱起，颅骨增大），损伤周围皮肤温度升高。

治疗：
抑制骨质流失的药物，消炎药，也可以通过外科手术矫正变形骨骼。

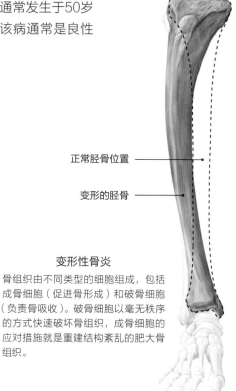

正常胫骨位置

变形的胫骨

变形性骨炎
骨组织由不同类型的细胞组成，包括成骨细胞（促进骨形成）和破骨细胞（负责骨吸收）。破骨细胞以毫无秩序的方式快速破坏骨组织，成骨细胞的应对措施就是重建结构紊乱的肥大骨组织。

■ 骨炎

骨炎是骨的炎症，通常由细菌引起。当骨髓被感染时，则称为骨髓炎。骨炎是由创伤（复合性骨折、伤口感染）后直接的骨感染引起，或由其他感染点经血扩散引起。这些感染主要影响儿童、青少年和老年人。骨炎通常会完全康复，尽管治疗时间很长（6~8周），但不能耽误治疗。

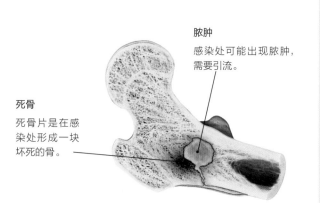

脓肿
感染处可能出现脓肿，需要引流。

死骨
死骨片是在感染处形成一块坏死的骨。

✚ 骨炎

症状：
患骨伴随剧烈疼痛、发红、肿胀和发热，出现虚弱、发热、寒战、疲倦、恶心等症状。幼童可能会拒绝行走或跛行。

治疗：
长期的抗生素治疗（首先静脉注射，然后口服），休息并固定患骨。有时需要手术，在感染部位引流，去除死骨片，进行骨移植。

预防：
清洗伤口并进行消毒，特别是较深的伤口。

骨癌

骨癌通常是由转移瘤引起的，这表明它是由其他器官的肿瘤发展而来的。原发性骨癌很少见。骨癌是通过医学影像检测的，并通过组织活检确诊。骨癌可以通过手术（肿瘤切除），结合化疗进行治疗。骨癌可以迅速产生转移瘤，尤其是位于肺部的骨癌。

原发性骨癌

在原发性骨癌中，最常见的是骨肉瘤、软骨肉瘤和尤文肉瘤。骨肉瘤是一种癌症，好发于长骨。它主要影响青少年和青壮年男性，以及40岁以上的变形性骨炎患者。软骨肉瘤是软骨组织的一种癌症，它主要影响老年人。尤文肉瘤是一种发生在骨腔内并可能扩散到骨髓和其他软组织的癌症，它主要影响男童和青壮年男性。

可延长的假体

骨肿瘤切除后可能需要安装可延长的假体。这种内部装置取代了长骨。如果患者是儿童，会随着儿童的成长而逐渐延长。

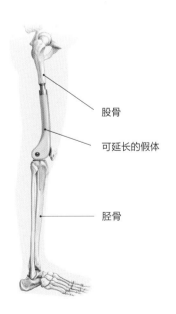

股骨

可延长的假体

胫骨

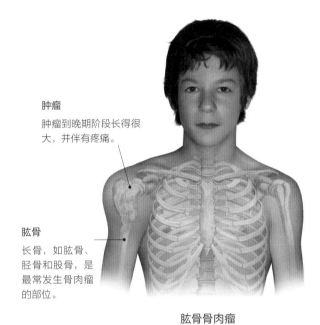

肿瘤
肿瘤到晚期阶段长得很大，并伴有疼痛。

肱骨
长骨，如肱骨、胫骨和股骨，是最常发生骨肉瘤的部位。

肱骨骨肉瘤

骨移植

骨移植是一种外科手术，用健康的骨组织替换受损的骨片。移植的骨片可能来自患者身体其他部位，也可能来自捐赠者，通过金属植入物（螺钉、钉子、钢板）将其固定在骨质缺损的部位。骨移植可在外伤发生后或肿瘤切除手术后进行。

🔲 骨癌

症状：
骨疼痛、肿胀，有时伴有发热，骨折。

治疗：
手术切除肿瘤，化疗，必要时进行放疗。手术干预可能需要安装假体或进行骨移植。

■ 扭伤

扭伤是指关节处韧带的拉伤或断裂。这种常见的疾病是由扭转、拉伸或突然撞击引起的，会导致受伤部位的剧烈疼痛和肿胀。最容易扭伤的关节是踝关节、膝关节、指关节和腕关节。关节扭伤属于良性扭伤，只是韧带被拉伤。然而韧带的撕裂、断裂或分离却是一种更为严重的扭伤。受伤的韧带难以愈合，恢复缓慢，还经常导致持久的关节脆弱和不稳定性。

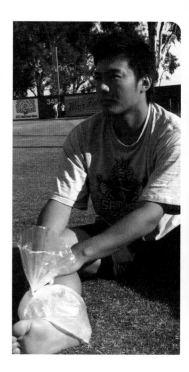

膝关节扭伤

很多运动都会用到膝关节，因此膝关节非常容易发生扭伤，尤其是容易发生在内侧副韧带和前交叉韧带这两个部位。内侧副韧带容易受外侧冲击，前交叉韧带容易受到扭转运动影响。膝关节扭伤还可能伴随半月板的撕裂。

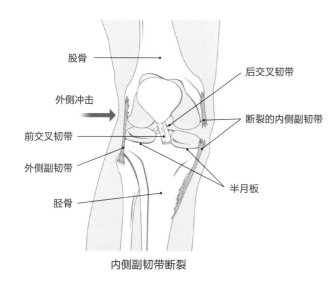

股骨
后交叉韧带
外侧冲击
断裂的内侧副韧带
前交叉韧带
外侧副韧带
半月板
胫骨

内侧副韧带断裂

半月板撕裂

半月板可能会遭受不同程度的损伤，从产生裂缝到完全断裂。这些损伤通常发生在关节的被迫运动后，例如膝关节的突然扭转或伸展。半月板的损伤可以通过一个小型外科手术进行修复，即半月板切除术。这个手术可以让患者在休息几周后恢复膝功能。

⊕ 扭伤

症状：

剧烈疼痛，肿胀，有时伴有血肿。在一些严重情况下，扭伤可能伴有脱位、骨折或其他损伤。

治疗：

对于良性扭伤（关节扭伤）的部位可以冰敷且用力按压。对于严重扭伤，可以用矫形器或石膏进行固定，患者保证完全休息。有时需要进行手术，大多数情况下扭伤都需要康复治疗。

▶ 跌倒和创伤⋯第552页

预防：

佩戴矫形器可以帮助预防复发。

■ 脱位

　　脱位是指一个关节处的两块骨组织发生移位。它通常是由撞击、摔倒或强迫运动引起的。先天性脱位比较罕见。肩关节、肘关节、指关节和颌骨是最常发生创伤性脱位的关节。先天性脱位主要与髋关节有关，可能导致跛行。脱位的关节很脆弱，因为组织在受损时被拉伤，尤其是韧带，很难恢复。因此脱位的复发是很常见的。

▶ 先天畸形…第510页

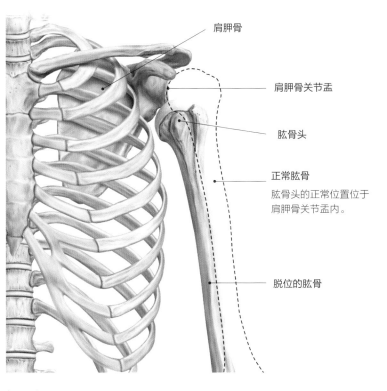

肩胛骨

肩胛骨关节盂

肱骨头

正常肱骨
肱骨头的正常位置位于
肩胛骨关节盂内。

脱位的肱骨

外伤性肩关节脱位

　　在撞击或摔倒后，肱骨头可能移位到肩胛骨关节盂外，从而导致肩关节脱位。骨移位常伴有扭伤，有时也会伴随骨折或者神经、血管的损伤。

矫形器

　　矫形器是一种用于支撑、保护或固定因受伤（扭伤、脱位、肌腱炎）而损坏的关节的装置。
　　矫形器通常是临时或间歇使用。

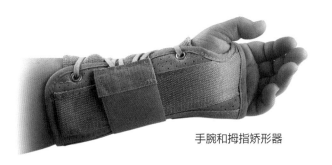

手腕和拇指矫形器

🔵➕ 脱位

症状：
剧烈疼痛，关节畸形，活动受限或不能活动。

治疗：
通常在麻醉下进行关节复位，关节固定3~4周后进行康复治疗。在多次脱位复发后进行手术治疗。

▶ 跌倒和创伤…第552页

预防：
佩戴矫形器可以减少复发的风险。

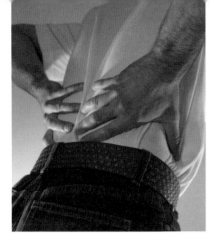

■ 椎间盘突出

椎间盘突出是指椎间盘不正常的突出或挤压变形。它主要影响人的腰椎区域（下背部），通常是由不当运动或提过重的物体引起的。主要治疗方法是休息和服用消炎药，少数情况下需要手术治疗。

小关节

小关节（如椎间盘）是分隔两个相邻椎体的软骨垫。它只允许有限的活动。椎间盘的主要功能是在用力时吸震，并将施加在脊柱上的压力分散开来，尤其是在行走和跑步时。然而，这些坚实的、稳定的、富含胶原的椎间盘可能会以椎间盘突出的形式受伤，常见于腰部区域。

▶ 关节…第96页

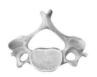

颈椎

颈椎由7块活动性能非常好的骨头组成，在颈部构成了脊柱的上面部分。它们使头部运动成为可能。

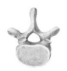

胸椎

胸椎有12块，在胸廓部位，肋骨与胸椎相连接。

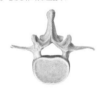

腰椎

腰椎位于腹部，是胸椎下方的5块大椎骨。

关节类型

- ■ 颈椎
- ■ 胸椎
- ■ 腰椎
- ■ 骶骨
- ■ 尾骨

椎间盘

髓核

髓核是一种胶状物质，可以变形但不能压缩，髓核位于椎间盘中心。

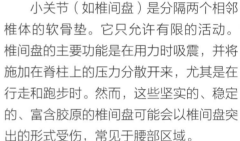

椎间盘（腰椎）

椎间盘

椎体

纤维环

纤维环由多层致密纤维软骨组成，不易变形，环绕着髓核。

骶骨

骶骨是一块三角形的骨头，由儿童时期5块骶椎融合而成。它与髂骨相连形成骨盆。

尾骨

尾骨是一块小的三角形骨头，由5块尾椎融合而成。它位于骶骨下方，是脊柱的末端。

脊柱前视图

椎间盘突出的症状

椎骨之间的盘状物由髓核组成，髓核周围环绕着纤维环。纤维环损伤会导致髓核突出。椎间盘突出可压迫脊神经的根部或脊髓，从而引起突出部位局部的剧烈疼痛（神经痛），并可能扩展至受影响神经支配的区域。这种疼痛可能伴有麻刺感、背部僵硬和肌肉无力。在特殊情况下，突出部位对脊髓的压迫可导致四肢瘫痪。

▶ 脊髓…第139页

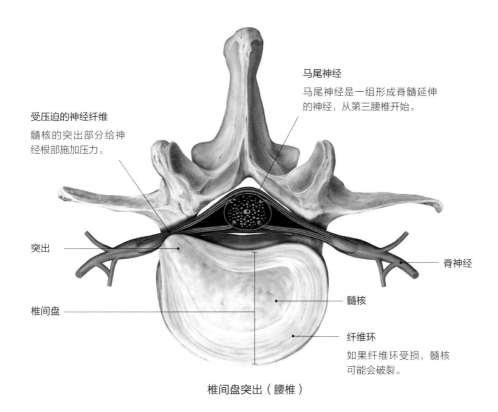

马尾神经
马尾神经是一组形成脊髓延伸的神经，从第三腰椎开始。

受压迫的神经纤维
髓核的突出部分给神经根部施加压力。

突出

椎间盘

脊神经

髓核

纤维环
如果纤维环受损，髓核可能会破裂。

椎间盘突出（腰椎）

腰痛

腰痛是腰部的疼痛，可由多种因素引起，包括椎间盘突出或腰椎关节病。

➕ **椎间盘突出**

症状：
剧烈的背痛，也可能放射至四肢，麻刺感，背部僵硬。

治疗：
休息，止痛剂，消炎药，加强背部肌力。久坐时要进行伸展运动和四肢运动，提重物时小心谨慎。

▶ 健康的骨、关节和肌肉…第100页
▶ 预防背痛…第114页

背痛

　　背痛非常常见。有一半的人会在生命的某个阶段遭受背痛的折磨。事实上，背痛其实并不是一种疾病，它只是一种症状。通常是由创伤或是腰部区域的椎间盘（椎间盘突出）、韧带（扭伤）、肌肉（撕裂）或神经（神经痛）的轻微创伤引起的。很多因素都会引发背痛：不当运动、托举重物、不良的姿势、重复性动作、疲劳、压力、背部或腹部肌肉无力、超重、怀孕、老龄化（脊柱关节病或骨质疏松症）等。一些简单的技巧可以帮助我们缓解或预防背痛。

▶ 健康的骨、关节和肌肉…第100页

 预防背痛

■ 进行体育锻炼

　　定期参加适量的体育活动。特别是通过热身、伸展和健身运动来加强背部和腹部肌肉。以下是一些简单的运动，可以每天练习以防背痛。

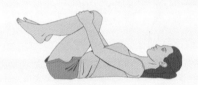

抱膝触胸

仰面躺下，将大腿拉到腹部。手臂抱膝，深呼吸。

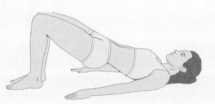

骨盆抬起

仰面躺下弯曲膝盖，脚掌踩地，双脚靠近骨盆稍微分开。抬起骨盆并保持上半身贴地。保持这个姿势至少30秒，深呼吸。

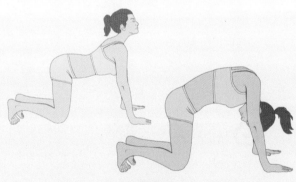

猫式

双手双膝撑地，双手位于肩部正下方，双膝分开。先吸气，慢慢拱起背部，同时抬起头。再呼气，慢慢把背高高隆起，同时低下头并伸展手臂。重复动作5~10次。

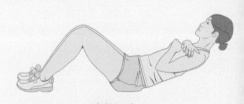

腹部运动

仰卧，双臂交叉放在胸前，膝盖弯曲，双脚平放在地上。收缩腹部肌肉，慢慢抬起肩膀，使上半身呈一条直线。保持这个姿势1~2秒，然后慢慢把肩膀放低。重复5~10次。

警告！如果在运动中感到疼痛请立即停止！

缓解背痛

■ 停止引起疼痛的活动

■ 缓解疼痛

如果健康状况允许，可以用消炎药或止痛剂来缓解疼痛，一定要按照规定的剂量服用。

■ 先冷敷后热敷

在最初的48小时内，冷敷疼痛部位，以减轻炎症。以15分钟为时限，加冰和不加冰冷敷交替进行。48小时后，在疼痛部位进行热敷，以放松肌肉、促进血液循环，辅助治疗。

■ 躺在较硬的平面上

平躺下来，可以直接躺在地板上，或者躺在硬床垫上，在膝盖下面放一个枕头。如果感到剧烈疼痛，可以一直躺着，不过最好试着每小时站起来走动几分钟。

■ 不要长期卧床

卧床不要超过3天。尽可能做一些适度的运动，比如散步、骑自行车或游泳。

警告！如果感到剧烈疼痛或疼痛持续，请及时就医。

■ 呼吸

放松，正确呼吸，也就是说，慢慢地从腹部开始。压力和紧张情绪会导致背痛。

■ 正确地提起重物

不要搬运过重的物品，提抬物品时要弯曲膝盖，保持背部挺直，物品要紧贴身体。不要突然或毫无技巧地扭动背部。注意使用腿部肌肉而不是背部肌肉。

■ 不要趴睡或者是睡在过软的床垫上

■ 动起来

经常走动，伸展身体。避免长时间站立或久坐。

■ 穿舒服的鞋子

■ 保持良好的坐姿

保持良好的坐姿，尤其是在工作和开车时：保持头部和背部挺直，肘部自然弯曲。办公椅和汽车座椅应该为下背部提供支撑（如果需要，准备一个矫形支撑物）。

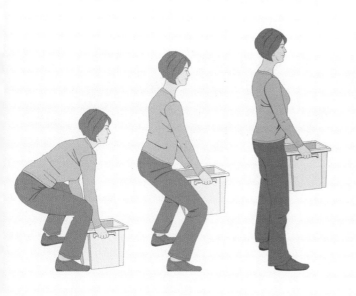

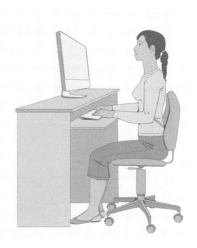

■ 风湿病

　　骨关节会遭受许多炎症性或退行性疾病的折磨，这些疾病通称为风湿病。而关节炎指的是所有炎症性关节疾病：类风湿关节炎，强直性脊柱炎，痛风。风湿病会引起疼痛、僵硬，在某些情况下还会引起肿胀和变形。这些令人烦恼的症状可以通过遵循某些建议缓解或预防。

 缓解风湿病

■ 缓解疼痛

　　遵医嘱使用抗风湿药以缓解疼痛。一些医生建议关节炎患者服用氨基葡萄糖和硫酸软骨素。这些药物被认为可以润滑关节，减轻疼痛，也有助于受损关节软骨的再生。

■ 减重

　　超重会增加关节的压力，尤其是增加膝关节与髋关节的压力。

■ 穿舒适的鞋子

■ 注意饮食

　　吃富含钙和维生素D的食物（或者服用膳食补充剂）以防关节软骨的退化。

▶ 钙…第95页

■ 有规律地适度运动

　　散步、骑自行车、瑜伽和游泳等运动可以减少关节僵硬。游泳尤其有益，因为游泳是用一种无冲击的方式，可增加肌肉力量和关节的灵活性。

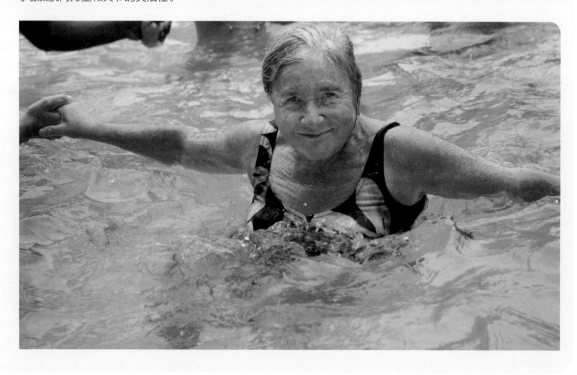

■ 关节病

　　关节病是一种以关节软骨逐渐磨损为特征的退行性疾病，常见于60岁以后，但在关节损伤（半月板撕裂、扭伤）的情况下也会提前出现。超重、剧烈运动、不良姿势和遗传因素也会加剧这种疾病。关节病会因关节过度劳损而引起局部疼痛。关节病的发展断断续续，在此期间，受影响的关节会疼痛加剧，并可能伴随肿胀。随着时间的推移，关节逐渐僵硬，可能会变形并失去活动能力。关节病最常见于膝关节、髋关节、指关节、颈椎和腰椎。

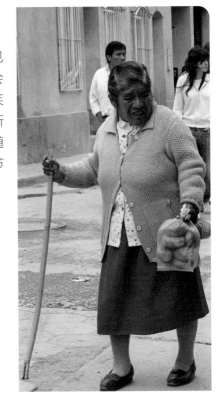

颈椎
颈关节病会引起颈背疼痛（可能向肩膀和手臂发散），并伴有逐渐僵硬。这是由于长时间颈部弯曲造成的。

腰椎
腰椎关节病很常见，通常是由于在工作或体力活动中（不良姿势，不断重复相同的运动）椎间盘损伤，脊柱反复劳损造成的。腰椎关节病引起腰背部疼痛，并可能累及下肢。

髋关节
髋关节病常见于50岁以后，它会大大降低患者的活动能力。在非常严重的情况下，可以用假体替换髋关节。

膝关节
膝关节病是最常见的一种关节病。创伤（如扭伤）、错位（畸形）和超重都可能导致膝关节病。

拇指
拇指起始部位的关节病女性多发。它会造成关节的逐渐变形，导致手部难以持物。

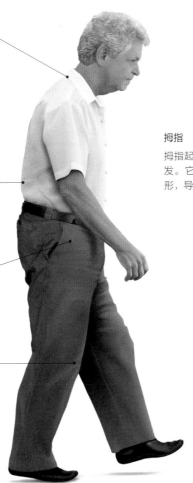

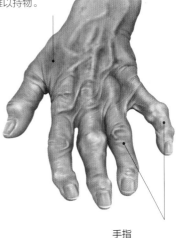

手指
指关节病会导致肿胀、疼痛、变形和手指失去活动能力。

关节病部位

关节病的发展

　　关节病发展缓慢，一般出现在40岁以后。最初的症状（用力时疼痛和晨僵现象）不太明显，往往会持续几年，而且关节病并非总会达到最严重的程度。

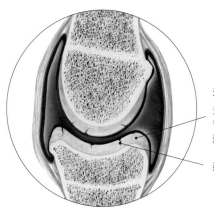

关节软骨
关节软骨覆盖关节骨的末端，促进关节的活动。

裂纹

裂纹的形成
随着年龄的增长，关节软骨的更新效率降低，导致裂纹的形成。

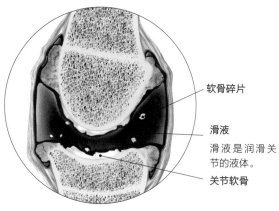

软骨碎片

滑液
滑液是润滑关节的液体。

关节软骨

软骨退化
软骨退化导致骨表面裸露，之后它们开始相互摩擦。软骨碎片浸泡在滑液中可能会导致炎症。

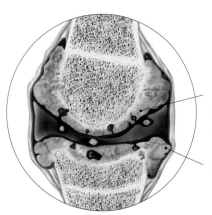

骨表面
在关节病晚期，关节软骨完全消失，使骨表面失去保护。

骨赘

骨表面退化
骨表面开始退化，无痛感的骨赘发展，逐渐限制关节的灵活性。

 关节病

症状：
用力时疼痛和晨僵现象断断续续出现。某些关节变形（尤指是手指）可能累及一个或多个关节。

治疗：
使用止痛剂、非甾体抗炎药，在病痛发作时休息。在严重发炎的情况下注射皮质类固醇。佩戴矫形器，用假体替换关节（髋关节、膝关节）。

预防：
规律地适度运动。肥胖人群需要减肥。

▶ 风湿病…第116页

类风湿关节炎

类风湿关节炎是一种炎症性关节疾病。这种病相当常见，影响0.5%~1%的人口，女性患此病的概率是男性的2~3倍。这种慢性病表现为晨僵，以及多个关节的疼痛和肿胀，尤其是足、手和腕关节。随着时间的推移，类风湿关节炎会导致关节变形、丧失活动能力，在最严重的情况下还会致残。类风湿关节炎是无法治愈的，但有一些治疗方法可以控制其发展，防止病情恶化。

▶ 风湿病···第116页

类风湿关节炎的发展

类风湿关节炎是由未知原因的自身免疫性反应引起的。类风湿关节炎通常开始于35~50岁，它的发展以不可预测的突然爆发为特征，其间穿插着长短不一的缓解期。这种慢性炎症会导致关节软骨和邻近组织（韧带、肌腱和骨头）的逐渐破坏。几年后，关节炎症和关节表面的侵蚀会导致关节变形。

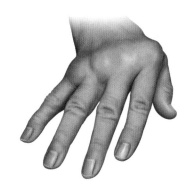

患手

在类风湿关节炎晚期，慢性炎症会使关节变形，从而致残。

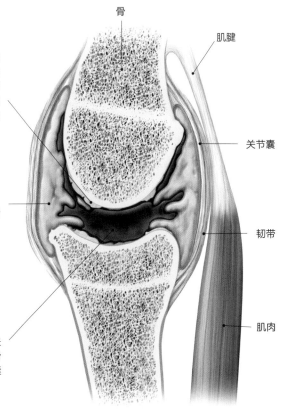

骨

关节软骨
炎症反应导致关节软骨变薄（正常情况下关节软骨能够帮助骨滑动）。一旦关节软骨被完全腐蚀，关节就丧失了活动能力。

肌腱

关节囊

滑膜增厚
慢性炎症导致分泌滑液的滑膜增厚。

韧带

滑液
在炎症的影响下，关节产生过多滑液，滑液增多会导致关节囊肿胀。

肌肉

✚ 类风湿关节炎

症状：
疼痛、发热以及关节肿胀，通常对称发作，晨僵，疲劳，体重减轻，有时可见皮下肿块（类风湿性结节）。

治疗：
改善症状的药物：抗风湿药、免疫抑制剂、生物疗法。急性发作期可休息，服用非甾体抗炎药、抗风湿药、皮质类固醇。缓解期可进行适度运动。晚期需进行手术。

预防：
早期发现可以提高治疗的效果，预防加重。

■ 强直性脊柱炎

　　强直性脊柱炎是一种慢性炎症性疾病，主要影响脊柱和骨盆部位的关节。它会引起疼痛、僵硬，并且导致患病关节的活动能力逐渐下降，从而致使脊柱变形。强直性脊柱炎主要见于男性，该病的发病年龄在15~35岁。病因尚不清楚，但是存在遗传易感性。其治疗主要是减轻症状和保持活动能力。

强直性脊柱炎的发展

　　强直性脊柱炎通常开始于臀部和下背部的疼痛和僵硬。这些症状出现在夜晚结束和早晨起床的时候。随着时间的推移，这些症状将会沿脊柱向上扩散，使脊柱僵硬和变形（脊柱后凸）。强直性脊柱炎会持续发展10~20年，并连续发作。最终结果是关节僵直，即患病关节的活动能力下降，甚至完全丧失。

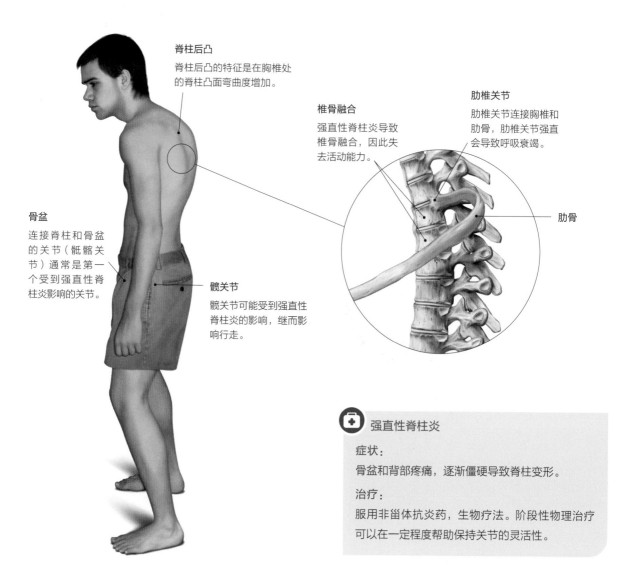

脊柱后凸
脊柱后凸的特征是在胸椎处的脊柱凸面弯曲度增加。

椎骨融合
强直性脊柱炎导致椎骨融合，因此失去活动能力。

肋椎关节
肋椎关节连接胸椎和肋骨，肋椎关节强直会导致呼吸衰竭。

肋骨

骨盆
连接脊柱和骨盆的关节（骶髂关节）通常是第一个受到强直性脊柱炎影响的关节。

髋关节
髋关节可能受到强直性脊柱炎的影响，继而影响行走。

强直性脊柱炎

症状：
骨盆和背部疼痛，逐渐僵硬导致脊柱变形。

治疗：
服用非甾体抗炎药，生物疗法。阶段性物理治疗可以在一定程度帮助保持关节的灵活性。

■ 痛风

痛风是由体内过量的尿酸引起的，会导致关节内形成结晶。痛风患者绝大多数是中年男性。其表现为突然、剧烈的关节炎症，尤其是在大脚趾部位。痛风通常与饮食习惯（过量摄入酒精和某些肉类）有关，也可能与遗传因素或某些药物有关，或者可能是继发于某些疾病。

✚ 痛风

症状：
剧烈疼痛，肿胀，关节又红又亮。随着时间的推移，突然发作且发作越来越频繁。皮下痛风石（尿酸硬化后的白色小团块）可能出现在身体的不同部位。

治疗：
秋水仙碱、别嘌呤醇、抗炎药。

预防：
避免食用野味、内脏、贝类和某些鱼类（凤尾鱼、沙丁鱼、鲱鱼），多喝水，戒酒。

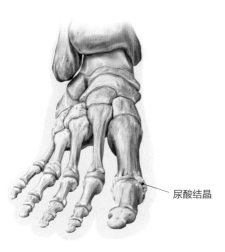

尿酸结晶

■ 滑囊炎

滑囊炎是滑囊的炎症。表现为病变组织的肿胀和增厚。滑囊炎通常是由身体撞击、过度压力或反复摩擦滑囊引起的，因此滑囊炎通常与职业或体育活动有关。滑囊炎主要发生在肘、膝、肩、髋和踝。

✚ 滑囊炎

症状：
疼痛，局部肿胀，一旦感染会出现发红和发热。

治疗：
良性病例可以休息，包扎，使用抗炎药物。在感染时使用抗生素。如果肿胀不能自行消退，则需要抽吸滑囊中的液体。在一些严重情况下，可能需要切除滑囊。

预防：
在工作中保持良好的姿势可以预防滑囊炎复发。从事高风险运动或工作时保护肘部和膝关节。

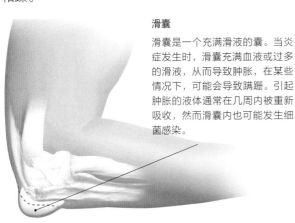

滑囊
滑囊是一个充满滑液的囊。当炎症发生时，滑囊充满血液或过多的滑液，从而导致肿胀，在某些情况下，可能会导致蹒跚。引起肿胀的液体通常在几周内被重新吸收，然而滑囊内也可能发生细菌感染。

■ 肌肉疼痛

肌肉疼痛是一种症状，通常出现在剧烈且持久的肌肉发力后。这种疼痛被称为肌痛，也可能由不良姿势、挛缩（抽搐、斜颈）、肌肉损伤（撕裂）、感染、代谢或自身免疫性疾病引起，有些发病原因不明。

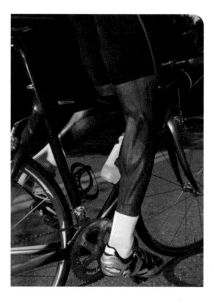

暂时性肌肉疼痛与延迟性肌肉疼痛

一旦肌肉处于休息状态，暂时性肌肉疼痛就会逐渐消失，这与延迟性肌肉疼痛是有区别的，后者是在肌肉用力几小时后出现。这两种类型的疼痛不需要特殊治疗，服用止痛剂可以帮助减轻疼痛。

暂时性肌肉疼痛

在剧烈的、持续的运动中，身体的氧气供应不足以满足肌肉需要，这种缺氧导致一种有机物质——乳酸的增加。乳酸在肌肉中的累积是导致暂时性肌肉疼痛的根源。良好的水合作用（进行体力活动时多喝水）可以让身体更好地排出乳酸。

纤维肌痛综合征

该病主要发生在女性身上，其特征是弥漫性肌肉疼痛，并伴有身体特定部位的疼痛（颈、胸、肩、臀、肘和膝）。除了肌肉疼痛，还可能出现其他症状，如头痛、疲劳、睡眠障碍，有时还会出现抑郁。该病很难诊断，过去和精神失常归于同类。现在，世界卫生组织已经承认它是一种骨关节、肌肉和结缔组织系统的疾病，尽管其确切病因仍在讨论中（某些神经传导物质的紊乱、大脑供血异常、自身免疫性疾病）。通常治疗旨在缓解不适、增加疼痛耐受力以及改善睡眠质量。

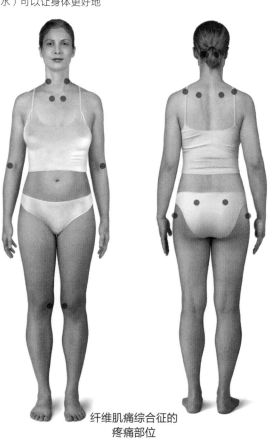

**纤维肌痛综合征的
疼痛部位**

挛缩

挛缩是肌肉（特别是骨骼肌）的不自主收缩。这种持续时间长短不一的肌肉收缩会导致疼痛和局部运动问题。大多数情况下是无害的（抽搐、落枕），是由肌肉过度劳损或姿势不当引起的。休息、肌肉松弛剂、消炎药和止痛剂可以在几天内缓解有痛感的挛缩。

■ 肌肉痉挛

肌肉痉挛是一种突然的、疼痛性的肌肉抽搐，通常发生在下肢。肌肉痉挛多出现在持续的体力活动中，但也可能发生于休息时。这意味着脚部或小腿肌肉会在夜间突然收缩，尤其是发生在孕妇身上。造成肌肉痉挛的原因还不清楚，但认为与矿物质缺乏（钙、钠、钾、镁）、血液循环不良或乳酸堆积有关。当发生肌肉痉挛时，可以通过伸展收缩的肌肉来缓解。运动员经常发生腿部肌肉痉挛，尤其是在炎热的天气里。经常喝水可以预防。

■ 落枕

落枕是一种颈部肌肉持续的、疼痛的挛缩，主要涉及胸锁乳突肌。它会导致颈部扭伤，限制头部运动。落枕是一种常见的良性疾病，多由寒冷或不良姿势引起，尤其易发生于睡眠中。休息通常可以使症状在几天后消失。

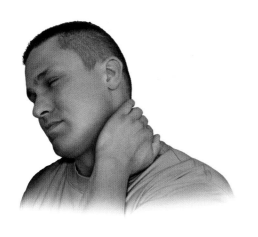

■ 痉挛

痉挛是一种可以单独或重复出现的挛缩。痉挛可能影响骨骼肌，但影响较多的是内脏平滑肌。痉挛可由消化功能紊乱（肠痉挛、胃痉挛）、神经系统疾病或神经刺激（如打嗝）引起。

▶ 平滑肌···第98页

 肌肉疼痛

症状：
暂时性肌肉疼痛或者从事体力活动数小时后发生的疼痛（延迟性肌肉疼痛）。如有挛缩则会导致肌肉僵硬以致活动受限。

治疗：
休息，热敷。
肌肉痉挛：伸展，按摩。
纤维肌痛综合征：可用消炎药、松弛剂，进行体育锻炼。

预防：
预防肌肉痉挛：保持均衡饮食，夜晚保持双腿微抬。进行运动或劳动时及时补充水分；运动前充分热身且循序渐进，配备恰当装备。
预防落枕：选择能够保持头部良好位置的寝具。
▶ 预防和缓解肌肉疼痛···第124页

■ 手足搐搦症

手足搐搦症是一种罕见的综合征，主要表现为手部挛缩（手指紧张并向手腕弯曲）。手足搐搦症偶尔也会影响足或口。儿童和青年女性容易出现该症。其原因可能为钙、镁、钾的缺乏。

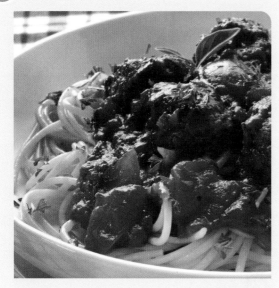

■ 选择复合碳水化合物和蛋白质

运动前后吃富含复合碳水化合物的食物。存在于谷物和豆类中的复合碳水化合物，能够提供肌肉所需的能量。同时吃富含蛋白质的食物（肉，鱼，蛋，奶制品，坚果，豆类）。蛋白质对肌纤维的再生与修复至关重要。

■ 饮水

在进行体力活动时要多喝水。水有助于防止肌肉疲劳、痉挛和延迟性肌肉疼痛。

■ 进行体力活动时摄入简单碳水化合物

在进行体力活动时（尤其是长时间和高强度的活动）要摄入简单碳水化合物。水果（尤其是干果）、含糖饮料等都含有简单碳水化合物。简单碳水化合物能够为处于工作状态的肌肉快速提供能量，并且预防或缓解肌肉疲劳。

■ 热身

在开始进行体育活动前充分热身。伸展性动作能够逐渐激活肌肉、肌腱和韧带，帮助身体更好地承受冲击。

■ 按摩肌肉

运动之后轻轻按摩肌肉，有助于预防痉挛和延迟性肌肉疼痛的发生。

■ 休息

当感到肌肉疼痛时，休息有助于缓解肌肉酸痛。剧烈疼痛时服用消炎药。

■ 伸展收缩的肌肉

发生肌肉痉挛时，伸展并按摩疼痛的肌肉，然后热敷疼痛部位。避免不舒服的姿势，以免引发肌肉痉挛。

■ 避免过度运动

在进行体育运动或劳作时（搬运箱子等），避免在一些重复性动作中使肌肉和肌腱过度用力。有规律地休息，伸展和放松使用中的肌肉和肌腱。

▶ 健康的骨、关节和肌肉⋯第100页

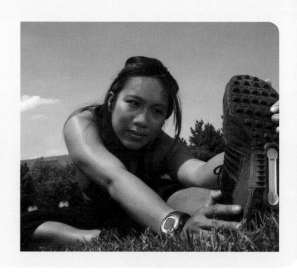

肌肉损伤

肌肉过度劳累或受到直接冲击都可能导致撕裂或挫伤。这些损伤通常发生在运动或意外事故中。在大多数情况下，休息和治疗炎症，尤其是冰敷，就足以让受损肌肉快速痊愈。完全恢复可能需要几天到几周的时间，这取决于肌肉损伤的严重程度。

肌肉撕裂：拉伤或劳损

肌肉撕裂是一些肌纤维的断裂，通常是由于用力过猛或在没有充分热身的情况下发力而导致的，也有可能不当拉伸导致的。拉伤是一种良性撕裂，其特征是轻微损伤，只影响少数肌纤维。虽然在拉伤后建议休息3~4天，但往往在几小时后拉伤的疼痛感就消失了。劳损是一种更严重的撕裂，其特征是多发性肌纤维的撕裂。痛感较强且无法继续发力时，必须经过几周的完全休息期。

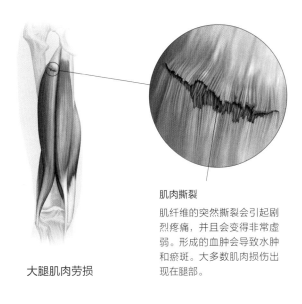

肌肉撕裂

肌纤维的突然撕裂会引起剧烈疼痛，并且会变得非常虚弱。形成的血肿会导致水肿和瘀斑。大多数肌肉损伤出现在腿部。

大腿肌肉劳损

⊕ 肌肉损伤

症状：
剧痛、虚弱、水肿、瘀斑。

治疗：
通过冰敷，绷带压迫，抬高肢体，局部或完全休息，使用非甾体抗炎药、肌肉松弛剂以及针对严重损伤的物理治疗来减轻炎症，在少数情况下进行手术。只有在完全恢复后才能返工或开展活动。

▶ 跌倒和创伤…第552页

预防：
预防撕裂：在运动前热身，伸展肌肉和肌腱。根据体育运动搭配饮食，运动或活动时补充水分。

肌肉挫伤

肌肉挫伤是直接撞击到骨骼肌而造成的损伤，但不会撕裂皮肤或肌肉。挫伤表现为肌肉疼痛和肌肉血肿的形成，并伴随着肿胀和瘀伤。

冰敷

冰敷能够起到促进血管收缩的作用，可以减少受损肌肉组织的出血。它也充当一种止痛剂并减轻痉挛。肌肉损伤后应立即进行冰敷，每次冰敷的时间不要超过15分钟。

■ 肌腱损伤

　　肌肉凭借肌腱附着在骨骼上，因此肌腱在运动中起着至关重要的作用。当肌肉过度劳累或者受到创伤时，肌腱承受的压力超过了其抵抗力，就可能会受伤。治疗方法主要是让损伤的肌腱得到休息并治疗炎症。

肌腱炎

　　肌腱炎是肌腱的炎症，常累及肩、肘（上髁炎）、髋、膝、踝，尤其是脚踝部位。肌腱炎是由反复运动或与工作相关的微创伤（在生产线工作、长期伏案工作、库存处理等）、实质性创伤、炎症性关节疾病、肌腱老化或少数情况下的细菌感染引起的。肌腱炎表现为局部疼痛，痛感在休息时就存在，活动或受压时会加重。

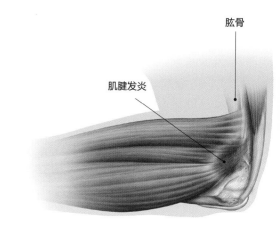

肱骨

肌腱发炎

肱骨外上髁炎

肱骨外上髁炎（或网球肘）是一种影响肘部外侧（肱骨）肌腱的肌腱炎。这些肌腱在打网球时承受很大的压力。

⊙ 缓解和预防重复使力伤害症

　　重复使力伤害症（RSI）包括所有涉及神经、肌腱、肌肉和其他软组织的疾病，这些疾病是由重复做同一动作引起的。这些损伤主要发生在上肢（腕、手、肩和肘部），这些部位经常受到一些重复性动作或手工劳动的影响，比如过度使用键盘或鼠标。腕管综合征、肌腱炎、腱鞘炎和滑囊炎都是重复使力伤害症的例子。以下有助于缓解或预防该病的发生。

- 定期休息，坚持做热身运动（旋转手腕、伸展手臂等）。
- 纠正不良姿势，选择符合人体工程学的能够让手臂和手腕放松的工作环境。
- 使用消炎药缓解疼痛。

警告！如果有持续性疼痛，停止造成损伤的活动并及时就医。

腱鞘炎

　　腱鞘炎是指某些肌腱周围滑膜管的炎症，特别是那些与手足的伸肌和屈肌相连的肌腱。腱鞘炎会引起水肿，从而阻止肌腱在鞘内的正常滑动。腱鞘炎是由关节过度劳累（过度重复某一动作、姿势不当）或某些疾病（类风湿关节炎、感染）引起的。腱鞘炎的表现为受力时及使用受损肌腱时感到疼痛。

足底筋膜炎

    足底筋膜炎是指覆盖足底的膜的炎症，这是引起足跟疼痛最常见的原因。足底筋膜炎通常是由体重过重、剧烈或重复的运动（包括跑步或跳跃）引起的。这种间歇性疼痛是逐渐出现的，通常局限于足跟部位，但是也可能蔓延至足底。

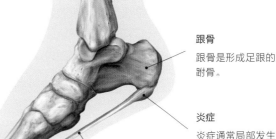

跟骨
跟骨是形成足跟的跗骨。

炎症
炎症通常局部发生于与跟骨的连接处。

足底筋膜

足底筋膜炎

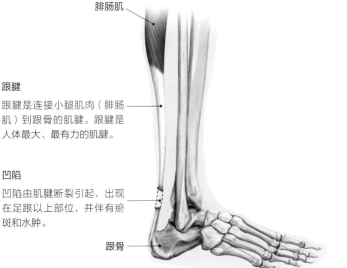

腓肠肌

跟腱
跟腱是连接小腿肌肉（腓肠肌）到跟骨的肌腱。跟腱是人体最大、最有力的肌腱。

凹陷
凹陷由肌腱断裂引起，出现在足跟以上部位，并伴有瘀斑和水肿。

跟骨

跟腱断裂

肌腱断裂

    肌腱断裂是指肌腱的完全或部分撕裂。经常表现为剧烈疼痛以及肢体不同程度的活动能力丧失。断裂可能是由创伤（撞击、跌落、深度创伤）、突然或剧烈的肌肉收缩、严重磨损引起的。因衰老、慢性肌腱炎或风湿疾病而衰弱的肌腱比健康的肌腱更容易断裂。跟腱断裂尤其会使人虚弱，需要几周的石膏固定才能愈合。

➕ 肌腱损伤

症状：
局部或放射性疼痛，发红，发热，肿胀。在断裂时有裂缝，剧痛，虚弱。

治疗：
休息，固定（绷带、夹板或石膏），冰敷，非甾体抗炎药，止痛剂，可的松注射（在慢性疼痛的情况下）。严重的肌腱断裂需要手术。

▶ 跌倒和创伤···第552页

预防：
每次运动前热身，补充水分和进行伸展活动，训练时循序渐进，选择合适的装备（鞋子）。
足底筋膜炎：避免超重和长时间站立。

■ 肌张力障碍

肌张力障碍的特点是强烈的，有时是疼痛的挛缩，它会影响一个或多个肌群。这些挛缩会导致体位异常，其持续时间不一。肌张力障碍可能是遗传的，但是在大多数情况下其产生原因是未知的。肌张力障碍有多种形式，根据受影响的身体部位不同而有不同表现。

书写痉挛

书写痉挛是肌张力障碍的一种形式，主要影响手和腕部的肌肉。其表现为在做某些精细的、重复的动作需要手指弯曲或伸展时，手指出现痉挛（通常无痛感）和闭合。经常书写的人和演奏某种乐器的人都可能出现这种症状。症状出现在动作开始（从写第一个字或演奏第一个音符开始），从而阻止书写或演奏的继续。物理治疗可以帮助减轻痉挛，有时可以永久消除痉挛。

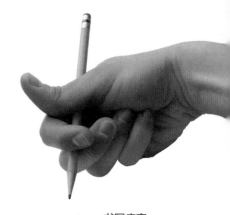

书写痉挛
手指收缩后形成的位置阻碍书写，然而一旦书写工具被移除手指就会放松。

痉挛性斜颈

痉挛性斜颈（又称颈肌张力障碍）是一种肌张力障碍，其特征是颈部肌肉的挛缩。痉挛性斜颈的产生原因通常是未知的，可能是大脑中运动控制区域（如基底神经节）功能出现障碍的结果。痉挛性斜颈与普通斜颈的区别在于症状的严重程度，其症状是逐渐出现，然后一直持续。痉挛性斜颈会导致头部位置不正，并伴有潜在的疼痛性痉挛和摇动。痉挛性斜颈在中年人中最常见。尽管通过物理治疗，结合肌肉松弛剂可以缓解症状，但是痉挛性斜颈通常会伴随患者终身。

> ✚ **肌张力障碍**
>
> **症状：**
> 影响一个或多个肌群并导致姿势异常的剧烈挛缩。
>
> **治疗：**
> 肌肉松弛剂，在挛缩肌肉中注射肉毒毒素，物理治疗，重症情况下进行神经外科手术。

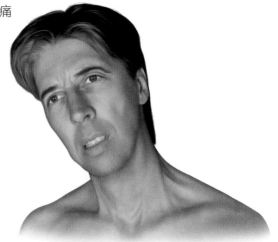

■ 掌腱膜挛缩症

掌腱膜挛缩症的特征是手掌腱膜增厚。掌腱膜是一种位于手掌的膜，掌腱膜的增厚会逐渐导致手指弯曲。其发生原因尚不清楚，但通常是遗传性的。多发于50岁以上的男性，通常会影响双手。这种疾病可能与跖腱膜炎并发。

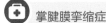
掌腱膜挛缩症

症状：
手掌和手指根部皮下硬的无痛结节。手指逐渐不能复位地弯曲（通常发生在无名指和小指）。

治疗：
用针刺入皮肤，实施皮下切断掌腱膜的外科手术。如果治疗失败或经常复发，则要切除结节和受影响的组织，然后使用矫形器进行康复。

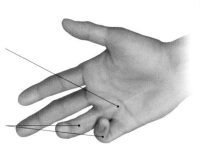

结节
掌腱膜增厚，在手掌和手指根部可见明显的硬结节。

无名指和小指
无名指和小指是最常受累的部位。

■ 肌无力

肌无力是一种以骨骼肌无力、容易疲劳为特征的疾病。通常源于自身免疫性疾病，由运动神经元和肌纤维之间的互通受阻引起。这是一种罕见的疾病，可以出现在任何年龄段，通常女性发病多于男性。肌无力的治疗主要在于减轻症状，却无法治愈。

▶ 肌肉组织…第99页

 肌无力

症状：
视力问题，关节损伤，咀嚼和吞咽困难，面瘫，四肢无力，全身疲劳。在疾病急性发作期出现呼吸问题。症状会因体力活动而加重，且发展迅速。

治疗：
使用能够催生乙酰胆碱（乙酰胆碱能够实现神经冲动向肌肉的传递）的药物，切除胸腺（胸腺在75%的病例中都出现异常），使用免疫抑制剂，呼吸辅助器（在疾病的急性发作期）。

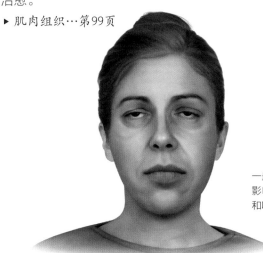

自身免疫性肌无力的症状
一般来说，在扩散到四肢之前肌无力首先影响面部肌肉（眼睑下垂、视力受损、颌和喉部肌肉无力）。

肌营养不良症

肌营养不良症指的是一系列以肌纤维退化为特征的遗传性疾病。肌肉逐渐萎缩和弱化，可能导致重大残疾并影响肌肉的重要功能。虽然对肌营养不良症的研究有很多，但至今它仍然是无法治愈的。其治疗主要是缓解症状，改善患者的生活质量。

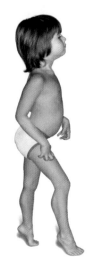

杜氏肌营养不良症

杜氏肌营养不良症又称为假性肥大型肌营养不良，其特征是机体缺乏抗肌萎缩蛋白。抗肌萎缩蛋白能够确保肌纤维的内聚力，其缺失导致了肌肉的弱化和退化。由于杜氏肌营养不良症是通过X染色体上的隐性基因遗传的，所以它只影响男孩。该症是最常见的肌营养不良形式。患者的肌无力症状出现在婴儿期，病症发展迅速，10年左右就丧失行走能力。呼吸系统和心肌损伤逐渐危及生命。综合治疗可以延长患者的预期寿命。

▶ 遗传…第50页

其他类型的肌营养不良症

贝克尔综合征是杜氏肌营养不良症中的一种较轻形式，其症状较不明显或出现较晚。朗杜齐-德热林二氏肌营养不良症，男女均可发病，其发展缓慢，主要影响面部和肩部肌肉。该病可发生于儿童期、少年期或青年期。斯坦内特综合征（或营养不良性肌强直）是出现在成年期的最常见的肌营养不良形式，对男女均有影响。肌肉的逐渐衰弱会导致面部表情的丧失以及运动失能。该病的典型症状之一是肌强直，这是一种异常现象，其特征是自发性收缩后肌肉延迟松弛（难以释放物体）。

 肌营养不良症

症状：
症状出现后逐渐加重：肌肉弱化并萎缩，导致姿势异常、面部表情丧失、功能丧失（行走困难或无法行走、运动协调能力受损、言语障碍）。

治疗：
无法治愈。延缓疾病发展的治疗方法有：使用皮质类固醇，进行体育锻炼，采取物理疗法，应用矫形术。

姑息治疗：
呼吸或心脏援助。

预防：
存在遗传风险的家庭可以通过产前检查（羊膜穿刺术）决定是否终止妊娠。

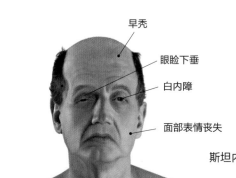

早秃
眼睑下垂
白内障
面部表情丧失

斯坦内特综合征的症状

破伤风

破伤风是一种由破伤风梭菌引起的感染性疾病，它会攻击神经系统，导致长时间的、疼痛的肌肉挛缩。破伤风的感染可蔓延至全身，造成潜在的、致命的窒息。由于系统化的疫苗接种，如今工业化国家几乎不再受破伤风困扰。在疫苗接种不足的国家，破伤风仍然非常普遍。破伤风尤其容易通过脐带感染影响新生儿。

破伤风的发展

破伤风是由破伤风梭菌通过伤口进入身体造成的，即使是非常小的伤口（被生锈的钉子划伤，被玫瑰刺扎伤，划破，咬伤等）。在少数情况下，疾病只局限于伤口周围区域（局部破伤风），但大多数情况下，全身性破伤风在4~20天的潜伏期后爆发。剧烈、疼痛、持久的颌肌挛缩（牙关紧闭）是第一症状。一两天后，挛缩将扩散到颈部和躯干。由于破伤风引发窒息的风险很高，所以有必要在重症监护病房进行住院治疗。由于所在国家和获得治疗的情况不同，破伤风的死亡率差异很大。新生儿和老年人最易感染破伤风。

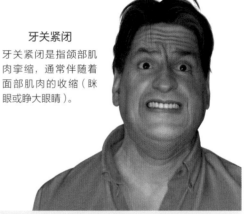

牙关紧闭

牙关紧闭是指颌部肌肉挛缩，通常伴随着面部肌肉的收缩（眯眼或睁大眼睛）。

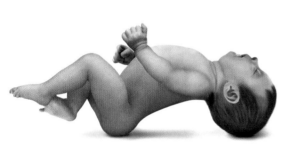

角弓反张

角弓反张是背部形成很强的弧度，是全身性破伤风的特征，由躯干肌肉的强烈挛缩引起。

■ 破伤风梭菌

破伤风梭菌是导致破伤风的细菌。它潜伏在土壤和哺乳动物的肠道中。一旦进入人体，就会从感染处分泌大量毒素。毒素进入中枢神经系统并破坏其功能，导致肌肉过度活跃（颤搐）和剧烈挛缩。

⊞ 破伤风

症状：
颌部（牙关紧闭）、颈部、躯干和四肢肌肉挛缩，发热，出汗，呼吸急速，心率过快。

治疗：
注射破伤风抗体，处理感染的伤口，服用抗生素，使用肌肉松弛剂，进行呼吸援助。

预防：
接种疫苗（每10年加强一次）耐受性好且有效，也是预防破伤风的唯一途径。在伤口存在感染风险的情况下，及早加强疫苗的注射剂量。若不接种疫苗，可能导致病情恶化或复发。

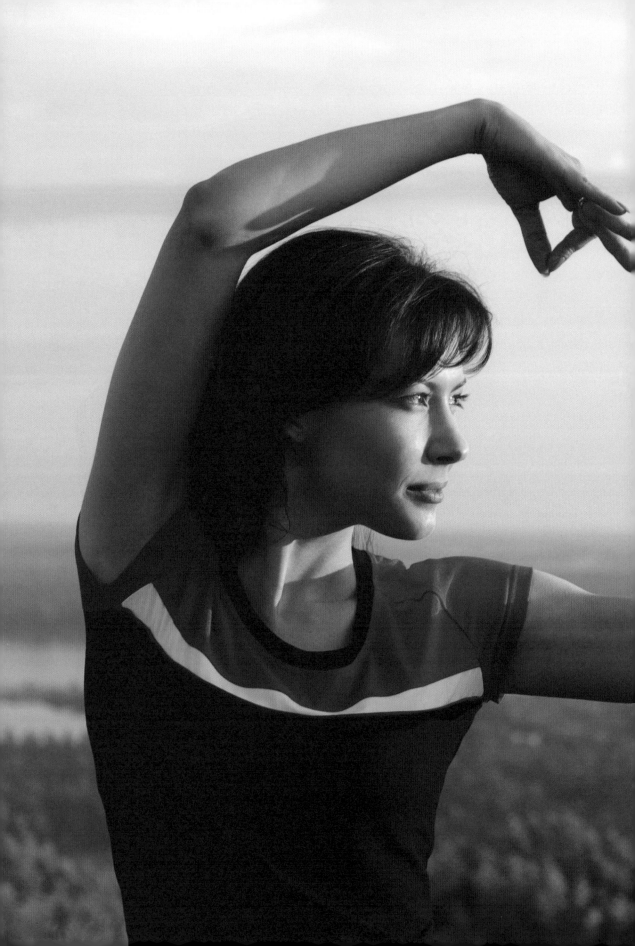

神经系统 ———

　　思考、说话、运动、感觉和呼吸……所有这些功能的实现都归功于在我们的身体里不断传递的神经信息。神经系统由大脑、脊髓和神经组成，它确保身体的心理、感觉、运动和自主功能。神经系统的基础是神经元，一种专门通过电信号和化学信号与其他神经元进行交流的细胞。

　　神经系统的损伤会导致人体相关功能的丧失，如运动、感知、推理和意识。损伤可能是由外部冲击、肿瘤、脑血管意外、感染或退行性疾病（阿尔茨海默病）等造成。神经系统疾病会破坏思想、情感、感知和行为，并导致各种类型的紊乱（神经症、精神病、情感障碍）。此外，这些病症的产生原因至今还是相对未知的。

■ 神经系统的结构

神经系统可以让我们感知情感、思考，并执行我们所有的自主和非自主运动。神经系统由大脑、脊髓和神经组成。这个系统主要通过神经元来运行。神经元是能够相互交流的特殊细胞。从解剖学上讲，神经系统包含作为译码与指挥中心的中枢神经系统（大脑和脊髓）和由神经（传输网络）组成的周围神经系统。

中枢神经系统

中枢神经系统，由大脑和脊髓组成，转译由神经携带的感觉信息，并做出运动或反应。

周围神经系统

周围神经系统由颅神经和脊神经组成，它们再细分成无数的分支，以支配身体的所有部位。周围神经系统将信息从感觉感受器传递到中枢神经系统，并将中枢神经系统的运动指令传递给肌肉和腺体等。

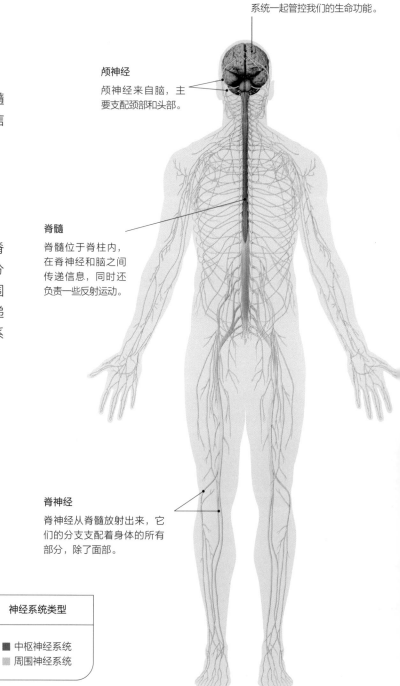

大脑
脑位于颅骨内，负责我们的认知、情感和大部分的运动。脑与内分泌系统一起管控我们的生命功能。

颅神经
颅神经来自脑，主要支配颈部和头部。

脊髓
脊髓位于脊柱内，在脊神经和脑之间传递信息，同时还负责一些反射运动。

脊神经
脊神经从脊髓放射出来，它们的分支支配着身体的所有部分，除了面部。

神经系统类型
■ 中枢神经系统
■ 周围神经系统

神经系统是如何运作的

　　从功能上讲，周围神经系统由躯体神经系统和自主神经系统组成。躯体神经系统，或称随意神经系统，使得身体与环境相互作用成为可能。躯体神经系统只对骨骼肌起作用，并支配自主运动、反射、半自主运动（保持平衡、姿势、行走），以及接收来自皮肤和其他器官的感觉信息。自主神经系统调节无意识的内脏功能：呼吸、消化、心率、血液循环、排泄等，它作用于平滑肌（它使器官的不自主运动成为可能）、某些腺体、血管和心肌。

▶ 肌肉···第98页

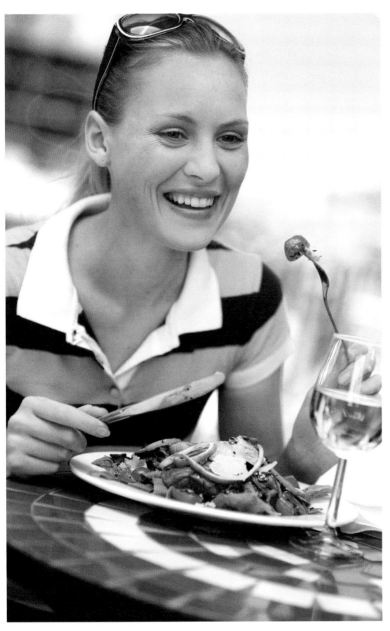

■ 自主神经系统的拮抗作用

　　自主神经系统由交感神经系统和副交感神经系统组成。这两个系统通常对同一器官起拮抗作用，从而能够精确地控制器官的活动。交感神经系统使身体为行动做好准备，使身体能够应对紧急情况。交感神经系统作用于压力机制和情绪（如愤怒和恐惧等）。副交感神经系统负责让身体休息，它减少了身体在运转生命功能时的能量消耗，如消化和排泄废物等功能。

自主神经系统的消化行为
副交感神经系统增加消化液的分泌，并允许食物通过消化道。与此同时，交感神经系统减缓消化道的活动，这样消化系统消耗的能量就可以部分用于其他功能（如体力活动等）。

■ 神经元

在神经系统中，信息以电信号或化学信号的形式被神经元携带，神经元是高度复杂的细胞。人体含有大约100亿个神经元，它们构成了神经系统（大脑、脊髓和神经）的一部分。虽然神经元的形状不同，但所有的神经元都有相似的结构：一个有延伸（树突和轴突）的细胞体，这些延伸提供接收和传递神经信息的功能。在周围神经系统中，这些延伸形成了神经纤维，构成了神经。神经元在没有氧气的情况下只能存活几分钟，而且大多数神经元无法分裂。

神经元的信息传递

神经信号通过神经冲动从身体的一个部位被传递到另一个部位。这些信号最初是电信号，沿着神经元的轴突移动。当它们到达神经元和另一个细胞（可能是神经元、肌纤维或内分泌腺的分泌细胞）的联系点时，就会转化为化学信号。神经递质（化学信使）被释放并附着在另一个细胞膜的受体上。最终发生兴奋或抑制反应：产生新的神经冲动、肌肉收缩、腺体分泌等。

 漫长的寿命

神经元与体内其他细胞的不同之处在于它们的寿命很长。尽管如此，我们从出生开始，一生中每分钟都会失去很多神经元，但一些神经元和我们一样，可以存活100多年！

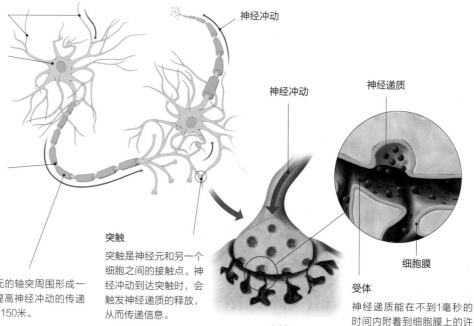

树突
树突捕捉神经信息并将其发送到细胞体。

细胞体
细胞体是神经元的中心部分。它由不同的组件构成，其中包括处理树突接收到的神经冲动的细胞核。

轴突
轴突将神经冲动传送到其末端。每个神经元包含一个轴突，其长度可达1毫米~1米。轴突是神经的神经纤维。

髓鞘
髓鞘在许多神经元的轴突周围形成一层绝缘鞘。它能提高神经冲动的传递速度，达到每秒近150米。

突触
突触是神经元和另一个细胞之间的接触点。神经冲动到达突触时，会触发神经递质的释放，从而传递信息。

神经冲动

神经冲动

神经递质

细胞膜

受体
神经递质能在不到1毫秒的时间内附着到细胞膜上的许多受体上。

突触

■ 神经

神经是由神经纤维（轴突）组成的长索，在中枢神经系统和身体其他部位之间传递感觉和运动信息。感觉神经传递感觉，运动神经触发自主和不自主运动。然而，大多数神经是混合的，这意味着它们携带两种类型的信息。根据它们出现在中枢神经系统的不同部位，这些神经可以称为脊神经或颅神经。

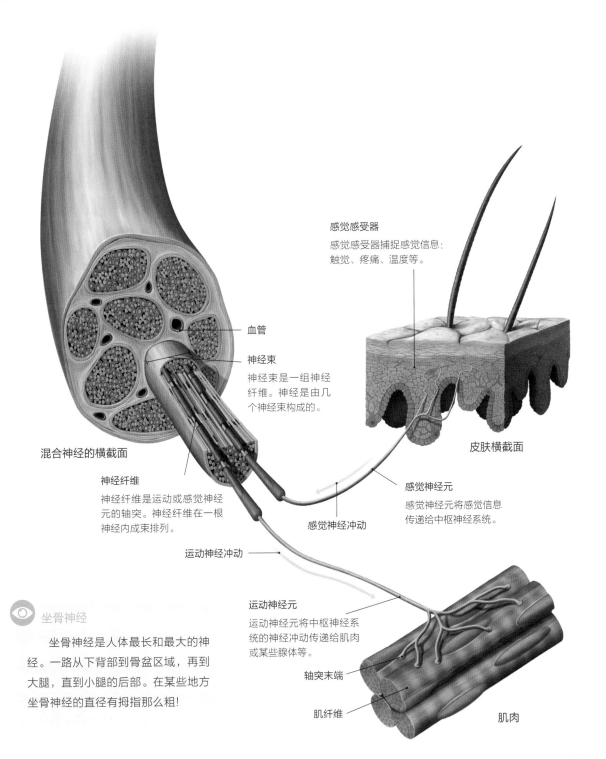

感觉感受器
感觉感受器捕捉感觉信息：
触觉、疼痛、温度等。

血管

神经束

神经束是一组神经
纤维。神经是由几
个神经束构成的。

皮肤横截面

混合神经的横截面

神经纤维

神经纤维是运动或感觉神经
元的轴突。神经纤维在一根
神经内成束排列。

感觉神经元

感觉神经元将感觉信息
传递给中枢神经系统。

感觉神经冲动

运动神经冲动

运动神经元

运动神经元将中枢神经系
统的神经冲动传递给肌肉
或某些腺体等。

轴突末端

肌纤维

肌肉

👁 坐骨神经

坐骨神经是人体最长和最大的神经。一路从下背部到骨盆区域，再到大腿，直到小腿的后部。在某些地方坐骨神经的直径有拇指那么粗！

脊神经

人体的31对脊神经是由脊髓发出的混合神经，它们支配身体的所有部位，除了面部。四肢和脏器的某些肌肉由几对脊神经支配，这可以降低颅脑病变时丧失运动能力的风险。

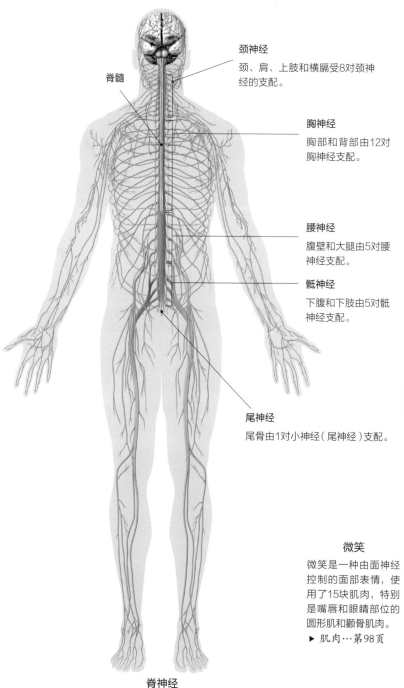

脊髓

颈神经
颈、肩、上肢和横膈受8对颈神经的支配。

胸神经
胸部和背部由12对胸神经支配。

腰神经
腹壁和大腿由5对腰神经支配。

骶神经
下腹和下肢由5对骶神经支配。

尾神经
尾骨由1对小神经（尾神经）支配。

脊神经

颅神经

12对颅神经来自脑，主要是脑干。其中一些颅神经在本质上是运动神经，比如负责某些眼球运动的动眼神经。其他神经则具有独特的敏感性，比如分别负责嗅觉的嗅神经和负责视觉的视神经。此外，一些颅神经是混合神经，如面神经等。面神经控制着面部的运动，并在味觉方面发挥着作用。颅神经主要服务于头部和颈部。迷走神经是个例外，它包含副交感神经，副交感神经负责调节心率、呼吸和消化系统的活动。

▶ 神经系统是如何运作的···第135页

微笑
微笑是一种由面神经控制的面部表情，使用了15块肌肉，特别是嘴唇和眼睛部位的圆形肌和颧骨肌肉。
▶ 肌肉···第98页

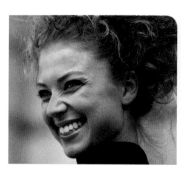

脊髓

脊髓是位于椎管中，由一根长度超过40厘米的神经组织构成。它从延髓延伸到第二腰椎，并由10组神经纤维（马尾神经）继续延伸。脊髓由运动神经元和感觉神经元组成，它确保脊神经和大脑之间的信息传递，同时也是反射中枢。脊髓具有弹性，在头部和躯干的运动中伸展。然而，脊髓很脆弱，对直接压力非常敏感。脊髓损伤会导致运动功能或感觉功能丧失，其程度取决于损伤的位置和严重程度。

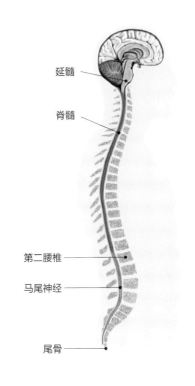

延髓

脊髓

第二腰椎

马尾神经

尾骨

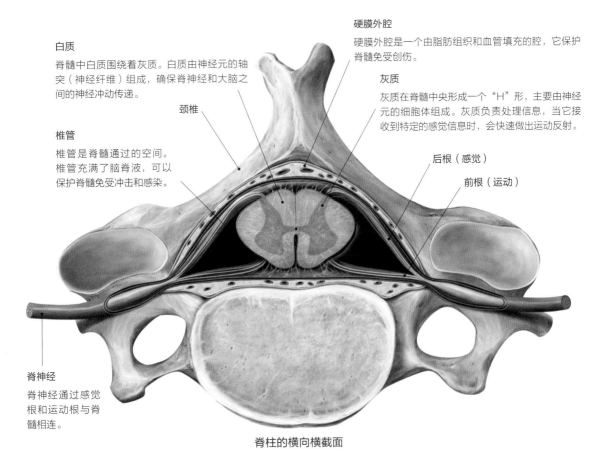

白质
脊髓中白质围绕着灰质。白质由神经元的轴突（神经纤维）组成，确保脊神经和大脑之间的神经冲动传递。

颈椎

椎管
椎管是脊髓通过的空间。椎管充满了脑脊液，可以保护脊髓免受冲击和感染。

硬膜外腔
硬膜外腔是一个由脂肪组织和血管填充的腔，它保护脊髓免受创伤。

灰质
灰质在脊髓中央形成一个"H"形，主要由神经元的细胞体组成。灰质负责处理信息，当它接收到特定的感觉信息时，会快速做出运动反射。

后根（感觉）

前根（运动）

脊神经
脊神经通过感觉根和运动根与脊髓相连。

脊柱的横向横截面

■ 脑

　　脑，或称脑髓，是包含在颅骨中的中枢神经系统的一部分。它包括大脑、小脑、脑干和间脑，间脑主要包括丘脑和下丘脑。脑呈粉红色凝胶状，重约1.5千克，包含数十亿个神经元。脑由颅骨和脑膜保护，并被脑脊液包围。脑与内分泌系统协同工作，负责感知、大部分运动、记忆、语言、反射、饥饿、情感和疼痛，也参与控制生命功能，如心率、血压等。即使在睡眠中，脑也总是活跃的，它有大量的血液灌注，消耗机体在静息状态下20%的氧气。和脊髓一样，脑也由处理信息的灰质和负责传递信息的白质组成。灰质主要由神经元的细胞体组成，并且构成小脑和大脑的外层，以及丘脑、下丘脑、基底神经节等内部组织。白质是由神经元的轴突组成的。

▶ 内分泌系统⋯第218页

小脑

　　小脑是脑的一部分，位于大脑的下方，脑干的后面。小脑保证了运动协调性并保持平衡和姿势。小脑由灰质和白质组成，不断分析来自感觉感受器的信息，并根据大脑发出的运动指令调节肌张力。小脑促成协调的自主运动，避免失衡和发抖。

脑干

　　脑干是脑的一部分，下端连接脊髓。它控制许多生命功能，在睡眠调节中起着根本性作用，并负责脊髓、大脑和小脑之间的信息传输。12对颅神经中的10对直接与它相连。脑干包括中脑、脑桥和延髓，它控制许多生命体征（呼吸、心跳、消化），参与维持不同的生理功能（体温、血压、心率等），并且管理吞咽、呕吐、咳嗽和打喷嚏等反射。

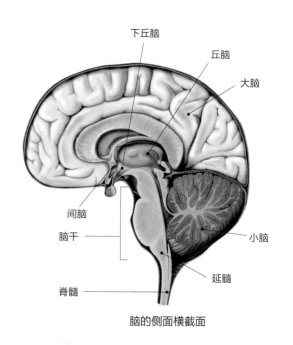

下丘脑
丘脑
大脑
间脑
脑干
脊髓
小脑
延髓

脑的侧面横截面

脑膜和脑脊液

　　脑膜是包裹和保护脑髓和脊髓的三层膜（硬脑膜、蛛网膜和软脑膜），脑脊液在脑膜之间流动。脑脊液在脑室中产生，由水、蛋白质和营养素组成，除了保护中枢神经系统外，它还能维持颅内压，运输激素，排出新陈代谢产生的废物。

大脑

　　大脑是脑中体积最大、最复杂的部分。它由两个半球组成，每个半球又分为四个脑叶，覆盖间脑。最复杂的功能是由大脑的外层——大脑皮质完成的。

顶叶
顶叶负责味觉、触觉、痛觉和语言理解功能。

枕叶
枕叶在视觉信息的解码中起着重要作用。

颞叶
颞叶负责听觉、记忆和行为控制。

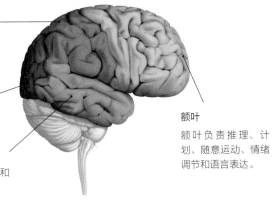

脑叶（侧视图）

额叶
额叶负责推理、计划、随意运动、情绪调节和语言表达。

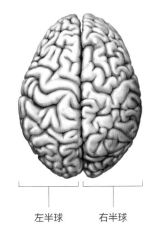

左半球　　右半球

大脑半球（俯视图）
大脑的每一个半球控制着与它相反的那一半身体。

白质
白质保证了大脑不同部位和脊髓之间的联系。

灰质
灰质确保神经冲动的处理。

侧脑室
侧脑室是产生脑脊液的脑腔。

基底神经节
基底神经节控制着运动的精确度，并在复杂运动的学习中发挥着作用。

丘脑
丘脑在感觉器官和大脑皮质之间起中转作用。丘脑还涉及体温调节、平衡、新陈代谢和情绪。

下丘脑
下丘脑控制垂体的激素分泌和自主神经系统的活动。

大脑皮质
大脑皮质完成最复杂的神经功能：处理信息、感官知觉、自主运动和认知功能，如语言和记忆等。大脑皮质是意识所在的位置。

垂体

脑干

小脑

脑前横截面

141

随着年龄增长，大脑的运转能力越来越弱，这主要是由于大脑血管老化，以及神经元的自然程序性死亡（凋亡），40岁后这一死亡进程会加速。以下建议可以帮助你长时间保持头脑清醒。

■ 避开有害因素

糖、饱和脂肪酸和反式脂肪酸、酒精、烟草及污染，特别是与重金属有关的污染，都是对脑有害的因素，尽量避开它们。

■ 养成健康饮食习惯

有些营养物质可以促进血液循环，保证脑的正常运转，尤其是抗氧化剂。抗氧化剂存在于番茄制品、绿茶、浆果、豆类等食物中。像ω-3和ω-6这样的不饱和脂肪酸也是有益的，深海多脂鱼类、植物油、牛油果、坚果和谷物中都含有这类不饱和脂肪酸。蛋类、肉类、鱼类、豆类和奶制品中的蛋白质同样是很好的，就像深色蔬菜中的维生素一样。复合碳水化合物（全谷物、豆类等）能够为脑提供能量。

▶ 营养…第12页

■ 锻炼

体育活动促进血液循环和身体的氧合作用，这是脑正常运转的重要因素。

▶ 锻炼…第22页

■ 保证充足的睡眠

睡眠时，某些神经元通过减慢活动而再生，其他的则积极运转着，以此同化白天收集到的信息。

■ 放松和冥想

巨大的压力和紧张感对脑是有害的。冥想和放松是有益的，可以防止脑的过早老化。

▶ 压力控制…第28页

■ 刺激你的脑

智力活动会刺激新的神经连接的产生。可以试着改变习惯，学习新事物，做智力训练，比如拼图游戏等，同时不断增加难度。

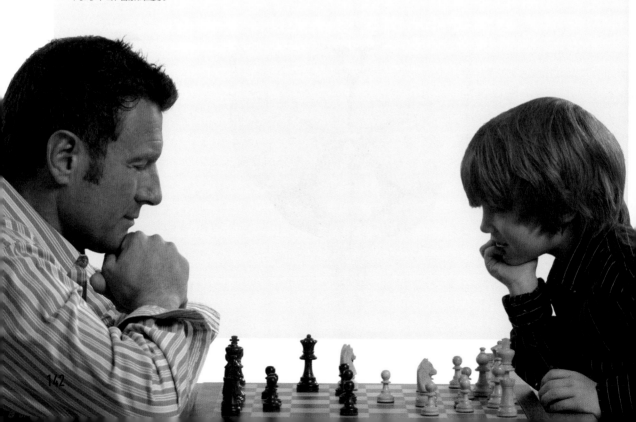

运动

运动可以是自主的，也可以是非自主的。运动指令由中枢神经系统发出，然后由运动神经元进行传递，运动神经元能够触发肌肉收缩。动作一旦被执行，感觉信息就被发送到脑，然后由脑做出必要的调整。

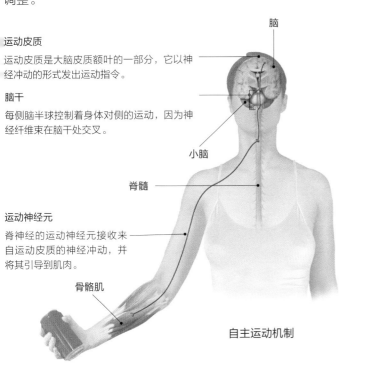

运动皮质
运动皮质是大脑皮质额叶的一部分，它以神经冲动的形式发出运动指令。

脑干
每侧脑半球控制着身体对侧的运动，因为神经纤维束在脑干处交叉。

脑

小脑

脊髓

运动神经元
脊神经的运动神经元接收来自运动皮质的神经冲动，并将其引导到肌肉。

骨骼肌

自主运动机制

自主运动

自主运动是由运动皮质发出的运动指令所引起的一种有意执行的运动。这些指令通过脊髓和脊神经传递到骨骼肌，由此导致的肌肉收缩引发了预期运动。小脑控制着自主运动的精确性和协调性。

反射作用

反射作用是对刺激的一种瞬间的、短暂的、不随意的运动反应。当髌骨肌腱被击中时，小腿的突然伸展；当一个物体突然接近眼球时闭上眼睛，或松开一个炙热物体，都是反射作用的例子。有些反射是在人们没有意识的情况下产生的，特别是那些内部器官运作的反射。因此，反射有两种：激活骨骼肌的躯体反射和激活平滑肌、心肌和腺体的自主反射。

▶ 肌肉…第98页

3. 反射中枢
反射中枢是中枢神经系统的一个区域，当它受到刺激时，会发出自动的运动反应（反射）。脊髓就是一个反射中枢。

4. 运动神经元
运动神经元把运动指令传递给肌肉。

1. 触觉感受器
当手抓住一个炙热的物体时，触觉感受器会向脊髓方向的感觉神经元发出信息。

5. 骨骼肌
骨骼肌的不自主收缩会促使我们自动放开手里的炙热物体。

2. 感觉神经元

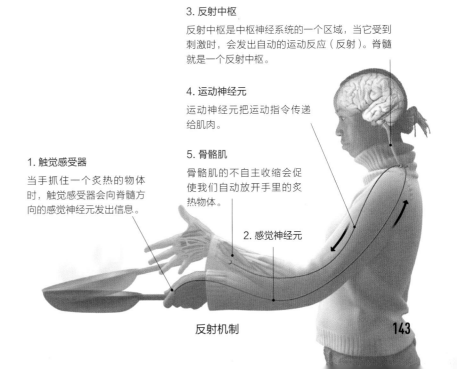

反射机制

143

■ 意识

　　意识是个体对环境和自身的感知。这是一个至关重要的功能，可以让一个人对周围的世界做出反应，并安全生活。意识主要包括感觉、运动、记忆、判断和推理。觉醒或者唤醒是一种正常的意识状态，在这种状态下，脑准备好对刺激做出有意识的反应。白天，它在两种形式之间摆动：一种是自主唤醒，其特点是反应时间很短，动作迅速，渴望交流，有学习的能力；另外一种是被动唤醒，其特征是渴望放松，不愿说话，对寒冷更敏感。觉醒经常且自然地被睡意和睡眠改变，它也会在失去知觉或昏迷等异常情况下发生改变。

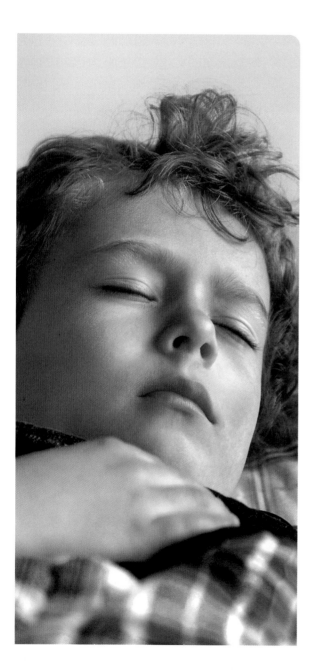

睡眠

　　在觉醒大约16小时后，就会感觉到对睡眠的需求。睡眠（非快速眼动睡眠）是暂时的、可逆的，其特征是对刺激反应能力下降，新陈代谢和心率变化，血压和体温降低，肌肉放松。对于成年人来说，每晚最佳睡眠时间平均为7小时，但也可能因年龄和个体差异而在5~12小时变动。睡眠对身体的休息和修复起着重要作用，在记忆和吸收知识方面也至关重要。

■ 睡眠周期

　　一整晚的睡眠以连续的4~6个周期为特征。每个周期持续90~120分钟，分为两个阶段：非快速眼动睡眠（NREM）和快速眼动睡眠（REM）。前者持续70~100分钟，其特征是深呼吸增多并减慢、脑电波减慢、心率和血压降低。后者持续约20分钟，其特征是不规则的呼吸加快并增多，脑活动剧烈，眼球快速运动。大部分的梦都发生在快速眼动睡眠阶段。

神经系统成像

有几种医学成像技术被用来观察脑的内部或评估其功能。这些检查快速且无痛，能够发现许多问题，如颅内血肿、脑血管意外、多发性硬化症、肿瘤、阿尔茨海默病、癫痫等。

体层密度测量法和磁共振成像

体层密度测量法使用X射线扫描来获得内部器官的切面图像，通常用来扫描脑、胸腔、腹部和骨骼。它通过分析不同组织对X射线的吸收情况反映组织器官的密度差异，从而可以诊断肿瘤、内出血、畸形等。磁共振成像（MRI）的使用越来越频繁，超过了体层密度测量法。这项技术使用一个能产生强大磁场的电磁铁，它利用组成人体的氢原子的磁特性提供内部器官两维或三维的图像。磁共振成像能够将超声波或X射线检查不出的器官损伤可视化，例如磁共振成像可以用来诊断神经系统疾病。

脑电图描记法

脑电图描记法是一种通过放置在头皮上的电极记录脑电活动（脑电波）的技术。在测试过程中，患者接受各种刺激以研究相应的大脑活动，其结果以脑电图的形式呈现出来。脑电图可以评估大脑功能和诊断某些疾病，如癫痫、肿瘤或脑血管意外等。但是它无法揭示病因。

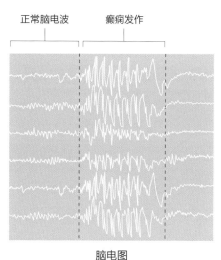

正常脑电波　　　癫痫发作

脑电图

脑电图是脑电活动的图形标绘，可印在纸上或显示在电脑屏幕上。标绘出的异常现象对应着脑电波频率或振幅的变化，或是对应着标绘图形中出现的异常形态。

电极

用橡胶帽把几十个电极固定在头皮上，与一个记录系统相连，以此捕捉脑电活动。

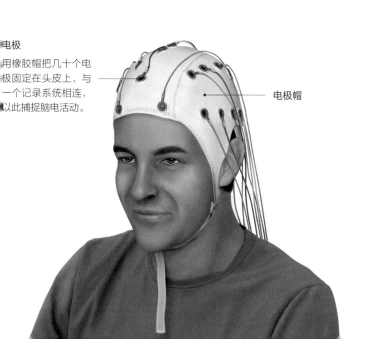

电极帽

■ 神经痛

神经痛是由于混合神经或感觉神经受到刺激或损伤而引起的疼痛。神经痛发作于神经通路或神经通路所支配的区域。有些神经痛是由疾病（如椎间盘突出、关节病、带状疱疹、肿瘤等）引起的，但大多数神经痛病因不明。这种强度不一的疼痛有时会使人非常虚弱。神经痛通常发生在下肢或上肢，典型例子有：坐骨神经痛，会影响大腿和小腿；颈臂神经痛，会影响颈部下方、肩、臂和手部。

▶ 神经···第137页

坐骨神经痛

坐骨神经遭受到刺激或损伤会引起一种常见的神经痛，即坐骨神经痛。其特征是下肢后面疼痛，可从臀部延伸至足部，并在站立时疼痛加重。坐骨神经痛通常伴随着腰痛，可能是由腰椎间盘突出压迫神经根引起的，也可能是由腰椎关节病、骨盆骨折、肿瘤导致的，甚至可能是由于在臀部注射不当造成的。

面部神经痛

面部神经痛是一种影响面部的疼痛，它是由三叉神经受到刺激或损伤引起的。面部神经痛表现为突然发作，且非常剧烈，类似于放电。这种疼痛是单侧的，疼痛消失后不留后遗症。面部神经痛有时会导致肌肉的不自主抽搐，称为面肌痉挛。面部神经痛的发作可能无任何明显原因，也可能由对特定皮肤区域的刺激而引发。面部神经痛最常发生于50岁以上的女性。通常病因不明，有时血管压迫三叉神经是其病因，也可能是其他疾病（如肿瘤、感染、多发性硬化症、带状疱疹等）导致的。

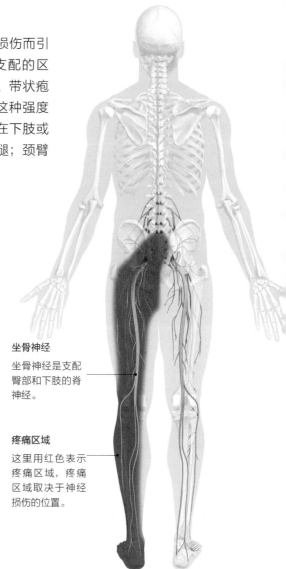

坐骨神经
坐骨神经是支配臀部和下肢的脊神经。

疼痛区域
这里用红色表示疼痛区域，疼痛区域取决于神经损伤的位置。

➕ **神经痛**

症状：
在发作时可能会出现剧烈的变化性疼痛，疼痛区域位于受损的神经通路及其支配区域。

治疗：
采用临时固定（如卧床、夹板、颈托等）、止痛剂、消炎药、物理治疗。如果知道神经痛的病因，必须对症治疗。手术干预有时是必要的，以使神经脱敏或解除压力。

神经管综合征

在身体的一些地方，神经通过管道。对其中任何一个天然管道的压迫会引起疼痛以及造成感觉和运动问题。这些症状统称为神经管综合征，通常是由于创伤、炎症或疾病导致神经受压引起的，最常见的神经管综合征是腕管综合征。

腕管综合征

腕管综合征是由位于腕管的手部正中神经受到压迫而引起的，腕骨和手腕部环状韧带界定了腕管的位置。该综合征表现为手、前臂的麻木、刺痛。这些症状在晚上和早上醒来时更为严重，可能伴有指尖的感知问题以及拇指的力量下降。腕管综合征更容易影响女性，尤其是绝经期和孕期女性。此外，在工作中长期执行重复性动作（如手腕伸展、支撑或掌跟受力）的人群也容易患腕管综合征。其他引发腕管综合征的原因可能有类风湿关节炎、痛风、骨折、腱鞘炎、手腕滑膜囊肿等。

 符合人体工程学的办公环境

正确使用办公用具，尤其是电脑，可以预防引起腕管综合征的微损伤和炎症。

- 调整工作环境。前臂必须始终有扶手支撑，双肩放松。上臂必须与前臂形成90度角。根据需要调整桌子、键盘或椅子的高度。
  - ▶ 预防背痛···第114页
- 保持前臂、腕和手在一条直线上，避免过伸、折叠或扭转手腕。根据需要调整键盘的倾斜度或使用腕托。
- 使用大小适宜的鼠标，把它放在键盘旁边的同一水平线上，用一种放松的方式使用鼠标。
- 把最常用的文件放在附近。
- 定期做运动以放松关节，如转动肩膀和手腕。

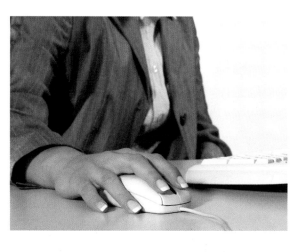

神经管综合征

症状：
感觉和运动协调出现问题，麻木感、刺痛感。

治疗：
皮质类固醇，用夹板固定。如果不见效，则通过手术解除对神经的压迫。

预防：
避免重复性动作。创造符合人体工程学的办公环境。

■ 头痛和偏头痛

头痛通常是一种常见的、良性疼痛，有多种病因，如疲劳、压力、噪声、大气污染、过量饮酒、饮食不规律、睡眠过多或缺乏、月经、口服避孕药等。偏头痛表现为发作时剧烈头痛。头痛可持续数小时至数天，并反复发作。治疗方法取决于产生头痛的原因。有些头痛是某种疾病的症状，如鼻窦炎、眼科或牙科疾病、风湿类疾病、高血压、抑郁症、脑膜炎、颅脑外伤、脑肿瘤等。

偏头痛

偏头痛发作的强度和持续时间不一，特征是头部的痛感非常强烈，通常只发生在一侧，在前额或太阳穴的位置。痛感由于噪声、光线或运动而加重，疼痛随着心跳的节奏而波动。通常与消化问题（如恶心、呕吐等）或情感障碍相关联。偏头痛的首次发作通常是在40岁之前，多发于青春期，在孕期和绝经期消失，女性发病率是男性的2~3倍。人们对偏头痛的病因和机制了解甚少，但已经发现了几类诱发因素，如激素类（月经、口服避孕药）、心理类（压力）和饮食类（酒、巧克力等）。

偏头痛的警告信号

偏头痛发作前可能会出现疲劳、情绪紊乱（如易怒、兴奋、抑郁状态）或对特定食物的渴望。偏头痛可能出现在一系列症状之后，这些症状统称为偏头痛先兆，如视野缩小、眼前出现光点、视物模糊、感觉身体扭曲、手臂和面部有刺痛感。

警告！ 第一次出现这些症状时或不知道原因时，请咨询医生。

何时就医

有些头痛应该被认真对待，需要立即就医。以下情况的头痛需要及时就医：发生在脑撞击后，或是异常的、突然的、非常强烈的，或持续48小时，头痛且伴有其他症状，如发热、视力障碍、抽搐、意识丧失、神经性问题（如眩晕、失去平衡、麻木、精神错乱、说话困难等）、呕吐、皮疹、嗜睡或颈背疼痛、僵硬，需要就医。

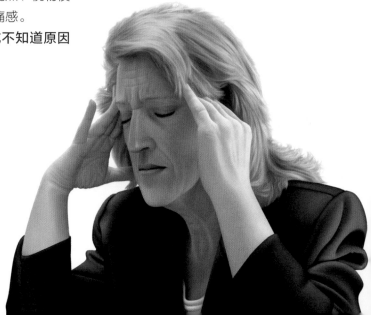

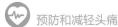 预防和减轻头痛

由于各种原因，头痛是很常见的，而且通常是良性的。只需要采取简单措施就可以缓解。如果患有头痛或偏头痛，找到诱发因素，并避免诱发因素。

■ 养成健康的生活方式

饮食均衡，定时喝水、每天6~8杯（1.5~2升），睡眠充足，经常锻炼，避免酗酒。

■ 避免加重头痛的因素

如果经常头痛，避免那些会让你头痛的情况，如噪声、通风不良的环境、压力、过度工作、冲突等。一些含有血管扩张剂或富含组胺的食物会加重头痛（如巧克力、烟熏食品、鱼、甲壳类动物、一些发酵奶酪、脂肪、酒精等）。

■ 保证充足的休息

要治疗头痛，可以将自己隔离在一个安静、通风良好、避光的地方。如果条件允许，躺下睡一会儿。

■ 在颈背或疼痛部位冷敷或热敷

寒冷会导致血管收缩，而温暖会使肌肉放松，这些方法可以缓解偏头痛。

■ 做放松活动

按摩肩、颈、面部和头皮。进行令人放松的运动，如瑜伽、散步、游泳和骑自行车。

■ 服药

如果健康状况允许，可以服用止痛剂或非甾体抗炎药，这些药物通常对缓解良性头痛有效。按照说明书服用，注意不要滥用，否则会增加头痛的频率并引起其他问题（如肾脏、心血管、胃肠道不适等）。偏头痛必须用特定的药物治疗。

头痛和偏头痛

症状：

头痛、偏头痛发作：开始于某一特定点的搏动性疼痛，然后延至整个颅骨一侧、脸部，甚至是整个头部，还伴有恶心、呕吐、对光和噪声的不耐受，在两次发作之间没有症状。

治疗：

止痛剂和非甾体抗炎药。如抗偏头痛药物佐米曲普坦、麦角类生物碱等。

预防：

养成健康的生活方式，避免诱发因素（如压力、疲劳、酗酒、噪声、通风不良等）。

当每月都发作几次偏头痛时，可采用长期药物治疗来降低发作频率和强度。

■ 颅脑外伤

颅脑外伤是颅脑损伤和紊乱的统称。根据严重程度的不同，颅脑外伤有以下几种类型：颅骨骨折、脑震荡、脑挫伤、颅内血肿。创伤的症状可能立即出现，或在几小时到几周后出现。如果头部受撞击的患者出现以下症状之一，建议寻求医疗援助：失去意识（即便是短暂失去意识），出现平衡或言语障碍，耳出血，呕吐，行为异常。车祸和运动事故是造成颅脑外伤的主要原因。

▶ 颅骨骨折…第103页

脑挫伤及颅内血肿

脑挫伤是由猛烈的头部损伤造成的脑部挫伤。这是一种严重的颅脑外伤，其结果是神经细胞的毁坏以及撞击点或撞击点对侧的出血（对侧外伤）。脑挫伤会导致神经系统问题：意识丧失、运动和感觉缺陷、行为障碍、抽搐等。这些损伤通常是可逆的，但可能会导致后遗症。继发性并发症也可能发生，如颅内血肿。血肿对周围脑组织产生压力（颅内压增高），并造成神经组织的破坏。这会导致头痛、意识问题甚至瘫痪。

脑震荡

颅脑外伤最常见也是最良性的形式是脑震荡。脑震荡通常没有任何明显的器质性病变，但会导致意识丧失，并可能会导致暂时性头痛、恶心、呕吐、记忆障碍、注意力难以集中和易怒。脑震荡恢复后一般不会留下后遗症。

⊕ 颅脑外伤

症状：
程度不同的短暂性意识丧失，昏迷，鼻或耳出血，平衡问题，恶心，呕吐，头痛，说话困难，瘫痪，感觉和视觉障碍，行为异常，抽搐。

治疗：
手术、药物治疗可以防止病变的扩散。住院观察可以发现潜在的并发症。

预防：
坐车系好安全带。在参加有可能导致颅脑外伤的活动时要戴好头盔。

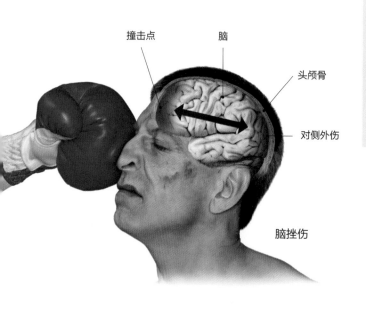

撞击点　　脑

头颅骨

对侧外伤

脑挫伤

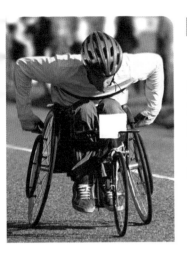

■ 瘫痪

瘫痪是指一块肌肉、一组肌肉或身体的一部分肌肉由于神经系统的损伤而暂时或永久丧失运动功能。瘫痪有时会导致受影响区域全部或部分丧失敏感性。根据神经系统损伤部位的不同，瘫痪可能影响面部、半边身体或者连同四肢的整个身体。引起瘫痪的病变通常是创伤（如车祸、运动事故）或脑血管意外（脑卒中）。也可以由多发性硬化症、肿瘤或感染引起，如白喉、脊髓灰质炎或梅毒等。

▶ 脑血管意外…第156页

面瘫

面瘫是一种面神经支配的面部肌肉的瘫痪。一般为单侧，只会影响面部的下部或上部。由脑血管意外引起的面瘫常伴有偏瘫（半身瘫痪）。面瘫也可由感染（如中耳炎、带状疱疹感染等）或肿瘤引起，但其发作通常无明显原因。面瘫症状因损伤的不同而不同：无法皱眉，无法闭眼，无法微笑，无法吹口哨，无法打哈欠，难以进食和讲话，有时对声音的感知被扩大，味觉丧失，唾液和眼泪的分泌减少。面瘫可以恢复，但后遗症很常见。

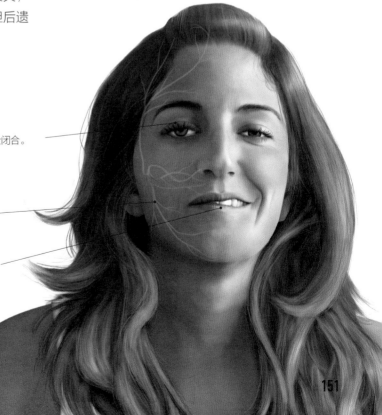

单侧面瘫
即使患者试图闭上眼睛或微笑，瘫痪的一侧仍然保持不动。

眼睑
瘫痪一侧的眼睑不能完全闭合。

面神经
面神经是控制面部运动、泪腺和唾液分泌的脑神经，它同样作用于味觉。

微笑
只有健康的那一侧面部可以微笑，形成典型的"鬼脸"。

偏瘫

偏瘫是由脑损伤引起的身体左半侧或右半侧瘫痪。它可以影响整个身体或只影响某部位（如脸、手臂、腿）。偏瘫可能是突然发生的，如脑血管意外，也可能是逐渐发生的，如随着脑肿瘤慢慢出现。偏瘫可能导致语言能力丧失和部分失明。偏瘫是可以恢复的，但是通常会留有后遗症。

截瘫

截瘫是一种影响两侧下肢和部分躯干的瘫痪类型。截瘫通常是由胸椎或腰椎的脊髓损伤引起的。截瘫的恢复与治疗取决于疾病原因和脊髓损伤程度，断裂的脊髓实际上是不可能通过手术重建的。患者可能无法行走，并可能出现尿失禁或尿潴留。如果病情严重，也可能出现呼吸或咳嗽困难，勃起和射精也可能受影响。另外，女性截瘫患者可以妊娠，但如果存在腹部肌肉瘫痪，则在分娩时必须采取剖宫产。

四肢瘫痪

四肢瘫痪是一种影响四肢和躯干的瘫痪类型。四肢瘫痪通常由颈椎部位的脊髓损伤引发，由关节病或者伸展屈曲过度性损伤（如颈椎过伸性损伤）引起。与截瘫一样，恢复的可能性取决于几个因素，包括脊髓受伤的严重程度。患者会失去运动能力和敏感性，且受到大小便失禁以及不同程度的呼吸问题的困扰——呼吸和咳嗽困难，甚至在没有辅助的情况下无法自主呼吸。

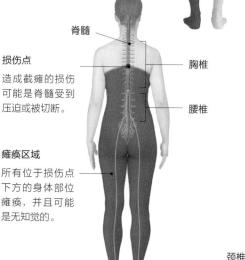

损伤

神经纤维
来自脊髓且支配身体左侧的神经纤维是由右脑半球控制的。因此，右脑半球损伤会导致身体左侧偏瘫，反之亦然。

瘫痪区域
在受偏瘫影响的区域，自主运动被削弱或丧失，感官也会受影响。

脊髓

损伤点
造成截瘫的损伤可能是脊髓受到压迫或被切断。

胸椎

腰椎

瘫痪区域
所有位于损伤点下方的身体部位瘫痪，并且可能是无知觉的。

颈椎

损伤点

瘫痪区域
整个身体都瘫痪了，只有受脑神经支配的头部除外。

■ 挥鞭样损伤

挥鞭样损伤，或伸展屈曲过度性损伤，是由颈部突然的伸展和屈曲引起的颈柱损伤。该损伤通常发生在车祸或运动事故中，可导致头痛、耳鸣、眩晕和视力问题，并出现肌肉损伤、扭伤、骨折或脊髓损伤，这取决于创伤的严重程度。

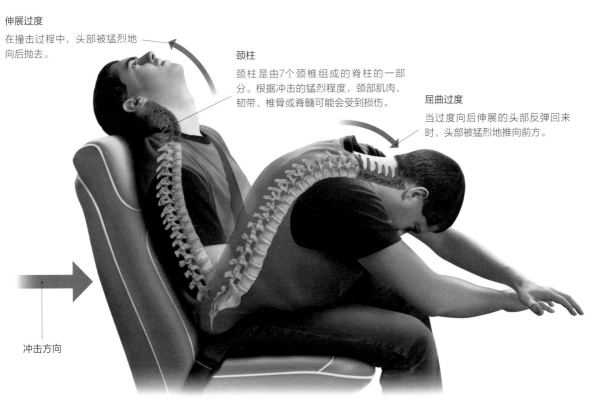

伸展过度
在撞击过程中，头部被猛烈地向后抛去。

颈柱
颈柱是由7个颈椎组成的脊柱的一部分。根据冲击的猛烈程度，颈部肌肉、韧带、椎骨或脊髓可能会受到损伤。

屈曲过度
当过度向后伸展的头部反弹回来时，头部被猛烈地推向前方。

冲击方向

车祸中的挥鞭样损伤

轻瘫

轻瘫是一种部分瘫痪，表现为运动神经元受到损伤的身体部位的肌力下降。受影响最大的是四肢和眼部肌肉。轻瘫是神经系统不同疾病的症状，尤其是多发性硬化症。轻瘫也会在骨折时发生。根据轻瘫的病因和严重程度，轻瘫症状可能很快缓解，运动功能可能通过药物治疗得到恢复，但神经损伤也有可能是不可逆转的。这种情况下，应接受训练，尽可能地学会使用剩余的活跃肌肉。通过物理治疗还可以防止受影响肌肉的萎缩。

 瘫痪

症状：
不能进行自主运动，有时伴有敏感性的丧失。有些瘫痪会伴有肌张力增强，可引起痉挛和挛缩。

治疗：
对于瘫痪没有特定的治疗方法。恢复情况取决于损伤的严重程度，可以训练患者使用剩余的活跃肌肉以改善病情。

■ 意识丧失

意识丧失或晕厥是意识部分或全部的中断，可突然发生也可能逐渐发生。如果是短暂的意识丧失（晕厥），可能是由于心血管问题或自主神经系统暂时功能失常所致。当意识丧失是长期的，就称为昏迷。意识丧失是许多疾病和创伤都可能出现的一种症状。因此，当出现意识丧失时，及时就医以确定意识丧失的原因并实施相应的治疗至关重要。

▶ 不适和意识丧失⋯第559页

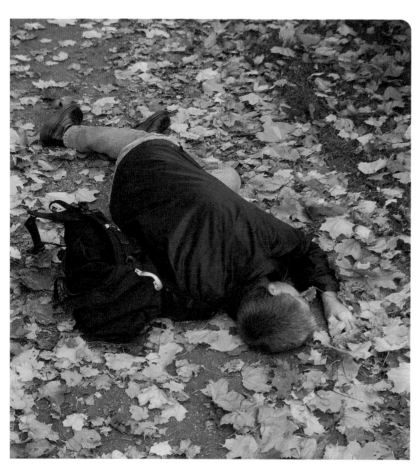

晕厥

晕厥是由于脑部氧气或血液供应突然减少而在短时间内完全失去意识。这种供氧供血的突然减少最常见的是由于自主神经系统的暂时性故障（血管迷走神经性晕厥），但也可能是由心血管功能障碍、肺栓塞、窒息、电击、血钾水平下降等引起的。患者会倒地，并持续片刻的无意识状态（通常不到1分钟），然后苏醒过来，却不记得自己摔倒了。在晕厥的时候，他们对拧捏、噪声等没有反应，有时有可能抽搐和尿失禁。晕厥在休息或活动时都可能发生。

■ 血管迷走神经性晕厥和迷走神经不适

血管迷走神经性晕厥是由迷走神经过度活跃引起的，迷走神经过度活跃对心率和呼吸频率减慢有很大影响。大多数情况下，血管迷走神经性晕厥并不严重，没有心脏问题的健康年轻人也可出现。血管迷走神经性晕厥有时发生在体位突然由坐或躺变为站的情况下。迷走神经不适也会引起血管迷走神经性晕厥。这是一种不适的状态（面色苍白，出汗，视物模糊，耳鸣，心率减慢），伴随着即将晕倒的感觉。迷走神经不适是由于迷走神经过度作用于心血管系统而致，通常与强烈的情感刺激或疼痛有关。

昏迷

　　昏迷是一种意识的长时间中断，其特征是对外界刺激缺乏或基本缺乏反应，但血液循环和呼吸功能相对保持不变。昏迷可以由颅脑外伤、脑血管意外、低血糖、中毒、肿瘤、脑膜炎、癫痫、肝炎、糖尿病等引起。昏迷可以持续几小时至几个月，甚至几年。昏迷的发展本质上取决于病因，其病情预测极其困难。

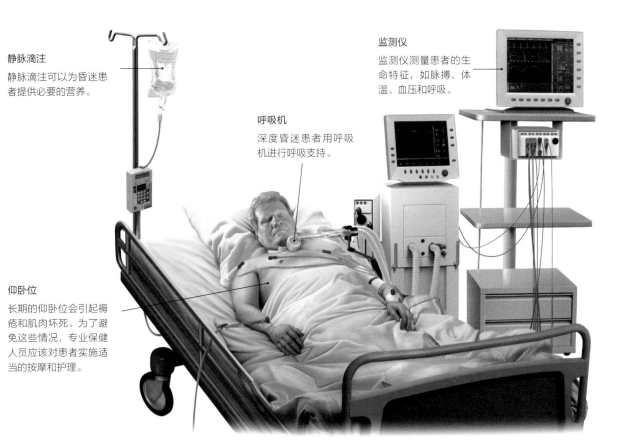

静脉滴注
静脉滴注可以为昏迷患者提供必要的营养。

监测仪
监测仪测量患者的生命特征，如脉搏、体温、血压和呼吸。

呼吸机
深度昏迷患者用呼吸机进行呼吸支持。

仰卧位
长期的仰卧位会引起褥疮和肌肉坏死。为了避免这些情况，专业保健人员应该对患者实施适当的按摩和护理。

■ 昏迷的阶段

　　昏迷的深度可达四个阶段。第一阶段（半昏迷状态），患者听到别人说话时会发出呼噜声，并对疼痛做出反应。第二阶段（嗜睡），患者对声音没有反应，但仍存在一些条件反射。第三阶段（深度昏迷），患者对刺激没有反应，出现完全的肌肉放松和自主性问题，特别是呼吸问题。第四阶段是脑死亡的状态。脑死亡是所有脑活动和自主呼吸活动的停止，心脏活动暂时持续。在许多国家，脑死亡被认为法律意义上的死亡。

✚ 意识丧失

症状：
意识的全部或部分中断，持续时间不同。

治疗：
昏迷中的患者需要特别护理，尤其是生命体征的护理。

预防：
一旦出现迷走神经不适的迹象应立即躺下，以避免跌倒时受伤。

脑血管意外

脑血管意外，或称脑卒中，是由于动脉梗阻或动脉破裂而导致脑部血液循环的突然改变。在西方国家，脑卒中是导致死亡的第三大原因，也是导致后天残疾的最大原因。脑血管意外可以影响所有年龄段，但60岁以后患病风险大大增加，而且发生高血压、动脉粥样硬化、糖尿病或动脉瘤时，脑血管意外的风险也会增加，吸烟、酗酒和家族病史也会增加患病风险。脑卒中需要紧急住院治疗。立即治疗可降低不可逆的神经损伤和死亡风险。脑卒中复发频繁，75%的幸存者都有不同严重程度的后遗症。

脑卒中的症状

脑卒中的症状会突然出现，根据损伤的性质和部位而有所不同：瘫痪、视觉和言语障碍（言语模糊、难以找到合适的词来表达或难以理解他人）、敏感性（麻木）或协调（震颤、笨拙）障碍、眩晕、意识丧失、剧烈头痛、抽搐等。当脑卒中症状在24小时内自行消失时，这是一种短暂性缺血性意外。这种类型的意外是由于脑部血液灌注的短暂中断而引起的，这是一种警告，因为它通常是脑梗死的前兆，需要紧急就医。

脑梗死

脑梗死占脑卒中的80%，栓塞或血栓形成造成的脑动脉梗阻引起脑梗死。在血栓形成的情况下，梗阻是由在脑动脉内的粥样硬化斑块处直接形成的血凝块（血栓）引起的。这是脑梗死最常见的原因。在栓塞的情况下，梗阻通常是在心脏形成的血凝块或与动脉粥样硬化斑块分离的血凝块向脑部迁移导致的。梗死会导致脑部供血中断，并在不同程度上破坏脑组织，它还可能导致脑水肿或发展为脑出血。

▶ 动脉粥样硬化···第256页

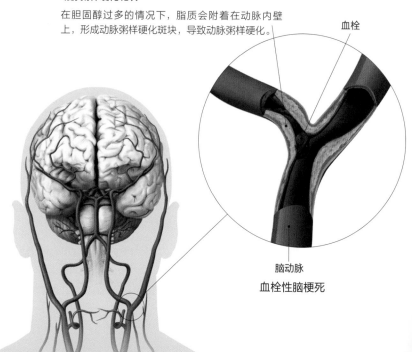

动脉粥样硬化斑块

在胆固醇过多的情况下，脂质会附着在动脉内壁上，形成动脉粥样硬化斑块，导致动脉粥样硬化。

血栓

脑动脉

血栓性脑梗死

脑出血

脑出血占脑卒中的20%，通常表现为由脑动脉破裂引起的脑内血液渗出（脑内出血）。脑出血会导致神经细胞的破坏以及血肿的形成，有时还会引起水肿。引起脑出血的主要原因是导致血管脆弱的高血压。血液渗出可能不会发生在脑内，而是发生于覆盖脑的脑膜之间（脑膜出血）。脑膜出血在女性中较为常见，它通常是由动脉瘤破裂引起的。

▶ 动脉瘤…第270页

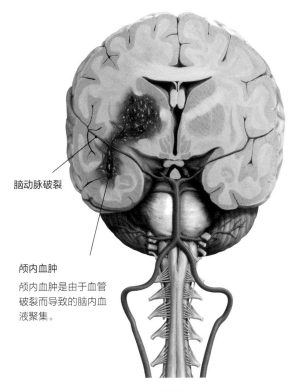

脑动脉破裂

颅内血肿
颅内血肿是由于血管破裂而导致的脑内血液聚集。

脑出血

脑水肿

脑水肿是脑组织中液体的聚集。其病因多种多样：脑血管意外、颅脑外伤、肿瘤等。脑水肿会导致头痛和神经系统问题（言语障碍、幻觉、失明、健忘、力量和敏感性下降、意识丧失）。它可能导致颅内高压和颅脑压迫，是常见的死亡原因。

 预防脑血管意外

预防脑血管意外主要依靠发现预警信号，快速获得治疗以及减少危险因素。

■ 养成健康的生活方式

饮食不当（摄入过多的盐和饱和脂肪酸）、缺乏锻炼、压力、吸烟和酗酒都是使人易患脑卒中的因素，这些不良因素会增加高血压、动脉粥样硬化、高胆固醇血症、糖尿病等风险。注意这些问题，并采取更健康的生活方式非常重要。已经经历过短暂性缺血性意外的人尤其需要注意。

■ 首次出现症状，务必立即就医。

🏥 脑血管意外

症状：
瘫痪，敏感性障碍，视觉、言语和协调障碍，意识丧失，眩晕，剧烈头痛，抽搐，且症状出现得猝不及防。

治疗：
治疗（手术、溶栓、抗凝血剂）的目的在于防止病变扩展导致死亡以及后遗症。功能恢复的程度不同，取决于患者的再训练和再学习。

预防：
降低风险因素（高血压、高胆固醇血症、动脉粥样硬化等）。一旦出现第一个症状（短暂性缺血性意外）就要立即就医。

■ 神经系统肿瘤

在成人中，神经系统的原发性肿瘤通常位于大脑内。在儿童中，它们更常出现在小脑和脑干。神经系统也是会产生继发性肿瘤的部位，继发性肿瘤是由其他肿瘤转移引起的。神经系统的肿瘤即使是良性的，也会压迫大脑或脊髓，导致神经系统问题，如瘫痪、肌无力、癫痫发作、平衡问题。

▶ 癌症⋯第55页

神经系统肿瘤的类型

影响神经系统的肿瘤主要有三种：神经鞘瘤、脑膜瘤和神经胶质瘤。神经鞘瘤是一种生长缓慢的良性肿瘤，会影响脑神经或脊神经。脑膜瘤发生在包裹脑和脊髓的脑膜中，通常是良性的且发展缓慢，但也有产生转移瘤的侵袭性形式。神经胶质瘤可能是良性的，也可能是恶性的（如胶质母细胞瘤），由中枢神经系统内的胶质细胞（支持、滋养和保护神经元的细胞）发展而成。脑肿瘤几乎有一半是神经胶质瘤。

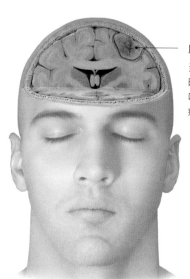

脑膜瘤
当脑膜瘤位于头颅时，可能导致头痛、呕吐、癫痫发作和瘫痪。

■ 胶质母细胞瘤

胶质母细胞瘤是一种恶性脑肿瘤，由组成神经组织的胶质细胞增生引起。胶质母细胞瘤通常位于两个脑半球中的一个，可引发颅内高压和神经细胞病变，从而导致神经功能缺陷：瘫痪、感觉障碍。由于胶质母细胞瘤的体积增长很快，在确诊后必须尽快治疗。胶质母细胞瘤会频繁复发且通常再确诊一年后达到致命的程度。

❋ 神经系统肿瘤

症状：

头痛，恶心，呕吐，抽搐，视力问题，行为异常，智力障碍，幻觉，眩晕，神经系统缺陷（肌无力、瘫痪、感觉障碍）。具体症状取决于肿瘤的位置。

治疗：

放疗，化疗，手术。如果肿瘤生长非常缓慢，且没有症状，有可能不必进行治疗（因为治疗引发的不良反应可能比肿瘤本身危害性更大）。因而定期复查是非常有必要的。

脑炎

脑炎是脑组织的炎症，通常由病毒感染或自身免疫反应引起。有的脑炎可能是由颅脑外伤、中毒、细菌感染或肿瘤引起的。中度脑炎表现为嗜睡、流感样症状和头痛，有时还会导致轻微的后遗症，如思维迟缓、言语或行为异常（情绪变化、躁动）。严重脑炎会出现惊厥、精神错乱、记忆障碍、感觉和运动障碍，且会留下不可逆的后遗症（瘫痪、感觉和运动障碍、认知能力下降、癫痫、昏迷）并导致死亡。

▸ 流感…第320页

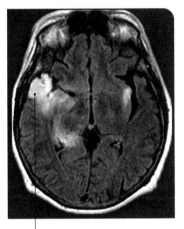

疱疹性脑炎

颞叶
颞叶是疱疹性脑炎最常发生的区域，颞叶的炎症通常会导致言语障碍和惊厥。

病毒性脑炎

大多数脑炎是由直接感染病毒引起的，最常见的是单纯疱疹性脑炎，由单纯疱疹病毒引起。引起口唇疱疹和生殖器疱疹的单纯性疱疹，通过直接接触疱疹病灶或被污染的物体（餐具、毛巾等）传播。单纯疱疹性脑炎尤其容易感染3岁以下的儿童和40~50岁的成年人，如果该病在早期没有得到治疗，死亡率会增加且后遗症往往十分严重。因此，一旦怀疑是病毒性脑炎，请立即使用阿昔洛韦治疗，即便尚未确诊为单纯疱疹性脑炎。

▸ 口唇疱疹…第86页
▸ 生殖器疱疹…第447页

感染后脑炎

感染后脑炎是由自身免疫反应引起的，这种免疫反应是由不直接影响脑的感染引发的。流感、麻疹、风疹、脊髓灰质炎病毒等都能引发该病。偶尔，脑炎可由接种疫苗引发。

 脑炎

症状：
中度：流感样症状，头痛，记忆障碍，思维错乱，行为异常，淡漠。
重度：感觉和运动障碍（畏光，协调问题，瘫痪），言语障碍。

治疗：
抗病毒药物（阿昔洛韦），抗生素，对症治疗。

预防：
接种狂犬病疫苗、风疹疫苗、脊髓灰质炎疫苗、流感疫苗、麻疹疫苗，避免蚊虫叮咬。

■ 狂犬病

狂犬病是几千年前就为人所知的一种病毒性疾病，它会影响神经系统，并导致致命的脑炎。狂犬病通过被感染的动物传染给人，尤其是狐狸、蝙蝠、浣熊和流浪狗。感染是通过咬伤或舔舐伤口的唾液传播的。狂犬病在全球范围内存在。接种疫苗可以防止有感染风险的人感染病毒，并治疗那些因为被咬而接触病毒的人。一旦确诊狂犬病，死亡是非常迅速且不可避免的。

狂犬病的症状

狂犬病的症状出现在感染后的几天到几个月内。当咬伤位于神经分布密集的区域或靠近头部时，潜伏期较短。患者首先感觉到被咬部位的疼痛，并可能出现吞咽困难和情感障碍，如沮丧、焦虑、兴奋、大哭、怕水。这种疾病可以演变成两种不同的临床形式：狂躁型（80%的病例），患者会变得好斗和暴力；瘫痪型，患者几天内会出现全身瘫痪。这两种情况下，狂犬病都会迅速发展为昏迷或死亡，通常是由窒息所致。

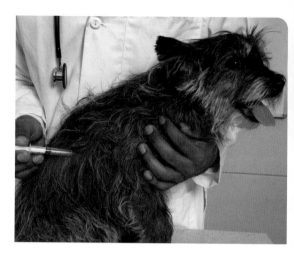

动物狂犬病

当确诊狂犬病后，患病的动物表现出过多流涎和异常行为，如定向障碍、躁动，或与之相反，表现为嗜睡、行走困难。然而看似健康的动物也可能是病毒携带者，并因为在症状出现之前病毒就存在于唾液中，而有机会将病毒传染给人类。任何未接种疫苗的哺乳动物都易受感染，因此为家养动物接种疫苗十分必要。

狂犬病

症状：

发热，情绪紊乱，流涎过多，幻觉，怕水，挛缩，瘫痪。

治疗：

接触病毒后立即接种疫苗，血清疗法。狂犬病一旦确诊，没有特定的治疗方法。

▶ 血清疗法…第286页

预防：

接种疫苗（人和动物）。如被不明动物或怀疑患有狂犬病的动物咬伤，应立即就医，在病情发展前治疗。

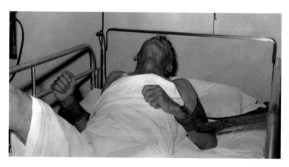

狂躁型狂犬病

狂躁型狂犬病例中，患者表现出运动神经元过度兴奋（抽搐、挛缩）和过度流涎。他们焦虑、激动、好斗，出现幻觉，对水有病理性的恐惧（恐水症）。

脑膜炎

脑膜炎是一种脑膜炎症，通常由感染引起。最常见的脑膜炎是由肠道内的寄生病毒引起的，通常是良性的，症状几天内就会自行消失。然而，由细菌（肺炎链球菌、流感嗜血杆菌、李斯特菌、大肠杆菌、脑膜炎球菌）、真菌和一些特定病毒（疱疹、水痘）引起的脑膜炎可能非常严重，多见于儿童和老年人或免疫缺陷群体中。一旦脑膜炎发作，必须立即使用抗生素治疗，因为脑膜炎可能导致神经后遗症（运动协调能力丧失、听力丧失、学习障碍），甚至死亡。特别是由脑膜炎球菌引起的脑膜炎感染性与毒性都是极强的，有时是突然发作，儿童和青少年尤其易感，并可引起爆发。得益于疫苗接种，脑膜炎病例在西方国家已变得相当罕见。

脑膜炎的症状

脑膜炎表现为一系列症状（脑膜刺激征）：高热、头痛、不耐光、呕吐、易怒、颈项强直、抽搐。皮肤上出现小红斑是严重脑膜炎的标志，需要紧急住院治疗。在新生儿中，脑膜炎的诊断较为困难，因为症状不够明显，多表现为哭闹、面色灰白、缺乏肌张力、淡漠、圆囟门、抽搐等。

腰椎穿刺

腰椎穿刺是指在两个腰椎之间刺入一根针，直到蛛网膜下腔，以取出脑脊液样本或注入药物（抗生素、化疗等）。脑脊液取样可以确诊脑膜出血或脑膜炎，还可以将溢出的脑脊液排出（如颅内高压的情况下）。腰椎穿刺需要在局部麻醉或不麻醉的情况下实施。腰椎穿刺是安全的，任何年龄均可实施，包括新生儿。

▶ 脑膜和脑脊液···第140页

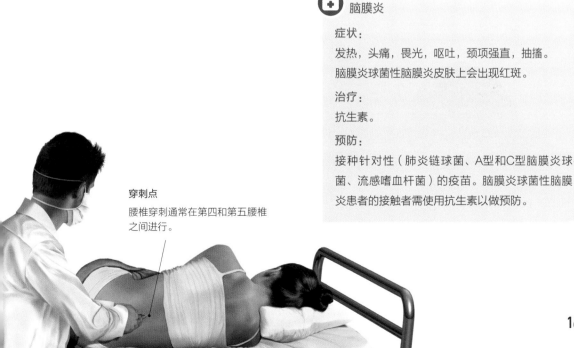

➕ 脑膜炎

症状：
发热，头痛，畏光，呕吐，颈项强直，抽搐。
脑膜炎球菌性脑膜炎皮肤上会出现红斑。

治疗：
抗生素。

预防：
接种针对性（肺炎链球菌、A型和C型脑膜炎球菌、流感嗜血杆菌）的疫苗。脑膜炎球菌性脑膜炎患者的接触者需使用抗生素以做预防。

穿刺点
腰椎穿刺通常在第四和第五腰椎之间进行。

■ 带状疱疹

　　水痘—带状疱疹病毒潜伏在水痘患者的神经节中。当免疫系统的防御被压力、感染或癌症等因素削弱时，病毒会以带状疱疹的形式重新激活。带状疱疹的特征是非常疼痛的皮疹，沿感觉神经走行，特别是肋间神经、眼神经和颈神经。这种疾病可以通过接触患者的小水疱而传播，并在从未感染过水痘的人身上引发水痘。

▶ 水痘…第519页

带状疱疹的症状

　　带状疱疹的临床表现是单侧的，并且沿受累神经走行，因为病毒必须穿过整个神经的长度到达皮肤。带状疱疹的症状开始时是有烧灼感，随后出现皮疹（伴水疱）。一般来说，这些症状伴随的疼痛是非常强烈的。带状疱疹2~6周就可以恢复，但是疼痛会持续几年。带状疱疹极少复发。对于患有严重免疫缺陷的人群（如患有艾滋病或癌症的人）来讲，带状疱疹存在感染扩散至全身并侵袭内脏、脑膜或脑，从而引起出血的风险。

眼部带状疱疹

　　当带状疱疹影响视神经时，表现为在前额、眼周和角膜上出现皮疹。眼部带状疱疹会造成眼睛损伤，导致视力下降甚至失明。因此，眼部带状疱疹需要使用抗病毒药物进行系统治疗。

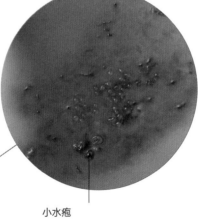

脊髓神经节
病毒潜伏在脊髓神经节中，有时会潜伏数十年，然后被激活，引起带状疱疹。

肋间神经
带状疱疹常影响肋间神经，造成沿神经走行的皮肤损伤。

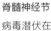

小水疱
几天后，水疱变干，结痂，愈合，留下中空的小伤疤。

✚ 带状疱疹

症状：
烧灼感或皮疹，以及沿神经走行的小水疱；剧烈疼痛。有时伴有低热和头痛。

治疗：
消毒病灶，止痛剂。免疫缺陷者和眼部带状疱疹患者需服用处方类抗病毒药物。

脊髓灰质炎

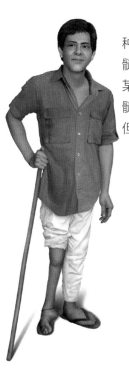

脊髓灰质炎，即小儿麻痹症，是脊髓灰质炎病毒对神经系统感染的后果，这种病毒通过与分泌物（鼻涕、唾液飞沫）或受污染的水和食物的接触而传播。脊髓灰质炎发病时，会引起发热、头痛、背痛和颈部僵硬。在某些情况下，会导致某些肌肉出现不可逆的麻痹和肌肉萎缩，有时还会造成使人非常虚弱的畸形。脊髓灰质炎主要影响儿童。当前，虽然得益于疫苗的使用，脊髓灰质炎正在减少，但它仍然在一些国家流行。

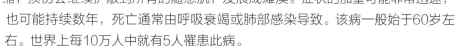

脊髓灰质炎

症状：

发热，呕吐，头痛，背痛，颈部僵硬，四肢疼痛，有时一些肌肉会麻痹。

治疗：

没有治疗方法。

预防：

疫苗接种，卫生措施。

肌萎缩侧索硬化

肌萎缩侧索硬化，又称运动神经元病，是一种原因不明的退行性疾病，它会影响支配骨骼肌的运动神经元。首先表现为手部和前臂的肌肉无力，然后手部肌肉逐渐萎缩，损伤会继续扩散到所有的随意肌，发展成瘫痪。症状的加重可能非常迅速，也可能持续数年，死亡通常由呼吸衰竭或肺部感染导致。该病一般始于60岁左右。世界上每10万人中就有5人罹患此病。

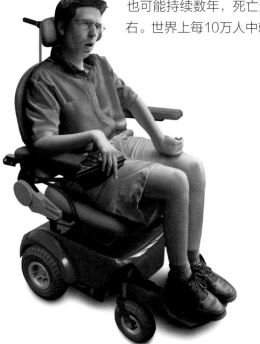

肌萎缩侧索硬化

症状：

肌肉功能障碍（麻痹、肌肉萎缩、肌肉过度僵硬、抽搐、自发性且不规律收缩），呼吸、言语和吞咽障碍。相关症状有失眠、便秘、体重减轻。

治疗：

对症治疗可使用胃导管给予营养支持，进行呼吸辅助等。药物（利鲁唑）治疗可以延缓该病的发展。

多发性硬化症

多发性硬化症是一种自身免疫性疾病，会破坏中枢神经系统轴突的髓鞘，从而引起不同严重程度的神经问题。该病一般开始于20~40岁，并经常发展迅速，其间有缓解期和症状消退期。全世界约有250万患者，其中大多数是女性（男女比例为1∶3）。

▶ 神经元…第136页

脱髓鞘

脱髓鞘是一种髓鞘的破坏，脱髓鞘会干扰神经冲动传递并使其中断，并可导致神经元的不可逆损伤。它会导致多方面的神经问题，这取决于损伤的位置。轴突脱髓鞘可能是由自身免疫性疾病（多发性硬化症、系统性红斑狼疮）或感染（莱姆病、艾滋病）引起的。

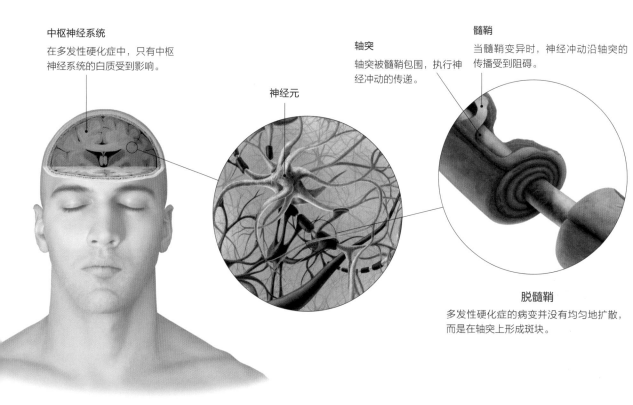

中枢神经系统
在多发性硬化症中，只有中枢神经系统的白质受到影响。

神经元

轴突
轴突被髓鞘包围，执行神经冲动的传递。

髓鞘
当髓鞘变异时，神经冲动沿轴突的传播受到阻碍。

脱髓鞘
多发性硬化症的病变并没有均匀地扩散，而是在轴突上形成斑块。

多发性硬化症的原因

导致多发性硬化症的原因仍不可知。该病尤其肆虐于北欧国家、加拿大和美国北部，这表明其中存在环境或遗传因素。多发性硬化症也可能由病毒（流感、疱疹）在易感人群中引发。有些研究反对多发性硬化症的出现和乙肝疫苗接种之间存在联系的观点。世界卫生组织也反对这一观点，并坚持疫苗接种的巨大好处。

多发性硬化症的发展

多发性硬化症的发展可以有几种形式。在大多数情况下，症状的突然发作与完全缓解交替出现。若干年后，神经系统状态因突然发作而逐渐恶化。有时损伤是逐步和持续发展的，没有缓解期。多发性硬化症会引起各种神经问题，出现什么样的问题（视力、敏感性、平衡、行走、排尿、情绪等方面的问题）取决于脱髓鞘斑块的位置。数年后，这种疾病会造成严重的缺陷（瘫痪、失明），并导致患者丧失自主能力。

多发性硬化

症状：
运动、感觉和心理问题，急性和慢性疼痛，严重疲劳。这些症状通常是急性发作。若干年后，症状会恶化并成为永久性问题。

治疗：
在突发期使用糖皮质激素。严重病例使用干扰素、免疫抑制剂。但无法治愈。

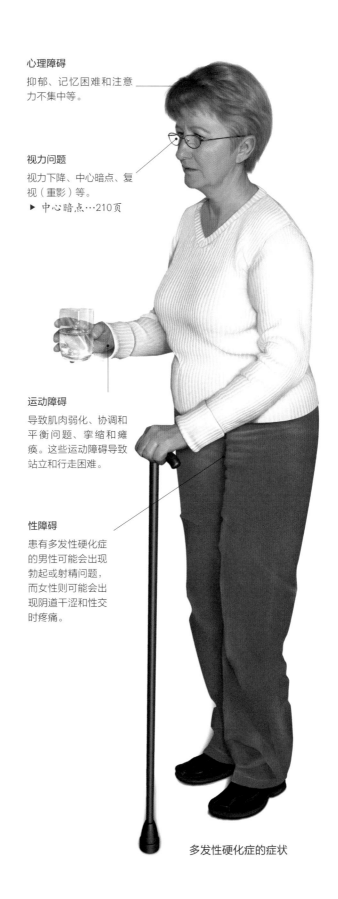

心理障碍
抑郁、记忆困难和注意力不集中等。

视力问题
视力下降、中心暗点、复视（重影）等。
▶ 中心暗点…210页

运动障碍
导致肌肉弱化、协调和平衡问题、挛缩和瘫痪。这些运动障碍导致站立和行走困难。

性障碍
患有多发性硬化症的男性可能会出现勃起或射精问题，而女性则可能会出现阴道干涩和性交时疼痛。

多发性硬化症的症状

■ 癫痫

癫痫是一种神经性疾病，表现为反复发作并导致脑电活动出现突然且暂时的功能障碍。癫痫可由遗传、感染或脑损伤引起。然而，在半数的癫痫病例中，其原因无法确定。癫痫的诊断，基于反复发作，通过使用脑电图而确诊。癫痫发作会造成脑损伤。此外，酒精中毒或突然停药有可能导致癫痫发作或一系列反常的、长时间的强直阵挛性癫痫发作（持续时间超过30分钟），这可能造成呼吸衰竭、神经和智力后遗症，甚至死亡。

癫痫发作

癫痫发作通常都是不可预测的，即使是在有触发因素的情况下，如压力、疲劳、强烈情绪、闪光（手机、电视、电脑）、酒精。由脑电活动的局部故障引起的癫痫发作是局部的，会引起持续几分钟的局部运动或感觉障碍以及心理问题（幻觉、行为改变）。全面性发作影响整个身体，是由大脑皮质的扩散性放电引起的。全面性癫痫发作有两种类型：失神发作（癫痫小发作）或强直阵挛性癫痫发作（大癫痫）。

■ 失神

失神是意识的短暂中断。这种症状表现为言语停顿，几秒钟的表情呆滞，有时还伴有自发性运动（吞咽、咀嚼等）障碍。有些患者失神可能在一天重复好几次。

舌

在癫痫发作期间，患者有时会咬自己的舌头。尽管如此，也不要试图往他们嘴里塞入东西或阻止他们抽搐。

抽搐

抽搐是全身突然的不自主肌肉收缩，并伴有间歇性的肌肉放松。抽搐是癫痫的症状，但也可能由其他原因引起：颅脑外伤、脑血管意外、感染（脑膜炎）、肿瘤、中毒和幼儿因脱水或发热引起的热性惊厥。

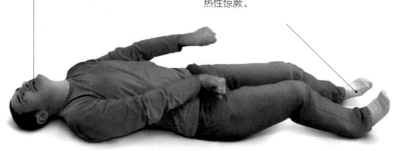

强直阵挛性癫痫发作

强直阵挛性癫痫发作的特征是失去意识和持续5~10分的抽搐，随后是无意识的恢复阶段。

 癫痫

症状：

全面性癫痫发作表现为抽搐、失神等。局部癫痫表现为局部运动或感觉障碍、心理问题。

治疗：

抗癫痫药物，手术切除皮质牵连区域。有些儿童患者会自行缓解或消失。

预防：

抗癫痫药物，加上健康的生活方式（充足且有规律的睡眠，限酒，减少光刺激），通常有助于预防癫痫发作。

帕金森病

帕金森病是一种退行性神经系统疾病，主要表现为运动障碍，统称为帕金森综合征。它是由脑干上负责生产多巴胺的神经元退化引起的。多巴胺是一种与控制自主运动有关的神经递质。造成这种变性的原因尚不清楚。帕金森病是渐进性的，一般在55岁左右发生，在65岁以上人群中有1%~2%受到帕金森病的影响。帕金森病是不可治愈的，但有可行的治疗方法来减轻症状，并让受病症折磨的患者有令人满意的生活质量。

帕金森综合征

帕金森综合征是帕金森病症状的典型集合：静止性震颤，运动不能，运动迟缓，肌张力过高，体态改变和平衡问题。其诊断在于对这些症状的鉴别，因为没有医学检查可以检测出帕金森病。帕金森综合征还会伴有表情不能、疲劳、抑郁，有时还会出现记忆力和注意力问题。其他疾病也可能导致帕金森综合征（脑血管意外、中毒等）。

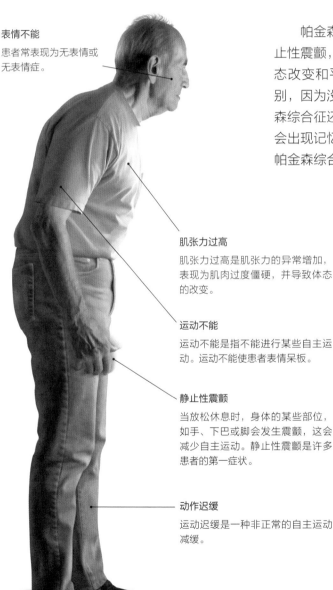

表情不能
患者常表现为无表情或无表情症。

肌张力过高
肌张力过高是肌张力的异常增加，表现为肌肉过度僵硬，并导致体态的改变。

运动不能
运动不能是指不能进行某些自主运动。运动不能使患者表情呆板。

静止性震颤
当放松休息时，身体的某些部位，如手、下巴或脚会发生震颤，这会减少自主运动。静止性震颤是许多患者的第一症状。

动作迟缓
运动迟缓是一种非正常的自主运动减缓。

帕金森病

症状：
静止性震颤，运动不能，运动迟缓，肌张力过高，灵敏度丧失，行走困难，体态改变。症状和病情发展因人而异。

治疗：
治疗的目的是缓解症状。药物治疗，物理治疗，手术。

■ 异常运动

不随意肌收缩可能导致异常运动（抽搐，震颤，舞蹈症）。这些异常运动通常是神经系统疾病的症状，例如图雷特综合征、亨廷顿舞蹈症，但是异常运动也可以在没有任何明显原因的情况下出现。

抽动秽语综合征

抽动秽语综合征是一种罕见的神经性疾病，其特征是运动或声音抽动。有时可以观察到患者重复使用单词或短语，甚至是秽语叫喊。该病主要见于男性，通常在10岁之前发病。该病还伴有其他问题，如强迫性神经失调、活动过度、学习障碍等。

亨廷顿舞蹈症

亨廷顿舞蹈症又称亨廷顿病，是一种遗传性疾病，通常在30~50岁变得明显。该病会导致某些脑的区域发生变性，从而导致舞蹈症、心理障碍，如抑郁或精神病，以及言语、注意力或记忆力障碍，最终演变为痴呆。这种病在发病10~20年后就会致命。

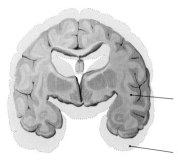

病脑
亨廷顿舞蹈症会导致脑萎缩。

健康脑

■ 舞蹈症

舞蹈症是一种以不随意的、突然的、反常的运动为特征的综合征，伴有运动协调问题，尤其影响行走。这些运动在休息时发生，有时在睡觉时发生，多见于四肢、面部和颈部。舞蹈症主要是由中毒（二氧化碳、酒精）、感染、某些药物和亨廷顿舞蹈症引起的。

■ 抽搐

抽搐是不随意的、突然的、间歇的运动，可以选择性暂时停止。通常出现在面部（眨眼、面颊收缩）、颈部（转动头部）或肩部。这些症状在儿童身上很常见，通常与焦虑、疲劳或情绪有关，多数情况下会在几年后自行消失。

➕ 异常运动

症状：
不随意肌收缩引起抽搐，震颤，舞蹈症等。

治疗：
药物可以使一些异常运动消失。抽搐可用行为疗法。如果症状致使人非常虚弱，可以通过在脑的某些部位植入微电极来缓解。

遗忘症

遗忘症是指暂时或永久地丧失全部或者部分记忆。遗忘症可能是由脑血管意外、颅脑外伤、阿尔茨海默病或脑炎等疾病引起的脑损伤导致，或由中毒（药物、酒精、毒品）引起。遗忘症也可能是由心理创伤或精神疾病如精神病引起。

遗忘症的类型

不同类型的遗忘症会对记忆产生不同影响：顺行性遗忘症，会导致无法形成新的记忆；逆行性遗忘症，其特征是无法记住过去发生的事情；间歇性遗忘症，指的是对创伤前后事件的遗忘；心因性遗忘症，表现为无法记住个人信息。

记忆

脑保存过去经历的痕迹并将其带入意识的能力就是记忆。这种能力能够使人置于时间的连续性中，完成他们当下的和未来的活动，这些活动依赖于已经存储的知识。记忆包括三个阶段：编码、存储和恢复信息。编码，即将知觉转化为记忆，这是一种个体化的处理过程，根据每个人的兴趣点和先验知识进行，可以是随意的，也可以是不随意的。存储的持续时间是不同的，从几秒（短期记忆）到整个生命周期（长期记忆），存储时间取决于编码的质量。恢复就是将存储的信息恢复到意识中。

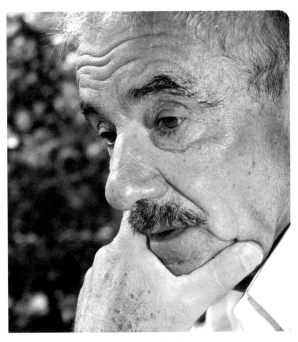

心因性遗忘症

心因性遗忘症是一种罕见的失忆症，由强烈的情感冲击引起，其特征是无法记住个人信息（姓名、年龄、地址）。心因性遗忘症可以持续几小时至几个月，有时还会伴有神游症。

 遗忘症

症状：
暂时或永久的丧失部分或全部旧的记忆，或获得新记忆的能力。

治疗：
治疗旨在给予遗忘症患者一定的自主性，特别是当需要学习一些特殊技巧的时候。

■ 阿尔茨海默病和其他形式的痴呆症

痴呆症是由于脑损伤而导致的智力能力的退化，这种退化是进行性和不可逆的。有些形式的痴呆症是由一种明确被识别的疾病造成的，如脑血管意外或梅毒；而阿尔茨海默病则是由神经元退化造成的，其原因尚不清楚。痴呆症会带来各种问题，长期来看，这些问题会使得饱受疾病折磨的患者失去生活自理能力。

阿尔茨海默病

阿尔茨海默病是痴呆症的主要病因。65岁以上人口中约有5%患有该病，10%~20%是80岁以上人群。它是一种退行性神经疾病，其特征是脑神经元数量减少以及脑萎缩，不可避免地导致痴呆。患者存在认知问题（失语症、记忆问题、组织条理性问题、识人识物问题等）和行为障碍（攻击性、精神错乱、厌食症等）。这些问题在几年内逐渐增加，直到患者无法独自进行任何活动。阿尔茨海默病的病因尚未确定，可能的致病因素包括年龄、家族史、肥胖、吸烟和环境因素（接触重金属）。

血管性痴呆

血管性痴呆是由反复出现脑血管意外引起的。在西方国家，它是继阿尔茨海默病之后引起痴呆的第二大原因。血管性痴呆的发展是阶段性，有稳定期，通常血管性痴呆以情绪问题为特征，如情绪亢奋和情感淡漠。

▶ 脑血管意外⋯第156页

■ 失语症

失语症是由于脑损伤而导致书面语言或口头语言的表达和理解困难。失语症可能首先表现为患者不能找到合适的词来表达某个意思。随后，患者可能会完全丧失对话语意义的把握，变成哑人。

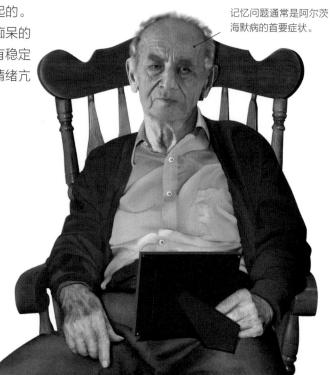

记忆问题

记忆问题通常是阿尔茨海默病的首要症状。

阿尔茨海默病的先兆

　　出现孤立的、可治疗的记忆丧失是正常的，尤其是随着年龄的增长。此外，阿尔茨海默病的症状可能存在于任何人身上。然而，当一个人患上阿尔茨海默病时，这些症状就会增多、加重。关注阿尔茨海默病的先兆，如果有丝毫疑问，立即咨询专家。诊断越早，越能有效延缓疾病发展。

- 记忆问题：健忘或难以记住事件或最近的信息，难以辨认人，丧失远期的记忆。
- 难以完成熟悉的任务，如做饭、吃药等。
- 言语问题：难以表达自己，倾向于寻找单词并用其他不恰当的单词代替它们。
- 难以制订时间表。
- 在空间和时间上逐渐失去方向感。
- 丧失判断力，行为举止不合时宜。
- 难以理解抽象概念，如计算、数字等。
- 容易把东西放错地方，把它们放在不合适的地方。
- 突然或没有明显原因就发生情绪或行为的改变。
- 性格变化，如慌乱、怀疑、情感冷漠等。
- 缺乏热情。

 阿尔茨海默病和其他形式的痴呆症

症状：
认知问题（记忆、言语、推理、注意力），行为障碍（慌乱、激动、情感冷漠、攻击性、焦虑、饮食障碍、神志恍惚、幻觉、强迫、情绪亢奋等），睡眠问题、抑郁。

治疗：
大多数形式的痴呆症是无法治愈的。有些症状可以缓解（焦虑、抑郁、睡眠问题），还有一些治疗可以延缓疾病的发展。

预防：
血管性痴呆：预防脑血管意外。

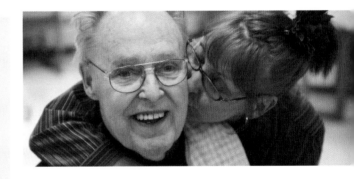

■ 如何应对阿尔茨海默病

　　阿尔茨海默病没有治疗方法，只有一些可以限制某些症状，改善患者生活质量的药物和方法，如松弛技巧。向阿尔茨海默病患者提供支持是非常重要的，定期看望他们，与他们交流，确保他们的日常环境安全，以避免事故和感染性疾病的侵害。为患者设置提醒，创造稳定、平静和程序化的生活条件，也可以帮助其对抗疾病。进行有规律的体育锻炼也有好处，它可以为患者设定一个目标，帮患者保持体能，而且在使患者平静下来的同时刺激他们的大脑。

■ 精神病

　　一个患有精神病的人表现出一种紊乱的个性，同时存在着他们自己都意识不到的感知、判断、推理和行为方面的问题。精神病发作可能穿插有清醒期。精神病包括精神分裂症、妄想症等精神疾病。这些疾病可能是由以下因素引起的：脑神经递质功能失常、遗传因素、对压力的过激反应等。最初症状通常出现在16~30岁，患者可能对自己或他人造成危险。

精神分裂症

　　精神分裂症是精神病的一种形式，表现为自我退缩、思维不连贯、情感矛盾（严重的矛盾意向）。这会导致各种症状：谵妄、幻觉（通常是幻听）、思维混乱、紧张症、情感淡漠、无理由发笑、自言自语等。这些症状通常伴有焦虑和抑郁。精神分裂症影响1%的人口，并且以缓解期和复发期交替出现为特征。

■ 紧张症

　　紧张症有不同的症状，如静止不动，对外界刺激没有反应；或与此相反，自动服从，重复单词或短语，拒绝说话或吃东西。在精神分裂症的病例中，紧张症可以表现为长期保持一种不寻常的、不舒服的姿势。

妄想症

　　妄想症是一种精神病，其特征是一种系统化的、构建完好的谵妄（从真实事件中得出错误结论）。偏执性谵妄有几种形式：解释性谵妄（每件事都有个人意义）、迫害性谵妄、要求性谵妄、嫉妒、被他人珍爱的幻觉。妄想症一般出现于30~45岁，患者性格中有妄想症倾向（怀疑、骄傲、高估自己、敏感、错误判断、顽固）。妄想症患者的攻击性反应可能是频繁且暴力的，有时需要住院治疗。

■ 谵妄

　　谵妄是现实感的丧失，并且产生错误且不可动摇的信念。例如，谵妄患者会感到被迫害，有被外部力量操纵的印象，或有过度的野心。谵妄可能是突然的、意想不到的，也可能是逐步发展的。谵妄或多或少是连贯的，可能是暂时的，也可能是不可逆转的。谵妄也表现出许多精神问题。

➕ 精神病

症状：
感知、判断、推理和行为方面的问题。

治疗：
精神病的治疗应结合心理疗法和药物治疗（抗精神病药）。

神经症

患有神经症的人能够意识到他们自己有异常行为，却无法改变。这种心理障碍由于神经递质释放的不平衡所致，干扰了情感生活却不损害智力。与精神病相反，神经症患者不会失去与现实的联系。神经症对患者的影响各异，但有一些典型症状可以帮助诊断，如社交困难、焦虑、不适感、强迫行为、强迫症、恐怖症、性功能障碍等。某些形式的神经症会构成严重的社交障碍，并可能导致抑郁甚至自杀。

▶ 神经元…第136页
▶ 抑郁症及其他情感障碍…第179页

强迫症

强迫症是一种以强迫症和强迫行为为特征的神经症。这些症状对患者产生了强烈的约束，患者为此投入了大量的精力。他们意识到自己行为的荒谬，但无法改变它。强迫症通常开始于青春期，多与其他精神障碍有关，如抑郁症、恐怖症、厌食症、精神分裂症或情感依赖。

■ 强迫行为

强迫行为是一种程序化行为或精神行为，受到强迫行为折磨的患者在难以忍耐的痛苦感和内疚感的惩罚下，无法停止完成强迫动作。强迫行为是强迫症的一种反应。强迫行为的出现是为了预防或减少焦虑——患者觉得这些行为可以让他们避免一个可怕的情况。强迫行为形式多样，如洗漱、验证、饮食障碍（如贪食症和厌食症）、无法控制的过度购物、偷窃、重复数学公式等。有些人会拔下一绺头发，有些人则会咬指甲。

▶ 饮食障碍…第527页

■ 强迫症

强迫症是一种侵入性的想法，以一种重复的、持续的、非理性的方式强加于大脑。强迫观念通常源于在过去经历中产生的恐惧。强迫症有很多种：错误强迫（害怕忘记某事，或害怕做错某事），不幸强迫（迷信），泥土强迫（变脏）等。由于焦虑，强迫症由焦虑产生，会阻碍智力活动，影响职业、社交和家庭活动。强迫症患者通过强制性行为与强迫症做斗争。

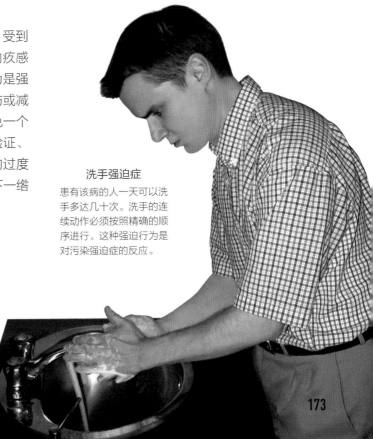

洗手强迫症
患有该病的人一天可以洗手多达几十次。洗手的连续动作必须按照精确的顺序进行。这种强迫行为是对污染强迫症的反应。

广泛性焦虑障碍

　　广泛性焦虑障碍，是一种以永久性焦虑（持续的忧虑和惊恐，为最坏的情况做准备）为特征的神经症。此外，广泛性焦虑障碍有时会突然发作，患者在发作期间会有发疯或死亡的感觉，并出现生理症状，如肠痉挛、心率加快、出汗、压迫感、震颤、黏膜干燥。广泛性焦虑障碍常影响青年女性。

恐怖症

　　恐怖症是一种由客观上本身并不危险的物体或情况而引发的强烈恐惧。该病有几种类型：与空间有关的恐怖症（广场恐怖症、幽闭恐怖症），社交恐怖症（害怕被观察或评判的环境），特殊恐怖症，比如对某些动物、交通工具、自然元素、血液和某些环境的恐惧等。恐怖症是许多精神疾病的症状，也是恐怖神经症的主要症状。在面对害怕的物品或环境时，患者会经历一种令人瘫痪的、无法控制的恐惧。在持续惊恐的状态下，患者会想出办法来避免与引起他们恐惧的对象接触，也可能使用他们迷恋的物品，通过这些物品的存在让自己减少焦虑并且面对令人恐惧的场景。

　　👁 最常见的恐怖症

　　最常见的恐怖症是社交恐怖症和与空间有关的恐怖症：害怕在公共场合说话或者脸红（赤颜恐怖症），害怕空旷或广大的空间和人群（广场恐怖症），害怕封闭的空间（幽闭恐怖症）。其他特定的恐怖症也很普遍，比如对蜘蛛的恐惧（恐蛛症）、狗的恐惧（恐犬症）、蛇的恐惧（恐蛇症）、水的恐惧（恐水症）、陌生人的恐惧（陌生恐怖症）、飞行的恐惧（飞行恐怖症）、高度的恐惧（恐高症）等。

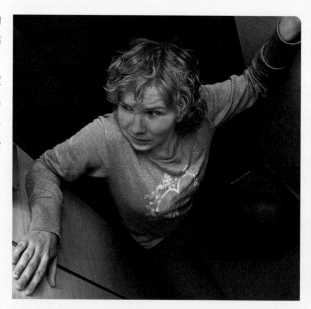

幽闭恐怖症

心理治疗

心理治疗是一种用于治疗精神障碍的非药物技术。心理治疗有多种类型，如精神分析、行为疗法和认知疗法。在实践中，心理治疗师通常会结合几种不同的治疗方法。

认知和行为疗法

在行为疗法中，患者必须发现并放弃他们的精神病理行为，以一种更合适的行为取而代之，使他们能够在社会中充分发挥作用。这一技术在恐怖症、强迫症、抑郁症和性功能障碍的病例中应用最为显著。认知疗法的目的是首先认识到导致不合理信念的错误心理机制，如得出错误结论、夸大失败、对独立事件责任的自我归因等；其次，就是要改正这些思想和行为方式，特别是要通过实践来改正。

精神分析

精神分析的目的是发现神经症起源中心理现象的潜意识意义。一旦进入意识，这些现象就不再有效果。主要技术包括分析患者自由表达的意见和他们的梦，并提供解释。这项工作只能由精神分析执业医生（精神分析学家）来完成。精神分析想要成功，需要患者长期地全身心投入。

 神经症

症状：
神经症的症状根据其类型和个体的不同会有很大的差异，包括强迫症、强迫行为、恐怖症、焦虑、性功能障碍、关系处理困难等。

治疗：
药物治疗（抗焦虑药、抗抑郁药）和心理治疗相结合。

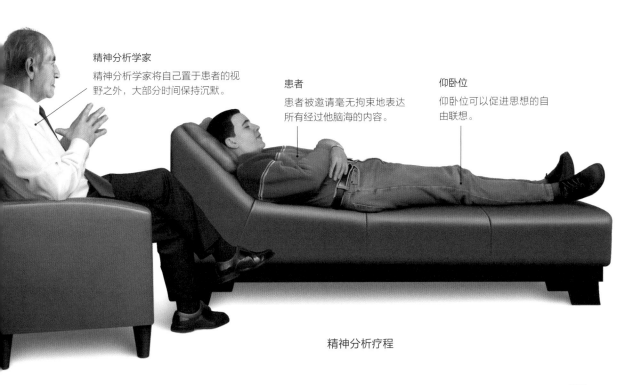

精神分析学家
精神分析学家将自己置于患者的视野之外，大部分时间保持沉默。

患者
患者被邀请毫无拘束地表达所有经过他脑海的内容。

仰卧位
仰卧位可以促进思想的自由联想。

精神分析疗程

■ 睡眠障碍

家庭医生健康指南

睡眠障碍很常见，所有年龄群均可出现。睡眠障碍可能会有以下几种形式：失眠、睡眠过多、发作性睡病、梦游症、磨牙症（睡着时磨牙）、遗尿症、夜惊等。这些疾病通常会对学业、职业、家庭或情感生活产生重大影响，并会导致白天困倦，引发事故。睡眠障碍通常是生理或心理障碍（压力、焦虑、精神疾病）的症状。睡眠障碍也和睡眠不足、睡眠环境（温度、噪声等）或者不健康的生活方式有关。不健康的生活方式包括不规律的睡眠时间、夜晚服用兴奋剂等。

▶ 压力控制…第28页

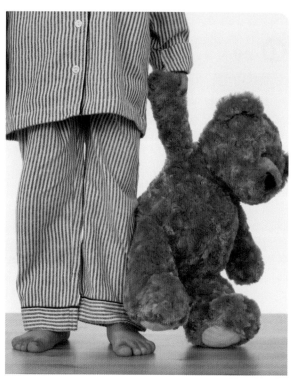

梦游症

一个患梦游症的人会在夜间无意识地梦游，而没有任何关于梦游的记忆。这种睡眠障碍主要影响儿童，一般会在青春期消失。从神经学起源上来说，梦游发生在深度睡眠时，持续不会超过30分钟。可能原因有遗传、压力、睡眠不足、疾病（偏头痛、抽动秽语综合征、癫痫）或饮酒、吸毒、服用精神药物等。如有必要，可以通过服用苯二氮䓬类药物或催眠术来治疗。

梦游者

梦游者睁着眼睛，面无表情，可能坐在床上，或四处走动，交谈，通常会摆出灵活的姿势。他们会表现出容易被激怒，而且可能会出现暴力行为。他们四处走动，可能会将自己置于危险之中。最好是平静地引导他们回到床上，不要和他们说话。如果他们情绪激动，要确保其安全（封锁楼梯、移走危险物品等）。

夜惊

夜惊是一种近似梦游的睡眠障碍，儿童至青春期均可出现。夜惊通常在夜晚开始时发作，持续时间最长为20分钟。熟睡的孩子似乎是醒着的，处于一种惊恐的状态。受惊的孩子满脸通红，满头大汗，心跳加速，呼吸加快，大喊大叫，不断挣扎。夜惊发作的孩子不认识自己的父母，对任何让其冷静下来的尝试都没有反应。他们会不由自主地进入睡眠，对这段插曲毫无记忆。夜惊不是由疾病引起的，睡眠不足或压力（搬家、离婚等）会增加夜惊发作的频率。在夜惊发作的情况下，建议不要叫醒孩子，看着他们以确保其不会伤害自己，并且不要在第二天早上提起这件事。

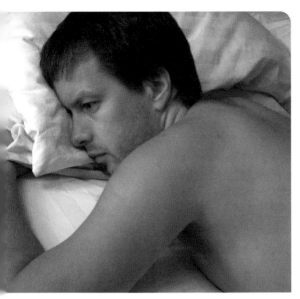

失眠

　　失眠是指入睡困难以及睡眠时长与睡眠质量不足。失眠可能是由扰乱生物钟（时差、夜班）或不健康的生活方式（服用兴奋剂、过多的夜间活动）引起。失眠也可能是由如压力、焦虑、抑郁或精神病所致的继发问题。此外，失眠有时是生理疾病的结果，如疼痛、发热、不自主运动甚至呼吸问题（睡眠呼吸暂停）。睡眠不足会导致疲劳和情感问题，如抑郁、激素分泌失调、难以集中注意力和记忆问题。儿童长时间遭受失眠会导致语言发育迟缓及意识活动发育迟缓。

预防失眠

■ 有规律的作息时间

　　按时睡觉和起床。如果上床后30分钟还不能入睡，就起来做一些放松的事情，比如阅读。

■ 在健康的环境中睡觉

　　房间必须是一个有利于睡眠的地方：井然有序，非常凉爽（约18℃），远离噪声和光线，没有电视或电脑等电子设备。床垫要结实，睡衣要舒服。薰衣草等精油能促进睡眠。

■ 睡前放松

　　通过进行一些放松活动，如听音乐、阅读或洗个澡来为睡觉做准备。清空大脑。

■ 注意晚餐

　　晚上，食物应该包含较少的蛋白质和简单碳水化合物，摄入更多的复合碳水化合物（玉米、豆类、土豆等）。维持血糖水平的稳定可以促进睡眠。在晚上，避免摄入兴奋类物质，如巧克力、茶、咖啡、尼古丁和苏打水。相反，喝加蜂蜜的牛奶，或含有洋甘菊、柠檬薄荷或缬草的花草茶。

■ 锻炼

　　有规律的体育活动能使身体放松，促进睡眠。然而，体育锻炼必须在睡前至少3小时进行，以免过度兴奋。

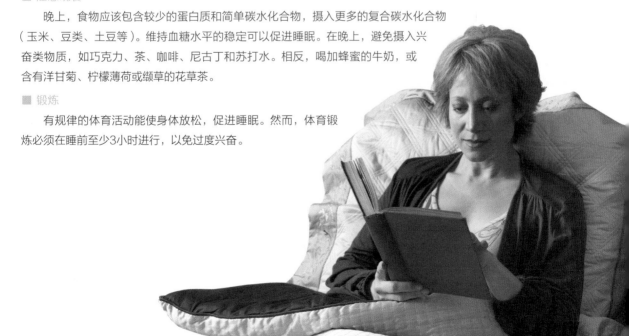

尿床

　　尿床，或遗尿，特征是在睡觉时不随意地排尿。尿床主要出现在年幼的儿童身上，在某些情况下，可能会持续到青春期。尿床可能几个月才突然出现一次。尿床的原因有很多，如遗传、膀胱不成熟、内分泌失调、情感障碍、尿路感染、糖尿病、便秘等。要纠正这个问题，医生可能会建议药物治疗、膀胱控制锻炼、激励（奖励）行为疗法，或者安装夜间提醒系统来叫醒孩子排尿。

发作性睡病

　　发作性睡病的特征是白天的突然阵发性睡眠和肌肉紧张度下降（猝倒）。发作性睡病男性多见于女性，可开始于任何年龄，发作于一次重大的压力之后。这种阵发性睡眠会持续几分钟到一小时，而且在入睡或醒来时经常伴有幻觉。白天阵发性睡眠和猝倒发作应区别对待。

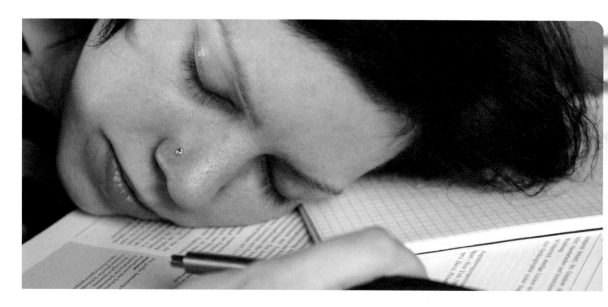

■ 猝倒

　　猝倒是突然的，丧失肌张力，但不会丧失意识。猝倒可能局限于一组肌群（颈、手等），也可能影响整个身体。猝倒发作时，人倒在地上，但仍有意识。猝倒通常是由强烈的情绪引起的。

➕ 睡眠障碍

症状：
疲劳，情感障碍。发作性睡病还会出现白天阵发性睡眠、猝倒。

治疗：
失眠：治疗失眠的诱因，安眠药。
发作性睡病：药物治疗，下午小睡。

预防：
失眠：健康的生活方式（放松活动，有规律的睡眠，适宜的晚餐，限制使用兴奋剂，有规律的锻炼），有利于睡眠的环境（安静，黑暗，凉爽）。

抑郁症及其他情感障碍

情感障碍是一种以情绪多变或不稳定为特征的心理疾病，使得情绪在兴奋或沮丧中不断变化。情感障碍通常伴随着人们活动节奏的变化。这些障碍往往是周期性的，并与压力事件有关。情感障碍主要包括抑郁症、双相情感障碍、季节性情感障碍和产后抑郁症。它可能成为严重的社交障碍，导致危险行为的发生甚至自杀。

双相情感障碍

双相情感障碍是一种情感障碍，其特征是抑郁和躁狂交替出现，这种情况可能持续几天到几个月。有时，这两种情绪甚至可以在一天中交替出现。一些患者会伴有幻觉或谵妄，尤其是受迫害妄想或夸大妄想（对体力、权力或财富的夸大感觉）。在发作期间，患者可能没有任何症状。循环精神病是一种双相情感障碍的轻度形式，以中度情绪高涨和中度情绪消沉的快速交替为特征。三分之一的患者病情可能恶化，成为真正的双相情感障碍。

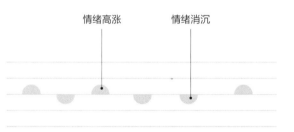

正常的情绪波动

随着时间的推移，人们的情绪通常会经历偶然的波动（高兴或沮丧），这取决于其生活中遇到的事件。

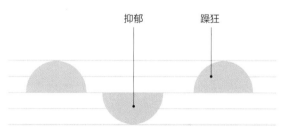

双相情感障碍

在双相情感障碍的情况下，躁狂和抑郁交替出现。

■ 躁狂症

躁狂症是一种躁动的状态，伴随着持续的精神活动过度兴奋。其特征是思想和文字（可能达到不连贯的程度）过于丰富，极度兴奋、权力感以及极度活跃，尽管通常是徒劳无益的活动。有些行为极有可能会带来高风险，比如过度消费（食物、奢侈品、酒精、毒品等）或性行为失控。躁狂症是双相情感障碍的特征。躁狂症也可以在神经疾病（如肿瘤或脑创伤）或内分泌疾病（如甲状腺功能亢进）的情况下出现。

季节性情感障碍

季节性情感障碍，又称季节性抑郁症，是一种抑郁症，通常开始于秋季或初冬，在春季消失。除了抑郁的症状，还可能有强烈的嗜睡和暴饮暴食的倾向，尤其是嗜好甜食。这种类型的抑郁症主要影响女性，占病例的75%，在北部地区更为常见。人们认为，这是由于冬季缺少阳光，体内某些物质（血清素和褪黑素）分泌减少造成的。季节性情感障碍的治疗基于光疗法，即曝露在强光源下。

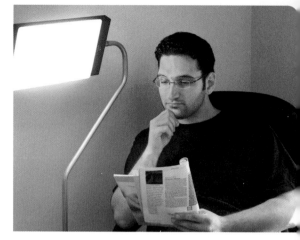

光疗法

抑郁症

抑郁症是一种病态的精神状态，其特征是感觉到极度悲伤和绝望，伴随着情感上的痛苦以及无法进行正常的日常生活。抑郁症的诱发因素可能是遗传的、生理的（某些神经递质功能障碍）、家庭的或环境的（不健康的生活方式、负面的外部事件、职业倦怠等）。抑郁症应该与抑郁反应区分开来，抑郁反应是由对生活中某些事件的反应而引发的暂时的消沉状态。抑郁症是一种越来越常见的疾病，目前在西方国家影响了5%~8%的人口。

■ 抗抑郁药

抗抑郁药用于治疗抑郁症，作用于身体神经递质的药物。在几周内，抗抑郁药可以缓解抑郁的症状，为患者提供新的能量和积极的想法。这些处方药物需要服用数月，而且通常与心理治疗相结合。特定的抗抑郁药物可能会造成不同的不良反应，如困倦、眩晕、视物模糊、口干、颤抖、性欲或性行为改变、消化紊乱、体重增加、出汗过多、做噩梦等。这些药物不能与酒精混合服用，而且用量必须逐渐减少。

▶ 神经元···第136页

抑郁还是职业倦怠

抑郁和职业倦怠之间的不同有时很难辨别。事实上，这两种情况有着非常密切的联系，并表现出许多相似症状：疲劳、沮丧、难以集中注意力、工作效率低下、感到失败等。然而，抑郁和职业倦怠是两种不同的紊乱。抑郁影响人们生活的方方面面，而且抑郁的根源可以在上述任何一个方面找到。职业倦怠与工作压力有直接关系。此外，大多数科学家认为，职业倦怠可能会出现抑郁，反之则不可能。

▶ 职业倦怠···第182页

抑郁症的症状

抑郁症表现为一系列生理和心理障碍。如果同时出现以下症状，请尽快就医。医生可能会给你开抗抑郁药，建议你接受心理治疗或加入互助小组。

- 有悲伤、沮丧和无助的感觉。
- 经常自我贬低且充满内疚感。
- 对日常活动缺乏热情和兴趣。
- 有死亡或自杀的想法。
- 焦虑、好斗、高度情绪化，并伴有哭泣。
- 难以集中注意力，难以做决定。
- 食欲不振，体重减轻。
- 睡眠紊乱和极度疲劳。
- 头痛、性欲下降、心悸、眩晕。

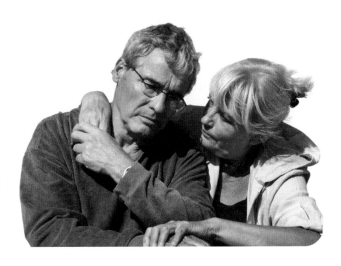

消极的观念

一些消极的观念是抑郁症的症状，包括以悲观的态度考虑现状，忽视生活的积极方面，严厉且不公正地评判自己，等待一个黑暗且令人失望的未来。

自杀

抑郁症和双相情感障碍等，可能导致患者随意结束自己的生命。自杀也是某些精神疾病的可能性后果，如精神分裂症。自杀是希望结束自己无法忍受的处境的表现。全世界每年有100万人死于自杀，而企图自杀的人数高达自杀人数的10~20倍。这些自杀企图被视作是一种呼救。此外，自杀再发的风险很高。

 抑郁症及其他情感障碍

症状：
消沉并伴有消极的观念（抑郁），或者与之相反，极度的情感高涨和欣快（躁狂）。睡眠、食欲和性欲减退，疲劳，焦虑，躁动。

治疗方法：
药物（抗抑郁药、抗精神病药）治疗和心理治疗相结合。

■ 职业倦怠

职业倦怠又称倦怠，是身体、情感和精神疲惫的一种形式，出现在持久的、具有强烈压力的工作条件下。职业倦怠是逐渐形成的，但根据个人承受压力的能力不同，会在不同程度上加速形成。这一倦怠过程开始于一种热情的非常有活力的态度，非常高的目标，以及个人对工作的高额投入。当付出的努力没有满足自我需求以及雇主的要求时，个人因此加倍努力，但仍然没有得到预期的认可，幻灭感和强烈的挫折感随之而来，这时个人就会失去动力和前进的方向，并产生大量的负面情绪。受职业倦怠困扰的人最终会极度沮丧，不再热衷于工作、家庭和朋友，变得咄咄逼人，也不再胜任工作。

▶ 压力控制…第28页

职业倦怠的症状

职业倦怠通过不同的身体、情感和认知症状表现出来。从身体上来看，表现出持续的疲劳和各种问题，往往与压力有关，如疼痛、胃肠功能紊乱、持续的病毒感染、皮肤问题、失眠、体重波动等；从情感上来看，导致丧失动力、沮丧、焦虑或绝望。产生职业倦怠的个人对自己和他人都持有消极的看法。从认知层面上来看，职业倦怠尤其表现在记忆力减退和难以集中注意力上，也变得对某些事容易上瘾（对酒精、毒品等）。这些症状中只有很少一部分可以作为警告来提醒遭遇职业倦怠的人，使其向卫生保健专家或心理学家求助，以便重新评估个人和职业的优先顺序，然后采取适当的行动。

■ 导致职业倦怠的因素

职业倦怠可能发生在任何工作者身上，它是个人因素和工作相关问题共同作用的结果。完美主义者，有高度职业良知的人，或者不能胜任工作的人，还有内向的人、自卑的人、情绪不稳定的人都特别容易产生职业倦怠。在工作中，以下几个因素会导致职业倦怠：巨大的压力、超负荷的工作、缺乏自主性、没有明确的责任、付出的努力和获得的认可（薪酬、自尊、尊重等）不成比例。

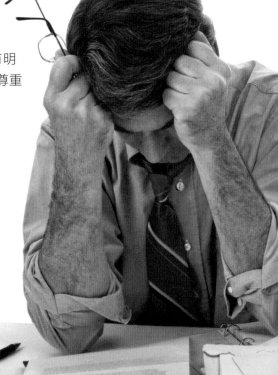

预防职业倦怠

在一个公司里，防止职业倦怠是雇员和雇主双方的责任，通常可以通过减少压力因素来实现。

■ 作为一名雇员

- 让支持自己的人环绕在身边，与朋友和家人讨论自己的问题。
- 注意与压力相关的症状，找出原因，并找到解决办法。
- 不要让挫折一直累积；与你的同事和上司讨论工作，以便做出有利于自己的改变（制定更现实且更令人满意的目标，列出任务优先级列表等）。
- 学会对过多的任务说"不"，并学会委派他人。
- 午餐时间放下工作或者每工作1小时抽出几分钟，转移自己的注意力（听音乐、做伸展运动、冥想等）。
- 设定好自己的工作时间，并坚持完成，尤其记住要切断通信手段（互联网、手机等）。
- 分析你的生活方式，消除那些导致压力的习惯，如从食物（咖啡、茶、糖、巧克力、软饮料、酒精、烟草等）中过度摄入兴奋剂。
- 定期锻炼。
- 花点时间享受生活，花点时间娱乐。

■ 作为一名雇主

- 清晰且公平地明确员工的角色和职责，对员工表示出信心，让员工参与决策。
- 用一些赞赏性举措来表示自己对员工的认可，例如尊重、鼓励、晋升机会、加薪等。
- 鼓励沟通和互助，通过公开讨论迅速解决冲突。
- 不要在员工之间造成不平衡或过度竞争。
- 愿意倾听，并集中注意力。
- 创造与个人生活兼容的愉悦的工作环境：合理灵活的工作时间、井然有序的工作空间、合适的办公用具、托幼服务等。

职业倦怠

症状：

失眠，内分泌失调，持续疲劳，与压力有关的身体疾病（背、肌肉、脑和胃部疼痛，皮肤问题，高血压）。情绪问题，如沮丧和负面情绪（无能感、内疚感、不耐烦、不信任、攻击性、愤世嫉俗等）。认知问题，如注意力难以集中和判断困难、不能完成简单的任务等。

治疗：

休息，改变工作环境、生活方式和人生观。咨询心理治疗师，可能会服用抗抑郁药或请病假。

预防：

发现早期预警信号，减少工作场所的压力因素。坚持自我，有效地管控自己的压力和时间，认识到自己的需求和局限性。将自己的职业生活和私人生活明确地分开。

■ 药物依赖性

药物依赖性是指长期、失控地使用对身体有潜在毒性的物质，如酒精、烟草、毒品和药物。这些物质具有一定的治疗精神疾病的效果（幸福感、意识状态的改变、压抑感消失、欣快感、刺激等），刺激大脑中负责情绪和快感区域的神经递质（多巴胺）的活动。对这些区域的重复刺激或多或少会导致快速上瘾，上瘾的程度取决于个人、物质类型和使用频率。对这些物质的依赖成瘾表现为滥用，这对健康极为有害。

▶ 神经元…第136页

多巴胺

多巴胺是一种神经递质，它在运动、学习、心情、警觉性、行为、某些情绪（如欲望、快乐和痛苦）的管理等方面发挥作用。当在神经元末端（突触处）释放时，它会附着在另一个神经元的特定受体（多巴胺受体）上，从而产生愉悦感或降低对疼痛的敏感度。产生多巴胺的神经元可以代谢或回收多巴胺。某些物质（药物和酒精）通过刺激多巴胺的释放，减少多巴胺的回收，或降低它的代谢，破坏了多巴胺回收代谢机制，并推动了药物依赖性的发展。

■ 依赖

依赖是一种生理和心理状态，其特征是对物质产生有规律的、无法抑制的服用欲望。它通常是由反复使用增加多巴胺分泌的物质引起的，于是出现了一种不平衡现象，即只能通过不断（而且通常是增加）服用来维持（习惯化）这种不平衡。停止摄入会导致戒断综合征，根据物质服用的不同而产生一系列不同的症状，如攻击性、失眠、焦虑、疼痛、幻觉等。

▶ 烟草依赖…第338页

▶ 酒精中毒…第358页

多巴胺神经元
这种神经元产生多巴胺。

突触后神经元
这种神经元被多巴胺刺激。

接触区域（突触）

多巴胺
酒精、海洛因、苯丙胺和尼古丁会刺激突触间隙释放多巴胺。

多巴胺回收
可卡因、苯丙胺和尼古丁会抑制或破坏多巴胺的回收。

突触间隙

多巴胺受体

成瘾性毒品

成瘾性毒品是一种天然的或人造的化学物质，能改变大脑活动并产生精神药物作用。成瘾性毒品有多种类型，根据它们的化学成分、作用机制、使用方式和效果来区分：酒精、尼古丁、海洛因、可卡因、苯丙胺、大麻、苯二氮䓬、麦角酰二乙胺等。

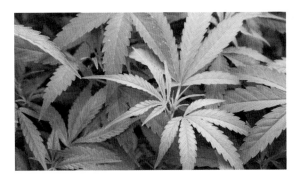

大麻

■ 可卡因

可卡因是从原产于南美洲的植物古柯中提取的药物。它呈白色粉末状，通常与其他物质混合。可卡因可以通过鼻子吸入，卷烟吸入，或静脉注射。可卡因能产生欣快感、力量感，以及对痛苦、疲劳和饥饿的漠视。它还会引起血管收缩、心律失常，在某些情况下，还会造成精神障碍（妄想、恐慌）。可卡因会迅速造成强烈的依赖性，过量服用可能致命。

■ 海洛因

海洛因是从吗啡中提取的一种衍生物，吗啡是从罂粟中提取的一种物质。海洛因呈棕色或白色粉末状，通常是在稀释和加热后进行静脉注射。这种快速起效的、强力精神药物效用（欣快感、狂喜感、放松和平静）会伴有一些生理反应：体温降低、恶心、眩晕、心率减慢和呼吸变浅。对海洛因的依赖性是强烈的，而且可能立即产生。对海洛因成瘾可能导致过量服用，并因呼吸停止而导致死亡。

■ 苯二氮䓬类药物

苯二氮䓬类药物是用于减轻焦虑或治疗睡眠障碍的药物。它们会产生许多不良反应：记忆障碍、意识错乱、警觉性下降和肌张力下降。服用苯二氮䓬类药物或多或少会产生依赖性，在突然停止服用时还会出现戒断综合征。

■ 大麻

大麻本是一种植物，通过提取其成分，经吸食的毒品也称为大麻。低剂量使用时，会产生欣快感和平静感，然后是困倦。高剂量使用会导致言语障碍、运动协调障碍、焦虑、口干、心跳加速，有时还会呕吐。

■ 苯丙胺

苯丙胺是人造化合物。这些衍生物通常制成片剂或胶囊，被用作药物（治疗注意力混乱、发作性睡病等）或毒品（摇头丸）。苯丙胺能增加耐力，减少疲劳感和饥饿感，产生一种力量感、欣快感，还能消除抑郁。高剂量的苯丙胺会产生幻觉或严重的抑郁状态，并可导致死亡。

➕ 药物依赖性

症状：
欣快，抑郁，意识错乱，记忆障碍，对疼痛、疲劳和饥饿不敏感，幻觉，心律失常，恶心，体温过低，眩晕，耐力增加，肌张力下降。

治疗：
停止服用或暂时服用替代药物。精神安慰。

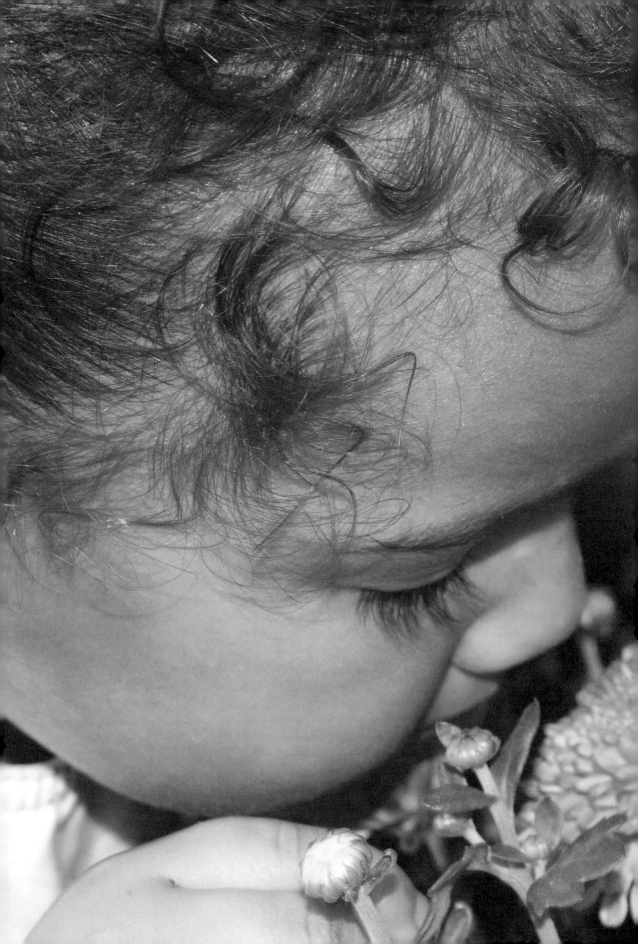

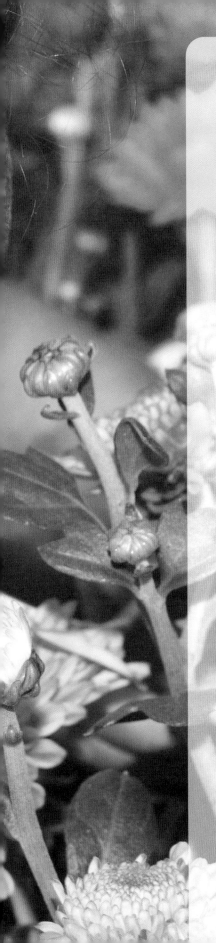

感官

感官让神经系统得以感知和分析外部世界。视觉、听觉、触觉、嗅觉和味觉使我们能够分析周围环境所发出的物理和化学刺激：光、声音、压力、温度、气味，以及可以闻到和品尝等。

视觉是我们最发达的感官，但也是我们最脆弱的感官。视觉的退化主要是衰老所致，衰老会降低视力的视敏度（老花眼、白内障等）。其他眼部疾病如近视、色盲和结膜炎都是结构异常、遗传疾病和感染的结果。耳聋和听觉障碍也很常见，通常是由于耳部炎症（耳炎）、遗传问题和听觉创伤，特别是受到强噪声影响所致。嗅觉、味觉和触觉的异常较少出现，患者数量较少。

感觉器官

感觉器官从我们的环境中捕捉物理和化学信号。这些信号通过特殊的组织转化为神经冲动：负责触觉的触觉感受器、负责视觉的视网膜、负责听觉的耳蜗、负责味觉的味蕾以及负责嗅觉的嗅觉细胞。随后，神经冲动在每种感官特定的脑区被分析。感觉器官的损伤会严重影响其运作。

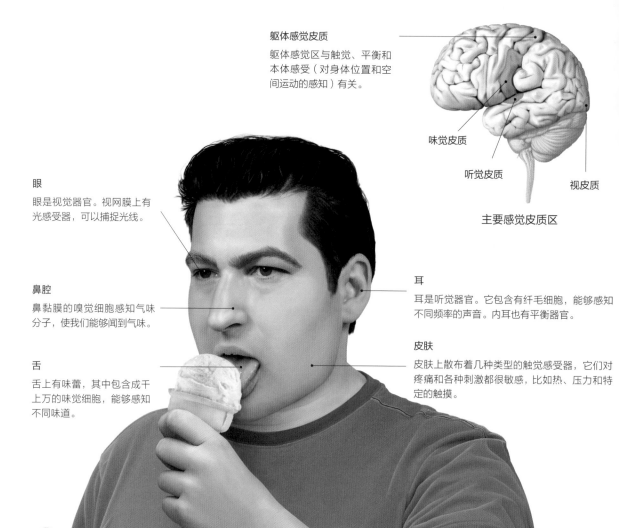

躯体感觉皮质
躯体感觉区与触觉、平衡和本体感受（对身体位置和空间运动的感知）有关。

味觉皮质

听觉皮质

视皮质

主要感觉皮质区

眼
眼是视觉器官。视网膜上有光感受器，可以捕捉光线。

鼻腔
鼻黏膜的嗅觉细胞感知气味分子，使我们能够闻到气味。

舌
舌上有味蕾，其中包含成千上万的味觉细胞，能够感知不同味道。

耳
耳是听觉器官。它包含有纤毛细胞，能够感知不同频率的声音。内耳也有平衡器官。

皮肤
皮肤上散布着几种类型的触觉感受器，它们对疼痛和各种刺激都很敏感，比如热、压力和特定的触摸。

👁 **警觉的感官**

人类的感觉器官相对发达。我们的眼睛能分辨出40米以外、1厘米大小的物体，我们的耳朵能分辨出近40万种声音。我们的鼻子能感知多达1万种气味，不过人类的嗅觉仍然是有限的，尤其是与许多其他生物相比，例如，狗的嗅觉比我们灵敏数千倍，所以它们能从千米外感受到信息素。

视力

对于物体的颜色、形状、距离和速度的感知都要归功于视力，它是人类最发达的感官。眼睛通过视网膜上的光感受器捕捉光线。这些视觉细胞位于眼睛的内表面，将光转换成神经冲动，再由视神经传送到脑部。这种机制极其脆弱，即使是眼部很微小的变形和损伤都可能导致视力损伤。

肉眼可见的眼睛部分

肉眼可见的眼睛部分由瞳孔、虹膜和结膜组成。它受到眼睑、睫毛、眉毛和眼泪的保护。

■ 眼睑

眼睑是覆盖和保护眼睛表面的薄薄的皮肤褶皱。眼睑还通过将眼泪扩散到整个眼睛表面来维持眼睛的水分。上眼睑比下眼睑更大、更灵活。

睫毛

睫毛可以防止异物与眼睛接触。睫毛的毛囊有高度敏感的神经末梢，受到刺激时，会导致眼睑闭合。

眉毛

眉毛保护眼睛免受光线和汗水的伤害。

上眼睑

结膜

虹膜

虹膜的颜色是一种遗传特征。

▶ 遗传…第50页

下眼睑

瞳孔

■ 眼泪

眼泪是一种由附在眼球上的腺体，即泪腺和睑板腺分泌的液体。眼泪通过眼睑闪动的方式扩散到眼睛表面，对眼睛表面起到保护、润滑和清洁的作用。眼泪通过鼻泪管排到鼻腔中。

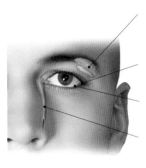

泪腺

泪腺位于眼窝内，眼睛上方。

睑板腺

睑板腺位于表皮，在眼睑的边缘。

眼泪

眼泪含有抗菌分子，可以保护眼睛不受感染。

鼻泪管

鼻泪管是将泪液排到鼻腔的管道。

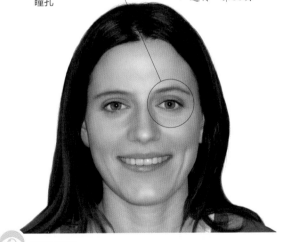

👁 眨眼瞬间

眼睑闪动得很频繁。我们平均每天眨眼5400次，相当于闭眼30分钟。

眼，或眼球，是一个直径2.5厘米的球体，位于眼眶内。它是由多层组织围绕着一种被称为玻璃体的透明胶质物质而形成的。

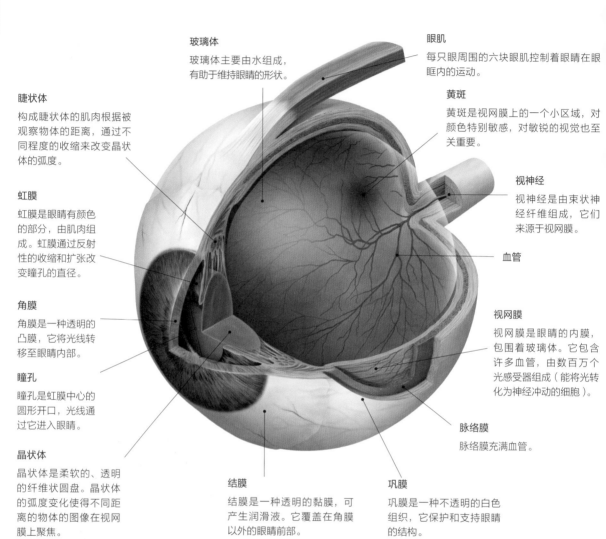

玻璃体
玻璃体主要由水组成，有助于维持眼睛的形状。

眼肌
每只眼周围的六块眼肌控制着眼睛在眼眶内的运动。

睫状体
构成睫状体的肌肉根据被观察物体的距离，通过不同程度的收缩来改变晶状体的弧度。

黄斑
黄斑是视网膜上的一个小区域，对颜色特别敏感，对敏锐的视觉也至关重要。

虹膜
虹膜是眼睛有颜色的部分，由肌肉组成。虹膜通过反射性的收缩和扩张改变瞳孔的直径。

视神经
视神经是由束状神经纤维组成，它们来源于视网膜。

血管

角膜
角膜是一种透明的凸膜，它将光线转移至眼睛内部。

视网膜
视网膜是眼睛的内膜，包围着玻璃体。它包含许多血管，由数百万个光感受器组成（能将光转化为神经冲动的细胞）。

瞳孔
瞳孔是虹膜中心的圆形开口，光线通过它进入眼睛。

脉络膜
脉络膜充满血管。

晶状体
晶状体是柔软的、透明的纤维状圆盘。晶状体的弧度变化使得不同距离的物体的图像在视网膜上聚焦。

结膜
结膜是一种透明的黏膜，可产生润滑液。它覆盖在角膜以外的眼睛前部。

巩膜
巩膜是一种不透明的白色组织，它保护和支持眼睛的结构。

■ 虹膜

　　虹膜平滑肌的收缩和扩张增大或减小瞳孔的直径，从而调节进入眼睛的光线量。这种机制基于环境中的光线水平来优化视觉感知。

▶ 肌肉···第98页

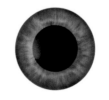

弱光
当光线不足时，瞳孔会扩大。

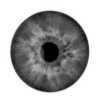

强光
当光线充足时，瞳孔会缩小。

视觉机制

视觉机制包括几个步骤。眼睛的晶状体使被观察物体的图像转向，以便将清晰的图像投射到视网膜上。视网膜上的光感受器将光信号转换成神经冲动，再由视神经传送到脑部。然后，视皮质（脑中与视力有关的区域）分析神经冲动，使我们能够感知物体的形状、颜色、深度、距离和运动。

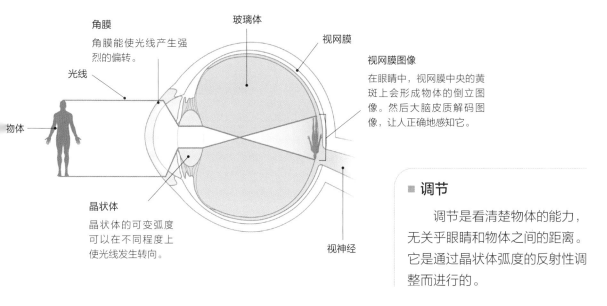

角膜
角膜能使光线产生强烈的偏转。

光线

物体

晶状体
晶状体的可变弧度可以在不同程度上使光线发生转向。

玻璃体

视网膜

视网膜图像
在眼睛中，视网膜中央的黄斑上会形成物体的倒立图像。然后大脑皮质解码图像，让人正确地感知它。

视神经

■ 调节

调节是看清楚物体的能力，无关乎眼睛和物体之间的距离。它是通过晶状体弧度的反射性调整而进行的。

立体视觉

立体视觉是感知三维物体的能力，即把握视觉环境的深度和轮廓。这可能是由于两只眼睛能感知到两幅略有不同的图像，而大脑能将它们组合成一幅图像。

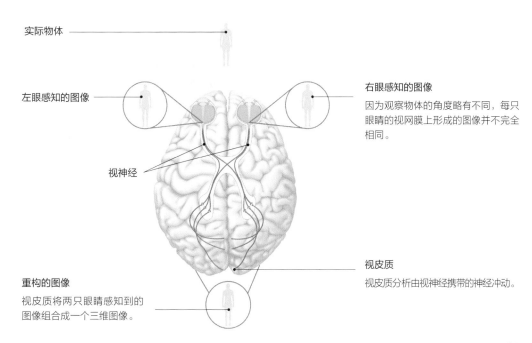

实际物体

左眼感知的图像

右眼感知的图像
因为观察物体的角度略有不同，每只眼睛的视网膜上形成的图像并不完全相同。

视神经

视皮质
视皮质分析由视神经携带的神经冲动。

重构的图像
视皮质将两只眼睛感知到的图像组合成一个三维图像。

■ 注意警示信号，定期筛查

如果你感到视力受损，如视物模糊，视野内出现斑点，或对颜色的感知发生变化，请咨询眼科医生。40岁以后，大多数人的视力会随着年龄的增长而退化。因此，强烈建议每隔一年检查一次视力，如有必要，用眼镜或隐形眼镜来矫正视力。此外，建议对幼儿进行预防性检查，因为视力障碍可能导致发育迟缓。

■ 避免接触过于明亮的光线

太阳光和其他一些强烈光源会引起眼睛损伤。请保护眼睛，特别是佩戴有色的防紫外线镜和有帽舌的遮阳帽。

■ 避免吸烟

吸烟会导致心脑血管意外，并导致黄斑变性和白内障。

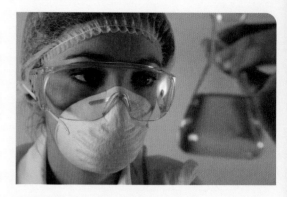

■ 小心处理危险物品，戴上防护眼镜

如果处理化学品或从事手工劳动，如木工或焊接，请戴上防护眼镜。化学物质或异物接触到眼睛会导致严重的伤害，将损害视力。万一发生事故，请立即就医。

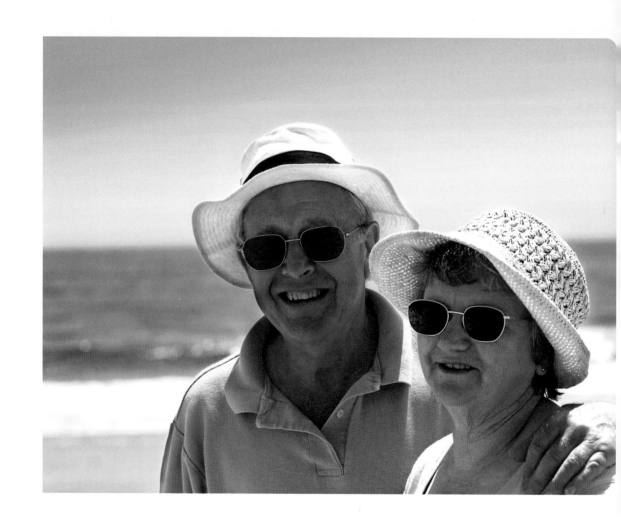

眼部检查

有几种类型的检查可以检测眼睛不同方面的功能。这些检查用于检测视力障碍和眼部疾病，并监测其发展。

■ 视野

视野是眼睛在放松时所能感知到的空间范围。视野可以通过简单的视觉测试来评估，这种测试需要的设备极其简单，如阿姆斯勒方格表，或者也可以通过使用更复杂的仪器来评估，比如高尔顿曼视野计。高尔顿曼视野计是一种可以建立一个精确的视野图并显示盲点或视野缺失的设备。

■ 检眼镜检查

检眼镜检查（对眼球内部的检查）可以发现视网膜或脉络膜的损伤，以及血管异常。在使用特殊的滴眼液（扩瞳剂）扩大瞳孔后，使用光学设备——检眼镜进行检查。检查持续几分钟，之后可能会持续几小时的视物模糊。视网膜血管造影术是一种医学成像技术，用于检查视网膜和脉络膜中的血管，通过静脉注射荧光染料使血管可见（荧光染料的效果会在几小时后消失）。

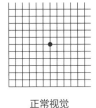
正常视觉

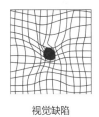
视觉缺陷

阿姆斯勒方格表

阿姆斯勒方格表是一种用于检测视野中心区域异常情况的测试。这项测试在家里就可以完成，它包括将视线聚焦在网格的中心点上，然后画出每只眼睛观察到的异常情况。这种检查可以发现盲点（视网膜上对光刺激不敏感的区域）和变形，特别是在老年性黄斑变性的情况下。

■ 视敏度

一个物体越小或越远，肉眼就越难以分辨。眼睛在其视野中区分物体的能力被称为视敏度。视敏度可以根据物体的距离来测量（例如使用斯内伦视力表）。

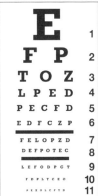

斯内伦视力表

斯内伦视力表是由高对比度的字母组成的，这些字母排列在几行上，大小逐渐减小。一个人在与图表有一定距离的地方所能看到的最低线，与他的视力水平相对应。这项测试可以检测一些视力障碍，如近视。

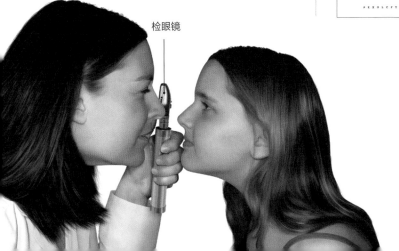
检眼镜

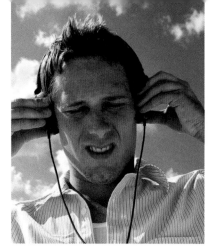

■ 听力和平衡

听力是耳对声音的感知和大脑对其的解释。外耳捕捉声音的振动，并将其导向中耳。中耳将振动放大，并将其传送到内耳的感觉器官，内耳负责检测声音的频率和强度。耳也是平衡器官，感知头部的运动及其空间位置。

耳

耳由三部分组成：外耳、中耳和内耳。外耳由耳郭和外耳道组成。中耳位于颞骨内，包含三个小骨，通过耳膜与外耳道分开。内耳也位于颞骨，控制着负责听力（耳蜗）和平衡（半规管和前庭）的感觉器官。

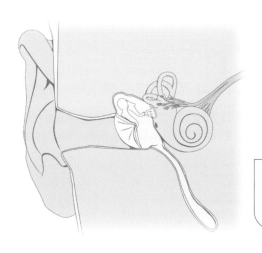

■ 外耳
□ 中耳
■ 内耳

耳轮
耳轮是耳郭的边缘。

耳郭
耳郭捕捉声音的振动并将其导向外耳道。

外耳道
外耳道连接耳郭和中耳，外耳道里有一层汗毛和耳垢。

耳垂
耳垂是外耳的肉质末端。

■ 耳垢

耳垢，或耵聍，是由外耳道的皮脂腺分泌的黄色油性物质。耳垢为耳朵提供润滑和保护，防止感染因子和异物进入。耳垢会在耳内积聚，形成耳栓刺激耳部，严重情况下甚至会导致听力丧失。

极小的骨头

听小骨只有几毫米长，
是人体中最小的骨头。

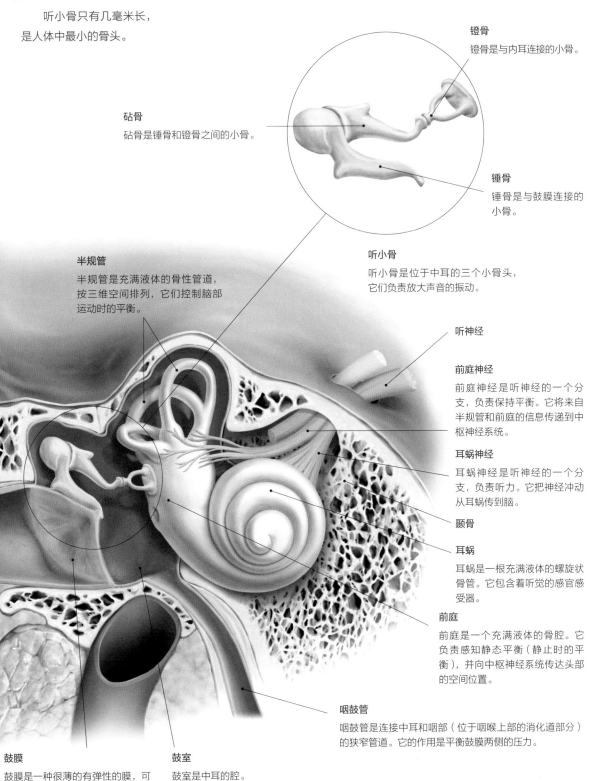

镫骨
镫骨是与内耳连接的小骨。

砧骨
砧骨是锤骨和镫骨之间的小骨。

锤骨
锤骨是与鼓膜连接的小骨。

听小骨
听小骨是位于中耳的三个小骨头，它们负责放大声音的振动。

半规管
半规管是充满液体的骨性管道，按三维空间排列，它们控制脑部运动时的平衡。

听神经

前庭神经
前庭神经是听神经的一个分支，负责保持平衡。它将来自半规管和前庭的信息传递到中枢神经系统。

耳蜗神经
耳蜗神经是听神经的一个分支，负责听力。它把神经冲动从耳蜗传到脑。

颞骨

耳蜗
耳蜗是一根充满液体的螺旋状骨管。它包含着听觉的感官感受器。

前庭
前庭是一个充满液体的骨腔。它负责感知静态平衡（静止时的平衡），并向中枢神经系统传达头部的空间位置。

咽鼓管
咽鼓管是连接中耳和咽部（位于咽喉上部的消化道部分）的狭窄管道。它的作用是平衡鼓膜两侧的压力。

鼓膜
鼓膜是一种很薄的有弹性的膜，可以关闭进入中耳的入口。它把声音的振动从外耳道传到听小骨。

鼓室
鼓室是中耳的腔。

195

听力机制

声音以空气分子振动的形式在空气中传播。外耳捕获这些振动，并将其引入外耳道，在那里声音引起鼓膜振动。听小骨会放大鼓膜的振动，并将振动传递到耳蜗，耳蜗再将振动转换成神经信号。声音振动也由颅骨，特别是环绕耳蜗的颞骨来进行传递。因此，尽管中耳（听小骨）受伤，内耳仍能听到声音。然而，在这种情况下，声音传导的质量会被削弱。

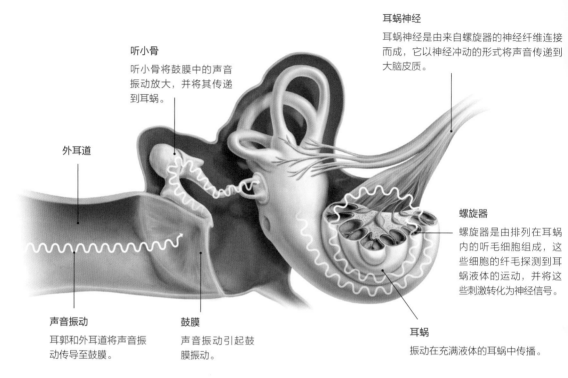

耳蜗神经
耳蜗神经是由来自螺旋器的神经纤维连接而成，它以神经冲动的形式将声音传递到大脑皮质。

听小骨
听小骨将鼓膜中的声音振动放大，并将其传递到耳蜗。

外耳道

螺旋器
螺旋器是由排列在耳蜗内的听毛细胞组成，这些细胞的纤毛探测到耳蜗液体的运动，并将这些刺激转化为神经信号。

声音振动
耳郭和外耳道将声音振动传导至鼓膜。

鼓膜
声音振动引起鼓膜振动。

耳蜗
振动在充满液体的耳蜗中传播。

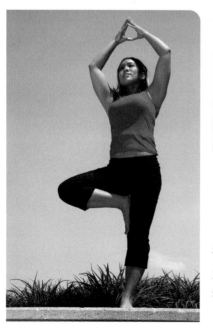

■ 耳鸣

耳鸣是一种由脑感知到的听觉异常。耳鸣的症状是听到哨笛声或嗡鸣声，而且这些声音并非是来自外部声音刺激所致。耳鸣可以有多种原因，包括中耳或内耳受伤，但最常见的耳鸣是耳蜗受伤，这种伤害可能因年龄增长，或受强噪声伤害，或感染所致。

平衡

平衡是一种感觉，让我们得以感知并控制身体的空间位置。平衡部分由内耳与小脑共同完成。视力也可以帮助我们估计身体的位置，它让我们通过对肌肉伸展和关节位置的感知（本体感受）得出我们与周围环境的关系。

▶ 小脑···第140页

预防听力问题和听力障碍

■ 避免处于强噪声环境中

反复曝露在强噪声中，比如手提钻、飞机引擎和强音量的音乐会，会损伤耳蜗导致听力障碍。长时间、大量使用耳机也会增加声创伤的风险。降低个人设备的音量，限制听音时间。同时，让自己远离强噪声源，或者用保护性耳机或合适的耳塞保护耳朵。

■ 避免水分滞留在外耳道内，避免异物进入外耳道

外耳道内有异物或水分可能引起感染或听力问题。有些物体甚至会刺穿鼓膜。去除水分，用毛巾轻轻擦拭耳朵，尤其是在洗澡或游泳后。

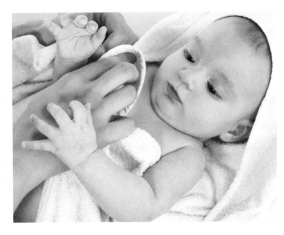

■ 尽快治疗耳部感染

耳部感染治疗不当可导致严重的并发症（感染扩散、鼓膜和听小骨损伤、耳聋）。

■ 使用滴耳剂清除耳垢

通常清洗外耳道并非是必要的。然而，当耳垢堆积到一定程度会形成耳栓，可能会引起刺激或影响听力。不要试图用棉签去除耳栓，因为这会把耳栓推到更深处。要清除耳栓，可以用专门的滴剂（溶耵聍剂）来帮助溶解。如果耳栓在几天内没有被重吸收，请就医，医生会用探针将其取出。

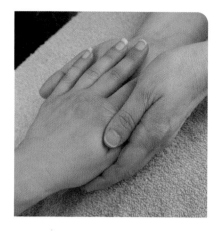

触觉

触觉是一种感觉，使我们能够感知物体和环境的某些物理特性，如压力、温度、质地等。这些刺激被皮肤中的触觉感受器捕获。触觉感受器生成神经信号，首先被传至大脑顶叶的躯体感觉皮质，这些神经信号在这里进行处理。触觉负责表面和意识层的感受，与深层感觉（通常是无意识的）互为补充。深层感觉由位于内脏、肌肉和骨骼的受体提供（本体感受）。至于疼痛，是由特定感受器，即伤害感受器受到伤害刺激时引发。

皮肤上的触觉感受器

触觉感受器是嵌入在皮肤内不同深度的感觉神经元末梢。触觉感受器有几种不同的类型，通常用于专门感知一种特定类型的刺激。触觉感受器一旦受到刺激，就会发出神经信号，这些信号被传递到躯体感觉皮质，躯体感觉皮质对这些信号进行处理，并命令躯体做出适当的反应。

▶ 神经元···第136页

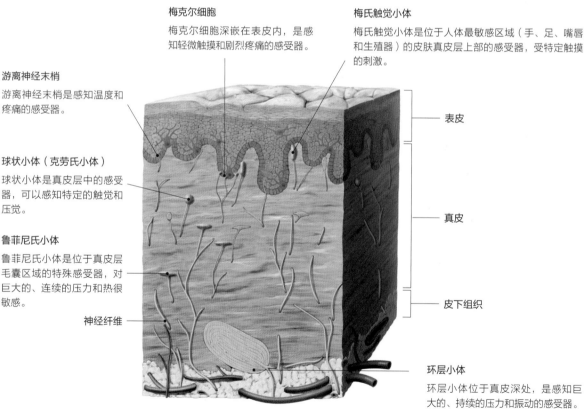

梅克尔细胞
梅克尔细胞深嵌在表皮内，是感知轻微触摸和剧烈疼痛的感受器。

梅氏触觉小体
梅氏触觉小体是位于人体最敏感区域（手、足、嘴唇和生殖器）的皮肤真皮层上部的感受器，受特定触摸的刺激。

游离神经末梢
游离神经末梢是感知温度和疼痛的感受器。

球状小体（克劳氏小体）
球状小体是真皮层中的感受器，可以感知特定的触觉和压觉。

鲁菲尼氏小体
鲁菲尼氏小体是位于真皮层毛囊区域的特殊感受器，对巨大的、连续的压力和热很敏感。

神经纤维

表皮

真皮

皮下组织

环层小体
环层小体位于真皮深处，是感知巨大的、持续的压力和振动的感受器。

皮肤横截面

疼痛

组织损伤通常伴随着疼痛感，这种疼痛感是由一种叫作伤害感受器的特殊感受器受到刺激而引起的。大部分伤害感受器位于表皮的游离神经末梢，它们也存在于肌肉、肌腱、关节和内脏中。疼痛是非常主观的，每个人对疼痛的忍受程度都不一样。急性、迅速、剧烈的疼痛是一种警告，提醒并保护身体不受侵害，特别是创伤（打击、烧伤、割伤、刺痛等）和疾病（炎症、肿瘤等）。

■ 镇痛药

镇痛药也称止痛剂，是用来减轻疼痛的药物。常用的口服镇痛药，如扑热息痛、阿司匹林和布洛芬是在疼痛周围起作用，主要针对轻微至中度疼痛。通过口服、静脉注射或硬膜外注射对中枢神经系统起作用的镇痛药，如吗啡，可缓解剧烈疼痛，这些镇痛药的使用是受严格控制的，因为它们会导致意识错乱、依赖和呼吸停止。

▶ 神经系统的结构…第134页

大脑皮质

疼痛的神经冲动汇聚到丘脑，然后到达大脑皮质（躯体感觉皮质和额叶皮质），大脑皮质分析这些神经冲动，并与情绪、记忆和学习联系起来。
▶ 脑…第140页

脊髓

疼痛的感觉在脊髓中被抑制或放大。

损伤

组织损伤和炎症会导致周围组织分泌大量分子。通过刺激伤害感受器，这些分子会进行调节，使疼痛感持续下去。

神经纤维

伤害感受器受到刺激后产生的疼痛神经冲动通过神经纤维传递到脊髓。

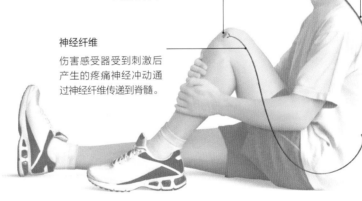

疼痛机制

■ 麻醉

麻醉用于可能引起疼痛的医疗干预，麻醉暂时抑制全身或局部的感觉。麻醉使用的药物和麻醉技术因麻醉的类型而异。局部麻醉，只是使身体某一部位暂时失去感觉，并不改变患者的意识，可以通过椎管内麻醉、皮下注射或表面麻醉的方式进行。全身麻醉，麻醉剂的组合使用是通过吸入、静脉注射、肌肉注射等进行的，以便暂时抑制意识和身体的敏感性。

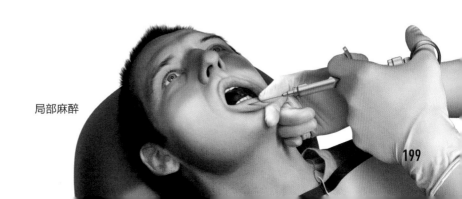

局部麻醉

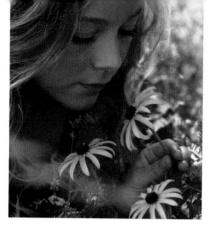

■ 嗅觉

嗅觉是大脑对气味的感知和解释。人类的嗅觉与味觉有着密切的关系：有一些刺激可以同时激活味觉和嗅觉感受器。因此，嗅觉帮助我们更好地品鉴吃到的食物的味道。

鼻腔

鼻腔位于鼻子的内部。鼻腔通过鼻孔与外部相连，通过鼻咽与口腔相连。鼻腔内含嗅觉上皮细胞，它受到气味分子的刺激会产生神经信号。这些信号被传递到大脑，气味在大脑被分析并与情绪和记忆联系起来。

▶ 上呼吸道···第311页

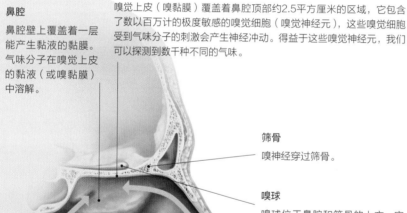

鼻腔
鼻腔壁上覆盖着一层能产生黏液的黏膜。气味分子在嗅觉上皮的黏液（或嗅黏膜）中溶解。

嗅觉上皮
嗅觉上皮（嗅黏膜）覆盖着鼻腔顶部约2.5平方厘米的区域，它包含了数以百万计的极度敏感的嗅觉细胞（嗅觉神经元），这些嗅觉细胞受到气味分子的刺激会产生神经冲动。得益于这些嗅觉神经元，我们可以探测到数千种不同的气味。

筛骨
嗅神经穿过筛骨。

嗅球
嗅球位于鼻腔和筛骨的上方，它收集由嗅神经携带的神经信号，并将其重新传递到大脑嗅觉中枢。

鼻孔
在吸入过程中，气味分子由空气携带，通过两个鼻孔进入鼻腔。

鼻咽
鼻腔通过鼻咽部（咽的上部，或鼻后通道）与口腔相连接，从而对所摄入食物的香味进行感知。

嗅觉受损

鼻黏膜有炎症时（由于感冒或过敏），嗅觉能力可能减弱，或发生嗅觉丧失。当鼻腔被息肉阻塞时，也会出现以上症状。这些是暂时的、无害的情况。然而，由于衰老或先天因素造成的嗅觉完全或部分丧失通常是永久性的。病毒感染或嗅神经损伤（通常发生在颅脑外伤后）也会导致嗅觉完全丧失。

 可再生神经元

嗅觉细胞被认为是人体中唯一可以再生的神经元，它们的寿命约为60天。

味觉

食物的味道是由我们的味觉感知的，味觉涉及口腔中成千上万的感受器，尤其是舌上的。味觉的主要功能是让我们了解食物的品质，并促使消化液的分泌。神经和触觉感受器还能告诉我们食物的温度、稠度甚至辣度，给我们一种完整的味觉感受。

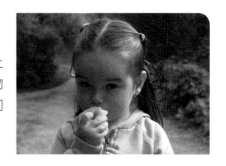

舌和味蕾

舌是由覆盖着黏膜的肌肉组织组成的，参与味觉形成、咀嚼和言语。舌上覆盖的黏膜由成千上万个小突起（舌乳头）和结缔组织构成，结缔组织通过提供血液灌溉和神经支配来支持它们。一些舌乳头包含味蕾，味蕾是感知味觉的微小器官。当味蕾接触到溶解在唾液中的有味道的物质时，味蕾上的味觉细胞就会产生神经信号。感觉神经将这些味道传递到大脑皮质，在那里形成对味道的意识感知。

■ 基础味觉

味蕾只能区分五种基础味觉：甜、咸、酸（如柠檬、醋）、苦（如啤酒、咖啡和菊苣）和鲜味（如酱油、番茄）。人对基本味觉的敏感度会随年龄的增长而变化。例如，对于苦味，儿童比成年人更敏感。

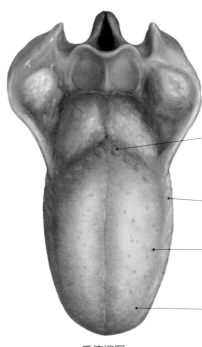

轮廓乳头
轮廓乳头是位于舌后端的大味蕾。

叶状乳头
叶状乳头是位于舌两侧的有条纹的味蕾。

菌状乳头
菌状乳头是舌表面的红色圆形味蕾。

丝状乳头
舌黏膜表面主要由丝状乳头组成，外观光滑。丝状乳头上没有味蕾，因此无法感知味觉。

舌俯视图

味觉障碍

全部或部分味觉的消失被称为失味症，这可能与神经损伤（如面瘫）、某些药物、精神疾病或衰老有关。失味症也可能是由缺乏唾液、舌乳头感染或口腔卫生问题引发的。

 味觉"知多少"

食物的"味道"通常只是它的香味，是我们咀嚼时由鼻腔中的嗅觉感受器感知到的。如果在吃东西时捏住鼻子，香味就会消失，只留下有限的基础味觉感受。由香味和味道结合而产生的感觉叫滋味。

■ 屈光不正

　　屈光不正，通常是由遗传因素引起的，是指以眼睛无法正确将物体的图像聚焦在视网膜上为特征的视力障碍，包括近视、远视和散光。严格地说，老花眼不是屈光不正的一种形式，而是一种与衰老有关的自然现象。大多数屈光不正都可以通过戴眼镜或手术进行矫正。

　▶ 视觉机制···第191页

近视

　　近视，是由眼球过长、角膜过度弯曲或晶状体异常引起的。它会导致看远处物体时视物模糊，但不影响近处视力。近视通常在青春期早期出现并在成年后稳定下来。高度近视会增加患某些眼科疾病的风险，如白内障、视网膜脱离。因此，近视患者应定期进行常规检查。

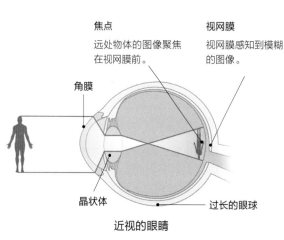

焦点
远处物体的图像聚焦在视网膜前。

视网膜
视网膜感知到模糊的图像。

角膜

晶状体

过长的眼球

近视的眼睛

老花眼

　　老花眼，是晶状体调节能力的下降，与衰老有关。通常在40岁左右出现，表现为在短距离内（如阅读）很难看清，而远视能力通常保持完好。老花眼可能伴有头痛和视疲劳。

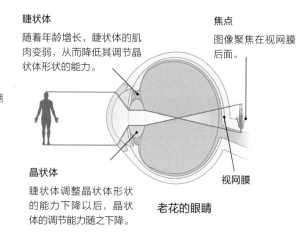

睫状体
随着年龄增长，睫状体的肌肉变弱，从而降低其调节晶状体形状的能力。

焦点
图像聚焦在视网膜后面。

晶状体
睫状体调整晶状体形状的能力下降以后，晶状体的调节能力随之下降。

视网膜

老花的眼睛

散光

　　散光是角膜曲线不规则的结果。它会导致图像变形和所有距离上的视觉缺陷。散光通常是遗传性的，也可以由外伤或白内障，或圆锥角膜（一种导致角膜逐渐变形的遗传性疾病）手术引起。

远视

　　远视，是由眼球长度不足，角膜过于扁平或晶状体异常引起的。图像聚焦在视网膜后面，在短距离内造成了视力缺陷。眼睛的晶状体自然地矫正中度远视，尽管它可能引起头痛。在儿童中，远视会导致斜视、视敏度下降。

眼镜

眼镜是用来矫正视力缺陷或保护眼睛。对于近视，镜片可以是凹面的；治疗远视和老视的镜片可以是凸面的，也可以是非球面的，其弯曲度经过调整可以改善光线在眼睛中的聚焦并矫正散光。某些镜片可能有多个曲面（双焦点、三焦点和渐进镜片）。这些镜片通常是为老花眼患者准备的，由具有不同光学特性的不同区域组成。

一个区域，通常朝向镜片的底部，被设计用来改善近视，而朝向顶部的另一个区域，则分配给远视。对于角膜炎和白化病这样的疾病，建议佩戴有色眼镜。在日常生活中，当有强烈的光线时，也建议佩戴有色眼镜。

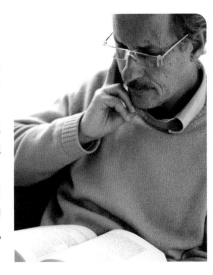

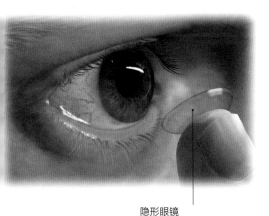

隐形眼镜

隐形眼镜直接放在角膜上。

隐形眼镜

隐形眼镜是直接放置在角膜上以提高视力的光学假体。它们可以是硬的，也可以是软的，能很容易地矫正近视和远视，但对散光和老花眼帮助不大。与眼镜相比，隐形眼镜具有覆盖整个视野、相对美观的优点。另外，隐形眼镜需要适应，可能导致不耐受（干眼症、结膜炎、角膜炎等）。隐形眼镜必须严格、定期护理，以防眼部感染。

角膜手术

近视、轻度远视和散光可以通过角膜手术来治疗，包括重塑角膜曲度。角膜手术使用的技术包括激光光学角膜切削术（PRK）和准分子激光手术（LASIK）。前者是用激光束对角膜表面进行显微切除。后者则会对角膜内部进行更深地切除。这项手术首先需要切除角膜表层，手术结束后将其放回原位。通过这种方式，后者可以比前者更有效地矫正屈光不正。这些简单、相对微创的角膜手术现在在工业化国家非常普遍。

 屈光不正

症状：
近处视力缺陷（近视），远处视力缺陷（远视、老视），所有距离视力缺陷（散光），头痛，眼睛疲劳。

治疗：
矫正镜片，隐形眼镜，角膜手术。

■ 眼部炎症

眼睛可能会受到许多不同来源的攻击：感染、外伤、过敏和异物。这些攻击的结果是眼部炎症，它可以影响眼睛的各个部位。一些炎症是良性的，易于治疗；一些炎症则会持续下去，导致视敏度下降甚至失明。

眼睑炎症

眼睑容易受到几种良性炎症的影响，包括麦粒肿（即睑腺炎）、睑缘炎和霰粒肿（即睑板腺囊肿）。麦粒肿是眼睑上形成的疼痛性水疱，由睫毛毛囊的细菌感染引起。睑缘炎是由于细菌感染或皮脂分泌过多而引起的眼睑边缘炎症，会导致发红、流泪和不适。霰粒肿的原因相对未知，其特征是眼睑皮脂腺发炎和分泌物堆积在眼睑。它看起来像皮肤下的一个小肿块，如果较大或无法自行吸收，可以通过手术将其切除。感染引起的眼睑炎症可以使用抗生素软膏治疗。

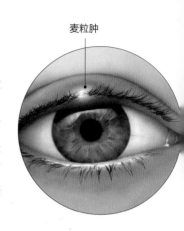

麦粒肿

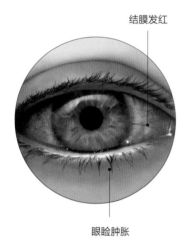

结膜发红

眼睑肿胀

结膜炎

结膜炎是由过敏、感染（病毒或细菌）或异物引起的结膜炎症。它会导致结膜发红、眼睑肿胀、流泪、刺痛，并且在细菌感染的情况下，还会产生高度传染性的化脓性分泌物。刺激会促使患者揉眼睛，有引起角膜炎的风险。根据病因，结膜炎可以使用消炎药、抗生素或抗过敏药治疗。

葡萄膜炎

葡萄膜炎是指虹膜、睫状体和脉络膜组织炎症的总称。葡萄膜炎的类型包括虹膜睫状体炎（虹膜和睫状体发炎）、脉络膜炎和全葡萄膜炎，后者会影响所有上述组织。虹膜睫状体炎的确切病因很难确定，它会导致角膜周围发红、瞳孔变形、视敏度下降、疼痛和光敏感度降低。脉络膜炎表现为玻璃体混浊，在检眼镜检查时可见，会损害视力。其通常与感染性疾病有关，可导致视网膜炎。

▶ 眼⋯第190页

▶ 视网膜炎⋯第208页

角膜炎

角膜炎是一种角膜炎症，可由感染、过敏、外伤、烧伤或曝露在强光下引起。它的特点是视敏度下降、眼睛发红、流泪、疼痛、光敏感性增加。角膜炎必须及时治疗，以防角膜穿孔。

滴眼剂

　　滴眼剂是一滴一滴地滴在眼睛表面的药物溶液。根据所治疗的疾病，滴眼剂包含不同的活性成分：消炎药、防腐剂、抗生素、抗真菌药、抗病毒药、麻醉剂、减充血剂或抗过敏药。滴眼剂滴剂应用于下眼睑内侧，可以迅速扩散到眼的所有前部结构，但对于治疗晶状体后面的疾病效果不佳。

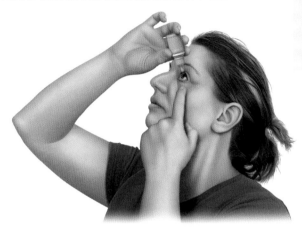

眼部炎症

症状：

眼睛发红，流泪，疼痛。有时视敏度下降，对光敏感。

治疗：

通过局部消炎来缓解症状。根据病因治疗：抗生素、抗病毒药、抗真菌药、抗过敏药等。

预防：

良好的卫生习惯有助于防止眼睛发炎，特别是对于戴隐形眼镜的人。

干眼症

　　干眼症的特点是眼泪分泌不足或其成分有缺陷。干眼症患者眼睛很疼，更易感染，并且视力可能受损。干眼症主要是由于泪腺功能紊乱，与衰老有关。干眼症也可能是炎症、干燥或受污染的环境、服用某些药物、使用显示器、影响某些分泌腺的自身免疫性疾病的结果。治疗重点是使用人工泪液滴眼液来代替眼泪。

▶ 眼泪···第189页

干眼症

症状：

感到不适、烧灼感或刺痛感。如果病因是炎症，眼睛还会发红。

治疗：

人工泪液滴眼液。在某些情况下，需暂时或永久性地封闭泪小管（眼泪就是经过泪小管排干的），以保持眼睛表面的水分。

预防：

空气加湿，不戴隐形眼镜，不长时间使用电脑或看手机。

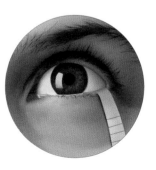

泪液分泌试验

干眼症的诊断主要通过泪液分泌试验，它是在下眼睑内侧放置一张吸水纸来测量眼泪量。

■ 白内障

　　白内障是一种常见的与年龄相关的眼疾。其特点是晶状体逐渐混浊，而晶状体在正常情况下是透明的。65岁以上的人的晶状体通常会出现某种程度的混浊。有时白内障是遗传所致，或是外伤、疾病（如糖尿病或甲亢），或怀孕期间感染所致。白内障可能会影响一只或两只眼睛。如果不实施手术，将导致失明。

白内障的影响

　　晶状体包括包裹在晶状体囊中的晶体纤维。晶体纤维通常排列有序，因此晶状体是透明的。白内障会干扰纤维排列使晶状体混浊，晶状体便不能再发挥其作用。只有一部分光线到达视网膜，出现视物模糊。

 白内障

症状：

视敏度下降，尤指是看远处时。视野模糊。

治疗：

晶状体的外科手术切除，通常由人工晶状体代替。

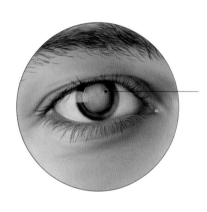

混浊的晶状体

角膜病变

在角膜上切开一个小切口（3毫米），以便插入一根探头直至晶状体。角膜在几周后愈合，通常没有痛感。

白内障的治疗

　　白内障唯一有效的治疗方法是使用超声波探头，以手术的方式切除患病的晶状体。该手术通常在局部麻醉下进行，大约需要半小时。晶状体破坏会导致高度远视，通常通过植入人工晶状体来矫正。患者的视力会迅速提高，尽管患者通常需要配戴眼镜或隐形眼镜来弥补剩余的聚焦不足。

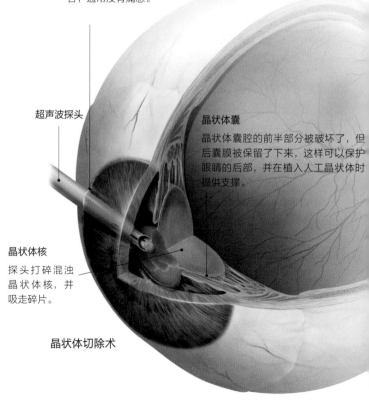

超声波探头

晶状体囊

晶状体囊腔的前半部分被破坏了，但后囊膜被保留了下来，这样可以保护眼睛的后部，并在植入人工晶状体时提供支撑。

晶状体核

探头打碎混浊晶状体核，并吸走碎片。

晶状体切除术

青光眼

青光眼的特征是眼内压增高，这通常是角膜和晶状体之间的液体（房水）积聚的结果。该病会导致视神经萎缩，并可能导致失明。青光眼有几种类型，会影响1%~2%的人群。其治疗方法包括通过滴眼剂降低眼压，也可以通过手术重新开放房水引流。

青光眼的类型

青光眼有两种主要形式。开角型青光眼和闭角型青光眼。

由房水引流点（小梁网）阻塞引起，它会逐渐出现，最常见于45岁以后，并且通常影响双眼。开角型青光眼一开始无症状，随后视敏度逐渐降低。如果不治疗，会导致失明。急性闭角型青光眼常突然出现，仅影响一只眼睛。它是由虹膜和角膜之间的一个异常狭窄引起的，阻碍房水排出。闭角型青光眼可由瞳孔扩张等引发，在短短几小时内就会对视神经造成威胁，因此必须立即治疗。

房水

房水是眼睛的睫状体产生的一种营养液。它在晶状体和角膜之间循环，然后通过一种纤维组织排入血液，这种纤维组织被称为小梁网，能够调节房水流动。未能排出会导致液体积聚和眼内压增高。

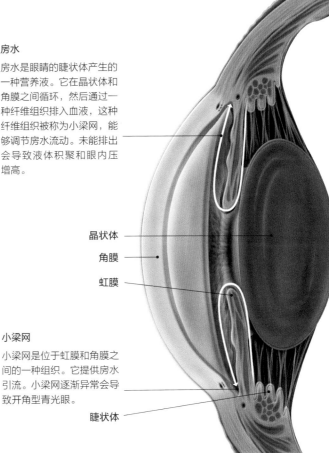

晶状体

角膜

虹膜

小梁网

小梁网是位于虹膜和角膜之间的一种组织。它提供房水引流。小梁网逐渐异常会导致开角型青光眼。

睫状体

开角型青光眼

青光眼

症状：
慢性青光眼：长期无症状，随后视敏度逐渐下降。
急性青光眼：突然剧烈疼痛，眼睛发红，视敏度下降，有时出现恶心和呕吐。

治疗：
使用减少房水生成或刺激房水排出的滴眼剂，手术打开新的引流通道。

预防：
慢性青光眼：从45岁开始进行系统检查。
急性青光眼：在第一只眼睛患青光眼后对第二只眼进行预防性手术治疗。

■ 视网膜病变

视网膜病变包括一系列视网膜疾病，这些疾病可能是遗传性的、传染性的、与年龄有关的、与创伤相关的，或与其他疾病（如糖尿病）有关。视网膜病变常常会导致视敏度下降，可能导致完全失明，因此必须及时治疗。

视网膜脱离

视网膜脱离的特点是玻璃体液进入视网膜下腔，通常是由于视网膜撕裂引起的。其症状是突然出现飞蚊症和闪光，接着是部分视野被一层黑纱阴影覆盖。视网膜撕裂通常与玻璃体收缩有关，然后玻璃体与视网膜分离并可能导致某个部位分离。这种情况是由衰老或高度近视引起的。眼外伤、手术或疾病（糖尿病视网膜病变）也可能出现视网膜撕裂。视网膜脱离是一种严重的疾病，可以导致失明。必须通过手术或注射气体将视网膜压回眼壁。

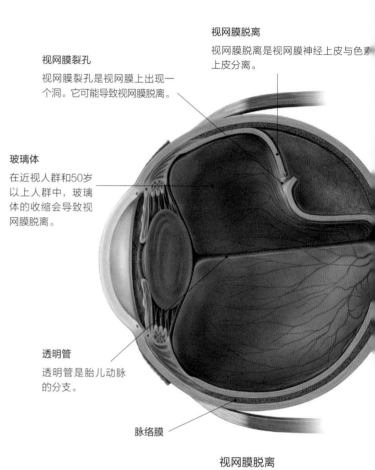

视网膜裂孔
视网膜裂孔是视网膜上出现一个洞。它可能导致视网膜脱离。

视网膜脱离
视网膜脱离是视网膜神经上皮与色素上皮分离。

玻璃体
在近视人群和50岁以上人群中，玻璃体的收缩会导致视网膜脱离。

透明管
透明管是胎儿动脉的分支。

脉络膜

视网膜脱离

■ 飞蚊症

飞蚊症是指看起来在视野中移动的深色或浅色圆点、线条或网状物，是由玻璃体中的胶状物变性引起的，通常并不严重。然而，由于视网膜脱离过程中血管破裂，突然出现的飞蚊症是玻璃体积血的迹象，需要立即就医。

视网膜炎

视网膜炎是视网膜的炎症。它通常与脉络膜炎并发，多存在弓形虫病的先天性感染。较少情况下，视网膜炎可能由细菌（结核杆菌）、病毒（巨细胞病毒或风疹病毒）或真菌（念珠菌）引起。

▶ 弓形虫病···第478页

糖尿病视网膜病变

糖尿病视网膜病变的特点是视网膜毛细血管退化。在高血压刺激下，糖尿病患者的高血糖数年未得到控制。该病在视网膜上表现为不同类型的病变（微动脉瘤、出血、棉絮斑等），几年后导致视敏度下降。该病是工业化国家致盲的主要原因之一。其治疗从控制血压和血糖开始。激光光凝术可用于减少某些病变。

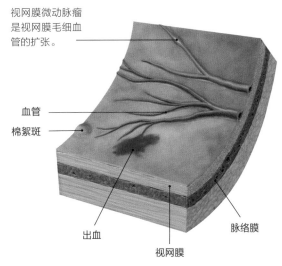

视网膜微动脉瘤
视网膜微动脉瘤是视网膜毛细血管的扩张。

血管
棉絮斑
出血
视网膜
脉络膜

激光光凝术

激光光凝术是将激光束投射到视网膜上，以减少某些可能导致视网膜脱离的病变（视网膜撕裂、微动脉瘤等）。它也用于治疗开角型青光眼。激光光凝术不需要住院治疗，而且相对无痛。在某些情况下，这种治疗可能会导致视网膜肿胀，但肿胀在几天内会自行消退。

视网膜裂孔
视网膜
脉络膜

激光冲击
激光围绕视网膜裂孔周围进行冲击，在视网膜和脉络膜之间形成粘连，以防止视网膜脱离。

激光束

激光光凝术

视网膜色素变性

视网膜色素变性，或称色素性视网膜炎，是一种以视网膜光感受器进行性退化为特征的遗传性遗传病。它出现在儿童时期，表现为难以适应黑暗，视野缩小，以及视敏度下降，有可能发展成失明。

▶ 遗传···第50页

🔵 视网膜病变

症状：
视敏度下降，视野缩小，飞蚊症，暗视力障碍。

治疗：
视网膜炎：抗生素、抗病毒药、抗真菌药或抗寄生虫药，根据感染类型而定。
视网膜脱离：手术，气体注射。
视网膜色素变性：无治疗方法。

预防：
视网膜脱离：激光光凝术治疗病变。
糖尿病视网膜病变：严格监测和控制血压和血糖。

黄斑变性

黄斑变性是黄斑（视网膜负责中的视力的部分）的逐渐改变，通常与衰老有关，也可能是遗传性的，并在青春期开始。年龄相关性黄斑变性（ARMD）表现为中心视力问题，可能会导致失明，在工业化国家是主要的致盲原因。年龄相关性黄斑变性通常会影响65岁以上的人，并且经常影响双眼。

黄斑变性

症状：
中心视力（中心暗点）问题和视物变形，导致难以阅读和识别远处物体。

治疗：
无法治愈。在某些情况下，可以通过多种技术限制黄斑退化，如采取激光光凝术或玻璃体内注射药物。

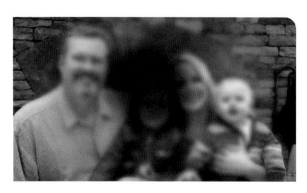

中心暗点
暗点是视野的一部分缺损。中心暗点可能导致完全的中心性失明，而周围视野保持完整。

色盲

色盲是一种隐性的、与性别相关（X染色体）的遗传异常引起的色觉障碍。它影响了8%的男性，但只影响0.5%的女性。在色盲患者中，视网膜中某些对颜色敏感的光感受器缺失或存在缺陷，导致对可见光光谱中一种或两种基本颜色（红、绿、蓝）的感知缺陷。尽管没有治疗方法，但石原试验可以快速诊断色盲。

▶ 遗传…第50页

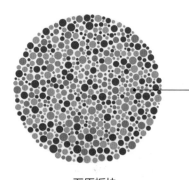

颜色图案
由颜色相似的斑点组成的图案在正常人眼非常突出，但是色盲患者分辨不出。

石原板块
石原板块由彩色斑点的马赛克组成。

色盲

症状：
一种或两种原色（红、绿、蓝）及其衍生颜色的视力受损。

治疗：
没有治疗方法。

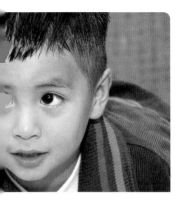

■ 斜视

斜视是一种常见于儿童的视觉轴平行性缺陷，其特征是单眼或双眼偏斜。这种偏差通常是水平的，向内或向外。斜视会破坏对三维轮廓的感知，并可能导致幼儿视敏度下降。

斜视类型

斜视的类型是根据眼睛偏斜的方向来区分的。垂直性斜视很少见，常与水平斜视共存。水平斜视可能是内斜视，也可能是外斜视。内斜视是眼睛的向内偏移。这是斜视最常见的形式，尤其在幼儿中。有时是遗传性的，也可能与屈光不正、动眼肌麻痹、外伤或眼球疾病（如白内障）有关。在大多数情况下，无法确定原因。外斜视是眼睛的向外偏移。它通常出现在1岁以后，并且可能是间歇性的，多出现在疲劳或者聚焦在远处的物体上时，也可能是手术治疗内斜视的结果。

▶ 屈光不正···第202页

斜视的治疗

斜视的治疗方法包括通过戴眼镜矫正患者的屈光不正，然后通过视觉再训练，特别是通过戴眼罩遮盖，以恢复眼睛和双眼视觉的平行度。还可以通过手术治疗弱化的动眼肌。为了获得最佳效果，斜视治疗应尽早。

眼罩
这种眼罩一般是遮盖健康眼。其目的是迫使有缺陷的眼睛正常工作。根据病情的严重程度，健康眼的遮盖可能是完全的或间歇性的（每天几小时）。

有缺陷的眼睛
有缺陷的那只眼睛的视敏度和活动能力得到了增强。

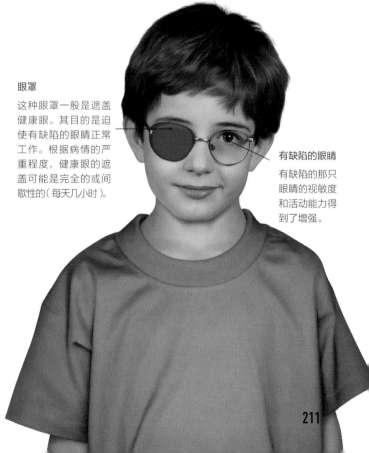

⊕ 斜视

症状：
一只眼睛与另一只眼睛相比有偏斜，视敏度下降，三维视觉问题。

治疗：
戴眼镜矫正，视觉再训练，戴眼罩，手术。

■ 耳聋

耳聋或听力减退是一种听力损失或听力下降，可能会出现于一只或两只耳朵。耳聋可能是先天性的，也可能是后天的（感染、创伤等造成），影响全球8%以上的人口。耳聋主要有两种类型：神经性耳聋和传导性耳聋。

神经性耳聋

神经性耳聋，与耳蜗或内耳神经通路功能异常有关，可能是先天性的，也可能不是。神经通路可能被诸如神经鞘瘤、脑膜炎感染或血管意外所破坏。耳蜗可能会因梅尼埃病（耳性眩晕病）、外伤、噪声，或者最常见的衰老等原因而受损。听觉系统的自然老化会导致听力逐渐下降，称为老年性耳聋。这是人类耳聋的主要原因。神经性耳聋有时可以通过手术（切除神经鞘瘤）或药物来治疗，但只有使用听觉假体（助听器）才能弥补听力损失。

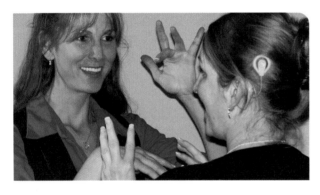

手语

手语是聋哑人使用的一种交流手段，他们用手的位置、动作和面部表情形成的符号进行交流。手势交流有时与读唇结合在一起。

传导性耳聋

传导性耳聋，或称传音性耳聋，与外耳或中耳（耳膜、听小骨）受损有关，这会改变声音振动的传导。当涉及外耳时，传导性耳聋是由于外耳道（耳垢栓塞、异物、疖）阻塞引起的。当涉及中耳时，传导性耳聋的病因是中耳炎、先天畸形、外伤（如耳膜穿孔）或遗传性疾病如耳硬化症。

▶ 遗传…第50页

■ 耳硬化症

耳硬化症是一种遗传性疾病，其特征是镫骨（听小骨的组成部分）逐渐钙化和僵硬。其治疗方法是手术切除镫骨，用假体代替。

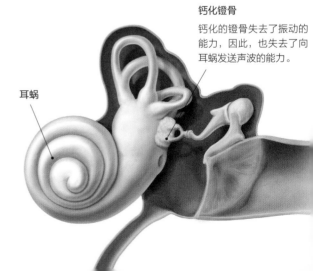

钙化镫骨

钙化的镫骨失去了振动的能力，因此，也失去了向耳蜗发送声波的能力。

耳蜗

听力测试

测试听力有几种方法。声学测验法使用简单的临床测试，如林纳试验，这有助于确定患者耳聋的性质。测听法使用了更先进的仪器和技术，可以对不同声音频率的感知进行精确评估。使用听力计进行的检查需要患者有意识地参与，患者戴着耳机，每当感觉到任何一只耳朵有声音时，就按下按钮。

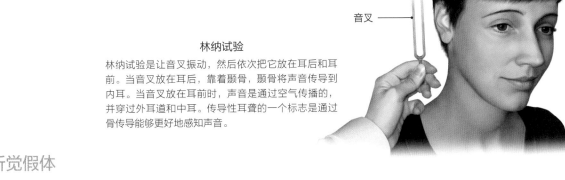

音叉

林纳试验

林纳试验是让音叉振动，然后依次把它放在耳后和耳前。当音叉放在耳后，靠着颞骨，颞骨将声音传导到内耳。当音叉放在耳前时，声音是通过空气传播的，并穿过外耳道和中耳。传导性耳聋的一个标志是通过骨传导能够更好地感知声音。

听觉假体

许多听觉假体可以矫正耳聋。外部假体（助听器）通过电子盒来放大声音，盒子里包含传声器、接收器和扩音器。听觉假体的形状和大小各不相同，它们被放在耳郭或耳洞里。其他听觉假体，如人工耳蜗，直接作用于内耳，它们的放置需要手术干预。

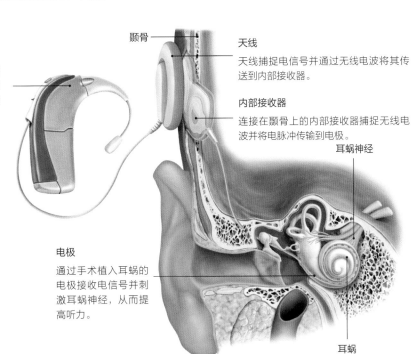

传声器
装在电子盒中的传声器捕捉外部声音，将其转换为电信号，并将电信号传输到天线。

颞骨

天线
天线捕捉电信号并通过无线电波将其传送到内部接收器。

内部接收器
连接在颞骨上的内部接收器捕捉无线电波并将电脉冲传输到电极。

耳蜗神经

电极
通过手术植入耳蜗的电极接收电信号并刺激耳蜗神经，从而提高听力。

耳蜗

人工耳蜗植入
人工耳蜗是为重度或完全性耳聋者设计的，对他们来说助听器是无效的。人工耳蜗大大提高了他们的生活质量，特别是能让他们听懂别人说什么。

耳聋

症状：
听力丧失或者下降，可能仅影响某些频率。耳鸣。

治疗：
清理外耳道，抗生素治疗中耳炎，手术。听觉假体可以改善听力。

预防：
不要长时间处于噪声中，及时治疗中耳炎，不要将任何东西插入外耳道。

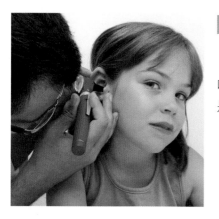

耳炎

耳炎是外耳或中耳的炎症。耳炎有几种形式，根据来源和受影响的区域而有所区别。耳炎最常见的一些类型都会影响中耳，尤其是在幼儿群体中。

急性中耳炎

急性中耳炎是由病毒或细菌感染引起的中耳炎症。经常与鼻咽炎有关，其病原体很容易通过咽鼓管从咽喉部传播开来。由于6岁以下的儿童的这个通道要短得多，因而更容易受到中耳感染的困扰。急性中耳炎表现为耳痛、发热、听力下降和焦躁不安，有时伴有呕吐和腹泻。如果细菌感染，脓液可能会从耳朵里渗出，因此必须及时治疗（抗生素、穿刺）。如果治疗不当，急性中耳炎会导致严重的并发症，如感染扩散（脑膜炎、迷路炎或乳突炎）和/或面瘫。

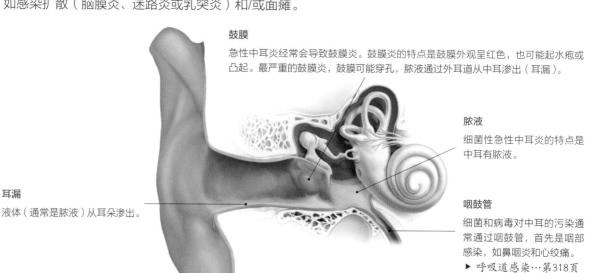

鼓膜
急性中耳炎经常会导致鼓膜炎。鼓膜炎的特点是鼓膜外观呈红色，也可能起水疱或凸起。最严重的鼓膜炎，鼓膜可能穿孔，脓液通过外耳道从中耳渗出（耳漏）。

脓液
细菌性急性中耳炎的特点是中耳有脓液。

耳漏
液体（通常是脓液）从耳朵渗出。

咽鼓管
细菌和病毒对中耳的污染通常通过咽鼓管，首先是咽部感染，如鼻咽炎和心绞痛。

▶ 呼吸道感染…第318页

急性中耳炎

浆液性中耳炎

浆液性中耳炎，是由于咽鼓管阻塞，阻止分泌物排出而引起的中耳炎。咽鼓管可能因感染、过敏反应、腺样体增生或先天性畸形而阻塞。如果阻塞不消失，浆液性中耳炎会变成慢性，并可能永久性损害听力。如果病原体进入中耳，浆液性中耳炎也可发展为急性中耳炎。根据阻塞的原因，可以使用抗生素或皮质类固醇，或通过手术（穿刺或腺样体切除术）来治疗。

外耳炎

外耳炎是外耳道或鼓膜外壁的炎症，通常由感染引起，如真菌或细菌感染，易受水（游泳）和刺激物的影响。外耳炎表现为剧烈的抽痛、瘙痒和分泌物（耳漏）。治疗重点是使用防腐剂、抗生素或抗真菌滴剂。

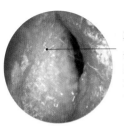

真菌
外耳道真菌感染表现为耳膜上有白色丝状物。

真菌性外耳炎

胆脂瘤

胆脂瘤是一种良性肿瘤，由于鼓膜损伤或先天性畸形，从鼓膜或外耳道开始，然后在中耳发展。胆脂瘤逐渐扩大，破坏中耳组织和内耳组织，导致慢性中耳炎、耳鸣、眩晕和不可逆性耳聋。治疗方法是手术切除肿瘤，重建鼓膜和听小骨。

穿刺术

穿刺术是一种在耳膜上进行的手术切口，以使中耳通气或排出其中所含的脓液。穿刺术是在局部麻醉或全身麻醉下进行的，通常需要安装一个鼓膜通气管，该通气管是空心管，在中耳和外耳之间形成通道。对于慢性中耳炎患者，尤其是儿童患者，实施穿刺术时建议使用鼓膜通气管，留置8~12个月后自然排出体外。

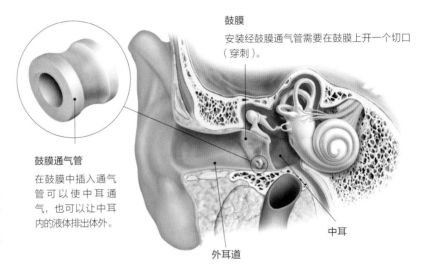

鼓膜
安装经鼓膜通气管需要在鼓膜上开一个切口（穿刺）。

鼓膜通气管
在鼓膜中插入通气管可以使中耳通气，也可以让中耳内的液体排出体外。

外耳道

中耳

🏥 耳炎

症状：
疼痛，瘙痒，听力下降，耳鸣，有时发热，耳分泌物，呕吐，腹泻。

治疗：
根据病因使用抗生素、消炎药、抗真菌药，穿刺术，植入鼓膜通气管，手术（切除腺样体或胆脂瘤）。

预防：
母乳喂养似乎可以预防新生儿急性中耳炎。预防性腺样体切除术。治疗过敏。勿将物品插入外耳道，避免外耳道进水，尤其是游泳后。

■ 平衡障碍

平衡器官通常起到维持身体稳定的作用。这些器官或与其相连的神经通路受到损伤，会导致失去平衡（眩晕），并常常伴有其他症状，如恶心、耳鸣、呕吐、耳聋、焦虑等。在突然移动或失去视觉标记后，患者也可能会出现步态不稳的情况，而这不是真正的眩晕。

▶ 听力和平衡⋯第194页

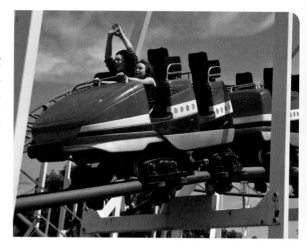

眩晕

眩晕是由于平衡器官的问题而产生的运动错觉。眩晕的感觉可以是旋转的（好像在旋转木马上），线性的（仿佛在电梯里），或者是摇摆的（仿佛置身于船甲板上）。可能伴有恶心、耳聋、耳鸣和不自主的眼球运动。周围性眩晕（与内耳或前庭神经损伤有关）与中枢性眩晕（中枢神经系统异常）有区别。眩晕通常是阵发的，由突然的头部运动如擤鼻涕、噪声或头部特定位置而引起。

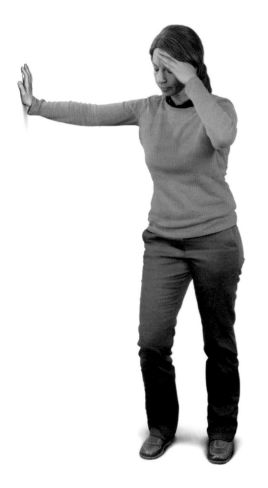

■ 梅尼埃病

梅尼埃病是一种内耳的慢性疾病，特征是眩晕、耳聋和耳鸣。成年人多发，表现为一阵一阵地发作，每次会持续几小时。该病病因不明，可能与内耳压过大有关，内耳所含液体的再吸收能力很差。随着时间的推移，连带产生的耳聋和耳鸣可以成为永久性的。然而，由于平衡器官失去敏感性，阵发的眩晕会逐渐消失并演变成永久性的不稳定。

■ 良性阵发性位置性眩晕

良性阵发性位置性眩晕（BPPV）又称耳石症眩晕，是由从内耳前庭壁脱落的钙结晶体引起的，这些钙结晶体通常由感觉纤毛与前庭壁相连，并在半规管内移动。这是成年人常见的眩晕形式，表现为因姿势变化而引起的阵发性、短暂的不稳定（不到1分钟）。其治疗方法是通过头部移动将钙结晶体转移到内耳不会引起眩晕的区域（耳石症复位法）。

迷路炎

迷路炎是内耳腔的炎症，影响一只或两只耳朵。它可能是由感染（急性中耳炎、腮腺炎、麻疹、流感等）、慢性中耳炎（胆脂瘤）、头部损伤、药物过敏等引起的。迷路炎常表现为旋转性眩晕，有时伴有听力下降。可以自然治愈，但通常根据病因需使用抗生素、抗病毒药或手术治疗。如果治疗不当，可能导致完全性耳聋或脑膜炎。

 预防旅行疾病

乘汽车、火车、飞机或船旅行会使平衡器官失去方向感，导致旅行疾病。尤其会影响3~12岁的儿童和女性，表现为出汗、恶心、眩晕，可能会呕吐。以下是一些预防旅行疾病的建议。

- 出发前充分休息。
- 吃一顿容易消化的清淡餐。
- 服用防晕药或抗组胺药（这可能会导致困倦，不建议幼儿和孕妇等人群使用）。
- 坐在震动最小的地方，通常是中间或前面（尽量避免坐在后面）。
- 如有可能，观察地平线，并将注意力集中在一个固定点上。
- 请勿阅读或饮酒。

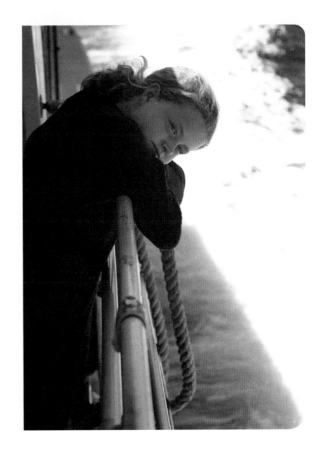

 平衡障碍

症状：
失去平衡，恶心，呕吐，面色苍白，焦虑，部分耳聋和耳鸣，不自主性眼球运动。

治疗：
休息和冷静。头晕之后，避免黑暗和长时间卧床。根据病因可采用物理治疗、抗眩晕药、抗生素、抗病毒药、手术。

预防：
治疗耳、鼻和咽喉部位的感染。

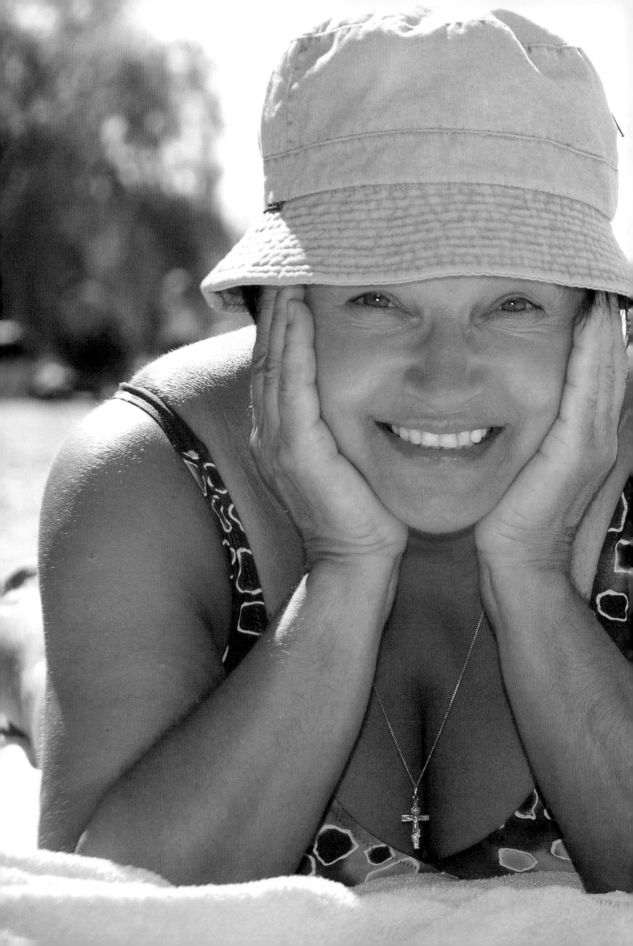

内分泌系统 ——

　　内分泌系统通过被释放到血液循环的激素（特别是通过内分泌腺分泌的激素）和其在血液中的运输，来调节身体的某些功能。它与神经系统有关，是一种控制和交流系统，可使身体协调发展和运作：维持不同的生理体征（如体温、血压）、生长、性欲、生殖、应激反应等。

　　内分泌失衡可能会导致一系列严重程度不一的问题，症状各异。激素含量过多通常是由内分泌腺的肿瘤引起的。激素分泌不足（如糖尿病），其原因可能多种多样，包括与现代生活方式相关的不良习惯（饮食不均、缺乏运动等）。在内分泌腺被切除或被破坏的情况下，必须终身进行激素替代治疗，因为人体无法弥补激素分泌的缺失。

■ 内分泌腺和激素

内分泌系统由一系列细胞和内分泌腺组成，它们向血液中释放化学物质和激素。通过对某个组织或器官进行精确作用，调节身体的某些功能。内分泌腺主要包括松果体、下丘脑、垂体、甲状腺、甲状旁腺、肾上腺、卵巢和睾丸。某些器官（肾脏、心脏、肝脏、胰腺、胃黏膜、肠、胎盘等）也有内分泌细胞。

外分泌腺

与内分泌腺不同，外分泌腺不会将分泌物释放入血，而是释放到皮肤或黏膜的表面。分泌汗液的汗腺就是外分泌腺。胰腺是一个混合腺，因为它的活动既有内分泌也有外分泌。

▶ 胰腺⋯第350页

松果体
松果体是脑中的腺体，分泌褪黑素，褪黑素是一种影响精子形成、月经周期和生物钟（昼夜节律）的激素。

下丘脑
下丘脑位于脑的中间部分。它控制垂体的激素分泌。

垂体
垂体分泌大量激素，其中一些激素控制其他内分泌腺的功能。

甲状腺
甲状腺通过甲状腺激素调节新陈代谢和生长。它还分泌降钙素，一种降低血液中钙含量的激素。

甲状旁腺
位于甲状腺后面的甲状旁腺分泌甲状旁腺激素，以增加血液中的钙含量。

肾上腺
每个肾上腺有两部分：肾上腺皮质和髓质。肾上腺皮质分泌的激素有不同的作用（水钠潴留、青春期的准备、抗炎等）。在压力情况下，髓质分泌肾上腺素和去甲肾上腺素。

肝
某些肝细胞释放到血液中的激素在生长中起作用。

肾
某些肾细胞会产生特定激素，包括红细胞生成素，促进红细胞的生成；肾素，在控制血压方面发挥作用。

胰腺
胰腺是人体最大的腺体。它分泌胰岛素和胰高血糖素，这两种激素调节血液中的葡萄糖水平（血糖）。

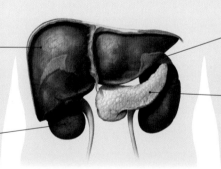

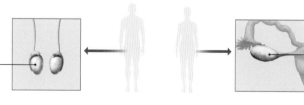

男性　　女性

睾丸
除了制造精子，睾丸还分泌雄激素（睾丸素）。

卵巢
卵巢产生卵泡并分泌性激素——雌激素和黄体酮（孕激素）。

激素的作用

内分泌腺分泌的激素被释放到血液中，在那里它们一直循环到必须作用的细胞，即靶细胞。激素附着在它们身上并改变其活性。一种特定的激素可能对不同的靶细胞产生不同的作用，并且一种生理过程可能由几种激素控制。激素主要调节生长、生殖和人体对不同刺激（如压力）的反应。激素紊乱可能导致糖尿病等疾病，并带来各种问题，如月经不调、不孕症、性欲低下、痤疮、情绪问题等。迄今为止，人类已经鉴定出100多种激素。人工合成的激素可用于治疗多种疾病。

内分泌腺

激素

白细胞

红细胞

血管

1. 内分泌腺

受刺激（神经信息、激素反馈、血液成分改变）之后，内分泌腺会释放激素。

2. 循环系统

激素进入血液，循环至必须作用的靶细胞处。

激素

膜受体

激素

核受体

■ 激素反馈

激素反馈是内分泌系统自身调节激素分泌的一种机制。当激素合成超过一定水平就会被抑制。基于相同的机制，某些激素的分泌可能是由血液中其他激素的浓度引起的。

3. 靶细胞

激素自身附着在一个特定的靶细胞受体上，靶细胞位于细胞膜（膜受体）或细胞内（核受体），从而引发一系列生物反应。一种特殊的作用结果：产生某种物质，激活或抑制一种基因的表达，加速或减缓一个过程，等等。激素的作用可能是立竿见影的，也可能随着时间的推移而扩散。

靶细胞

■ 甲状腺

甲状腺是一种内分泌腺，位于颈部，喉下、气管前面位置。它分泌的激素（降钙素和甲状腺激素）对生长、新陈代谢和调节血钙水平起作用。

降钙素和甲状腺激素

甲状腺分泌降钙素，降钙素是一种激素，可降低血液循环中钙的含量并增加其在骨骼中的浓度。注射合成降钙素可用来治疗某些骨病（骨质疏松症、变形性骨炎）。甲状腺还分泌甲状腺激素（T3和T4），特别是通过增加耗氧量和产热来加速身体的基础代谢。

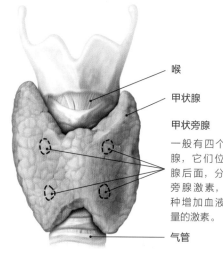

喉

甲状腺

甲状旁腺

一般有四个甲状旁腺，它们位于甲状腺后面，分泌甲状旁腺激素，这是一种增加血液中钙含量的激素。

气管

■ 肾上腺

肾上腺是位于肾上方的两个内分泌腺，由两个不同的部分组成：髓质（腺体的中心部分）和皮质（腺体的外周部分）。髓质分泌肾上腺素和去甲肾上腺素，而肾上腺皮质分泌皮质类固醇（醛固酮、皮质醇）和性激素。人工合成的类固醇皮质激素被用作抗炎药或免疫抑制剂。

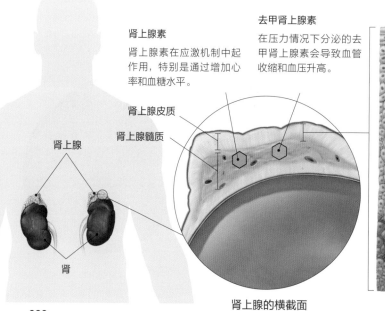

肾上腺素

肾上腺素在应激机制中起作用，特别是通过增加心率和血糖水平。

去甲肾上腺素

在压力情况下分泌的去甲肾上腺素会导致血管收缩和血压升高。

肾上腺

肾上腺皮质

肾上腺髓质

肾上腺

肾

肾上腺的横截面

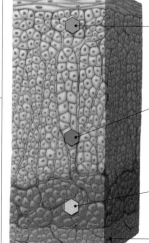

醛固酮

醛固酮通过维持体内钠和钾的平衡而起到保水作用。

皮质醇

皮质醇有抗炎特性。它也在应激机制中发挥作用，影响睡眠和食欲。

性激素

雄激素（睾丸素）可以刺激第二性征，为青春期做准备。

髓质

肾上腺皮质的横截面

垂体

垂体是位于脑底部的内分泌腺。与之相连的下丘脑部分地控制着垂体。垂体直接分泌六种激素，其中几种激素控制着其他内分泌腺的活动。它还可以确保下丘脑产生的两种激素的储存和释放。

垂体的结构

垂体由两个叶组成，腺垂体和神经垂体，其功能相互独立，并根据不同的机制发挥作用。腺垂体分泌生长腺素，并对其他内分泌腺发挥调节功能。这些激素是由于下丘脑的激素刺激而分泌的，下丘脑通过血管与垂体相连。神经垂体通过神经元与下丘脑相连。它储存下丘脑某些神经元分泌的两种激素（抗利尿激素和催产素），并根据需要将它们释放入血。

▶ 神经元···第136页

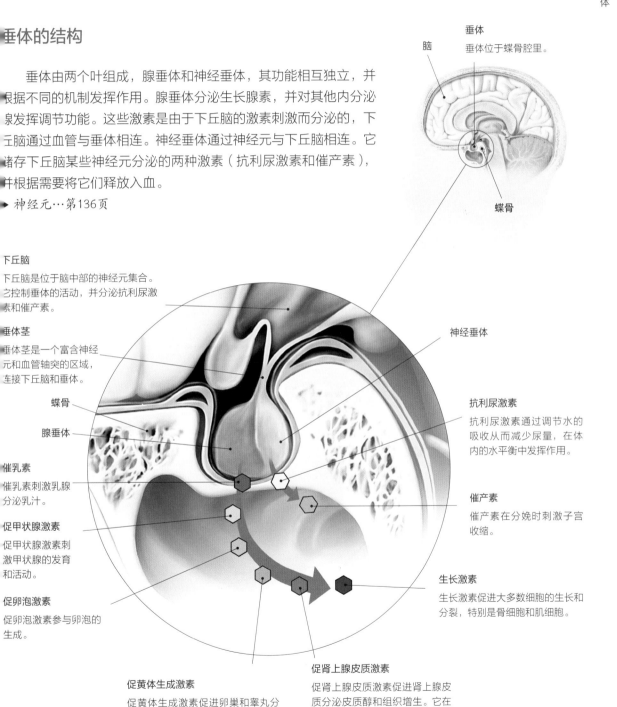

垂体
垂体位于蝶骨腔里。

脑

蝶骨

下丘脑
下丘脑是位于脑中部的神经元集合。它控制垂体的活动，并分泌抗利尿激素和催产素。

垂体茎
垂体茎是一个富含神经元和血管轴突的区域，连接下丘脑和垂体。

蝶骨

腺垂体

催乳素
催乳素刺激乳腺分泌乳汁。

促甲状腺激素
促甲状腺激素刺激甲状腺的发育和活动。

促卵泡激素
促卵泡激素参与卵泡的生成。

神经垂体

抗利尿激素
抗利尿激素通过调节水的吸收从而减少尿量，在体内的水平衡中发挥作用。

催产素
催产素在分娩时刺激子宫收缩。

生长激素
生长激素促进大多数细胞的生长和分裂，特别是骨细胞和肌细胞。

促黄体生成激素
促黄体生成激素促进卵巢和睾丸分泌激素（雌激素、黄体酮、睾丸素）。

促肾上腺皮质激素
促肾上腺皮质激素促进肾上腺皮质分泌皮质醇和组织增生。它在应激机制中起主导作用。

■ 应激

应激是身体对生理和心理攻击的反应。这是一种正常的反应，使身体准备好采取战斗或逃避行动。当攻击发生多次且明显时，应激可能变得有害，并导致应激过度，继而身心疲惫。此外，应激会降低人体的免疫防御能力。长此以往，应激可导致各种疾病的发展，如银屑病，湿疹，内分泌、心血管和消化系统紊乱，失眠和抑郁症等。

▶ 压力控制…第28页

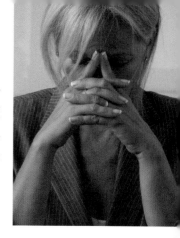

应激机制

当身体受到压力因素的影响时，下丘脑会做出反应，使身体能够立即行动（战斗或逃跑），从而对攻击做出反应。这种反应包括神经反应和激素反应，作用于新陈代谢和不同器官。这些反应在身体发生危险时是有用的，但是不适用于某些心理攻击。

■ 压力因素

压力因素是各种各样的外部事件，可以是消极的，也可以是积极的：意外、危险、疾病、手术、人际冲突、繁重的工作、生育、晋升、婚姻、搬家等。身体对这些事件的反应取决于个人。休息、运动和放松可以消除长期压力带来的有害影响。

下丘脑
下丘脑通过两种途径控制身体对应激的反应：神经途径和激素途径。

脑垂体
作为对下丘脑刺激的反应，脑垂体分泌促肾上腺皮质激素。

促肾上腺皮质激素
促肾上腺皮质激素刺激肾上腺皮质产生皮质醇。

神经通路
神经通路对应激的反应最终以髓质分泌肾上腺素和去甲肾上腺素而结束。

激素通路
激素通路对应激的反应涉及下丘脑、垂体和肾上腺皮质。

皮质醇
皮质醇导致血糖水平升高。葡萄糖是人体能量来源，血液中的葡萄糖增多可以提高身体的耐力和抵抗力。

肾上腺皮质
肾上腺髓质
去甲肾上腺素
肾上腺素

在肾上腺素和去甲肾上腺素的作用下，呼吸和心跳节律加快，大脑活动增强，肌肉受到刺激。可为身体行动做好准备。

肾

甲状腺疾病

甲状腺功能紊乱表现为甲状腺功能的过度或不足，并导致严重的代谢问题。女性比男性更容易受影响，那些饮食中碘含量低的人尤甚。

甲状腺功能亢进

甲状腺激素分泌过多，称为甲状腺功能亢进（简称甲亢），表现为各种症状，如甲状腺肿、过度虚弱、发热、体重减轻、心律失常、失眠、焦虑、出汗过多、发抖、腹泻等。甲状腺功能亢进最常见的是Graves病，即弥漫性毒性甲状腺肿。

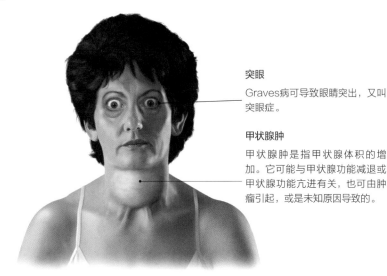

突眼
Graves病可导致眼睛突出，又叫突眼症。

甲状腺肿
甲状腺肿是指甲状腺体积的增加。它可能与甲状腺功能减退或甲状腺功能亢进有关，也可由肿瘤引起，或是未知原因导致的。

Graves病的症状
Graves病是一种导致甲状腺功能亢进的自身免疫性疾病。

■ 甲状腺结节

甲状腺结节是甲状腺的局部肿胀，可能是细胞增生（良性肿瘤、甲状腺癌）或囊肿。甲状腺结节很常见，90%以上是良性的。有些结节称为功能性结节，分泌激素，可能导致甲状腺功能亢进。

⊕ 甲状腺疾病

症状：
甲状腺肿大，过度虚弱，体重增加或减少，有热感或冷感，心律失常，发抖，皮肤和毛发外观改变，肠道问题等。

治疗：
甲状腺功能减退：激素治疗。
甲状腺功能亢进：抗甲状腺药物，甲状腺部分或全部切除，放射性碘治疗，激素治疗。

预防：
充足的碘摄入（海产品）。

甲状腺功能减退

甲状腺激素分泌不足，称为甲状腺功能减退（简称甲减），可能是先天异常、慢性甲状腺炎、缺碘、甲状腺切除、放射性碘治疗或垂体功能不全所致。甲状腺功能减退表现为各种症状：面部水肿、对寒冷敏感、体重增加、便秘、皮肤干燥和增厚、脱发、嗜睡、智力下降、甲状腺肿大（缺碘）等。如果不治疗，新生儿严重的甲状腺功能减退会导致身体（身材矮小、比例异常）和精神神经发育的不可逆转性迟缓。

■ 垂体疾病

最常见的垂体疾病是肿瘤（腺瘤），通常是良性的。它们导致激素分泌的增加或减少，可能引起生长问题、无症状糖尿病、泌乳问题、垂体功能不全或由垂体激素（肾上腺皮质激素、性激素和甲状腺激素）控制的内分泌腺功能紊乱。肿瘤压迫邻近器官，也可能引起头痛、颅内高压和视力问题。除了药物治疗外，有时还需要手术切除肿瘤甚至垂体，同时进行放疗。

垂体腺瘤

垂体腺瘤是一种良性肿瘤，在垂体前叶（腺垂体）发育并扰乱其激素分泌。根据激素的不同，腺瘤会引起各种各样的问题：库欣综合征、肢端肥大症、巨人症、垂体功能不全或溢乳（无明显原因的乳汁排出）。垂体腺瘤的手术治疗主要是切除肿瘤（注意不要损伤垂体）。在某些情况下，垂体必须与腺瘤一起切除，然后实施激素替代治疗。

尿崩症

尿崩症是一种与糖尿病完全不同的疾病。它的特点是肾脏不能积聚尿液，从而导致大量排尿和强烈的口渴。尿崩症是由抗利尿激素缺乏或肾脏对这种激素不敏感引起的。抗利尿激素由垂体释放，通常作用于肾脏，使流经肾小管的水分重新吸收入血。

库欣综合征

库欣综合征是一种罕见的疾病，主要影响20~40岁的女性。大多数由垂体腺瘤引起，垂体腺瘤导致肾上腺分泌过多的皮质醇。该病表现为面部和躯干脂肪重新分布，体重增加，皮肤和毛细血管功能不良，伤口愈合缓慢，肌肉萎缩。患者还患有高血压和骨质疏松症，有些患者患有糖尿病。

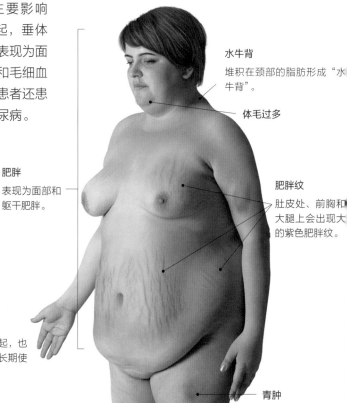

水牛背
堆积在颈部的脂肪形成"水牛背"。

体毛过多

肥胖
表现为面部和躯干肥胖。

肥胖纹
肚皮处、前胸和大腿上会出现大的紫色肥胖纹。

库欣综合征
库欣综合征可能由库欣病引起，也可能是由其他部位的肿瘤或长期使用皮质类固醇所致。

青肿

肢端肥大症

肢端肥大症是一种罕见的疾病，只见于成年人。它的特征是鼻、耳、下颌、手和足的大小与身体其他部位相比异常增大，以及心脏和甲状腺肿大。这些永久性的形态变化是由于生长激素分泌过多，而这通常是由于垂体腺瘤引起的。肢端肥大症也可能导致脊柱变形和骨关节炎。儿童生长激素分泌过多会导致巨人症。

垂体功能不全

垂体瘤（腺瘤）或坏死可导致垂体激素缺乏或垂体功能不全，这使得由垂体控制的腺体活动减少。由此产生的问题逐渐发生，并随着不同的激素产生变化：体毛消失、头发稀疏、皮肤干燥、智力下降、记忆力下降、性欲减退、闭经、勃起功能障碍、儿童生长停滞、青春期缺失等。

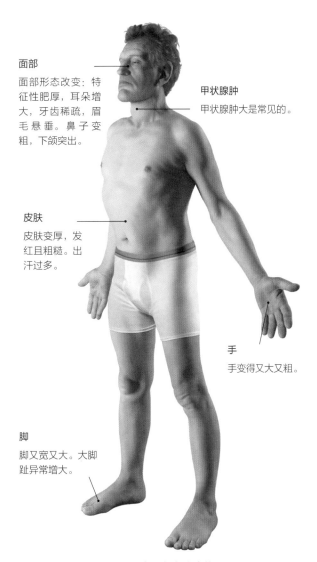

面部
面部形态改变：特征性肥厚，耳朵增大，牙齿稀疏，眉毛悬垂。鼻子变粗，下颌突出。

甲状腺肿
甲状腺肿大是常见的。

皮肤
皮肤变厚，发红且粗糙。出汗过多。

手
手变得又大又粗。

脚
脚又宽又大。大脚趾异常增大。

肢端肥大症的症状

📋 **垂体疾病**

症状：
症状取决于受影响的激素：生长问题，泌乳问题，糖尿病，库欣综合征，性功能问题等。
垂体瘤（腺瘤）：头痛、颅内高压、视力问题。

治疗：
激素替代治疗。垂体腺瘤需采取手术切除，药物治疗，放疗。

巨人症

巨人症是骨骼快速而夸张的发育，可能是体质性的，也可能是青春期前生长激素分泌过多所致。这种生长问题会导致体形过大但不改变体形比例。罗伯特·潘兴·瓦德罗（1918—1940），一个患有巨人症的美国人，去世时身高2.72米，相当于一辆公共汽车的高度。他是有史以来最高的人。

■ 糖尿病

　　糖尿病的患病人数持续增加，其特点是血液中的葡萄糖过多（高血糖），这会引起大量排尿和极度口渴。1型糖尿病和2型糖尿病是有区别的，这两种糖尿病的病因不同，但会导致相同的并发症，即由高血糖引起的血管损伤：脑血管意外、溃疡、坏疽、糖尿病视网膜病变、肾功能衰竭、感觉问题等。

▶　尿崩症⋯第226页

血糖的正常调节

　　血糖是血液中葡萄糖水平。它主要由胰腺产生的两种激素——胰岛素和胰高血糖素来调节。这两种激素具有拮抗作用：胰岛素通过促进葡萄糖的利用和储存来降低血糖，而胰高血糖素则通过肝脏将葡萄糖释放到血液中从而升高血糖。空腹血糖水平通常为3.9~6.1毫摩/升，可通过血液分析进行检测。

▶　胰腺⋯第350页

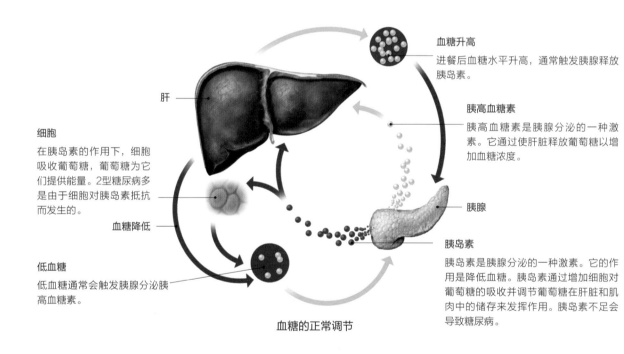

血糖升高
进餐后血糖水平升高，通常触发胰腺释放胰岛素。

胰高血糖素
胰高血糖素是胰腺分泌的一种激素。它通过使肝脏释放葡萄糖以增加血糖浓度。

肝

细胞
在胰岛素的作用下，细胞吸收葡萄糖，葡萄糖为它们提供能量。2型糖尿病多是由于细胞对胰岛素抵抗而发生的。

血糖降低

低血糖
低血糖通常会触发胰腺分泌胰高血糖素。

胰腺

胰岛素
胰岛素是胰腺分泌的一种激素。它的作用是降低血糖。胰岛素通过增加细胞对葡萄糖的吸收并调节葡萄糖在肝脏和肌肉中的储存来发挥作用。胰岛素不足会导致糖尿病。

血糖的正常调节

■ 低血糖和糖尿病

　　糖尿病是指血糖水平升高，空腹超过7.0毫摩/升或（和）餐后超过11.1毫摩/升时被认为是病理性的。严重且持续的高血糖会导致疲劳、食欲增加和强烈口渴。它可以通过调整饮食、服用降糖药物或注射胰岛素来治疗。低血糖是指正常成年人空腹血糖水平低于2.8毫摩/升。低血糖能够导致意识丧失。糖尿病患者在使用过量的胰岛素，进行降糖治疗时，体育锻炼后或餐量不足的情况下，可能会发生低血糖。需通过补充糖进行治疗。

1型糖尿病

　　1型糖尿病，或称胰岛素依赖型糖尿病，是一种自身免疫性疾病，它会破坏产生胰岛素的胰岛细胞，从而引发糖尿病。它占糖尿病病例的10%，一般出现在20岁之前。由于胰腺不能产生足够数量的胰岛素来防止血糖升高，治疗1型糖尿病需要定期给予胰岛素。它还需要调整饮食并通过毛细血管取样对血糖进行频繁的自我监测。如果不加以治疗，这种疾病会导致昏迷甚至死亡。

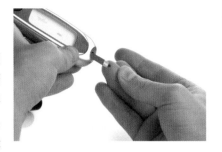

毛细血管取样

使用血糖仪进行血糖的自我监测，从指尖取一滴血即可。

■ 1型糖尿病的症状

　　在疾病发作时，患者通常感觉不到任何症状。当血糖值很高时，人体会尝试通过增加排尿的频率和次数，以及产生含糖量高的尿液来消除多余的葡萄糖。脱水随之而来，导致极度口渴。食欲增加，但这通常不能阻止体重减轻。1型糖尿病也会引起疲劳和头痛，并可能导致反复感染。

■ 胰岛素注射

　　根据个人情况，每天注射不同剂量的胰岛素，通过一次性注射器，或者可重复使用的胰岛素笔。也可以使用胰岛素泵，一种戴在腰部并配有固定在皮肤下的导管的装置，自动连续给药。胰岛素必须注射到皮下组织。肌肉内注射会导致胰岛素发挥作用过快，有发生低血糖的风险，而注射太浅会导致胰岛素作用太慢，从而无法有效控制血糖。

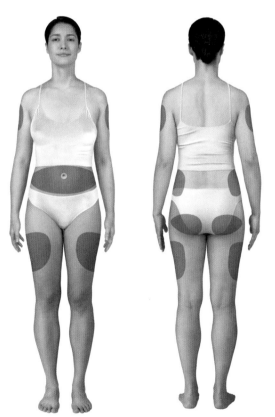

胰岛素注射区

有许多注射区域，并且必须在同一天交替选择。在同一区域内，每次注射必须与前一次注射保持3厘米的距离。

妊娠期糖尿病

　　妊娠期糖尿病，是一种怀孕期间对葡萄糖的不耐受，通常发生在孕期，特别是6个月以后。它可能会导致早产，以及胎儿并发症（超重、心脏畸形）和孕妇并发症（重度高血压）。一般在分娩后消失。患有妊娠期糖尿病的女性以后患2型糖尿病的风险较高。

预防和缓解糖尿病

如果患有糖尿病，必须采取一些日常预防措施，以防止与糖尿病有关的并发症。主要建议包括适当控制血糖和采取健康的生活方式。

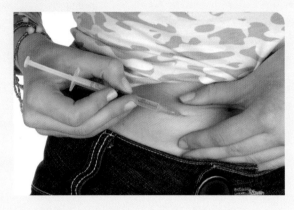

■ 严格遵循治疗方案

定期监测血糖，根据不同情况调整用药。

■ 保持良好的口腔卫生

糖尿病会促进牙菌斑的产生，从而破坏牙齿的支持组织，尤其是当血糖控制不佳时。此外，牙周感染可能反过来干扰血糖的调节。因此，除了控制血糖外，保持良好的口腔卫生也很重要。

■ 保护足部

糖尿病会促进溃疡的发展，需定期清洁和滋润双脚。注意修剪指甲，避免赤脚行走，穿干净、干燥的袜子和舒适的鞋子。

每天仔细检查双脚。如果有轻微损伤，应清洗、包扎并跟踪观察。如果有感染（发红、肿胀、脓液）或严重损伤，请立即就医。

■ 每年进行一次眼、血液和尿液检查，并监测血压

定期检查可以使并发症得到及时处理。

■ 参加有规律的体育活动

通过参加体育活动，特别是耐力活动，有助于更好地控制血糖。穿合适的鞋子以保护双脚是很重要的。另外，在运动前后一定要吃足够的食物，并且手头要有糖来应对可能出现的低血糖。运动前后要注意监测血糖变化情况。

■ 采取健康饮食

定时进餐，并通过均衡和多样化的饮食来保持健康体重。多吃富含膳食纤维的食物（蔬菜、全谷物、豆类）和低脂肪、低盐、低糖的食物。

■ 每天饮酒量限制在一杯，随餐饮用

■ 戒烟

■ 提前制订旅行计划

只能在糖尿病得到控制且没有任何致残并发症的情况下旅行。旅行前认真准备，特别是咨询医生，了解目的地国家的健康状况和医疗资源。谨慎对待治疗、饮食等。

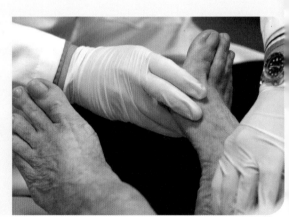

2型糖尿病

　　2型糖尿病，或称非胰岛素依赖型糖尿病是一种慢性疾病，其特征是身体对胰腺产生的胰岛素的作用产生抵抗。细胞吸收葡萄糖的能力很差，并且会在血液中堆积。结果，胰腺提供了越来越多的胰岛素来降低血糖，但没有效果。最终导致内源性胰岛素分泌减少，必须通过外源性补充来弥补。2型糖尿病与衰老、肥胖、久坐不动的生活方式以及遗传有关。在工业化国家，2型糖尿病患者不断增加，一般出现在50岁左右，但在更年轻的群体中也越来越普遍。在出现并发症之前，2型糖尿病可能会保持几年的无症状状态。治疗方法是减少饮食中的糖和脂肪，增加体力活动，以及服用降糖药或给予胰岛素。

糖尿病

症状：

发病初期常无症状，随着疾病发展出现口渴、尿频、体重减轻等。

治疗：

1型糖尿病：给予胰岛素和调整饮食。

2型糖尿病：严格限制饮食，加强体育锻炼，服用降糖药，必要时使用胰岛素。

预防：

2型糖尿病：减肥（尤其是腹部肥胖），健康的生活方式（均衡饮食、体育锻炼）。糖尿病并发症可以通过早期筛查和严格控制血糖得到控制。

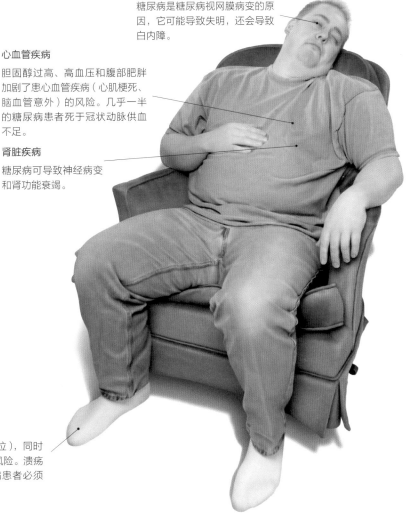

眼部疾病

糖尿病是糖尿病视网膜病变的原因，它可能导致失明，还会导致白内障。

心血管疾病

胆固醇过高、高血压和腹部肥胖加剧了患心血管疾病（心肌梗死、脑血管意外）的风险。几乎一半的糖尿病患者死于冠状动脉供血不足。

肾脏疾病

糖尿病可导致神经病变和肾功能衰竭。

感觉问题

糖尿病会导致感觉障碍（尤其是手、足部位），同时阻碍伤口的正常愈合，从而增加患溃疡的风险。溃疡会发展成坏疽。因此，5%~10%的糖尿病患者必须进行脚趾、足或小腿的截肢。

糖尿病可能的并发症

两种糖尿病的并发症相同，都是由高血糖引起的血管病变所致。

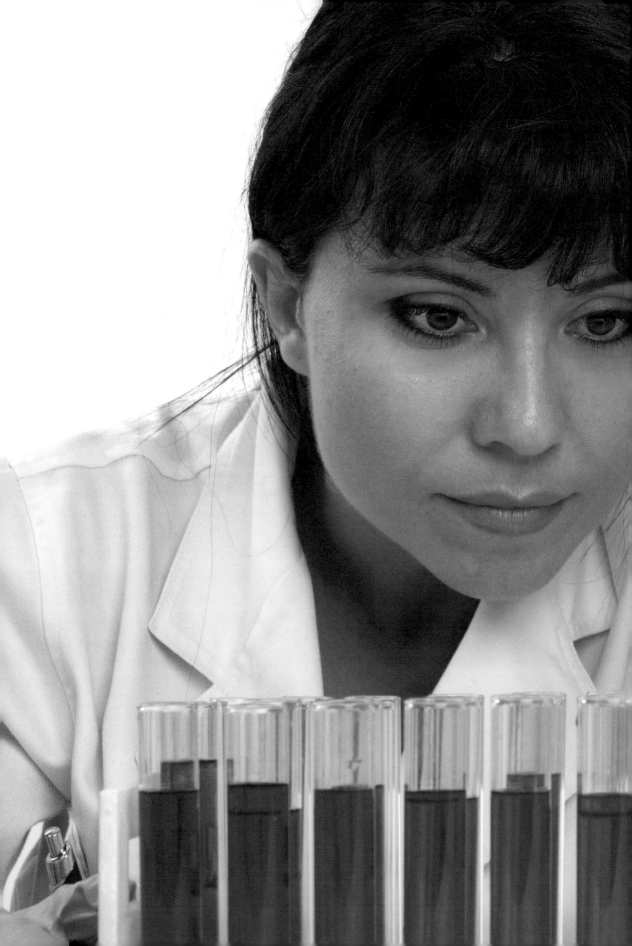

血液

血液在很大程度上确保了我们身体的正常运转。这种由心脏泵出的红色液体通过血管从身体的一端永久地循环到另一端。血液的基本作用是将细胞所必需的所有物质（氧气、营养物质、激素等）分配给细胞，并确保二氧化碳和代谢废物的排出。血液还参与调节体温和体液量。此外，它所包含的白细胞可以保护我们免受外来因素如细菌的侵害。

血液量和血液成分的异常会导致各种问题，这些问题不同程度地影响身体功能。出血，通常很快被身体自身控制，但出血过多则可能致命。不同血细胞（红细胞、白细胞等）数量和外观的改变与贫血、白血病等疾病有关。通过血液分析，使诊断这些疾病成为可能。

■ 血液

血液是一种红色的、微黏稠的液体，在血管中循环，由心脏泵送。血液负责将氧气和营养物质输送到细胞，并清除细胞中的废物，它的作用不可或缺。血液循环参与控制体温及调节组织液。另外，血液输送白细胞，这些白细胞可以保护机体免受细菌等致病微生物的侵害。

血液成分

血液是由血浆及血细胞（红细胞、白细胞和血小板）组成。血浆占总血容量的54%，红细胞占45%，白细胞和血小板占1%。红细胞将氧气从肺部输送到细胞，并将二氧化碳从细胞输送到肺部。白细胞具有穿过血管壁并穿透组织以抵御致病因子的能力。白细胞主要分为三大类：淋巴细胞、单核细胞和粒细胞。

粒细胞

粒细胞是白细胞，呈颗粒状。粒细胞共有三种类型：中性粒细胞、嗜酸性粒细胞和嗜碱性粒细胞。中性粒细胞通过消灭细菌而在炎症反应中起作用。嗜酸性粒细胞和嗜碱性粒细胞在过敏反应中起作用。

▶ 免疫系统…第278页

单核细胞

单核细胞是数量最多的白细胞。它们在炎症反应过程中迁移到组织中，并转化为巨噬细胞，包围并破坏细菌和死细胞。

血管

血液通过血管输送到全身。

血浆

血浆是一种淡黄色的液体，由水、营养物质、矿物质和蛋白质组成，血细胞悬浮在其中。血浆具有多种功能，特别是将营养素和激素输送到细胞以及体内能量的分配。

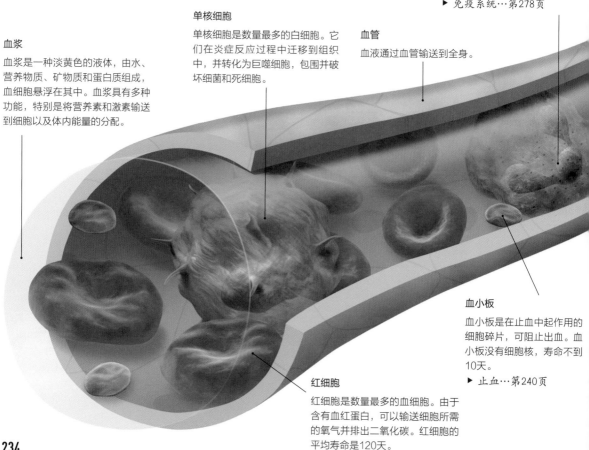

血小板

血小板是在止血中起作用的细胞碎片，可阻止出血。血小板没有细胞核，寿命不到10天。

▶ 止血…第240页

红细胞

红细胞是数量最多的血细胞。由于含有血红蛋白，可以输送细胞所需的氧气并排出二氧化碳。红细胞的平均寿命是120天。

👁 数以十亿计的红细胞

成人体内含有4~5升血液，其中循环的红细胞数量多达25万亿，一滴血液中就有2亿个红细胞。每个红细胞含有2.5亿个血红蛋白分子，使血液呈现红色。

血细胞的生成

红骨髓中每天有不同的血细胞生成，以取代死亡的血细胞，这个过程称为造血。它是一种特殊的细胞分化，使干细胞能够产生不同于自身的细胞。干细胞产生两种类型的前体细胞：淋巴样干细胞和髓样干细胞。这两种细胞依次分化，产生白细胞、红细胞和血小板。

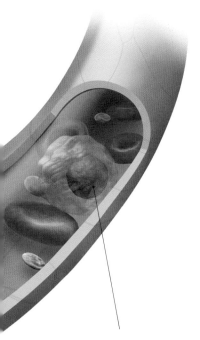

淋巴细胞

淋巴细胞是在免疫中起重要作用的白细胞，也就是说，它在保护机体免受致病因子的侵害方面起着重要作用，可产生抗体对抗入侵的细菌、病毒和有毒物质等。淋巴细胞储存在淋巴系统中，通过血液循环迅速被输送到感染部位。

▶ 淋巴系统···第281页

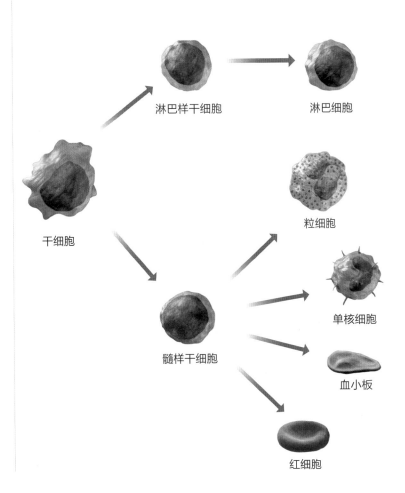

淋巴样干细胞 → 淋巴细胞

干细胞

髓样干细胞 → 粒细胞 单核细胞 血小板 红细胞

■ 输血

如果不输血，大量失血可能是致命的。输血包括输入一定浓度的红细胞、血小板或血浆。这样做不仅可以弥补失血（如事故、手术），还可以对抗大量化疗产生的不良反应或治疗贫血等疾病。输血分为几个阶段：首先从自愿献血者那里采集血液，其次对其进行分析和处理，最后再通过静脉滴注的方式注入受血者体内。

献血

献血是指一个人（捐献者）自愿提供自己的血液或其中一种成分，以便他人在输血时使用的过程。首先，对捐献者进行医学评估。献血对健康人是完全无害的，但会出现如瘀斑或青肿、手臂肿胀、无力、恶心等，通常在献血后暂时出现。其次，对采集的血液进行分析，以确保其中不含有任何传染源。这些血液中的血小板、血浆和红细胞被单独分离。除血浆外，其他血液制品的有效期为5~35天，血浆则可以冷冻保存1年。

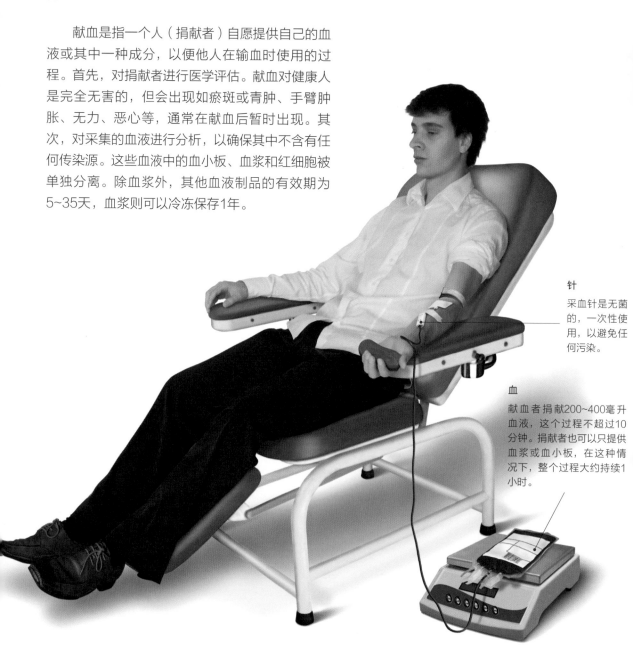

针
采血针是无菌的，一次性使用，以避免任何污染。

血
献血者捐献200~400毫升血液，这个过程不超过10分钟。捐献者也可以只提供血浆或血小板，在这种情况下，整个过程大约持续1小时。

血型

输血必须考虑献血者和受血者的血型，以防激活免受血者的免疫系统，导致一系列问题。为了成功输血，献血者和受血者必须属于同一血型，也就是说，红细胞必须具有相同的抗原。血液中存在的抗体对同一血型的红细胞抗原不起反应。但是，它们会破坏具有不同抗原的外来红细胞（排斥现象）。这种免疫反应导致受血者贫血甚至死亡。因此，必须严格遵守血型的相容性。血型分为多个系统，其中两个主要的血型系统是ABO系统和恒河猴系统。

➤ 免疫系统…第278页

■ ABO系统

ABO系统基于A抗原和B抗原的存在或缺乏。A型血和B型血的人分别携带A抗原和B抗原。AB型血的人同时携带这两种抗原。O型血既不含A抗原也不含B抗原。A型血中含有针对B抗原的抗体，反之亦然。O型血含有针对A、B两种抗原的抗体，而AB型血则没有这些抗体。

■ 恒河猴系统

恒河猴系统基于血液中D抗原的存在（Rh+）或缺乏（Rh-）。Rh-型个体没有针对D抗原的抗体。然而，这些可能在接受Rh+型捐献者输血后或Rh+型婴儿出生后出现。如果没有适当的治疗（疫苗接种），Rh-型女性随后的怀孕会对Rh+型新生儿造成严重后果。

受血者

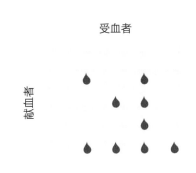

献血者

ABO系统的相容性

O型血可以输给所有四种类型的个体，但是O型受血者只能接受属于自己类型的血液。相反，AB型血的人可以接受这四种类型的血液，但他们只可以输血给同AB型血的人。

受血者

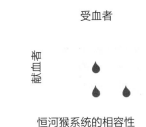

献血者

恒河猴系统的相容性

Rh+型个体可以接受Rh+或Rh-型人的血液，但是他的血液只可以输给Rh+型个体。

🗒 自体输血

自体输血是将几天前从个体身上提取的血液输给自己。这种自20世纪60年代开始实行的方法，可以避免献血者和受血者的血液之间的不相容性，还可以避免污染血液（如肝炎、艾滋病、疟疾、梅毒等）的传播。由于采取了许多预防措施，这些风险如今已经大大降低。只有在预先知道自己需要血液的情况下（如计划手术），并且个体没有任何禁忌证（如感染、贫血）时，才能进行自体输血。自体输血并非总是出于医疗原因，有些运动员使用它的原因完全不同。做法是：注射从几天前采集的血液中提取的浓缩红细胞，以此提升耐力和表现力，但这是违法的。

■ 血液样本

采集血液样本，进行血液分析，能为许多疾病的诊疗提供有效证据。这些疾病表现为血液成分（如红细胞、白细胞等）数量或外观的改变，或血液中存在细菌、病毒、寄生虫等。

血液样本采集

根据需要的血量和进行的检验项目，从静脉或毛细血管采集血液。静脉取样通常在肘部弯曲处进行。毛细血管取样是从毛细血管中取一滴血，通常是在指尖，可以使用简单易用的刺血针装置完成操作（在家中也行），特别是糖尿病患者自行检测其血糖水平。

▶ 糖尿病…第228页

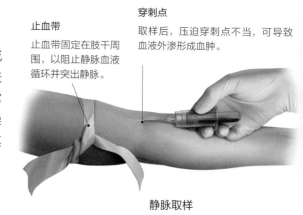

止血带
止血带固定在肢干周围，以阻止静脉血液循环并突出静脉。

穿刺点
取样后，压迫穿刺点不当，可导致血液外渗形成血肿。

静脉取样

血液分析技术

多种实验室技术使分析血液成为可能。外周血血涂片的显微镜检查是血液细胞白检查的基本方法。通过血涂片的制备和染色，可以观察红细胞、白细胞和血小板的形态特征，还能发现各种异常，如是否存在寄生虫或异常细胞（如白血病和贫血）。全血细胞计数（CBC）是一种自动血液分析，它提供单位体积红细胞、白细胞和血小板的数量，以及每种类型白细胞的百分比。它是多种疾病的常规检测项目之一，如细菌、病毒或寄生虫感染，贫血，白血病，肝病，酒精中毒等。

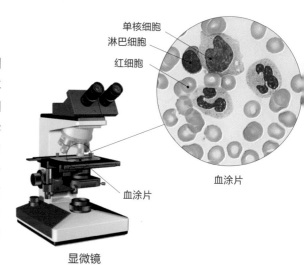

单核细胞
淋巴细胞
红细胞

血涂片

血涂片

显微镜

■ 血清分析

血清是一种透明的、淡黄色液体。它是当凝血因子（使血液凝固的蛋白质）被去除后，血浆中残留的物质。血清分析包括寻找不同的分子（如胆固醇、葡萄糖、尿素、蛋白质、抗体等）并测量它们的水平。胆固醇过高会增加患心血管疾病的风险。

一些特定抗体的存在使诊断细菌、病毒或寄生虫感染成为可能；血清中尿素的累积表明肾功能发生了变化；血糖水平的测量有助于诊断和监测糖尿病。

出血

出血是血管外出现程度不同的血液流动，血液可以在体内或体外流动。出血通常是由伤口或剧烈撞击引起的，但血管也可能自发破裂，如动脉瘤破裂。出血的严重程度取决于受影响的血管类型及其部位。大量血液流失可导致低血容量性休克，如果失血量超过总血容量的30%，则会导致死亡，这种情况必须进行紧急输血。

▶ 动脉瘤···第270页

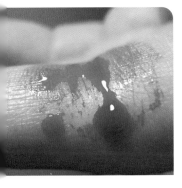

外出血

外出血是指血液流出体外，通常由伤口引起，包括动脉、静脉、毛细血管三类出血。动脉出血的特征是阵发性地喷出鲜红的血液，由于血流迅速，这种情况非常危险；静脉出血可通过深红色的血液及其持续流动来识别；当毛细血管出血时，凝血速度很快，血液损失也很小。

▶ 血液循环和血管···第248页

低血容量性休克

低血容量性休克是由于血容量大幅度减少而导致的身体功能突然减弱（休克状态）。它最常发生在大出血期间，但也可能是体液大量流失（如大量腹泻、严重烧伤、严重脱水）引起的。低血容量性休克表现为四肢冰冷苍白、头晕、呕吐、脉搏加速或减弱、呼吸加速、严重口渴，有时甚至丧失意识。组织中的氧气量减少，这可能导致严重的功能问题。发生低血容量性休克时，身体会尽可能长时间地维持最重要的器官（心、肺、脑）的循环。当这些器官受到影响时，则可能导致死亡。

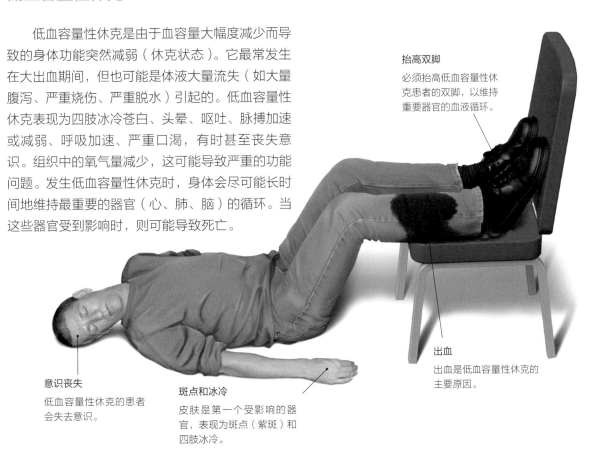

抬高双脚
必须抬高低血容量性休克患者的双脚，以维持重要器官的血液循环。

出血
出血是低血容量性休克的主要原因。

意识丧失
低血容量性休克的患者会失去意识。

斑点和冰冷
皮肤是第一个受影响的器官，表现为斑点（紫斑）和四肢冰冷。

止血

当伤口导致血液流动时，身体会通过形成血凝块来封闭血管开口，迅速做出反应。引起出血停止和受损血管修复的一系列生理现象称为止血。它包括三个连续的阶段：血管收缩、血小板栓子形成和凝血。

血管收缩

当血管受伤时，人体会立即做出反应，血管收缩，从而减少局部血液循环，减少失血。

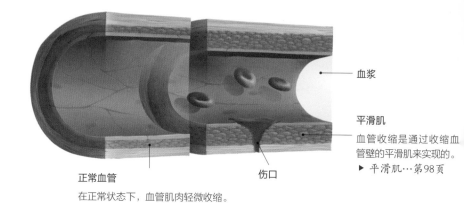

血浆

平滑肌

血管收缩是通过收缩血管壁的平滑肌来实现的。

▶ 平滑肌…第98页

正常血管

在正常状态下，血管肌肉轻微收缩。

伤口

血小板栓子形成

血小板栓子是在血管受伤时形成的血小板聚集。血小板聚集并附着在胶原蛋白上（胶原蛋白是一种存在于血管壁的蛋白质）。同时，释放出促进血管收缩和吸引新血小板的物质。

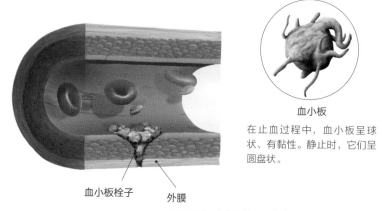

血小板

在止血过程中，血小板呈球状、有黏性。静止时，它们呈圆盘状。

血小板栓子

外膜

血管外膜是血管的外层，富含胶原蛋白。

凝血

凝血是指将液态血液转化为半固态物质。它由血小板、红细胞和纤维蛋白组成。伤口处的纤维蛋白起支架作用，加固血小板栓子，并容纳红细胞，从而形成血凝块。伤口愈合后，血凝块就会溶解。

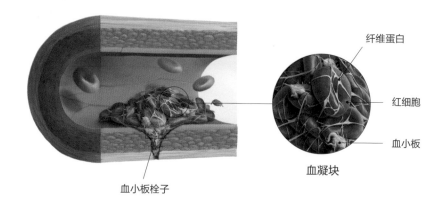

纤维蛋白

红细胞

血小板

血凝块

血小板栓子

内出血

　　内出血是指血液在体内腔、器官或组织内的流动。它可能是由不同程度的外伤、妊娠异常、心血管问题或其他疾病（如癌症、血友病）引起的。内出血有时表现为血肿或通过自然方式排出血液——尿血或便血，或吐血。它不一定是可见的，可以通过诸如疼痛和功能性问题等间接症状来表现。大量血液涌出可能导致低血容量性休克，甚至致命。

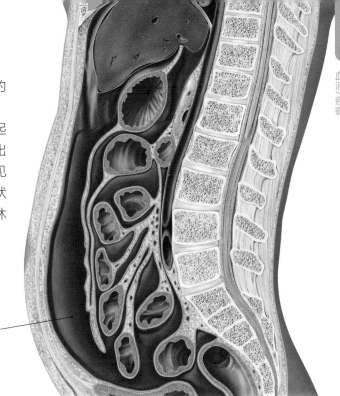

腹腔出血
在腹腔出血的情况下，几升的血液可能流入腹腔，引起疼痛、肿胀和低血容量性休克。

血液\疾病

■ 血肿

　　血肿是一种组织或器官内的血凝块，出现在内出血之后。大多数血肿是自发吸收的，但也有一些会对邻近组织造成压迫，并导致其功能紊乱。如果是体积较大的压迫性血肿，可以通过穿刺或引流的方法将血液排出。瘀斑或青肿是皮下血肿，通常由外伤引起，表现为皮肤发黑或发青，几天后就会被重新吸收。

> 🏥 **出血**
>
> **症状：**
>
> 内出血：疼痛，肿胀，意识丧失，自然排出，血肿。
>
> **治疗：**
>
> 伤口压迫（外出血），输血（严重失血），缝合受伤血管，穿刺（内出血）。毛细血管出血不需要治疗。
>
> ▶ 出血···第550页

青肿
青肿被重新吸收后呈淡黄色。

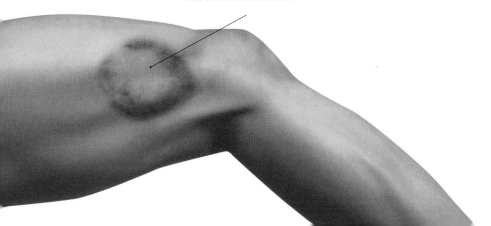

241

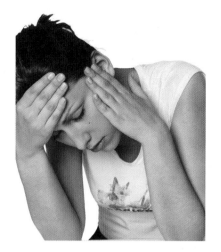

■ 贫血

贫血是由血液中血红蛋白水平的异常降低引起的。血红蛋白是一种蛋白质，它可使红细胞运输身体所需的氧气。因此，贫血会导致血液向细胞输送氧气的能力降低，引起面色苍白、疲劳、眩晕、呼吸急促等。贫血的类型可根据其病因加以区分。

缺铁性贫血

最常见的贫血是缺铁性贫血。它是由铁缺乏引起的，铁是形成血红蛋白必不可少的矿物质元素。缺铁性贫血最常出现在孕妇和儿童中，他们对铁的需要量很大。它也可能是由月经量过多或出血（如消化道出血）引起的。血液分析显示红细胞变小变白。

再生障碍性贫血

再生障碍性贫血是由骨髓造血干细胞产生的红细胞不足引起的。这种相当罕见的贫血形式可能由有毒物质、治疗（如化疗、放疗）或免疫机制异常引起。

巨幼细胞性贫血

巨幼细胞性贫血是由维生素B_{12}或叶酸缺乏引起的，维生素B_{12}或叶酸的缺乏导致DNA合成障碍，从而阻碍红细胞的正常形成。这种缺乏可能是由于饮食供给不足引起的，但最常见的原因是肠黏膜对维生素B_{12}的吸收不良。

溶血性贫血

溶血性贫血是由红细胞的异常和过度破坏引起的。它可能是自身免疫性疾病，也可能是由于输血、感染（如疟疾）或先天性疾病（如镰刀型细胞贫血病）引起的。

✚ 贫血

症状：
黏膜苍白、疲劳、眩晕、气短、怕冷、心悸、头痛等。轻度贫血可能无症状。镰刀型细胞贫血病表现为四肢和腹部剧烈疼痛、黄疸。

治疗：
根据病因，补充铁或叶酸，肌注维生素B_{12}，止血，治疗感染，输血，骨髓移植。

预防：
饮食中富含铁、维生素B_{12}和叶酸。

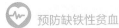

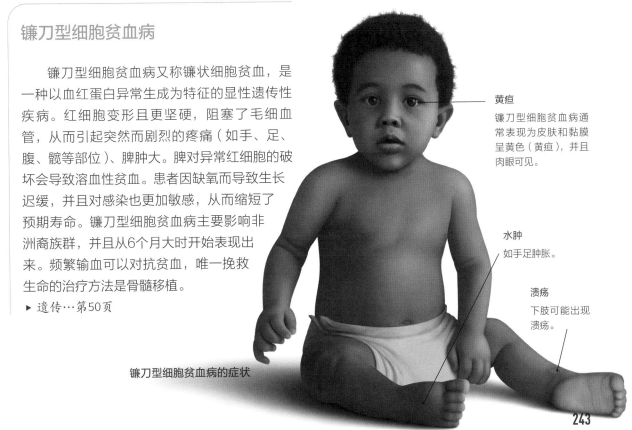

预防缺铁性贫血

可以通过摄入富含铁的饮食来预防缺铁性贫血，尤其是铁缺乏高危人群：成长中的儿童和青少年、孕妇、哺乳期女性或月经量过多的女性。以下食物富含铁。

- 肉和动物内脏，特别是红肉、动物肝和动物血。
- 鱼类和贝类。
- 全谷物食品。
- 深绿色叶菜（菠菜、油菜等）。
- 大豆等豆类。
- 坚果。

动物来源的铁吸收率最好，它还可以使人体更好地吸收植物来源的铁。富含维生素C的食物（如圆白菜、西蓝花、柑橘类水果、甜椒、番茄、草莓、猕猴桃等）也能促进铁的吸收。相反，在用餐时喝浓茶或咖啡，不利于铁吸收。

地中海贫血

地中海贫血是一种以血红蛋白生成减少或缺陷为特征的遗传性疾病。最严重的地中海贫血需要定期输血。地中海贫血主要影响地中海沿岸国家、中东地区和东南亚国家。

镰刀型细胞贫血病

镰刀型细胞贫血病又称镰状细胞贫血，是一种以血红蛋白异常生成为特征的显性遗传性疾病。红细胞变形且更坚硬，阻塞了毛细血管，从而引起突然而剧烈的疼痛（如手、足、腹、髋等部位）、脾肿大。脾对异常红细胞的破坏会导致溶血性贫血。患者因缺氧而导致生长迟缓，并且对感染也更加敏感，从而缩短了预期寿命。镰刀型细胞贫血病主要影响非洲裔族群，并且从6个月大时开始表现出来。频繁输血可以对抗贫血，唯一挽救生命的治疗方法是骨髓移植。

▶ 遗传…第50页

镰刀型细胞贫血病的症状

黄疸
镰刀型细胞贫血病通常表现为皮肤和黏膜呈黄色（黄疸），并且肉眼可见。

水肿
如手足肿胀。

溃疡
下肢可能出现溃疡。

血友病

血友病是一种遗传性疾病，其特征在于会导致长时间出血。它是由X染色体的遗传异常引起的，该遗传异常导致血浆中的某些蛋白质的缺失，这些蛋白质被称为凝血因子。这种疾病几乎只在男性身上表现出来，但它是由女性遗传的。其治疗以给患者注射凝血因子为基础。

血友病的类型

血友病有两种类型：血友病A，占80%的病例，来自凝血因子VIII的缺陷；血友病B，是由凝血因子IX缺乏引起的。A型和B型的症状是一样的：出血，血肿，血液涌进关节。血友病也可以根据其严重程度进行分类：轻度，手术时尤其要担心出血；中度，出血是在跌倒或外伤后产生的；重度，会自发出血。

■ 血友病的遗传

血友病以隐性方式遗传，与性别和X染色体有关。携带这种缺陷基因的女性不会患上这种疾病，因为她的第二条X染色体上有该基因的健康副本。她有50%的概率将缺陷基因遗传给她的孩子。她的女儿将是健康的携带者，而她的儿子将会患上血友病。一个血友病男性患者会把这种有缺陷的基因传给他的所有女儿，她们都是健康的携带者，但不会传给他的儿子。然而，如果父母双方都是异常X染色体的携带者，那么他们的女儿则有50%的概率患上血友病。

▶ 遗传…第50页

✚ 血友病

症状：

长期出血，可能是自发出血。

治疗：

输注凝血因子VIII或IX的浓缩物。然而，破坏凝血因子的抗体可能会使治疗无效并加重疾病。凝血因子VIII现在可以被制造出来，从而降低了输血风险。

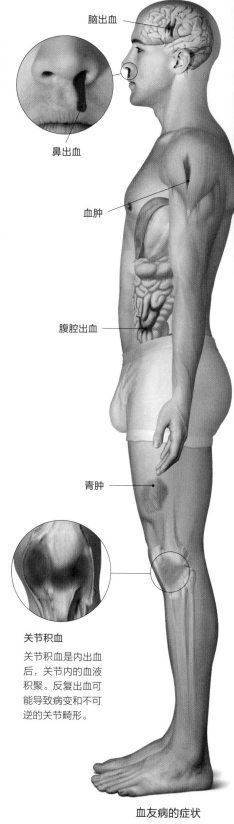

脑出血

鼻出血

血肿

腹腔出血

青肿

关节积血

关节积血是内出血后，关节内的血液积聚。反复出血可能导致病变和不可逆的关节畸形。

血友病的症状

白血病

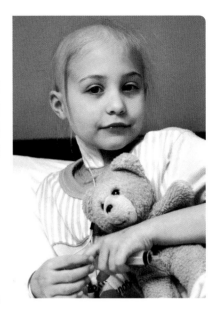

白血病是发生在骨髓的一种癌症，骨髓是血细胞产生的地方。该病的特征在于异常或不成熟的白细胞的发育停滞和增殖失控，这些白细胞逐渐浸润其他组织和器官，并阻止正常血细胞的生成。白血病几乎占儿童癌症的一半，但大多数白血病患者是在50岁以后才发病的。这种疾病的起源通常是未知的，但涉及化学物质和辐射。通过血液分析和穿刺术提取骨髓样本进行诊断。

▶ 癌症···第55页

白血病的类型

根据受影响的白细胞的类型，白血病被分为淋巴系和髓系。淋巴细胞白血病的特征在于异常淋巴细胞的增殖，而髓系白血病则与异常粒细胞等的增殖有关。白血病也可以是慢性的（缓慢发展的）或急性的（快速发展的）。这些不同特征的结合将白血病分为四种主要类型：慢性髓系白血病、急性髓系白血病、慢性淋巴细胞白血病和急性淋巴细胞白血病。急性淋巴细胞白血病是儿童中最常见的白血病，也是最有可能治愈的白血病；慢性淋巴细胞白血病是成人最常见的白血病，男性发病率高于女性。

▶ 血液···第234页

白血病的治疗

密集的化疗和放疗会清除白血病细胞和正常骨髓造血细胞。在清除白血病细胞后，可进行骨髓移植。然后，来自健康的、相容的捐赠者（如果可能的话，是患者的兄弟姐妹）的造血干细胞将取代被破坏的病变骨髓，并在几周内开始产生健康的血细胞。自体移植是用患者自己的骨髓完成的，可以避免排斥现象，但有可能残留白血病细胞，所以复发的风险更高。

⊕ 白血病

症状：
疲劳，发热，骨痛，脾和淋巴结肿大，皮损，贫血，牙龈出血和肿胀，严重和反复的感染。

治疗：
根据白血病的类型和患者的年龄进行化疗、放疗、骨髓移植。需要长期住院治疗。

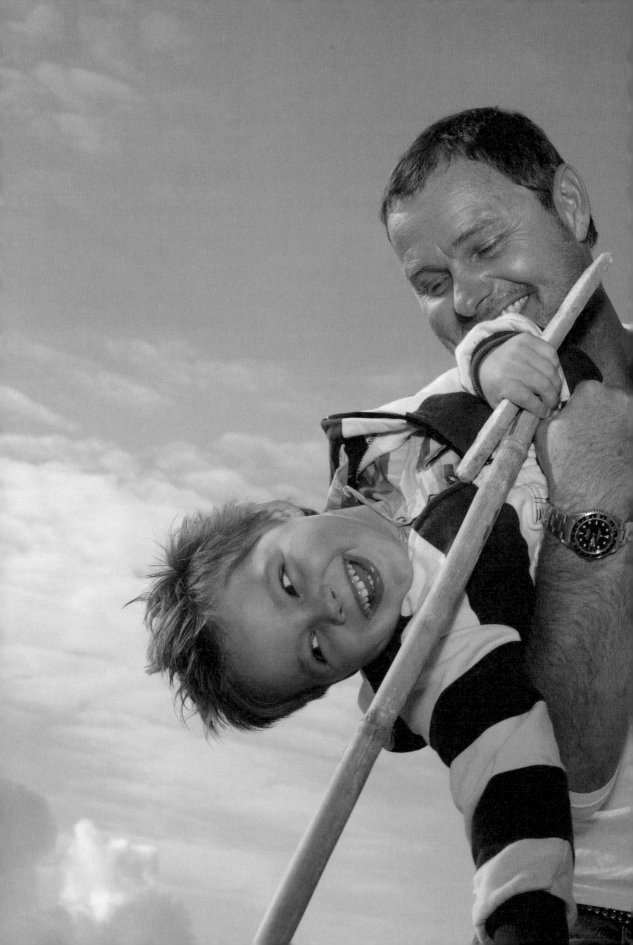

心血管系统 —————

构成心血管系统的心脏和血管实现了血液在人体内的全身循环。心脏的节律性收缩将血液泵入动脉，然后流入毛细血管，从而灌溉人体的每一个细胞。然后，血液通过静脉重新流向心脏。

心脏病和血液循环问题可能会导致严重后果。由于久坐不动的生活方式和暴饮暴食，高血压和动脉粥样硬化是多种心血管疾病（特别是冠心病）的根源，可导致心肌梗死。心脏疾病（如畸形、感染、心律失常）可能会阻止血液的有效泵送。严重的心功能不全会导致心脏停搏。就血管而言，它们有时会出现异常扩张（如静脉曲张、动脉瘤）和潜在的危险阻塞（如血栓、静脉炎）。

血液循环和血管

　　血液在心脏的推动下，通过庞大的血管网络在全身循环。有三种类型的血管输送血液：动脉、毛细血管和静脉。首先，动脉把血液从心脏输送到身体的各个部位；然后，毛细血管将血液和细胞通过极其薄的血管壁进行交换；最后，血液通过静脉回流到心脏。

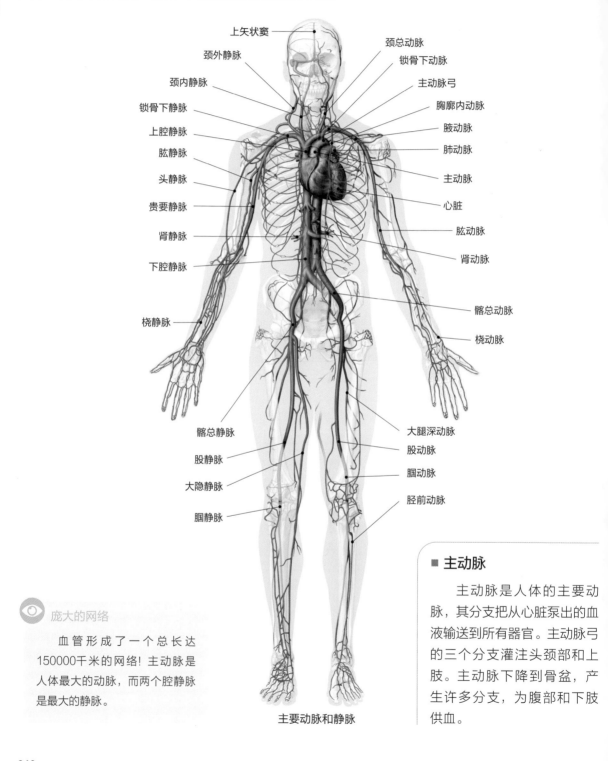

上矢状窦
颈外静脉
颈内静脉
锁骨下静脉
上腔静脉
肱静脉
头静脉
贵要静脉
肾静脉
下腔静脉
桡静脉
髂总静脉
股静脉
大隐静脉
腘静脉

颈总动脉
锁骨下动脉
主动脉弓
胸廓内动脉
腋动脉
肺动脉
主动脉
心脏
肱动脉
肾动脉
髂总动脉
桡动脉
大腿深动脉
股动脉
腘动脉
胫前动脉

主要动脉和静脉

庞大的网络

　　血管形成了一个总长达150000千米的网络！主动脉是人体最大的动脉，而两个腔静脉是最大的静脉。

■ 主动脉

　　主动脉是人体的主要动脉，其分支把从心脏泵出的血液输送到所有器官。主动脉弓的三个分支灌注头颈部和上肢。主动脉下降到骨盆，产生许多分支，为腹部和下肢供血。

两个心血管回路

血管分为两个不同的回路：肺循环和体循环。肺循环负责血液和肺部所含氧气之间的气体交换；体循环负责所有器官和组织的血液灌注。当心脏收缩时，它的两个心室同时将血液喷射到两个回路中。

▶ 心脏…第250页

▶ 上呼吸道…第311页

肺动脉
来自肺动脉干的两条肺动脉将血液输送到肺的毛细血管中，那里富含氧气。

肺动脉干
肺动脉干接受右心室喷出的缺氧血液。

肺

肺静脉
四条肺静脉把含氧血液输送到左心房。

左心房

毛细血管
肺的毛细血管是肺泡内氧气和血液进行气体交换的中心。红细胞吸收氧气并释放二氧化碳。

肺静脉

右心室

肺循环

→ 含氧血液
→ 缺氧血液

上腔静脉

主动脉
主动脉接收左心室喷出的含氧血液。它分支成几条动脉。

右心房

左心室

下腔静脉
下腔静脉和上腔静脉将缺氧并充满二氧化碳的血液输送回右心房。

动脉

毛细血管
毛细血管形成致密的血管网，在这个网络中氧气从血液转移到细胞，二氧化碳从细胞转移到血液。

静脉

体循环

血管舒缩能力

血管舒缩能力是指血管（特别是动脉）为了调节血流而减小其直径（血管收缩）或增大其直径（血管扩张）的能力。当动脉收缩时，动脉压力升高，血流减少；当动脉扩张时，动脉压力降低，血流增加。这些都是由自主神经系统和激素控制的正常反应。例如：肾上腺素，一种在应激状态下分泌的激素，起到天然收缩血管的作用。血管收缩和血管扩张也可能是由疾病或某些药物引起的。

▶ 神经系统是如何运作的…第135页

■ 心脏

心脏是至关重要的器官。作为一个强大的泵，它可以推动血液并使血液遍及人体的所有血管。心脏位于胸廓左中心，平均每分钟收缩70次，每天通过血管系统泵送约7000升血液。这个器官本质上是由心肌构成的。心脏有四个腔：两个心房和两个心室。

心脏的腔

心脏由两个不同的部分组成，每个部分包含一个心房和一个心室。心脏的右侧部分负责肺循环，左侧部分负责体循环。心房接收血液，心室排出血液。心室由心脏瓣膜关闭，瓣膜是一种薄膜状的弹性结构，该弹性结构打开以允许血液通过，关闭以避免血液回流。

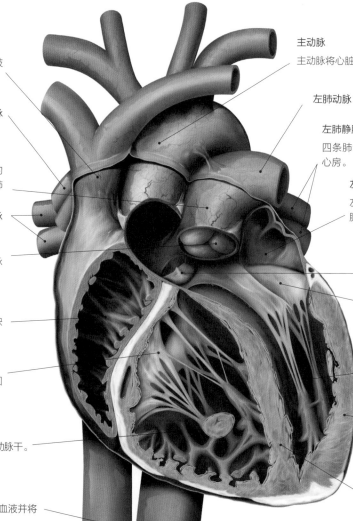

上腔静脉
上腔静脉接收来自脑和上肢的血液并将其输送至心脏。

肺动脉干
肺动脉干接收右心室喷出的缺氧血液，将其导向两条肺动脉。

肺动脉瓣
肺动脉瓣阻止血液从肺动脉干回流到右心室。

右心房
右心房接收来自腔静脉的缺氧血液。

三尖瓣
三尖瓣阻止血液从右心室回流到右心房。

右心室
右心室将缺氧血液喷射到肺动脉干。

下腔静脉
下腔静脉接收腹部和下肢的血液并将其输送至心脏。

右肺动脉

右肺静脉

主动脉
主动脉将心脏泵送的血液输送到各器官。

左肺动脉

左肺静脉
四条肺静脉把含氧血液输送到左心房。

左心房
左心房接收来自四个肺静脉的含氧血液。

主动脉瓣
主动脉瓣阻止血液从主动脉回流到左心室。

二尖瓣
二尖瓣阻止血液从左心室回流到左心房。

左心室
左心室将含氧血液喷射到主动脉，流向各器官。

心肌
心肌由构成心脏壁最厚层的心肌纤维组成。

室间隔
室间隔是分隔两个心室的分隔器。

心脏横截面

心动周期

心动周期对应于心肌的松
弛（舒张）和紧张（收缩）。
成人平均持续0.8秒，并允许
心脏排出约70毫升的血液。

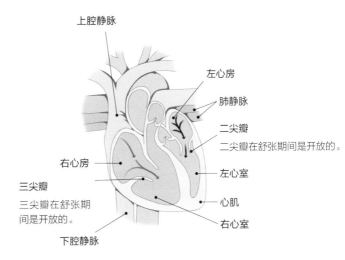

上腔静脉

左心房

肺静脉

二尖瓣

二尖瓣在舒张期间是开放的。

右心房

三尖瓣

三尖瓣在舒张期
间是开放的。

下腔静脉

左心室

心肌

右心室

1. 舒张期
舒张是心动周期的一个时期，在此期间
心肌放松，使得心房和心室充满血液。

2. 心房收缩
在舒张末期，心房的收缩完成了心室填
充。二尖瓣和三尖瓣的关闭则会产生低
沉的声音。

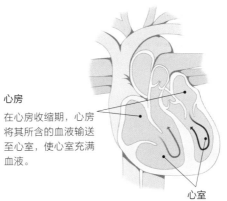

心房

在心房收缩期，心房
将其所含的血液输送
至心室，使心室充满
血液。

心室

3. 心室收缩
心室收缩是心动周期的一个时期，在此
期间，心脏的心室收缩，导致血液流入
主动脉和肺动脉干。然后，主动脉瓣和
肺动脉瓣的关闭会产生比心房收缩更剧
烈的振动。

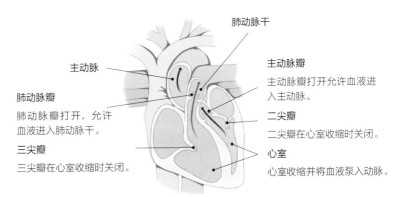

肺动脉干

主动脉

肺动脉瓣

肺动脉瓣打开，允许
血液进入肺动脉干。

三尖瓣

三尖瓣在心室收缩时关闭。

主动脉瓣

主动脉瓣打开允许血液进
入主动脉。

二尖瓣

二尖瓣在心室收缩时关闭。

心室

心室收缩并将血液泵入动脉。

■ 心率和脉搏

心率是每分钟的心动周期数，也就是每分钟心跳的次数。它可以通过听诊和心电图等医学方法
进行测量，也可以通过简单的脉搏测量获得。脉搏是在心脏收缩过程（收缩期）中，每次血液从心脏
排出时产生的一种波，通过触诊皮肤表面附近的动脉可以感觉到。成人在休息时，心率约为每分钟
70次，但在运动或强烈情绪后可能超过每分钟100次。脉搏通常在桡动脉（手腕外侧）或在颈部一
侧的颈总动脉处扪及。

▶ 如何测量脉搏…544页

■ 血压

　　血压，又称动脉压，是血液对动脉血管壁的压力。它以毫米汞柱（mmHg）或千帕（KPa）为单位。血压在心动周期中会发生变化，在每次心脏收缩时达到最大值，而在两次收缩之间达到最小值。年龄、性别、体重和体力消耗通常会影响血压值。不良的生活习惯、遗传倾向和某些疾病（如糖尿病或肾功能衰竭）都会导致血压异常升高。

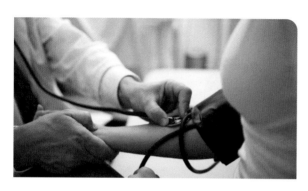

血压的测量

　　使用血压计测量血压，血压计是一种由充气袖带和测量仪组成的医疗设备[1]。袖带的作用是控制肱动脉中的血流，从而测量仪能够测量血液在肱动脉中运动的压力。血压在心脏收缩（收缩期）期间升高，在两次收缩（舒张期）之间下降。

■ 收缩压

　　测量收缩压可以知道血液从心脏排出时对动脉壁所施加的最大力。为了获得这个值，使用一个可充气袖带压迫肱动脉，直到血液流通受阻（此时用听诊器听不到脉搏）。然后，将袖带慢慢放气，直到它的压力刚好低于动脉壁上的血液压力，这是循环恢复的信号（使用听诊器可以听到脉搏）。此时仪表上的读数与收缩压相对应，其平均值为110毫米汞柱。

■ 舒张压

　　袖带继续放气，其对动脉的压力越来越小，直到两次心跳之间血液所施加的最小压力大于袖带所施加的最小压力（脉搏越来越微弱，然后变得听不见）。此时动脉不再受压，恢复正常直径。脉搏消失时血压计上的读数与舒张压相对应。其平均值为70毫米汞柱。

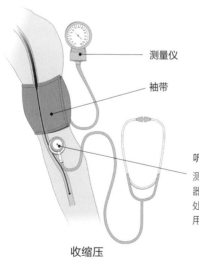

测量仪

袖带

听诊器
测量血压时，把听诊器的听诊头放在肘弯处的肱动脉上，然后用耳挂听脉搏。

收缩压

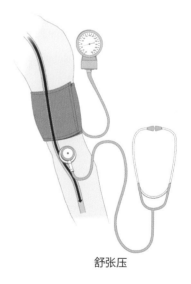

舒张压

---

[1]　现在多用电子血压计测血压，一般为自动读数。——编者注

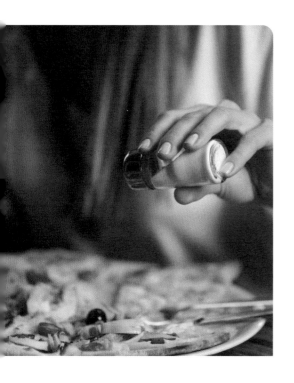

■ 高血压

当血压维持在高于正常水平时，就会出现高血压。高血压通常被称为"无声的杀手"，因为它在大多数情况下是无症状的，并且可以引起严重的疾病，如脑血管意外或心肌梗死。在工业化国家，高血压影响着大约15%的人口。

高血压的危险因素

虽然高血压的确切病因还不清楚，但与以下因素有关：吸烟，缺乏体力活动，压力，过度摄入盐、脂肪或酒精等。男性、45岁以上或有家族史的人更容易患此病。

 饮食

食盐过量是高血压的主要危险因素，钠盐会导致水分潴留，并由于动脉血管收缩而增加心输出量。

▶ 血管舒缩能力…第249页

 烟草

吸烟会导致血管收缩，使血压立即、暂时性升高。

▶ 血管舒缩能力…第249页

 肥胖

肥胖，特别是在儿童时期就出现肥胖，会增加患高血压的风险。腹部脂肪堆积与心血管疾病有关。

▶ 肥胖症…第355页

 药物

经常服用某些药物可能会导致有高血压倾向的人出现高血压，尤其是含有雌激素的口服避孕药和非甾体抗炎药。

 酒精

经常大量饮酒（例如每天饮用2杯以上的葡萄酒）会显著升高血压。

血压分类

使用血压计可以检测血压。血压以毫米汞柱为单位，用两个数字表示：收缩压和舒张压。休息时的正常血压低于140/90毫米汞柱。有可能患有收缩性高血压而舒张压正常，反之亦然。也有可能出现低血压，如果不伴有任何症状，则不予治疗；如果伴有眩晕、无力和意识丧失，则必须治疗。

血压分类

类别	收缩压	舒张压
低血压	90毫米汞柱以下	60毫米汞柱以下
正常	90~129毫米汞柱	60~84毫米汞柱
在正常极限	130~139毫米汞柱	85~89毫米汞柱
高血压-第1阶段 （需要医疗监测和调整生活方式，有时需用药）	140~159毫米汞柱	90~99毫米汞柱
高血压-第2阶段 （需要医疗监测、调整生活方式和药物治疗）	160毫米汞柱及以上	100毫米汞柱及以上

高血压的后果

高血压会导致血管和心脏过早老化。循环系统并发症会影响许多器官（如脑、心脏、肾、眼），如果不治疗高血压，对这些器官的危害可能非常严重，甚至会致命。

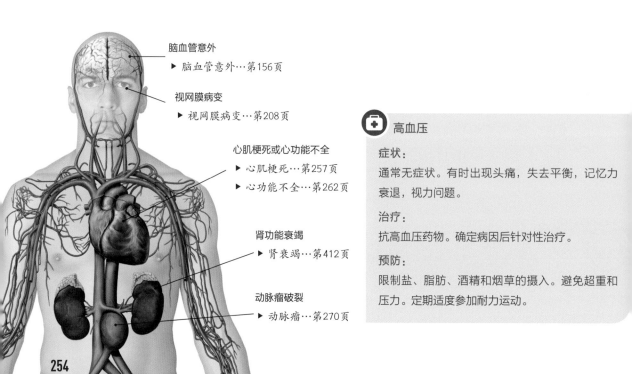

脑血管意外
▶ 脑血管意外…第156页

视网膜病变
▶ 视网膜病变…第208页

心肌梗死或心功能不全
▶ 心肌梗死…第257页
▶ 心功能不全…第262页

肾功能衰竭
▶ 肾衰竭…第412页

动脉瘤破裂
▶ 动脉瘤…第270页

高血压

症状：
通常无症状。有时出现头痛，失去平衡，记忆力衰退，视力问题。

治疗：
抗高血压药物。确定病因后针对性治疗。

预防：
限制盐、脂肪、酒精和烟草的摄入。避免超重和压力。定期适度参加耐力运动。

通过减少某些危险因素、遵循一些建议，可以预防和控制高血压，尤其是老年人或有家族病史的群体。

■ 戒烟

吸烟会导致心率加快、血管收缩，动脉压暂时性升高。

▶ 血管舒缩能力…第249页

■ 减少饮酒量

每天饮酒不要超过2杯。

▶ 关于饮酒的指导原则…第26页

■ 减少盐的摄入量，养成健康的饮食习惯

优先选择新鲜食品而不是加工食品（罐装的、预煮的等），因为这些食品通常含有过多的盐。烹饪食物时，用香料、香草、柠檬汁或大蒜代替盐。富含钾的食物有助于保护血管，对抗高血压。水果、蔬菜和豆类，特别是香蕉、橙子、甜瓜、猕猴桃、番茄、土豆、蚕豆，以及酸奶、牛奶、坚果、全谷物和鱼类，都是钾的良好来源。采用低脂肪饮食。

■ 保持健康体重

进行适度和有规律的耐力锻炼。

■ 避免服用某些药物

如果有高血压倾向，避免服用口服避孕药或非甾体抗炎药。

■ 定期测量血压

每年至少测量一次血压，如果已经患有高血压，应该更频繁地测量。

■ 对抗压力

压力会加重高血压。减少压力的来源，避免工作繁重，注意休息，保证充足的睡眠。尝试一些放松的技巧，如瑜伽、冥想或太极拳。

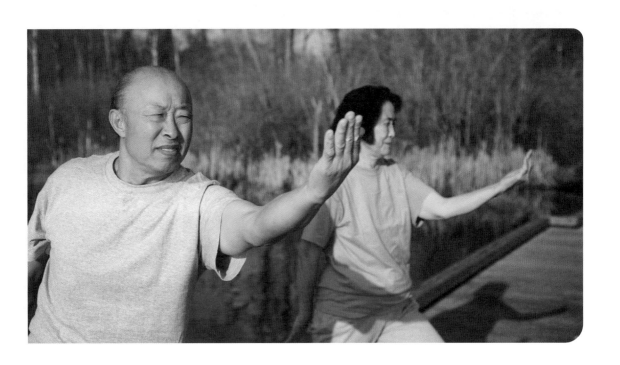

■ 冠心病

在西方国家，冠心病是死亡的主要原因。当冠状动脉，也就是滋养心脏的血管，由于狭窄或阻塞而不能充分地为心肌提供血液灌注时，就会发生这种疾病。冠心病表现为疼痛发作，最严重的表现为心肌梗死和猝死。这种疾病主要影响45岁以上的男性和更年期女性，以及有家族史的个体。高胆固醇血症、高血压、糖尿病，以及缺乏运动、吸烟、酒精中毒、高脂饮食和压力等，都会增加患冠心病的风险。

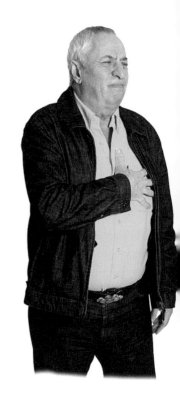

动脉粥样硬化

动脉粥样硬化是心血管疾病的主要病因。这是一种以动脉内膜（主要是直径较大的动脉）粥样斑块形成为特征的疾病。它通常与动脉壁的增厚和硬化有关。血液中过量的胆固醇会导致动脉粥样硬化的发生。

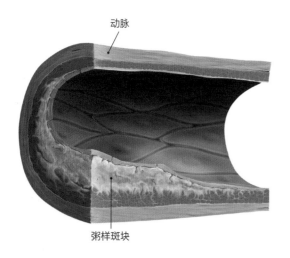

动脉

粥样斑块

粥样斑块

粥样斑块是一种富含胆固醇的脂肪沉积物，在动脉壁上形成斑块。它可能出现在青春期，体积逐渐增大。动脉粥样硬化会引起动脉变窄，导致心绞痛发作。

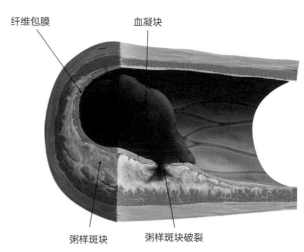

纤维包膜

血凝块

粥样斑块

粥样斑块破裂

粥样斑块破裂

在晚期，粥样斑块被一个纤维包膜覆盖，将其与血液分离。如果这个包膜破裂，在开口处很快就会形成血栓。不到5分钟，这种血栓就会阻塞血管，阻碍血液流通。粥样斑块的破裂可能会造成严重后果，如心肌梗死或脑梗死，这取决于血栓的位置。

▶ 脑血管意外⋯第156页

心绞痛

心绞痛，表现为胸骨后面有压榨性疼痛和烧灼感。这种疼痛可能会放射到心前区、左臂和颈部。心绞痛是由心肌缺血引起的，通常因为粥样斑块导致冠状动脉变窄。心绞痛发作时会持续数分钟，立即舌下含服硝酸甘油可以很快缓解。稳定型心绞痛的特点是反复发作，最常发生在劳累、受凉、情绪激动或饱食后；不稳定型心绞痛，由于冠状动脉突然部分狭窄或被阻塞，随时可能发生。它会造成严重的问题，可以在几小时内发展成心肌梗死。

心肌梗死

心肌梗死，是由于心脏的血液灌注中断而导致的心肌部分坏死。最常见的原因是粥样斑块破裂后在冠状动脉中形成血栓。心肌梗死引起的心律失常可能导致心功能不全甚至心脏骤停（在梗死后数小时或数天内患者发生死亡）。心肌梗死患者需要紧急住院治疗。50%的情况下，它发生在心绞痛患者身上。心绞痛和心肌梗死症状相似，但后者更为剧烈和持久。疼痛通常在休息时或夜间突然出现。在此之前的几天中，除疼痛外可能伴有各种症状，如全身无力、呼吸困难、眩晕、恶心、消化不良、大量出汗。

▶ 心功能不全···第262页

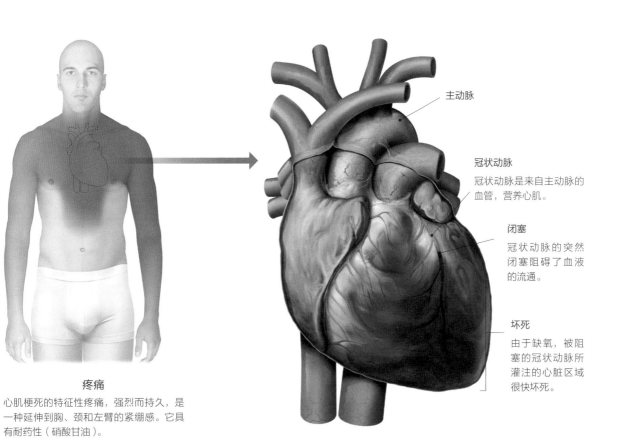

主动脉

冠状动脉
冠状动脉是来自主动脉的血管，营养心肌。

闭塞
冠状动脉的突然闭塞阻碍了血液的流通。

坏死
由于缺氧，被阻塞的冠状动脉所灌注的心脏区域很快坏死。

疼痛
心肌梗死的特征性疼痛，强烈而持久，是一种延伸到胸、颈和左臂的紧绷感。它具有耐药性（硝酸甘油）。

好胆固醇和坏胆固醇

胆固醇是人体肝脏合成或从食物摄取的一种脂质，在身体的正常运作中必不可少。它参与细胞膜的构成、某些激素的合成，并且有助于神经系统的正常运作。在血液循环，胆固醇与各种各样的脂蛋白结合在一起。高密度脂蛋白处理血液中多余的胆固醇，并将其输送到肝脏，在那里胆固醇被清除；低密度脂蛋白将胆固醇从肝脏输送到细胞。血液中低密度脂蛋白水平过高，会促进动脉粥样硬化的发展，即动脉壁粥样斑块的形成。

 被告席上的高脂肪食物

根据世界卫生组织的数据，全世界一半以上的冠状动脉疾病都是由高胆固醇血症引起的。此外，血胆固醇升高10%，患冠状动脉疾病的风险就会增加50%。

■ 高胆固醇血症

高胆固醇血症是许多心血管疾病的危险因素，如心绞痛、心肌梗死、脑血管意外、静脉炎、动脉瘤破裂。高胆固醇血症通常无症状，只有通过血液分析才能确诊。它可能是遗传性的，也可能是由糖尿病或肾衰竭等疾病引起的。它最常发生在饮食中富含饱和脂肪酸和反式脂肪酸的人身上，这些食物包括肥肉、动物内脏、肉制品、人造黄油、蛋黄、奶制品、棕榈油或椰子油、油酥糕点、油炸食品等。这些食物会增加"坏胆固醇"，而坏胆固醇往往会阻塞动脉。而坚果、牛油果、植物油（如橄榄油和菜籽油）和深海多脂鱼类（如三文鱼、沙丁鱼和鲱鱼）所含的脂肪会间接增加血液中"好胆固醇"的水平，有助于清洁动脉。

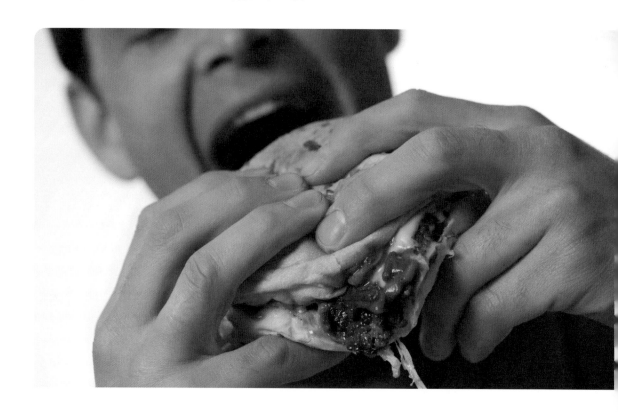

预防冠心病

某些冠心病的危险因素，如年龄、性别或遗传是不可改变的。然而，通过采取健康的生活方式，可以大大降低患冠心病的风险。以下是一些保持心脏健康的基本规则。

■ 注意饮食，控制体重

暴饮暴食是冠心病的一个重要危险因素。富含饱和脂肪酸和反式脂肪酸的饮食会促进高胆固醇血症的发展。过量摄入盐会导致高血压，这是心血管疾病的一个主要危险因素。过量摄入糖和酒精，水果和蔬菜摄入不足也会增加患病风险。多吃富含膳食纤维的食物，如蔬菜、豆类、水果和全谷物。选择经过最少加工的食物。少吃肉类，优先选择瘦肉、鱼类、低脂奶制品和少油炸烹饪方法。

▶ 营养…第12页

■ 锻炼

定期适度地进行体育活动，每天至少30分钟。选择那些让呼吸更快、心跳更快（但不是过快）的活动，如快走、跳舞、骑自行车、游泳等。这样，心脏就会变得更强大，更有效率。久坐不动的生活方式会导致肥胖、高胆固醇血症、糖尿病和高血压，这些都是冠心病的危险因素。

▶ 锻炼…第22页

■ 监测血压

高血压会增加动脉壁的压力，从而导致冠心病。监测血压，有助于在血压升高时采取必要措施。

▶ 高血压…第253页

■ 检查血液

血液分析可以诊断和监测高胆固醇血症和糖尿病，它们是心血管疾病的两个重要危险因素。

▶ 糖尿病…第228页

■ 戒烟

烟草，即使适度吸入，也是心血管疾病的危险因素，特别是女性在吸烟时又服用口服避孕药。

▶ 烟草依赖…第338页

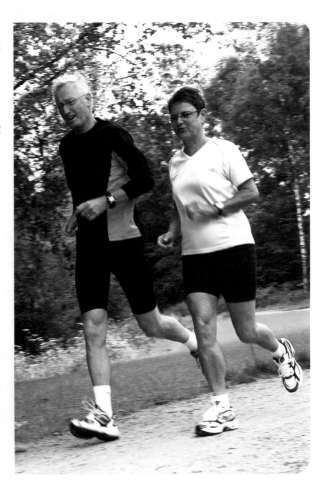

冠心病的治疗

冠心病可以用 β 受体阻滞剂或硝酸甘油等药物治疗。有时为了迅速恢复血液循环，在心肌梗死后需要紧急手术（血管成形术，冠脉搭桥术）。冠状动脉造影术可以检测和定位阻塞或狭窄动脉。

■ 血管成形术

血管成形术是一种旨在重建血管直径的手术，通常是重建动脉。外科血管成形术通过用健康的静脉段代替病变部位来进行；经皮腔内血管成形术则是用一个装有球囊的导管进行的，它只适用于受动脉粥样硬化影响的冠状动脉狭窄处。因此，动脉不会被完全阻断。

1. 导管引入
在经皮腔内血管成形术中，导管通过皮肤进入外周血管，到达动脉狭窄的部位。

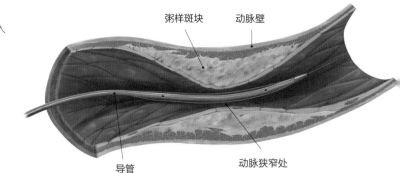

粥样斑块　动脉壁

导管　动脉狭窄处

2. 球囊膨胀
一旦导管就位，内含球囊就会膨胀，将粥样斑块推回到扩张的动脉壁上。

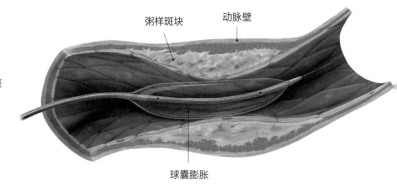

粥样斑块　动脉壁

球囊膨胀

3. 插入支架
一旦动脉扩张，导管和球囊就会被抽出。血管成形术通常伴随着支架的插入，以避免新的动脉狭窄。

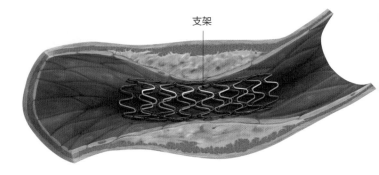

支架

■ 冠脉搭桥术

冠脉搭桥术是一种外科手术，旨在绕过冠状动脉的狭窄或阻塞，并重建心肌的血液灌注。它使用哺乳动物的动脉或从腿部截取大隐静脉的一部分，在狭窄或阻塞的冠状动脉的远端和主动脉之间建立一座桥梁。该手术要持续数小时，通常需要进行开胸手术，包括打开胸腔，让心脏停止跳动，以及将血液循环转移到一个体外人工泵上。

■ 硝酸甘油和 β 受体阻滞剂

硝酸甘油是一种用来治疗心绞痛的药物，它会导致冠状动脉扩张。β 受体阻滞剂是一种能够降低心肌收缩和心率的药物。它们主要用于治疗心律失常、冠心病、高血压、偏头痛、面部神经痛和青光眼。

⊕ 冠心病

症状：

动脉粥样硬化：无症状。

心绞痛：放射状胸痛。

心肌梗死：非常强烈且持续的胸痛。

治疗：

紧急抗凝剂，β 受体阻滞剂，硝酸甘油，血管成形术，冠状动脉搭桥术。

预防：

限制摄入饱和脂肪酸和反式脂肪酸、盐、糖、酒精和烟草。定期进行适当的体育锻炼。筛查高胆固醇血症和高血压。

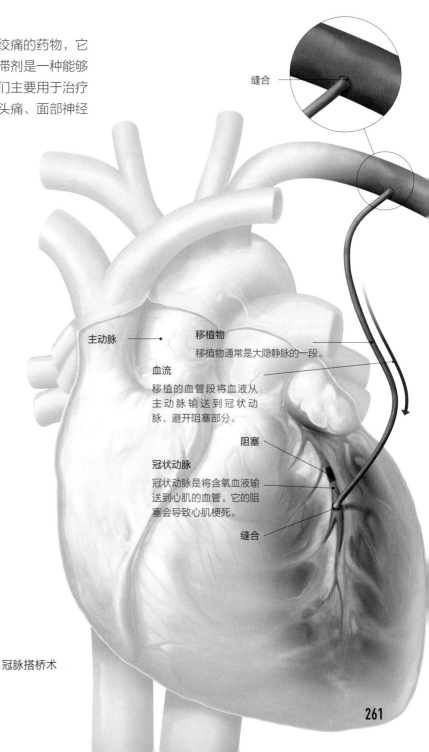

缝合

主动脉

移植物
移植物通常是大隐静脉的一段。

血流
移植的血管段将血液从主动脉输送到冠状动脉，避开阻塞部分。

阻塞

冠状动脉
冠状动脉是将含氧血液输送到心肌的血管。它的阻塞会导致心肌梗死。

缝合

冠脉搭桥术

261

■ 心功能不全

　　心功能不全是指心脏无法有效地推动血液以满足身体的需要。它通常是心血管疾病，如冠心病或高血压的后果。心功能不全是一种严重的疾病，可能会影响心脏的一侧或两侧，并可能导致心脏骤停和死亡。它表现为疲劳、严重呼吸困难、心律失常、水肿等。早期治疗可能会阻止其发展。当病情非常严重时，通过心脏移植可以延长预期寿命。

左心功能不全

　　左心功能不全与左心室不能充分收缩或舒张有关。来自肺的血液不再正常喷射到主动脉中。血液流量减少，血液在心脏左侧和肺里趋于停滞，增加了发生肺水肿的风险。随着时间的推移，左心功能不全也可能导致肺动脉高压，从而导致右心功能不全。左心功能不全最常见于冠心病的发展过程中，可能在心肌梗死后突然发生，或者由于心肌结构的改变而逐渐发生。

▶ 肺水肿···第335页

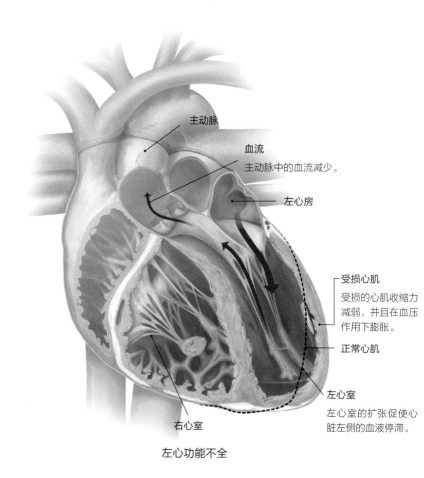

主动脉

血流
主动脉中的血流减少。

左心房

受损心肌
受损的心肌收缩力减弱，并且在血压作用下膨胀。

正常心肌

左心室
左心室的扩张促使心脏左侧的血液停滞。

右心室

左心功能不全

右心功能不全

　　右心功能不全是指右心室无法向肺部提供足够的血流。这可能是由于右心室无力，慢性肺部疾病，甚至是左心功能不全引起的肺动脉高压导致的。右心功能不全会导致腔静脉内的血压升高，从而导致肝内瘀血、颈静脉和下肢水肿。

▶ 水肿···第53页

心脏移植手术

　　心脏移植手术即心脏移植，是一种心内直视术，包括用捐赠者的健康心脏替换患病的心脏。当肺水肿或心脏骤停导致死亡的风险非常大时，心脏移植手术被用作晚期心功能不全患者的最后救助手段。血液循环被转移到一个人工体外泵上，患病的心脏被取出，接着由捐献者的心脏代替。然后它将被缝合到心房、主动脉和肺动脉干上，重新建立血液循环。手术后，患者要在重症监护病房被监护几天。手术后第二年发生移植排异反应和接受者死亡的风险是20%。

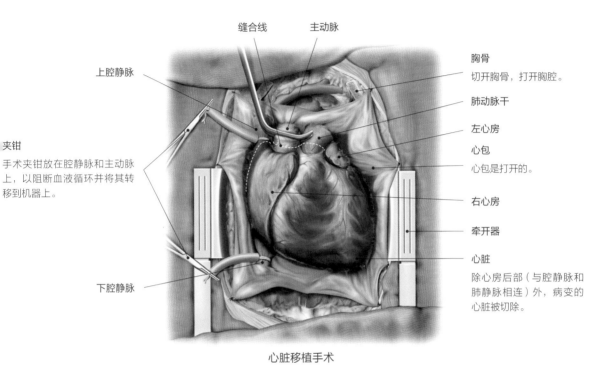

缝合线　　主动脉

上腔静脉

夹钳
手术夹钳放在腔静脉和主动脉上，以阻断血液循环并将其转移到机器上。

下腔静脉

胸骨
切开胸骨，打开胸腔。

肺动脉干

左心房

心包
心包是打开的。

右心房

牵开器

心脏
除心房后部（与腔静脉和肺静脉相连）外，病变的心脏被切除。

心脏移植手术

■ 心内直视术

　　心内直视术是直接在心脏上进行的手术。它需要打开胸骨处的胸腔，在心脏停搏或不停跳的情况下，在心脏上进行缺陷矫正、去除病变、安装瓣膜、血管搭桥等手术操作。心内直视手术可以治疗许多心脏疾病，如冠心病、瓣膜病、心力衰竭、心脏畸形等。

心功能不全

症状：

左心功能不全：呼吸系统问题，疲劳。

右心功能不全：颈静脉曲张，下肢水肿，肝肿大且用力时疼痛，消化不良。

心功能不全常伴有心律失常。

▶ 心律失常…第264页

治疗：

β受体阻滞剂，血管扩张剂，利尿剂，抗凝剂，洋地黄。治疗引发心功能不全的相关疾病。植入起搏或除颤器。心脏移植手术是最后的手段。

预防：

预防冠心病和高血压。

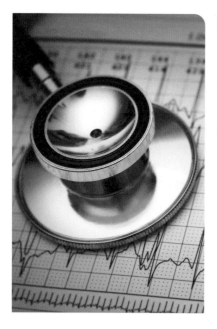

■ 心律失常

心律失常是指心律的改变。它可以表现为慢速（心动过缓）、加速（心动过速）、不规则（期前收缩）或紊乱（心肌颤动）。造成心律失常的原因有很多，如心脏病、衰老、服用药物或兴奋剂。其严重程度有所不同，有些是无害的，有些则可能导致心脏骤停。

 心悸

心悸是一种心跳非常强烈和迅速的感觉。心悸并不总是心脏病的症状。它常常由于焦虑或摄入酒精、咖啡因等引起，因此心脏健康的人也会发生心悸。

心电图

心电图（ECG）是一种能够测量心脏电活动的医学检查。每个心动周期内发生的电流被电极捕获，并以描记的形式（心电图）记录下来。当对一个休息的人进行心电图检查时，心电图可以检测出心律问题（如期前收缩、心动过速、心动过缓）。这些问题是通过追踪过程中的不规律或异常发现的。 还可以对进行体育锻炼（压力测试）的人进行心电图检查。在这种情况下，可以评估心脏抗压能力和诊断冠心病。

电极

电极以皮肤贴片的形式贴在胸部。

压力测试

心动过缓

心动过缓是指心跳速度减慢到每分钟60次以下。这可能是由于心脏电活动异常、疾病（甲状腺功能减退、心肌梗死）或服用某些药物所致。某些个体，特别是运动员和老年人，可以观察到正常的心动过缓。

心动过速

心动过速是指心率加快，成年人每分钟超过100次。有时无症状，常表现为心悸。心动过速可能是正常的，特别是在体育锻炼、情绪激动或摄入咖啡因等之后。也可能是心脏电活动异常引起的。室性心动过速是一种严重的心动过速，可能引发心室颤动。

期前收缩

期前收缩即早搏，是心脏收缩的过早发生，通常表现为心悸。当期前收缩频率较低时，往往并不严重。当频率增加时，可能是潜在心脏病的征兆。有些期前收缩会发展为心动过速。

心肌颤动

心肌颤动是连续的快速而不规则的心肌收缩。心房颤动（即房颤）是一种常见的以心房不规则收缩为特征的疾病。它有时伴有心室不规则和更快的收缩，通常表现为心悸以及窒息感和呼吸急促。心房颤动可能是暂时性的，也可能是永久性的，尤其是在老年人中。心室颤动（即室颤），就其本身而言是一种严重的心律失常，其特征是心室反常收缩，不能有效地泵血。它可能是由心肌梗死或心脏电活动异常引起的。心室颤动会导致心脏骤停，如果不使用电击（除颤）进行紧急治疗，可能在几分钟内导致死亡。

▶ 心脏···第250页

心脏骤停

心脏骤停是心脏收缩的突然停止，它会导致意识丧失和呼吸停止。心脏骤停表现为脉搏消失。由于它可能在几分钟内导致死亡，因此需要紧急复苏（心脏按压、呼吸辅助、使用外部除颤器）。

▶ 心肺停止···545页

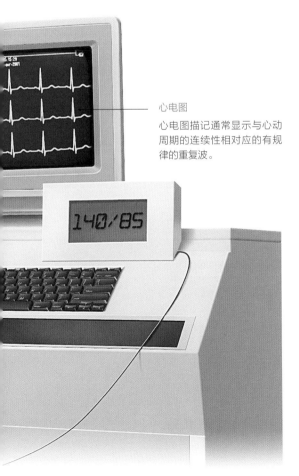

心电图
心电图描记通常显示与心动周期的连续性相对应的有规律的重复波。

起搏器

起搏器是一种电子植入物，它发送电脉冲，引起心脏有节奏的收缩。起搏器主要用于治疗心动过缓。它由一个插在胸部皮肤下的盒子和1~3个植入心脏右腔的传感器组成。这些传感器监测和控制心律，并将盒子产生的电脉冲有规律地传送到心脏。植入起搏器需要在局部麻醉下进行外科手术。

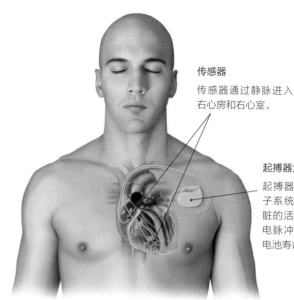

传感器
传感器通过静脉进入右心房和右心室。

起搏器盒
起搏器盒包含一个电子系统，可以分析心脏的活动并给其发送电脉冲。它使用的锂电池寿命长达数年。

心脏除颤

心脏除颤是严重心律失常的一种紧急治疗方法。它是指对心脏实施电击，以恢复正常的心动周期。除颤是通过使用植入式或体外除颤器进行的。植入式除颤器是一种类似于起搏器的电子设备，当心脏出现严重心律失常时，它可以立即向心脏发出电刺激。心脏骤停的患者或患有室性心动过速并有发展成室颤风险的人可以进行除颤器的皮下植入。体外除颤器是一种医疗设备，通过放置在胸部的电极对心脏进行电刺激。电刺激必须在失去意识后的几分钟内进行。干预的速度决定了生存概率和脑后遗症的风险。

🏥 心律失常

症状：
心悸，疲劳，气短，完全和突然失去意识，窒息感。

治疗：
药物（抗心律失常药、β受体阻滞剂、洋地黄）。除颤器、起搏器。有时需进行手术。

预防：
预防冠心病和心功能不全等。

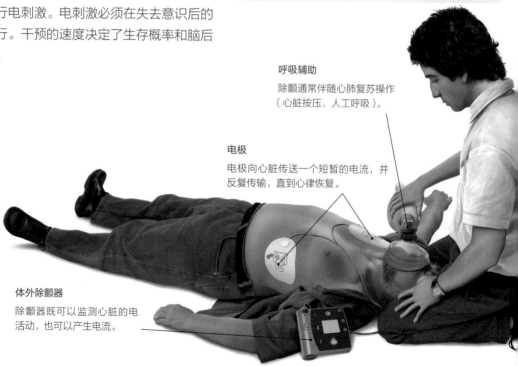

呼吸辅助
除颤通常伴随心肺复苏操作（心脏按压、人工呼吸）。

电极
电极向心脏传送一个短暂的电流，并反复传输，直到心律恢复。

体外除颤器
除颤器既可以监测心脏的电活动，也可以产生电流。

心脏畸形

心脏畸形是相对常见的先天性疾病，它有几种类型，严重程度各不相同。良性畸形不需要任何治疗，但严重畸形从儿童时期就需要外科治疗，因为可能导致心功能不全。

室间隔缺损

室间隔缺损是最常见的心脏畸形。其特征是室间隔（分隔两个心室的壁）上有一个开口。这会导致从左心室到右心室的异常血流，从而产生一种在检查时可以感觉到的特征性声音：心脏杂音。左心室喷射到主动脉的血液量不足以灌注全身，而从右心室流向肺部的血液却增加了。肺部过量的血液会增加毛细血管的压力，从而损害肺部，并在支气管和血管中造成不可逆的损伤。大多数时候，这个开口会在儿童时期自动关闭。但严重的缺损会造成大量血液进入右心室。心脏承受异常的压力导致疲劳，心功能不全由此产生。

▶ 心功能不全…第262页

主动脉

肺动脉干
来自左心室的含氧血液通过室间隔的开口进入右心室，与缺氧血液混合，通过肺动脉干返回肺部。

肺静脉

左心室
左心室的血液来自肺静脉并被氧合。

异常血流
左心室的压力大于右心室的压力，因此血液从左心室通过室间隔的开口流向右心室。

右心室　**室间隔**

室间隔缺损

法洛四联症

法洛四联症是由四种畸形共同引起的，它们分别是肺动脉狭窄、室间隔缺损、主动脉骑跨和右心室肥厚。来自静脉的缺氧血液与喷入主动脉的含氧血液混合，导致身体组织缺氧。表现为生长发育迟缓和皮肤呈紫色（尤其是嘴唇）。

■ 房间隔缺损

房间隔缺损的特点是在两个心房之间有一个开口，允许含氧血液从左心房流向右心房。这些血液随后通过肺动脉干返回肺部。通常在儿童期无症状，在成人期表现为呼吸短促，可能导致心律失常，甚至心功能不全。

✚ 心脏畸形

症状：
心脏杂音，皮肤发绀，生长问题，呼吸短促。良性的心脏畸形有时无症状。

治疗：
外科手术。

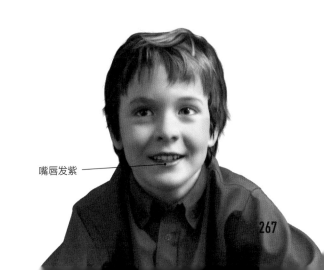

嘴唇发紫

■ 瓣膜病

瓣膜病是一种影响心脏瓣膜的疾病。它可能是由畸形、感染或组织退化引起的。所有四个心脏瓣膜都可能患有瓣膜病，但主动脉瓣和二尖瓣受到的影响最大。瓣膜病是通过心脏听诊时的一种典型声音即心脏杂音来检测的。严重程度虽不同，但通常会导致心律失常或心功能不全。瓣膜病主要有两种类型瓣膜狭窄和瓣膜关闭不全。

▶ 心脏…第250页

瓣膜狭窄

瓣膜狭窄使血流减慢。在血液流动过程中，瓣膜没有充分打开。

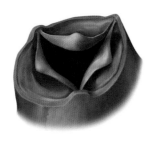

打开的健康瓣膜
当瓣膜打开让血液流过时，
健康瓣膜的边缘会折叠。

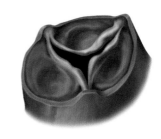

瓣膜狭窄
瓣膜边缘的增厚导致开口
减小、血流速度减慢。

瓣膜关闭不全

瓣膜关闭不全是指心脏瓣膜紧密性的缺陷。瓣膜没有完全关闭，血液就会回流。

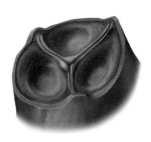

闭合的健康瓣膜
健康瓣膜的边缘有弹性而且
薄，闭合时密封不漏。

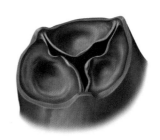

瓣膜关闭不全
关闭时，瓣膜边缘不能合
在一起，导致血液泄漏。

瓣膜成形术

瓣膜成形术是一种修复异常心脏瓣膜的手术。加厚的瓣膜可以用安装在导管上的充气气囊扩张。气囊在患者局部麻醉下引入浅表血管中，然后被推至受损瓣膜处，在那里气囊膨胀。瓣膜关闭不全需要更谨慎的外科手术来重塑瓣膜，有时瓣膜必须用假体代替。

 瓣膜病

症状：
呼吸短促，有时丧失意识，胸痛，心悸。

治疗：
晚期：瓣膜成形术，置换瓣膜假体。

预防：
预防感染性心内膜炎。

心脏炎症

构成心脏的不同组织可能会发生炎症。这通常意味着存在感染，但有时病因不明。炎症会导致严重的损害并破坏心功能。

感染性心内膜炎

感染性心内膜炎是心脏瓣膜和心内膜的感染。最常见的是由细菌（如链球菌、葡萄球菌）引起，较罕见的是由真菌（如白色念珠菌）引起。心内膜炎尤其影响那些装了瓣膜假体的人，以及那些由于先天性畸形、动脉粥样硬化或急性风湿热等疾病导致瓣膜功能减弱的人。感染因子通过血液循环到达心脏，通常发生在轻微感染（龋齿、疖、中耳炎）之后。它们会引发瓣膜上生长出赘生物，这些赘生物会导致瓣膜病或心功能不全。

➡ 心脏…第250页

急性风湿热

急性风湿热是一种影响大关节（如膝、肘）和心脏的炎症性疾病。它经常伴随着一种原发性的链球菌性咽喉炎。由于使用了抗生素，这种疾病实际上已经在发达国家得到根除。

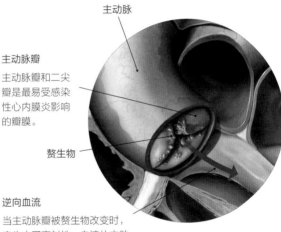

主动脉

主动脉瓣
主动脉瓣和二尖瓣是最易受感染性心内膜炎影响的瓣膜。

赘生物

逆向血流
当主动脉瓣被赘生物改变时，它失去了密封性，血液从主动脉回流到左心室，这可能会导致心功能不全。

感染性心内膜炎

🏥 **心脏炎症**

症状：
感染性心内膜炎：疲劳，发热，出汗，体重减轻，面色苍白，关节和肌肉疼痛。
心肌炎：呼吸系统问题，心律失常。
心包炎：胸痛，呼吸系统问题。

治疗：
抗生素，休息，有时需手术。

预防：
感染性心内膜炎：在手术或牙科护理前对高危人群进行预防性抗生素治疗。

心肌炎和心包炎

心肌炎是心肌的炎症，而心包炎是覆盖心肌上的膜（心包）的炎症。这两种疾病常由病毒或细菌引起。急性心包炎常伴有心包积液。积聚的液体可能会压迫心脏，阻止心脏充血。必须对其进行紧急心包穿刺术。慢性缩窄性心包炎是一种严重的疾病，其特征是心包增厚和硬化。

■ 动脉瘤

　　动脉瘤是动脉壁的异常扩张，更罕见的是静脉或心脏的异常扩张。根据动脉瘤的位置（脑动脉瘤、主动脉瘤、心脏动脉瘤）、形态（梭状动脉瘤、囊状动脉瘤）和病因来区分不同类型的动脉瘤。动脉瘤可能是先天性的，也可能出现在因外伤、感染（如梅毒）或动脉粥样硬化而变弱的血管壁上。动脉瘤无症状，只有在破裂时才会被发现。它会导致内部出血，需要紧急手术，特别是主动脉瘤或脑动脉瘤。

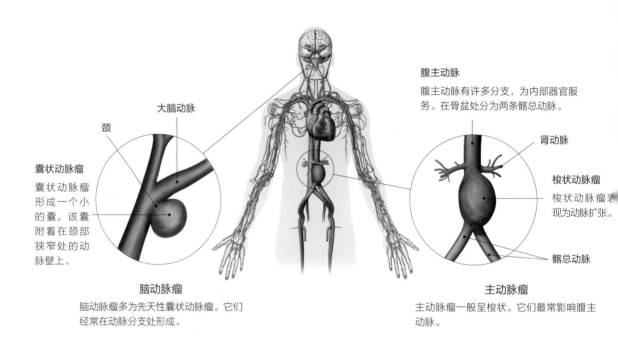

大脑动脉

颈

囊状动脉瘤
囊状动脉瘤形成一个小的囊。该囊附着在颈部狭窄处的动脉壁上。

腹主动脉
腹主动脉有许多分支，为内部器官服务。在骨盆处分为两条髂总动脉。

肾动脉

梭状动脉瘤
梭状动脉瘤表现为动脉扩张。

髂总动脉

脑动脉瘤
脑动脉瘤多为先天性囊状动脉瘤。它们经常在动脉分支处形成。

主动脉瘤
主动脉瘤一般呈梭状。它们最常影响腹主动脉。

动脉瘤破裂

　　动脉瘤在血液压力的作用下，会随着时间的推移而扩张。它们可能会轻微出血或突然破裂。动脉瘤破裂是由动脉壁老化、动脉粥样硬化和高血压引起的。主动脉瘤破裂会引起广泛的、通常是致命的内出血。主要影响55岁以上的男性。脑动脉瘤破裂一般发生在35岁以后，而且常发生在女性身上。它会导致脑出血，以及神经系统并发症如瘫痪、记忆问题、言语问题。

▶ 脑血管意外…第156页

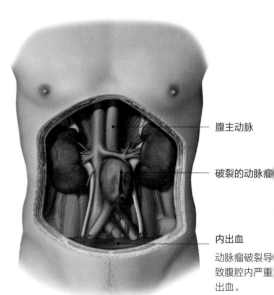

腹主动脉

破裂的动脉瘤

内出血
动脉瘤破裂导致腹腔内严重出血。

动脉瘤破裂

动脉瘤的治疗

动脉瘤的治疗需要一系列的外科技术（如钳夹、栓塞、血管移植）。这些技术用于预防有破裂风险的大动脉瘤，或者在紧急情况下修复破裂的动脉瘤。小动脉瘤要接受定期监测，以便检查其直径，并在病情严重时进行手术干预。

■ 栓塞

栓塞是指封闭有动脉瘤的动脉或封闭有肿瘤等病理结构的动脉。可以用气囊、金属丝来完成。动脉瘤的栓塞会阻止局部血液循环并防止动脉瘤破裂。

■ 钳夹

夹住血管的目的是阻止出血或隔离动脉瘤。对于颈部较宽的动脉瘤，钳夹比栓塞能更好地实现阻塞。这项技术也降低了血栓形成的风险。

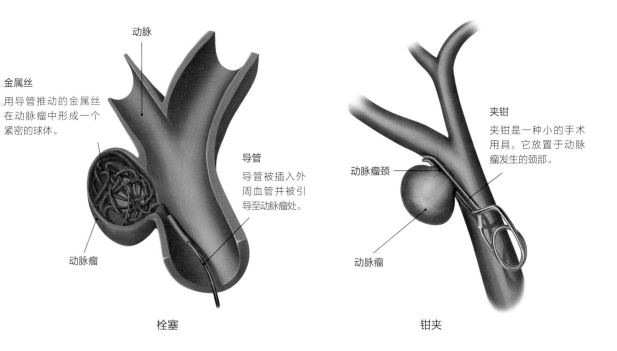

动脉

金属丝
用导管推动的金属丝在动脉瘤中形成一个紧密的球体。

导管
导管被插入外周血管并被引导至动脉瘤处。

动脉瘤

栓塞

夹钳
夹钳是一种小的手术用具。它放置于动脉瘤发生的颈部。

动脉瘤颈

动脉瘤

钳夹

🩺 **动脉瘤**

症状：
破裂前无症状。破裂后出现疼痛、全身不适，在动脉瘤影响浅动脉的情况下出现肿胀。

治疗：
外科手术（钳夹、栓塞、血管移植、血管内假体）。感染性动脉瘤需手术和抗生素治疗。

预防：
预防高血压和动脉粥样硬化。早期诊断和定期监测。

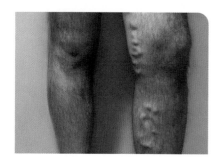

■ 静脉曲张

静脉曲张是静脉永久性地扩张和变形，最常影响腿部，特别是浅表血管，也就是位于皮肤下的血管。在西方国家，它影响着1/3的人，主要是女性。

静脉曲张的原因

静脉功能不全会形成静脉曲张：当静脉壁缺乏弹性，瓣膜功能不全时，会发生静脉循环功能异常。然后，血液会停滞在静脉中，从而导致静脉的异常扩张。静脉曲张发展缓慢，形成青紫色条索，并在皮肤下变得越来越明显，如果不治疗，多年后会变得更加突出。及时治疗不仅可以消除静脉曲张，而且可以避免某些并发症如静脉炎和溃疡。

▶ 溃疡···第76页

▶ 静脉炎···第274页

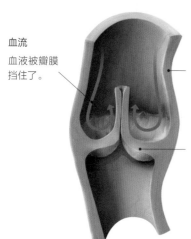

血流
血液被瓣膜挡住了。

静脉

瓣膜
瓣膜是位于静脉内的膜状褶皱。它们形成了不可渗透的屏障，阻止血液在重力作用下向下流动。

正常静脉循环

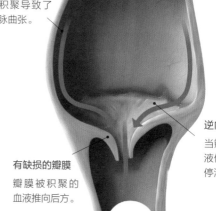

扩张静脉
血液在静脉中的积聚导致了静脉曲张。

逆向血流
当瓣膜有缺陷时，液倾向于向下回流停滞在静脉中。

有缺损的瓣膜
瓣膜被积聚的血液推向后方。

异常静脉循环

静脉功能不全

静脉功能不全表现为腿部感觉沉重，特别是在一天结束时，可能伴有水肿。慢性静脉功能不全则会形成静脉曲张。

多普勒超声检查

多普勒超声检查可以使用超声测量血液的速度，并诊断血液循环异常。这种医学检查通常与超声成像相结合，以获得被检查血管或心脏的二维或三维图像。这两种技术专门定位曲张静脉并评估其状况。

静脉曲张的治疗

静脉曲张的治疗包括弥补静脉功能不全或通过不同方法去除受影响的静脉：弹力袜、硬化疗法、剥离术、激光。弹力袜用来促进静脉循环。它们施加压力，从足到大腿的压力逐渐减少。硬化疗法是向曲张的静脉注射萎缩剂，使之消失。剥离术是对浅表曲张静脉的外科切除术，一般是大隐静脉。浅表静脉被切除后，血液自然流可其他更深的静脉。

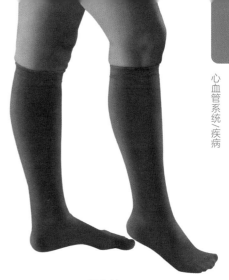

弹力袜

弹力袜是有弹性的，通过给下肢施加压力来缓解静脉功能不全。根据静脉功能不全的严重程度，可以使用不同类型的弹力袜。

 预防静脉曲张

许多因素导致静脉壁的弱化和扩张，如家族史、激素波动、服用口服避孕药、怀孕、体重超重、久坐、长时间站立、发热、衰老。虽然遗传、年龄和性别是不可改变的因素，但某些措施可能有助于防止静脉曲张的出现或恶化。

运动

参加体育锻炼，如散步、游泳或骑自行车，促进血液循环。长时间站立和久坐会导致血液瘀滞，尽量避免。

保持健康体重

体重超标使血液很难回流心脏。

避免穿太紧的衣物

太紧的裤子、袜子和鞋子就像一个止血带，妨碍正常的静脉循环。

白天穿弹力袜

经常穿弹力袜可以避免新的静脉曲张的形成，并阻止已经形成的静脉曲张的恶化。理想情况下，必须在早上起床前穿上弹力袜。

抬高下肢

睡觉时把枕头放在腿下或将床脚抬高，更容易让血液回流心脏。

避免腿部长时间曝露在高温下

用很热的水淋浴或者泡澡、洗桑拿浴等，都会导致血管扩张。

静脉曲张

症状：
扩张的静脉在皮肤下形成青紫色的条索，随着时间的推移变得突出。
静脉功能不全：一天下来腿部肿胀严重，静脉疼痛，夜间肌肉痉挛。

治疗：
硬化疗法，剥离术，激光，弹力袜。

预防：
参加体育锻炼（如散步、游泳、骑自行车）。晚上抬高下肢，白天穿弹力袜。

■ 血栓形成

血栓形成是在动脉或静脉中形成血凝块。当深静脉血栓形成时，它可能会引起严重的并发症，特别是肺栓塞。许多因素会增加静脉血栓形成的风险，包括长时间不动（如卧床休息、石膏固定、乘飞机旅行）、肥胖、怀孕、家族史、吸烟、服用口服避孕药和某些疾病（如静脉功能不全或心功能不全、某些癌症等）。当发生动脉血栓形成时，会在不同程度上阻止某个区域的血液灌注，从而导致坏疽或梗死，危及患者的生命。吸烟、糖尿病和动脉粥样硬化会促进动脉血栓形成。血栓形成及其并发症通常是很严重的，需要用抗凝血药等快速治疗。

深静脉血栓形成

深静脉血栓形成是指在深静脉中形成血凝块，一般位于下肢。它会引起静脉炎，伴随有邻近组织的炎症，有时伴有肿胀，但症状可能很轻微，甚至不存在。深静脉血栓形成可能会导致严重的并发症，特别是当血栓脱落并向肺部迁移时，会导致肺栓塞。

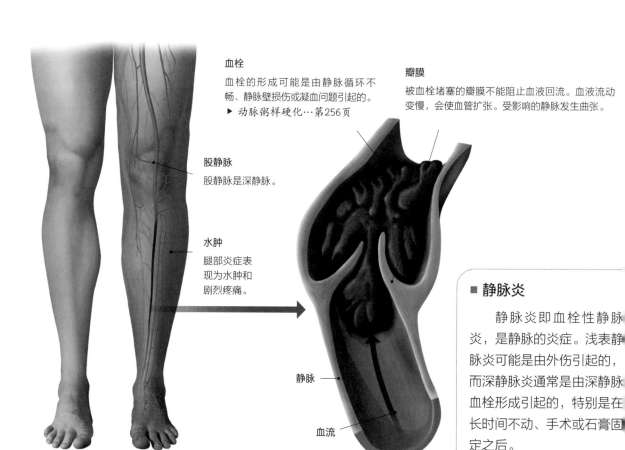

血栓
血栓的形成可能是由静脉循环不畅、静脉壁损伤或凝血问题引起的。
▶ 动脉粥样硬化…第256页

瓣膜
被血栓堵塞的瓣膜不能阻止血液回流。血液流动变慢，会使血管扩张。受影响的静脉发生曲张。

股静脉
股静脉是深静脉。

水肿
腿部炎症表现为水肿和剧烈疼痛。

静脉

血流

深静脉血栓形成

■ 静脉炎

静脉炎即血栓性静脉炎，是静脉的炎症。浅表静脉炎可能是由外伤引起的，而深静脉炎通常是由深静脉血栓形成引起的，特别是在长时间不动、手术或石膏固定之后。

栓塞

栓塞是指栓子（血液循环所携带的性质各异的物质）突然阻塞血管。栓塞最常影响动脉并阻止血液灌注组织或器官。栓塞是一个严重的、潜在的致命问题。它需要紧急医学治疗，特别是当它影响重要器官如肺（肺栓塞）或脑（脑栓塞）时。

▶ 脑血管意外⋯第156页

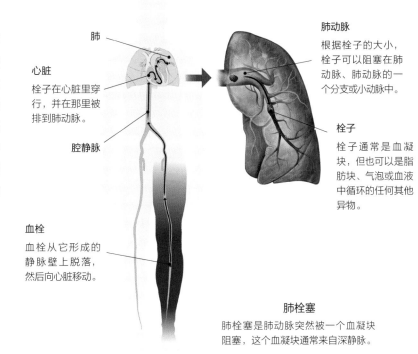

肺

心脏
栓子在心脏里穿行，并在那里被排到肺动脉。

腔静脉

血栓
血栓从它形成的静脉壁上脱落，然后向心脏移动。

肺动脉
根据栓子的大小，栓子可以阻塞在肺动脉、肺动脉的一个分支或小动脉中。

栓子
栓子通常是血凝块，但也可以是脂肪块、气泡或血液中循环的任何其他异物。

肺栓塞
肺栓塞是肺动脉突然被一个血凝块阻塞，这个血凝块通常来自深静脉。

预防静脉血栓形成

长期静止不动是静脉血栓形成和静脉炎的主要危险因素之一，因为它会导致静脉内血液的停滞。如有可能，限制手术或分娩后卧床休息的时间，并避免长期保持同一姿势。如果受到行动限制（例如在超过6小时的飞行期间内），请遵循以下建议。

- 多喝水，避免饮用脱水饮料（如咖啡、酒精）。脱水会引发静脉功能不全。
- 为了促进血液循环，多伸展腿脚，最好每2小时站起来活动活动。坐飞机时，不要吃安眠药，因为这会让你的活动受到限制。
- 穿舒适的衣服和鞋子，不要交叉双腿，以免影响血液循环。
- 如果已经患有静脉功能不全（腿部沉重、静脉曲张），穿上弹力袜，服用抗凝药物。在空间允许的情况下抬高双腿。

血栓形成

症状：

动脉血栓形成：疼痛，患肢苍白，脉搏消失。

静脉血栓形成：炎症、水肿、发热、剧痛，有时无症状。

肺栓塞：胸痛，窒息感，呼吸加速，皮肤发绀，大量出汗。

治疗：

抗凝剂，溶栓治疗，抗炎药，弹力袜，血栓切除术。出现动脉血栓形成，实施血管成形术。

预防：

减少术后或分娩后的卧床时间，体育锻炼，预防性使用抗凝剂。

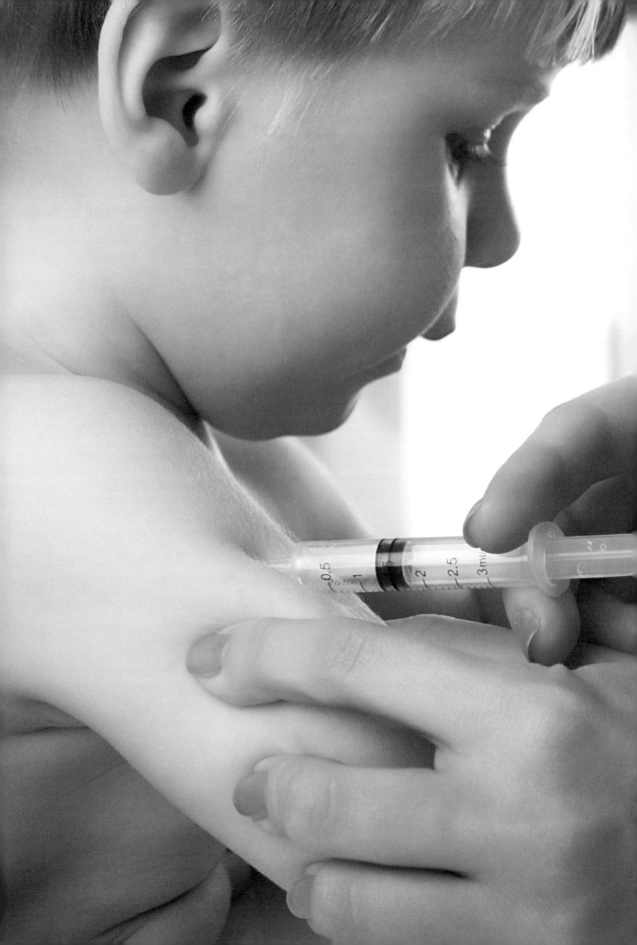

免疫系统

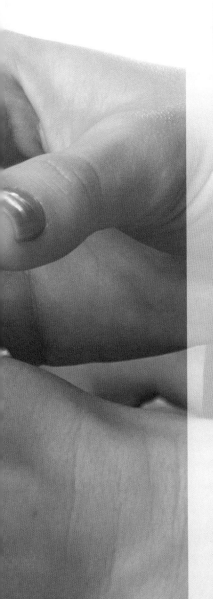

　　我们的身体每时每刻都在与能够引起感染性疾病的微生物（病毒、细菌、寄生虫、真菌）接触。为了自我保护，我们的身体可以依靠一个非常有效的防御系统——免疫系统。它包含各种细胞和成分，这些成分与淋巴系统协作，负责监测和破坏进入体内的有害物质。发热、炎症反应和抗体的产生就是免疫系统的作用表现。

　　由于免疫系统的作用，许多感染性疾病可以自然治愈，但严重情况下需要治疗。此外，免疫系统遭到破坏会引起过敏、免疫缺陷或自身免疫性疾病。淋巴器官也可能是感染和肿瘤产生的部位，它们会促进淋巴细胞的堆积和组织的肿胀。

■ 免疫系统

免疫系统是人体防御机制主力，与淋巴系统一起，使身体有可能对抗外部攻击如感染性疾病。免疫系统还可以确保排除潜在的癌常细胞。免疫防御基于皮肤等物理屏障，以及诸如发热、炎症反应等，还有细胞（如淋巴细胞）和特殊蛋白质（如抗体）的作用。免疫系统可能会受到干扰，从而导致过敏、免疫缺陷或自身免疫性疾病。各种医疗手段有可能加强这一系统，如疫苗接种、抗生素、免疫抑制剂、骨髓移植等。

物理屏障

身体被皮肤覆盖，而内腔则被黏膜覆盖。各种分泌物（如黏液、眼泪、汗水、皮脂、唾液、胃液等）、细菌菌群和毛发都加强了这种保护，并形成了一个物理屏障，阻止病原体侵入人体。

■ 菌群

许多细菌自然地生活在皮肤上和身体的内部腔内（如肠道或阴道）。这些菌群对人体无害，相反，它们可以提高免疫力，对抗外来病原体。

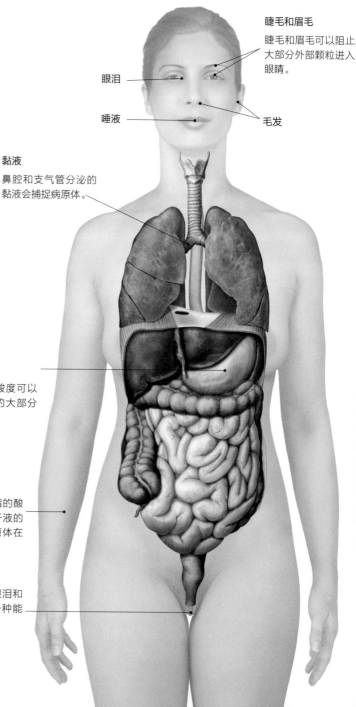

睫毛和眉毛
睫毛和眉毛可以阻止大部分外部颗粒进入眼睛。

眼泪

唾液

毛发

黏液
鼻腔和支气管分泌的黏液会捕捉病原体。

胃液
胃分泌的胃液的酸度可以消灭食团中含有的大部分病原体。

皮肤
皮脂腺产生的皮脂的酸度和汗腺分泌的汗液的酸度，限制了病原体在皮肤表面的繁殖。

阴道分泌物
阴道分泌物就像眼泪和唾液一样，含有一种能消灭细菌的酶。

炎症

面对外界的攻击，如感染或受伤，身体首先会产生炎症反应。这可能发生在任何组织和器官中。炎症反应表现为皮疹（发红）、水肿（肿胀）、发热和疼痛感，有时会导致不适或功能紊乱，可通过局部冷敷和服用消炎药减轻。

1. 病原体穿透皮肤

皮肤上的伤口会使病原体穿透皮肤到达体内。皮肤下的特殊细胞通过分泌化学信使（如组胺）而做出反应。

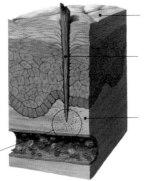

皮肤
异物
皮肤的结缔组织

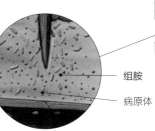

组胺
病原体

2. 出现水肿和皮疹

病原体在结缔组织中局部繁殖。组胺使毛细血管扩张，变得更容易渗透，从而导致皮疹和水肿。水肿是组织液渗出，表现为肿胀。肿胀会压迫邻近神经，引起疼痛和瘙痒。

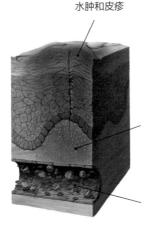

水肿和皮疹

感染部位
感染部位是指组织中发生感染的区域。

扩张的毛细血管
组胺使毛细血管壁的渗透性增强。

3. 对抗病原体

化学信使刺激产生大量的白细胞（如巨噬细胞、中性粒细胞），这些白细胞积极参与病原体的处理。

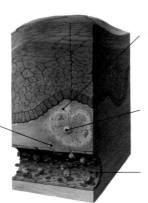

感染部位

巨噬细胞
巨噬细胞存在于大多数组织中。

中性粒细胞
中性粒细胞通过扩张的毛细血管壁到达感染部位。

扩张的毛细血管

■ 发热

炎症反应可引起体温升高，即发热。通常表现为不适、体温升高以及寒战。37.8~38.5℃的发热是有益的，因为它会促使某些病原体的破坏。而高于39℃的发热会引起儿童的热性惊厥和老年人的行为问题。使用温水浴或退热药有助于降低体温。

■ 消炎药

消炎药是一种可以减轻某些炎症症状（疼痛、水肿）的药物，但不需要对病因进行治疗。甾体抗炎药是皮质类固醇的衍生物。甾体抗炎药非常强大，但会引起诸多不良反应（如皮肤干燥、骨质疏松等）。更常用的是非甾体抗炎药，包括阿司匹林、布洛芬等。

淋巴细胞和抗体

感染引起炎症反应后，身体会启动一种较慢的免疫反应，包括特殊细胞、淋巴细胞和复杂蛋白质、抗体。淋巴细胞是一种白细胞，主要有两种类型：T淋巴细胞和B淋巴细胞。在感染期间，T淋巴细胞向感染部位迁移。它们分裂并通过破坏被认为是外来或异常的细胞来参与免疫反应。而B淋巴细胞在淋巴结或脾等器官中转化为浆细胞，即产生抗体的细胞。

抗体的产生是由于体内存在抗原（外来分子）。抗原可以是病原体的一种成分或细菌毒素，也可以是无害的物质，还可以是被当成异常或外来的身体成分（如引起过敏、自身免疫性疾病、排斥现象）。抗体是由浆细胞产生的，目的是促进对相关抗原的特异性识别并中和它。当抗原被抗体识别时，其他细胞（中性粒细胞、巨噬细胞）会继续破坏它。身体恢复后会保留一部分抗体，将在一段时间内把击溃抗原的适当免疫反应储存在记忆中，以便再次碰到相同抗原时迅速消灭它。

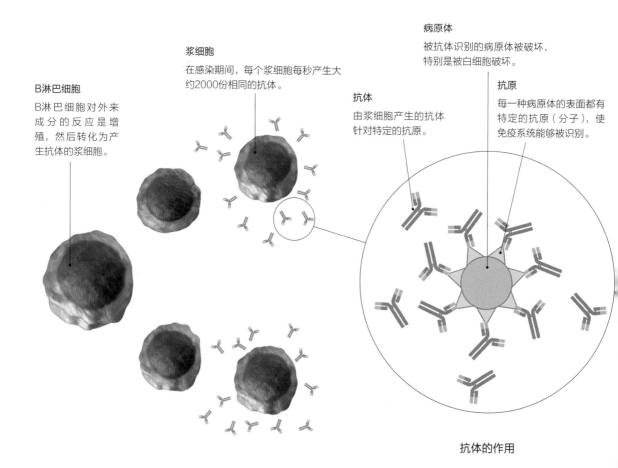

B淋巴细胞
B淋巴细胞对外来成分的反应是增殖，然后转化为产生抗体的浆细胞。

浆细胞
在感染期间，每个浆细胞每秒产生大约2000份相同的抗体。

抗体
由浆细胞产生的抗体针对特定的抗原。

病原体
被抗体识别的病原体被破坏，特别是被白细胞破坏。

抗原
每一种病原体的表面都有特定的抗原（分子），使免疫系统能够被识别。

抗体的作用

淋巴系统

淋巴系统由与免疫系统和心血管系统紧密相连的淋巴管和淋巴器官组成。它携带着淋巴液，淋巴液是一种来源于身体组织的无色透明液体。淋巴系统在将淋巴液释放到血液中之前，会清除其中的病原体。它还可以防止液体在组织中的堆积，维持恒定的血容量，并在免疫中发挥重要作用，特别对确保淋巴细胞的产生和循环发挥作用。

淋巴管

淋巴管沿着血管走行，运输淋巴液。淋巴液是一种来自组织间隙的液体，组织液是人体所有细胞生活的内环境。淋巴液在组织液压力、肌肉收缩和呼吸运动的作用下缓慢循环。淋巴液流经淋巴结，通过锁骨下静脉注入心血管系统。

锁骨下静脉
淋巴液流入锁骨下静脉。

扁桃体
扁桃体是一种形状不规则的淋巴器官，位于咽的周围。扁桃体富含淋巴细胞，可以保护身体免受通过鼻、口进入的病原体的伤害。

胸腺
胸腺是位于气管前面、肺之间的腺体。这个淋巴器官含有不同成熟程度的T淋巴细胞。其功能对儿童尤为重要。胸腺从青春期开始萎缩。

脾
脾位于腹部，介于胃和左肾之间，含有能够增殖和产生抗体的淋巴细胞。这个淋巴器官的血管分布密集，也是血液储存和过滤的地方。巨噬细胞就是在这里破坏衰老的血细胞的。

淋巴结
大量的淋巴结位于淋巴管，通过清除病原体来过滤和清洁淋巴液。这些富含淋巴细胞的小器官聚集在身体的不同部位，特别是腋下、颈部、腹股沟和肠道。在感染期间，淋巴细胞由于接触抗原而被激活，在淋巴结中大量繁殖，出现淋巴结肿大。

骨髓
骨髓是产生血细胞（包括淋巴细胞）的地方。

淋巴管
组织液穿过薄薄的淋巴管壁，在那里变成淋巴液。

淋巴器官

淋巴器官是产生和储存淋巴细胞的器官。淋巴结、脾、扁桃体、胸腺和骨髓都是淋巴器官。

■ 传染源

传染源通常是微生物，在显微镜下可见，当它们进入体内并在体内繁殖时，就会引起感染。细菌、病毒、真菌和寄生虫都是传染源。所有这些微生物都可能潜伏在环境中，也可能通过媒介传播，如跳蚤、蜱、蚊子等。它们会引发人体的免疫反应，特定的药物如抗生素、抗病毒药、抗真菌药、抗寄生虫药，可以摧毁大多数传染源。

细菌

细菌是单细胞生物，也就是说，它由单个细胞组成。它被细胞壁包围，通过简单的细胞分裂方式进行繁殖。细菌以不同的形态存在，如杆状、球状、螺旋状等。有些细菌长有鞭毛，鞭毛是一种能使细菌移动的长丝。大多数细菌是无害的，有些细菌甚至是身体正常运转所必需的，比如那些构成皮肤、肠道或阴道菌群的细菌。预防性疫苗接种、良好的卫生措施和抗生素能够对抗致病细菌或它们产生的毒素。

寄生虫

寄生虫是一种寄生在别的生物体内或体表的生物。有些由单个细胞组成，有些由多个细胞组成，如某些蠕虫、昆虫或螨虫。寄生虫通常由人体摄入受污染的食物或被昆虫叮咬而进入人体。它们会导致寄生虫病，寄生虫病在热带国家更常见。

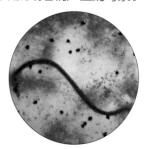

丝虫
丝虫是引起丝虫病的寄生蠕虫。
▶ 淋巴丝虫病…第306页

真菌

真菌通常是肉眼看不见的。真菌包括由单个细胞组成的酵母菌和由若干丝状细胞组成的霉菌。真菌病是由不同真菌感染引发，如足癣、阴道炎、曲霉菌病等。

病毒

病毒是一种非常小的病原体（比细胞小100~1000倍），由核酸和蛋白外壳组成。为了繁殖，病毒依赖于它感染的宿主细胞。病毒可能引起良性疾病（如感冒、疣）、严重的疾病（如狂犬病、乙型肝炎），有时引起流行性疾病（如流感、艾滋病）。接种疫苗和使用抗病毒药能够预防或治疗某些病毒性疾病。

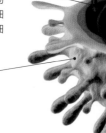

核酸
核酸是病毒的遗传物质。它被注射到宿主细胞中，核酸利用宿主细胞进行繁殖。

蛋白外壳

感染部位

病原体可以通过皮肤进入人体，感染可能发生在割伤、咬伤、开放性骨折或烧伤之后。然而，感染最常发生于黏膜，黏膜覆盖消化道、呼吸道和泌尿生殖道。在输血或手术过程中，有时致病因子会意外进入人体。

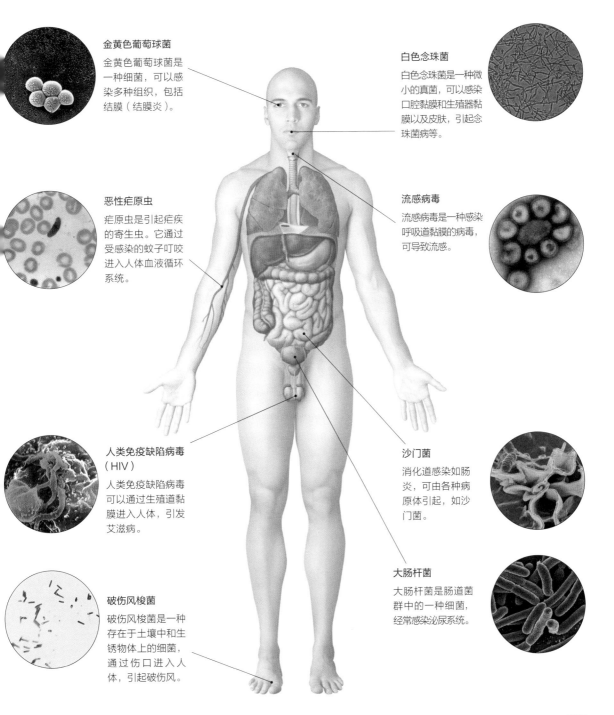

金黄色葡萄球菌

金黄色葡萄球菌是一种细菌，可以感染多种组织，包括结膜（结膜炎）。

白色念珠菌

白色念珠菌是一种微小的真菌，可以感染口腔黏膜和生殖器黏膜以及皮肤，引起念珠菌病等。

恶性疟原虫

疟原虫是引起疟疾的寄生虫。它通过受感染的蚊子叮咬进入人体血液循环系统。

流感病毒

流感病毒是一种感染呼吸道黏膜的病毒，可导致流感。

人类免疫缺陷病毒（HIV）

人类免疫缺陷病毒可以通过生殖道黏膜进入人体，引发艾滋病。

沙门菌

消化道感染如肠炎，可由各种病原体引起，如沙门菌。

破伤风梭菌

破伤风梭菌是一种存在于土壤中和生锈物体上的细菌，通过伤口进入人体，引起破伤风。

大肠杆菌

大肠杆菌是肠道菌群中的一种细菌，经常感染泌尿系统。

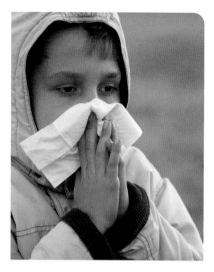

感染性疾病

感染性疾病是由病原体侵入人体引起的。感染可通过直接或间接接触受感染者或携带病原体的动物发生，以及在医疗过程中意外发生。传播方式、潜伏期、症状和受感染部位取决于传染源和传染途径。不同的实验室技术使我们有可能鉴定引起疾病的病原微生物，从而进行对症治疗。

▶ 呼吸道感染···第318页

▶ 儿童传染病···第519页

接触感染

接触感染是把病原体传播给健康的人。它通过直接接触皮肤、血液、精液、唾液等或传播媒介如空气、水等或受污染的物体发生。某些疾病的传染性比其他疾病更强，这取决于传染源的性质。传染期是指感染者或患者能够把病原体传给其他人的一段时间。

动物传播

有些传染病是人类通过接触一种被感染的动物而被感染的。例如，莱姆病是通过蜱虫叮咬传播的；黄热病、登革热和疟疾是通过蚊子叮咬传播的；斑疹伤寒是由虱子传播的；鼠疫是由跳蚤传播的。

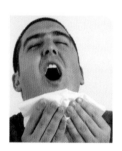

打喷嚏

打喷嚏是由于鼻黏膜受到刺激（如异物、感染），鼻反射性地排出空气。打喷嚏时喷出的飞沫可以传播病原体。

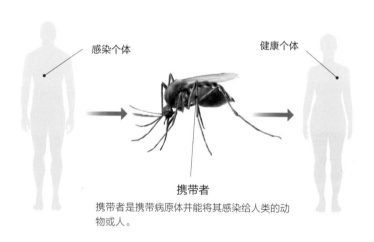

携带者

携带者是携带病原体并能将其感染给人类的动物或人。

潜伏期

潜伏期是指个体感染病原微生物到出现最初症状的一段时间。每种疾病都有其自身的潜伏期，潜伏期从几天到几个月，有时甚至长达数年。有些疾病如麻疹或水痘，在潜伏期就具有传染性。

血清抗体阳性

血清抗体阳性是指血液中存在一种病原体的特异性抗体，表明患者已被该病原体感染。血清抗体阳性适用于某些感染性疾病。血清抗体阴性是指血液中没有抗病原体的抗体。

脓液

脓液是细菌感染时身体产生的一种不透明的、黏稠度不同的液体。它由死亡细胞、白细胞、细菌和坏死组织碎片组成。脓液的颜色可以是黄色、绿色或棕色，这取决于病原体的性质。当伤口或病变处发生感染时，脓液往往会积聚并形成脓肿。后者必须用针刺破或用刀切开，以清除脓液。如果不治疗，脓肿往往会发展成慢性脓肿。脓液中所含的细菌可能会通过血液循环扩散至全身（引起败血症）。

败血症

败血症是一种急性全身性感染。它是由感染部位向血液释放大量致病微生物引起。败血症表现为高热和综合状况的变化。这是一种严重的疾病，需要紧急住院治疗和抗生素治疗。

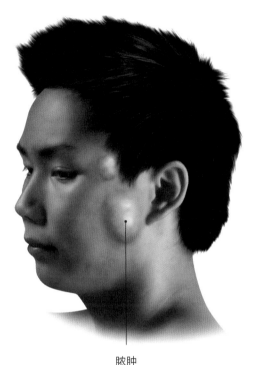

脓肿
脓肿是脓液积聚在被细菌感染的组织中。

细菌培养

细菌培养是一种通过人工方法使细菌繁殖以鉴定其特性的实验室技术。这些细菌通过活检或取样（血液、脓液、分泌物等）被获得并被放置在促进其发育的固体或液体培养基中繁殖。它们会形成特定形状和颜色的菌落，从而在显微镜下可以被识别。这些细菌可能会在不同的抗生素中培养（抗生素敏感性试验）中，以确定哪种抗生素对治疗最有效。

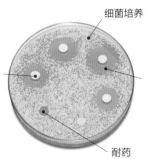

细菌培养

敏感
有效的抗生素会破坏与其接触的细菌。

抗生素药物敏感性纸片
把浸有不同抗生素或不同浓度抗生素的含片放在培养基内培养数小时。

耐药

抗生素敏感性试验
在培养基中，将细菌置于各种抗生素中，以测试其对每种抗生素的耐药性或敏感性。

感染的治疗

有些药物可以抑制某些病原体的传播或破坏它们。抗生素是治疗细菌感染的基本药物；抗真菌药被用于对抗由真菌引起的感染；抗寄生虫药如驱虫剂，则可以治疗由寄生虫引起的感染；抗病毒药用于治疗严重的病毒感染，如流感、艾滋病。这些药物可以注射、口服或局部应用，治疗时间从几天到几个月不等。某些药物可能会引起不良反应，如过敏反应、胃肠道反应、神经系统问题等。

■ 血清疗法

血清疗法是一种基于静脉注射治疗血清的治疗方法，血清中含有针对病原体的抗体。它可以在等待患者产生抗体或无法产生抗体的时候，迅速暂时保护受感染的患者或处于高危状态的个体。血清抗体是从对病原体免疫的动物或供体获得的。血清疗法可用于预防或治疗，即在感染前或感染后都可以用。

消毒防腐药

消毒防腐药是一种旨在破坏皮肤和黏膜上存在的病原体的产品，以避免感染。有许多消毒防腐药，如酒精、过氧化氢、硼酸等，大多只能外用，然而有些可以口服，用于治疗泌尿系统感染和某些肠道感染。

疫苗

疫苗是一种由被转化的感染成分（如病毒、细菌、毒素）制成的物质，使其失去活性，但仍能刺激人体的免疫系统。接种疫苗，可以强制身体产生针对特定病原体的抗体。如果个体感染了这种病原体，免疫系统会迅速识别并在疾病发展之前将其消灭。每个国家根据本国的流行病学状况都有疫苗接种计划，包括强制接种的疫苗和推荐接种的疫苗。尽管接种疫苗可能会引起不良反应，如暂时疼痛、发热或在接种部位出现炎症反应（发红、肿胀）等，但是它仍然是避免严重感染性疾病传播的最有效方法。

伤口
消毒防腐药通常用于消毒表面伤口，以避免感染的发展。

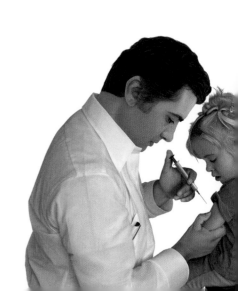

增强免疫，预防感染

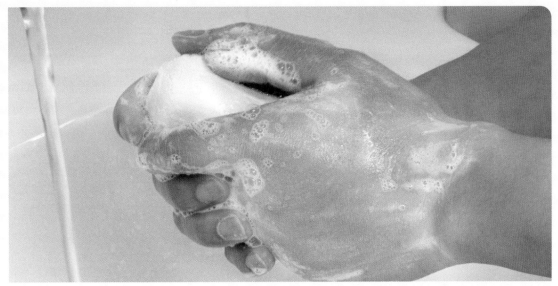

■ 经常洗手

定期用肥皂和水清洗手和身体其他部位，可以消除一些潜在的病原体。

■ 保护自己和他人

可以通过一些简单的措施来预防感染性疾病。例如，戴口罩防止通过空气飞沫传播的病原体；使用避孕套防止性传播疾病；戴手套防止病原体通过直接接触被传播。如果患有感染性疾病，那么应避免直接接触、交换物品或分享食物。打喷嚏或咳嗽时用肘或手帕捂住口鼻，以避免病原体通过飞沫传播。

■ 消毒伤口

使用消毒防腐药对伤口进行消毒，可以防止其被病原微生物感染。

■ 正确使用抗生素

必须遵医嘱进行抗生素治疗，以确保其有效性不会中断。抗生素的不恰当使用可能会使一些细菌产生耐药性，并影响后续治疗。

▶ 卫生与预防感染…第30页

■ 保持健康均衡的饮食

一方面，过度食用富含糖、脂肪或过敏原的食物以及滥用酒精，都会削弱免疫系统；另一方面，经常食用富含维生素A和维生素C以及矿物质的食物，如水果、蔬菜、豆类、坚果和全谷物食品，可以增强免疫系统。此外，含有益生菌的酸奶有助于平衡肠道菌群，增强免疫力。多喝水可以为身体提供充足的水分，帮助排出病原体。

■ 控制压力

长期压力过大会削弱免疫系统。通过冥想或放松等各种方法来控制压力；休息，特别是充足的睡眠，有助于身体自我修复和对抗压力；规律和适度的体育活动不仅可以缓解压力，还能刺激循环系统和免疫系统。

■ 避免有害产品

杀虫药和某些家用清洁用品含有有害化学物质，可能会削弱免疫系统，尽可能避免使用。

■ 过敏反应

过敏反应是免疫系统在接触过敏原时的一种异常反应。许多物质都可能是过敏原，如花粉、食物、药物等。遗传因素和环境因素都会导致过敏的发生。过敏反应可能快速出现，也可能是迟发的，严重程度也各有不同。常见的过敏反应有湿疹、荨麻疹、哮喘、鼻炎和过敏性休克等，其常见症状有皮肤发红、面部水肿等。很多治疗方法可以减轻过敏反应的症状，也可以通过提前预防减轻过敏程度。

过敏原

过敏原是能引起过敏体质的人发生过敏反应的物质。环境中存在不同类型的过敏原，可能通过皮肤或呼吸道（如花粉、霉菌、螨虫、工业产品、动物皮毛等）、消化道（如花生、贝类等）及血液（昆虫毒液、药物）进入体内。过敏体质者往往对多种成分都过敏。

■ 宠物

有些人对某些动物的皮屑、唾液等过敏。

■ 天然或工业产品

各种物质，如天然乳胶、香水、化妆品、清洁产品或着色剂等，可能都是过敏原。

■ 花粉

根据国家和季节的不同，许多植物如桦树，都会释放出引起花粉热的花粉。在秋天，某些霉菌也会引起过敏。

■ 尘螨

接触尘螨粪便是导致过敏性鼻炎的主要原因之一，尤其多发于儿童。

■ 药物

一些药物，如阿司匹林和某些抗生素，会引起严重过敏。

■ 虫咬

对于过敏体质的人，某些昆虫（蜜蜂、黄蜂等）的毒液可能会引发不同程度的过敏反应。

■ 食物

最常见的食物过敏原是鸡蛋、花生、牛奶、鱼、贝类、坚果等。如果不将这些食物从饮食中去除，食物过敏会非常严重。

过敏反应的机制

过敏反应分为两个阶段：与过敏原的初次接触会引起个体的致敏性，而不会出现症状。免疫系统产生特异性抗体，这些抗体会附着在组织中和血液中的某些细胞上；第二次接触时，抗体识别过敏原。抗体附着的细胞会分泌组胺，这是一种与炎症机制有关的化学物质，会引起过敏反应的特征性症状，如发红、组织肿胀等。如果是速发型过敏反应，免疫系统就会在几分钟之内做出反应。

▶ 免疫系统…第278页

过敏性鼻炎

过敏性鼻炎是鼻黏膜的一种炎症。季节性过敏性鼻炎（花粉热）是由某些植物的花粉引起的；常年性过敏性鼻炎是由于宠物的毛发、皮屑或尘螨引起的。过敏性鼻炎患者在与过敏原接触时表现为先是打喷嚏，随后出现流鼻涕、鼻塞、鼻痒，有时还伴有过敏性结膜炎。在某些情况下，还可能引发哮喘或荨麻疹发作。治疗的基础是避免与过敏原接触和服用抗组胺药等，还可以根据个体情况进行脱敏治疗。

抗组胺药

抗组胺药是一种能够在炎症时或过敏时减少或阻止人体组胺发挥作用的药物。抗组胺药可以缓解过敏反应的症状（如水肿、流鼻涕、流泪等），但实际上并没有"对因"治疗。抗组胺药以片剂、眼药水、鼻腔喷雾剂和注射液的形式存在。可能会引起一些不良反应，如口干、便秘和困倦等。

👁 最常见的疾病之一

据世界变态反应组织（WAO）称，近几十年来，世界各地受过敏反应困扰的人数大幅增加。约4%的成人和8%的儿童受到食物过敏的影响。世界卫生组织将过敏反应列为最常见疾病的第四位。

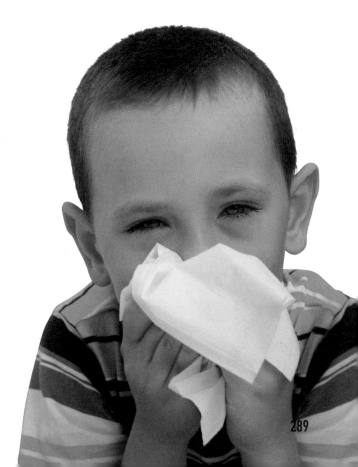

血管性水肿

　　血管性水肿是一种突发性的可因过敏诱发的局限性水肿，表现为面部、嘴唇、舌、咽、喉和眼睑肿胀，可能伴有发热、疼痛。许多过敏原会导致血管性水肿，特别是某些食物（如牛奶、鸡蛋、花生、贝类等）、一些药物（如抗生素、阿司匹林等）和昆虫叮咬。喉部水肿引起窒息的风险很大，血管性水肿可能发展为过敏性休克，因此使用皮质类固醇和肾上腺素的紧急治疗非常必要。

■ 过敏性休克

　　过敏性休克是一种严重的过敏反应，表现为严重的循环功能不良，并伴有急性呼吸窘迫。如果不进行治疗，就会导致死亡。在接触过敏原（食物、药物、毒液）后，能够在几分钟内引起过敏性休克。过敏性休克表现为血压下降、呼吸困难和其他症状，如寒战、出冷汗、呕血、黑便、荨麻疹、血管性水肿等。窒息和心脏骤停的风险很高，需要紧急入住重症监护病房。

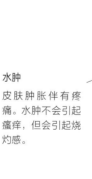

水肿
皮肤肿胀伴有疼痛。水肿不会引起瘙痒，但会引起烧灼感。

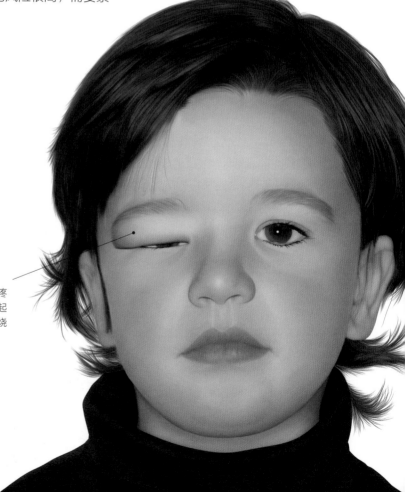

　　过敏反应的人增多的可能原因

　　根据某些研究表明，无菌的生活方式使免疫系统更易发生过敏。因此，接触某些细菌、寄生虫或病毒，特别是在幼儿时期，有可能刺激免疫系统的成熟，从而降低发生过敏反应的风险。也有人认为，过敏反应的增加与空气污染、吸烟、富含脂肪而缺乏蔬果的饮食有关。

注射肾上腺素

使用医嘱规定的一次性注射器注射肾上腺素对血管性水肿、过敏性休克是一种急救措施。急救时可在大腿处实施注射，并保持这个姿势10秒。注射后可能会出现恶心、眩晕、潮热、心律失常等不良反应。对于过敏反应严重的人，尤其是食物过敏，建议随身携带肾上腺素注射器。

▶ 呼吸困难…第548页

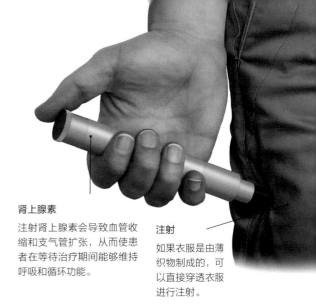

肾上腺素

注射肾上腺素会导致血管收缩和支气管扩张，从而使患者在等待治疗期间能够维持呼吸和循环功能。

注射

如果衣服是由薄织物制成的，可以直接穿透衣服进行注射。

脱敏

脱敏（特异性免疫疗法）是一种旨在降低过敏者对特定过敏原过敏的治疗方法。首先进行皮肤测试，以确定患者对哪种过敏原过敏。治疗包括定期低剂量注射这种过敏原，剂量逐步增加，以便使身体对这种物质产生耐受性。这种治疗必须持续数月甚至数年，才能显著减轻过敏症状。对于某些过敏反应，特别是那些与昆虫叮咬有关的过敏反应，其治疗效果较显著。此外，儿童比成人更容易接受脱敏治疗。

⊕ 过敏反应

症状：
皮肤反应（发红、肿胀、荨麻疹等），眼睛刺激，消化道症状，上呼吸道炎症，呼吸困难（哮喘发作），最严重的情况下会出现心血管问题。

治疗：
抗组胺药，肾上腺素，脱敏。

预防：
避免与过敏原接触。

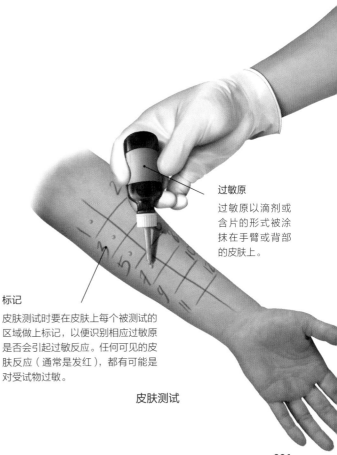

过敏原

过敏原以滴剂或含片的形式被涂抹在手臂或背部的皮肤上。

标记

皮肤测试时要在皮肤上每个被测试的区域做上标记，以便识别相应过敏原是否会引起过敏反应。任何可见的皮肤反应（通常是发红），都有可能是对受试物过敏。

皮肤测试

艾滋病

获得性免疫缺陷综合征（艾滋病，AIDS）是由人类免疫缺陷病毒（HIV）即艾滋病病毒引起的一种严重传染病。它会逐步破坏某些免疫细胞，从而导致整个免疫系统的严重衰弱。这种疾病在无保护措施的性行为或接触被污染的血液时（如共用注射器）传播，可能会在数年内无症状。艾滋病晚期的特点是出现多种感染，可能导致死亡。自20世纪80年代以来，艾滋病一直是一个重大的公共卫生问题，影响全世界数以千万计的人。尽管医学上取得了进展，但这种疾病仍然无法治愈，且尚未研发出疫苗。

人类免疫缺陷病毒

人类免疫缺陷病毒主要感染T淋巴细胞，依赖T淋巴细胞繁殖。病毒主要聚集在淋巴，特别是淋巴结。携带该病毒但尚未出现症状的个体对HIV呈血清反应阳性。

▶ 淋巴细胞和抗体…第280页

人类免疫缺陷病毒的传播

人类免疫缺陷病毒主要存在于血液和生殖器分泌物等中。75%的患者是在性行为中发生感染的。它也可能通过血液传播，如通过使用受污染的注射器或在输入被污染的血液时发生。如果不进行抗病毒治疗，受感染的母亲在怀孕、分娩或哺乳期间将病毒传染给孩子的风险为25%。预防措施包括在性生活中规范地使用避孕套、输血前进行血液分析、使用无菌注射器以及对血清阳性孕妇使用抗病毒药等，都有可能大大降低感染风险。

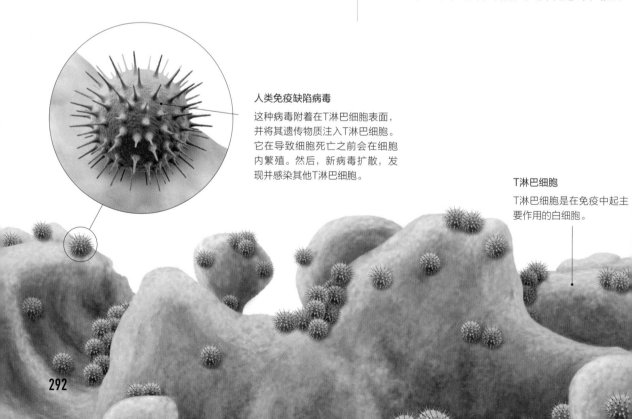

人类免疫缺陷病毒
这种病毒附着在T淋巴细胞表面，并将其遗传物质注入T淋巴细胞。它在导致细胞死亡之前会在细胞内繁殖。然后，新病毒扩散，发现并感染其他T淋巴细胞。

T淋巴细胞
T淋巴细胞是在免疫中起主要作用的白细胞。

艾滋病的发生发展

　　艾滋病的发展有几个连续阶段，其发展的速度因人而异。如果不进行治疗，非特异性症状（发热、皮疹、疼痛等）通常在感染后1~6周出现，但也可能几个月甚至几年都没有症状。在所有患者中，在感染大约1个月后，血液中就可以检测到HIV抗体（血清抗体阳性），这使得诊断该病成为可能。艾滋病最后会导致患者免疫系统紊乱，随之出现不断加重的各种症状。在第一阶段，个体经历体重减轻、呼吸道反复感染、皮肤损伤；在第二阶段，表现为高热、持续腹泻、淋巴结肿大、严重的细菌感染、肺结核和口腔急性炎症；在第三阶段，身体成为机会性感染和与艾滋病相关癌症（如卡波西肉瘤或淋巴瘤）的中心，这是最后一个阶段。使用抗艾滋病三联疗法，有可能延缓大多数患者的病情进展。

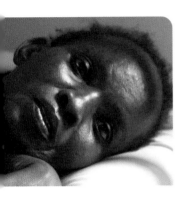

■ 机会性感染

　　机会性感染是指由于免疫抑制剂、化疗或艾滋病等疾病导致免疫力下降，而使患者发生的感染。它们是由不同类型的病原体引起，通常对健康状况良好的人无害，但在免疫系统受损的人身上可能会引起严重的并发症，甚至死亡。许多机会性感染会影响艾滋病患者的皮肤、黏膜、内脏器官或神经系统，有的会改变感官（如由巨细胞病毒引起的失明）或引起全身感染。

■ 卡波西肉瘤

　　卡波西肉瘤是一种癌症，它的出现与免疫系统减弱有关，如患有艾滋病或接触人类疱疹病毒8型（HHV-8）。表现为黏膜和皮肤紫斑，后发展为结节。病变往往会累及消化道和肺，导致内出血和呼吸功能不全，从而缩短患者的预期寿命。治疗主要是化疗、放疗和手术。然而，当卡波西肉瘤与艾滋病相关时，使用抗病毒药（三联疗法）是最好的治疗方法。

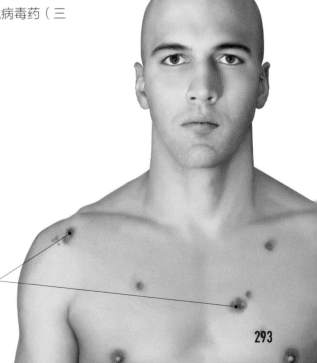

皮肤损伤
卡波西肉瘤引起的皮肤损伤可以影响身体的各个部位。这些症状通常在治疗几周后就会消失。

293

艾滋病在全世界的流行

目前全世界约有3500万①成人和儿童感染了人类免疫缺陷病毒。非洲是受艾滋病影响最严重的地方，在某些非洲国家如博茨瓦纳等，1/3以上的人受到艾滋病的影响。东欧、东南亚、拉丁美洲等国家也受到这一流行病的影响。自1981年诊断出第一批艾滋病患者以来，全世界已有超过3500万人死于艾滋病。大多数艾滋病新感染病例发生在发展中国家，这降低了发展中国家人口的预期寿命。在这些国家，艾滋病的预防和治疗的可获得性仍然是一项重大挑战。

三联疗法

抗艾滋病三联疗法是基于三种抗病毒药的服用，这三种药物的联合作用限制了病毒的增殖，缓解了症状，但并没有真正实现治愈。它于1996年首次被推出，是治疗艾滋病的一大进步。正是因为三联疗法，大多数血清抗体阳性者的病情在多年内得到控制。此外，三联疗法大大减少了患者发生机会性感染的概率，延长了患者的预期寿命。然而，这是一种可能出现严重不良反应（如糖尿病、高胆固醇血症）的治疗方法，而且在某些患者中被证明是无效的。随着医学的进步，这种疗法更加容易被实施，即将主要活性成分合成为片剂。

✚ 艾滋病

症状：
早期：发热，皮疹，疼痛等。无症状期无症状，无症状可持续数年。艾滋病期：体重迅速减轻、淋巴结肿大、发热、持续腹泻、呼吸道和皮肤感染、机会性感染、癌症。

治疗：
三联疗法可控制疾病发展。治疗或预防性治疗的重点应是减少机会性感染。

预防：
性生活中使用避孕套，对受感染孕妇进行抗病毒治疗，使用一次性无菌注射器，安全输血，避免直接接触受污染的血液。

---

① 最新数据为3800万人（2020年）。——编者注

■ 传染性单核细胞增多症

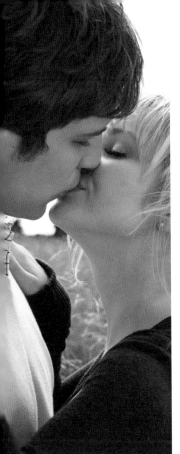

传染性单核细胞增多症是由人类疱疹病毒4型（EB病毒）引起的一种急性自限性传染病。该病主要通过经口亲密接触传播，如接吻。感染一般发生在儿童或青少年时期，通常没有症状。当症状出现时，一般会影响淋巴器官（淋巴结、扁桃体、脾）。治疗可以缓解症状，减少口咽部排毒量，但对EB病毒的潜伏性感染无效。

单核细胞增多症的症状

虽然单核细胞增多症通常是无症状的，但也可能表现出各种症状，这些症状在2~8周的潜伏期后出现。患者突然发热，伴有头痛、肌肉疼痛、全身乏力，可出现咽痛和扁桃体肿大，扁桃体被特征性的灰色沉积物所覆盖；肝、脾肿大，淋巴结（颈部、腋窝、腹股沟）肿大。部分患者皮肤和黏膜呈黄色，躯干会出现皮疹。

传染性淋巴细胞增多症

传染性淋巴细胞增多症是指外周血中白细胞总数增多，其中以淋巴细胞数量的增加为主。该病在儿童中较为常见，通常是病毒感染（如传染性单核细胞增多症、病毒性肝炎）或细菌感染（如百日咳等）的征兆。

▶ 淋巴细胞和抗体···第280页

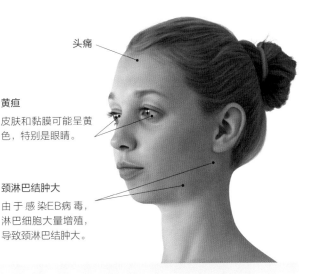

头痛

黄疸
皮肤和黏膜可能呈黄色，特别是眼睛。

颈淋巴结肿大
由于感染EB病毒，淋巴细胞大量增殖，导致颈淋巴结肿大。

➕ 传染性单核细胞增多症

症状：
发热，头痛，肌肉疼痛，全身乏力，咽痛，扁桃体上有灰色沉积物，脾和淋巴结（尤其是颈淋巴结）肿大，皮肤和黏膜变黄，皮疹。

治疗：
症状治疗：休息，退热药，镇痛药。必要时可给予抗病毒治疗。

■ 黄热病

　　黄热病是一种由受感染的蚊子叮咬传播的病毒性传染病，它在非洲和南美洲地区很流行。黄热病在3~6天的潜伏期之后，就会开始出现症状。以面部充血为特征的急性期被称为红色期，85%的患者在红色期内病情好转，症状缓解。另一些患者则进入黄色期，其特征是肝和肾受到攻击，可能导致死亡。

✚ 黄热病

症状：

红色期：发热，头痛，躁动，恶心，腹泻，肌肉疼痛，面、颈和结膜充血并发红，极度口渴。
黄色期：皮肤发黄，呕血，大便发黑，小便减少或消失，牙龈、鼻和皮肤出血，精神错乱。

治疗：
至今没有特效疗法。姑息治疗：静脉补液、透析、输血。

预防：
预防蚊子叮咬。疫苗接种有效期为10年，必须在前往该病流行国家旅行前至少10天完成。

■ 登革热

　　登革热是一种可传染的急性病毒性疾病，通常由埃及伊蚊和白纹伊蚊传播。在感染后4~8天出现类似流感的症状，这些症状大约在10天后消失。然而1%~2%的病例可能发展成一种更严重、能致命的形式，即出血性登革热。登革热在热带和亚热带国家流行，每年有5000多万人感染登革热。

▶ 流感样症状…第320页

埃及伊蚊

埃及伊蚊是热带和亚热带国家地区的一种日间活动蚊子。它是登革热和黄热病的主要病原体携带者。病毒是通过被感染的雌性蚊子叮咬而传播的。

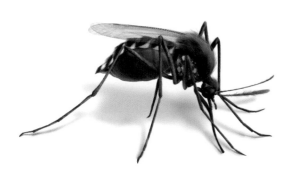

✚ 登革热

症状：

流感样症状，伴有呕吐和皮疹，10天后症状消失或发展为出血性登革热（皮肤和消化道出血）。

治疗：
退热药，补液。出血性登革热：输血。

预防：
采取行动和措施，防止带病毒蚊子的叮咬（驱虫剂、穿长袖长裤）。

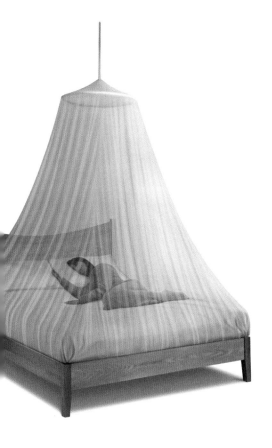

■ 疟疾

疟疾是一种由寄生微生物（疟原虫）引起的传染病，通过疟蚊的叮咬传播。疟原虫在肝脏和血液中繁殖，引起周期性发热。如果不治疗，疟疾会很快对靶器官进行严重攻击并导致死亡。疟疾主要流行于热带与亚热带，其次为温带。

疟疾发作

疟疾的特点是周期性发热，伴有寒战、出汗和乏力。第一次发作是在感染后的8~30天，然后每2天或3天重复一次。脑型疟疾是疟疾的一种常见的、致命的并发症，特别是感染恶性疟原虫时会引起。它可能导致抽搐、剧烈头痛、呕吐、低血糖和昏迷等。

预防疟疾

在有感染疟疾风险的国家旅行时，应采取防蚊措施以预防疟疾。为防止蚊虫叮咬，请穿长衣长裤，使用驱虫剂，避免在黄昏时外出活动，并在夜间使用浸有杀虫剂的蚊帐。针对疟原虫，有不同的药物（抗疟药）可以极大地降低感染风险，但不能完全避免。

疟疾

症状：
感染后约15天出现发热、寒战、大量出汗、头痛、呕吐、抽搐、昏迷。根据疟原虫的类型每两三天发作一次，反复发作可使患者出现贫血和脾肿大。在感染后的几个月甚至数年后，这种病可能会复发。

治疗：
根据疟原虫的抗药性不同而使用不同的抗疟药。

预防：
在疫区逗留期间，采取措施对付蚊子、防止叮咬、使用抗疟药进行预防性治疗。

■ 利什曼病

利什曼病是一种由利什曼原虫引起的传染病，通过一种吸血昆虫——白蛉传播。利什曼病有多种类型，其严重程度各不相同。最严重的类型是内脏利什曼病，会影响肝和脾。如果不治疗，会导致死亡。较轻的皮肤利什曼病主要表现为皮肤溃疡。利什曼病广泛分布于热带、亚热带及地中海国家，在经济卫生条件极端落后地区更为常见。

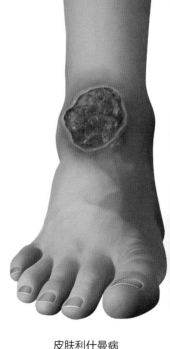

皮肤利什曼病

皮肤利什曼病是由白蛉叮咬引起的，可导致皮肤溃疡，此为典型皮肤病灶。

 对抗昆虫携带者

以前，主要通过使用化学杀虫剂来对付昆虫携带者，比如双对氯苯基三氯乙烷（DDT）。然而从20世纪70年代开始，世界各国逐渐禁止使用DDT。DDT和其他化学杀虫剂的使用仍然存在很大争议。首先，杀虫剂污染空气、水和土壤。其次，其残留物可能会给人类造成严重的健康问题。利用昆虫携带者的天敌的生物方法越来越受到人们的青睐。然而，后者也需要考虑风险，因为引入新的捕食者物种的地区将面临维持生态平衡的问题。个人对蚊虫叮咬的防护是首选，特别是使用蚊帐以及改善卫生条件。

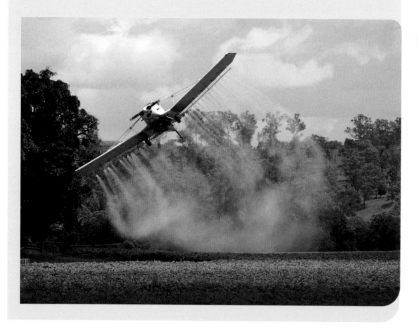

 利什曼病

症状：

潜伏期：一月至数月。内脏利什曼病表现为不规则发热，严重贫血，脾、肝肿大。皮肤利什曼病表现为皮肤的破坏性病变，溃疡。

治疗：

药物治疗：锑剂等。

预防：

使用蚊帐和驱虫剂。穿长衣长裤。给狗提供杀虫剂项圈。

斑疹伤寒

斑疹伤寒是一种由立克次体引起的严重的急性传染病。立克次体在其宿主——体虱或较罕见的鼠蚤的细胞中生存和繁殖。斑疹伤寒在各大洲都有，尤其是在卫生条件差、拥挤严重的环境中传播，如军营、监狱或难民营。如果不尽早开始抗生素治疗，这种疾病有可能致命。

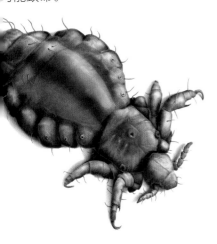

体虱

体虱的叮咬会引起瘙痒，这可能导致宿主搔抓。由此造成的皮肤损伤使得存在于受感染虱子粪便中的立克次体有可能侵入人体。

 斑疹伤寒

症状：
大约10天的潜伏期后出现皮疹、高热、头痛、淋巴结肿大、脾肿大。如果不治疗会导致心血管系统和神经系统的并发症。

治疗：
抗生素。最严重的情况下需在重症监护室住院治疗。

预防：
注意个人卫生。除虱灭鼠。隔离患者以避免接触传染。

鼠疫

鼠疫（黑死病）是由鼠疫耶尔森菌引起的一种烈性传染病。它是由寄生在老鼠身上的携带这种细菌的跳蚤叮咬引起的。当细菌侵入肺并通过空气从一个人传播到另一个人时，就会发生肺鼠疫。败血症鼠疫在发生后如果不及时治疗，很快就会导致死亡。鼠疫曾经引起致命的流行病，如今已不再广泛蔓延。然而，在非洲、亚洲和美洲的一些地方，它仍然存在。

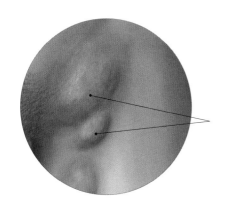

腹股沟淋巴结炎

腺鼠疫的特征是跳蚤叮咬处周围的淋巴结出现炎症和肿胀。其通常发生在腹股沟淋巴结处，并容易化脓。

 鼠疫

症状：
高热，头痛，中枢性呕吐，极度疲劳。腺鼠疫：弥漫性疼痛，如有疼痛感的腹股沟淋巴结炎。肺鼠疫：呼吸困难、咳嗽、咯大量泡沫粉红色或鲜红色血痰、胸痛。败血症鼠疫：谵妄、极度疲劳、感染性休克及皮肤出血、坏死。

治疗：
早期应用抗生素，腹股沟切开引流。

预防：
消灭老鼠和跳蚤。报告以及隔离患者。

■ 血吸虫病

血吸虫病是一种由寄生蠕虫（血吸虫）引起的传染性疾病，多发生于热带国家。感染是因为皮肤接触了含有尾蚴的水而发生的。该病影响消化道和呼吸道。尽管存在有效的治疗措施，但每年仍有数百万人受到影响并造成大量死亡。

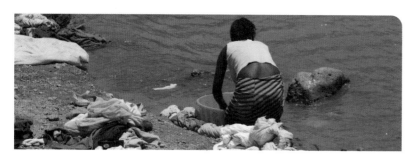

血吸虫病

症状：

初期：发红，瘙痒。

几周后：发热，头痛，腹痛。

几个月后：腹泻，呕吐，肝脾肿大，腹痛。

治疗：

口服抗血吸虫药物。

预防：

在有感染风险的国家，避免接触自然环境中的淡水。

■ 伤寒

伤寒是一种由伤寒沙门菌引起的传染性疾病。它最常见的传播途径是摄入被感染者的粪便污染的水或食物。一旦进入体内，这种细菌在到达循环系统之前就会在淋巴结中繁殖，之后导致全身感染。它将毒素释放到血液中，引起神经系统中毒症状，如表情淡漠、反应迟钝、耳鸣等。防治伤寒的基础是接种疫苗、改善卫生条件、及时使用抗生素。

伤寒

症状：

发热，乏力，食欲减退，恶心，腹痛，头痛，身上出现淡红色斑丘疹（玫瑰疹），腹泻。

治疗：

抗生素，补液，休息。

预防：

对在有感染风险的国家居住或旅行的人接种疫苗，改善卫生条件。

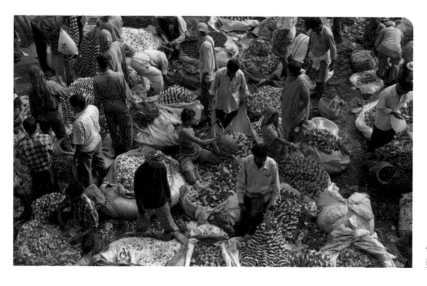

伤寒的传播

伤寒在非洲、亚洲和拉丁美洲流行，主要出现在饮水卫生条件差的地区。

白喉

　　白喉是一种由白喉杆菌引起的具有潜在致命性的传染性疾病。它通过飞沫传播，尤其影响儿童。这种细菌在呼吸道繁殖，引起炎症，并在体内分泌毒素，影响神经系统和心脏。由于有计划的疫苗接种，白喉在部分国家几乎消失了。然而在东欧国家仍有流行，仍是儿童死亡率的一个重要原因。

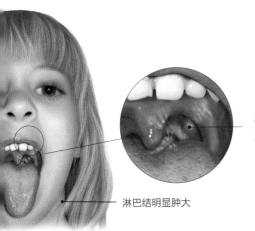

扁桃体
扁桃体被假膜覆盖。

—— 淋巴结明显肿大

✚ 白喉

症状：
发热，头痛，咽痛，极度疲劳，淋巴结肿大。扁桃体上覆盖假膜，迅速蔓延至上腭、悬雍垂、咽部等部位，导致呼吸道阻塞。

治疗：
一旦怀疑感染，给予抗病毒治疗和抗生素治疗。

预防：
对生活或旅行在有感染风险国家的人进行有计划的疫苗接种。

麻风病

　　麻风病是由麻风分枝杆菌引起的传染病。它会引起皮肤损伤和外周神经损伤，可导致皮肤失去知觉和肢体畸残。该病通过直接吸入含有病原体的飞沫或直接接触患者的皮损部位而传播。在平均5年的潜伏期后，根据患者免疫系统情况，该病会演变为结核样型麻风病（不具传染性）或瘤型麻风病（更严重，具有传染性）。麻风病在西方国家几乎不存在，但在一些非洲、亚洲和拉丁美洲国家仍然流行。

✚ 麻风病

症状：
初期：直径为几毫米的浅色皮肤斑片。
结核样型麻风病：大面积皮肤斑片，皮肤下外周神经肿胀形成可触及的索带，感觉和运动障碍，肢体畸残。
瘤型麻风病：皮肤结节，鼻黏膜损害，神经轻度粗大，肝脾肿大。

治疗：
早期足量、足程、规律的抗麻风药物联合治疗（三联疗法）。

预防：
良好的个人卫生；提高自身免疫力；及时发现和治疗患者，以防止并发症的发生。

结核样型麻风病
非传染性的结核样型麻风病是最常见的麻风病类型。它的外观特征是在皮肤上形成大而不敏感的斑片。

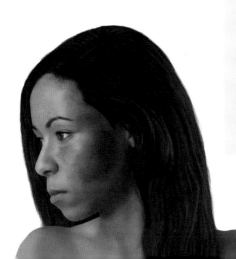

李斯特菌病

李斯特菌病是一种由单核细胞增多性李斯特菌引起的急性传染病。李斯特菌病通过受污染的食物传播。对于孕妇、新生儿、老年人或免疫缺陷者，它可能会引起严重的并发症，如流产、败血症、脑膜炎、脑炎。抗生素能有效地治疗这种疾病。

▶ 流感样症状···第320页

孕妇感染李斯特菌

在怀孕期间感染李斯特菌会导致早产、流产或新生儿感染。新生儿在出生后3天可能会出现肺部感染或败血症，然后出现脑膜炎。因此，孕妇必须注意所吃的食物，特别是要清洗新鲜的水果和蔬菜，避免食用生奶酪，并正确烹饪肉类。

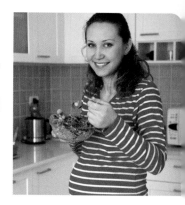

李斯特菌病与未经烹饪的食物

李斯特菌广泛存在于环境中，经常污染未经烹饪的食物（如香肠、鸡蛋、生奶酪、蔬菜等），但数量一般不足以引起疾病。然而它很容易繁殖，即使在低温下。这就是为什么轻微受污染的食物如果长时间放在冰箱里可能会变得危险的原因。

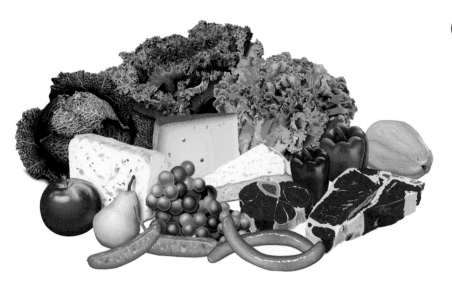

⊕ 李斯特菌病

症状：
脑膜炎，败血症，脑炎，流产，早产，肺部感染等。

治疗：
两种抗生素的联合使用，其中一种是青霉素，静脉给药。

预防：
充分烹煮肉类，避免生鲜食品长时间存放在冰箱内，定期用杀菌产品清洗冰箱，熟食与生食分开存放。

莱姆病

莱姆病，是一种由携带伯氏疏螺旋体的动物通过受感染的蜱传染给人类的传染性疾病。它会持续数月甚至数年。在出现最初症状（红斑）时就开始抗生素治疗有助于恢复，并防止并发症。

莱姆病的发展

莱姆病的发展分为三个阶段。经过约7天的潜伏期，第一阶段表现为咬伤处周围的皮肤充血性发红，伴有烧灼感。之后逐渐扩散，呈环状（游走性红斑），最后消失；第二阶段的特征是神经系统损害（头痛、呕吐、颈项强直、神经痛、谵妄）和心血管系统损害（心律失常、心力衰竭）；第三阶段以关节损害（关节炎）为特点，表现为受累关节出现肿痛、僵硬、活动受限。

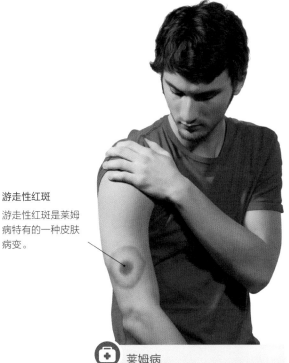

游走性红斑
游走性红斑是莱姆病特有的一种皮肤病变。

蜱
蜱是一种寄生于许多森林动物的寄生虫。它以宿主的血液为食，并在其上附着4~5天。被受感染的蜱感染的风险随着叮咬时间的延长而增加。

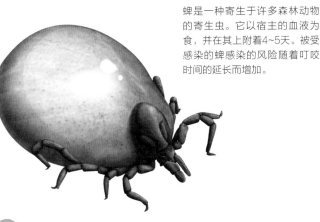

 如果被蜱叮咬

尽快清除蜱。用一把细尖镊子夹住蜱的头颈部，尽可能靠近皮肤，然后把它移出，但不要压碎它。不要用乙醚或酒精，因为这会增加感染的风险。一旦蜱被移出，马上消毒伤口。3周内观察咬伤情况，如果出现圆形红斑，请咨询医生。

莱姆病

症状：

第一阶段：圆形红斑出现在咬伤部位，然后向周围扩散形成环状。

第二阶段：随着时间的推移，出现神经系统或心血管系统损害。

第三阶段：以关节损害为特点，单关节炎反复发作。

治疗：

如果治疗早，口服抗生素；如果治疗晚，则静脉滴注抗生素。

预防：

使用驱虫剂；穿长衣长裤；走在小路中央，避免接触高大的草坪。确认自己和家畜身上是否有蜱，如有，用镊子将其除去，不要压碎蜱。

■ 红斑狼疮

红斑狼疮是一种以一个或多个器官受累为特征的自身免疫性疾病。这种疾病与遗传、激素和环境因素等有关，多见于15~50岁的女性。它可能是由长期的压力或曝露在紫外线、某些化学物质、某些病毒下引起的，多会不可预测的反复发作。

红斑狼疮的类型

红斑狼疮有不同类型，其严重程度也各不相同。盘状红斑狼疮，程度不太严重，只影响皮肤，表现为日晒后出现皮损。有15%的病例会发展为播散性红斑狼疮，这是一种较严重的红斑狼疮，其特征是有时会影响内脏功能，症状众多，每个患者情况不同，最初诊断很困难。这种疾病可能会影响皮肤、关节、肾、血液系统。

自身免疫性疾病

自身免疫性疾病是由免疫系统异常引起的，如红斑狼疮、多发性硬化症或胰岛素依赖型糖尿病。异常的免疫系统会针对身体本身某些成分产生自身反应性T淋巴细胞和自身抗体，从而导致组织损伤和器官功能障碍。自身免疫性疾病的病因尚不清楚，但多与遗传因素有关，由触发事件诱发。自身免疫性疾病的治疗主要是使用抑制免疫系统活性的免疫抑制剂。

▶ 淋巴细胞和抗体···第280页

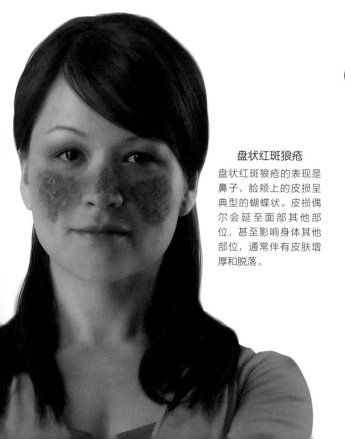

盘状红斑狼疮

盘状红斑狼疮的表现是鼻子、脸颊上的皮损呈典型的蝴蝶状。皮损偶尔会延至面部其他部位，甚至影响身体其他部位，通常伴有皮肤增厚和脱落。

🏥 红斑狼疮

症状：
盘状红斑狼疮：皮损（发红），影响曝露于阳光下的皮肤，特别是面部。
播散性红斑狼疮：因受影响的器官不同而表现出不同症状。

治疗：
目前尚不能治愈，为终身疾病，需要终身治疗。治疗药物有皮质类固醇、非甾体抗炎药、免疫抑制剂、抗疟药。

预防：
不要曝露在紫外线下（日光照射），避免长期压力。

淋巴系统炎症

淋巴系统炎症可能会影响淋巴管、淋巴结，通常由感染引起并影响感染因子入口处附近的淋巴器官。如果不进行治疗，炎症可能以脓肿形式出现。感染也可能经淋巴系统传播，进入循环系统，引起败血症。

▶ 淋巴系统···第281页

淋巴管炎

淋巴管炎是一种淋巴管的炎症，通常由细菌感染引起。淋巴管炎表现为伤口周围红肿热痛，并在其附近沿着淋巴管的路径形成一条或多条红线，红线延至最近的淋巴结，继而引发淋巴腺炎。

淋巴腺炎

淋巴腺炎是由感染引起的一种淋巴结炎症。它经常累及腹股沟、颈部和腋窝的淋巴结，较少累及腹部或肺的淋巴结。淋巴腺炎表现为淋巴结肿大，伴有发热和压痛。

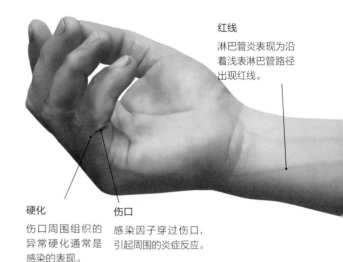

红线
淋巴管炎表现为沿着浅表淋巴管路径出现红线。

硬化
伤口周围组织的异常硬化通常是感染的表现。

伤口
感染因子穿过伤口，引起周围的炎症反应。

➕ **淋巴系统炎症**

症状：
发热，疲劳。
淋巴管炎：感染中心周围疼痛和发热，在其附近沿淋巴管形成一条或多条红线。
淋巴腺炎：淋巴结肿大。

治疗：
抗生素（出现细菌感染时），退热药，镇痛药。

预防：
消毒伤口。

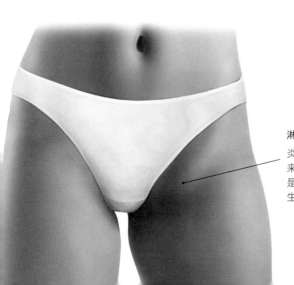

淋巴结肿大
炎症引起的淋巴结肿大并不总能显现出来，可以通过触诊诊断。而淋巴结肿大是由于其与病毒等感染因子接触后，产生过多的淋巴细胞。

■ 淋巴水肿

淋巴水肿是由于淋巴管或血管被阻塞或破坏而引起的淋巴液在组织中的积聚。这是一种致残性的疾病，通常表现为一个或多个肢体出现严重肿胀。在全球，大约有2.5亿人患有淋巴水肿。一般不能治愈，预后较差，运动和按摩可以减轻症状。

淋巴水肿的病因

引起淋巴水肿的主要病因有两个，一个与乳腺癌的外科治疗有关，一个与寄生虫感染（淋巴丝虫病）有关。此外，先天性畸形、肿瘤（淋巴瘤）、放疗或淋巴管炎也可以引起淋巴水肿。

■ 淋巴丝虫病

淋巴丝虫病是一种由丝虫引起的传染病。通过蚊子叮咬进行传播。进入人体后，它们会寄居在淋巴系统中增殖发育，因此会阻塞淋巴管，导致一个或多个肢体、生殖器、乳房肿胀。如果不治疗，这种疾病可能发展成一种极端形式的淋巴水肿，称为象皮病。该病会使组织过度肿胀，从而限制患者的活动。

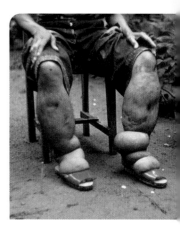

象皮病

乳房切除术

乳房切除术通常会同时切除辅助淋巴结，这些淋巴结的作用是回流上肢的淋巴液，所以接受了这种手术的女性可能会受淋巴水肿的影响。

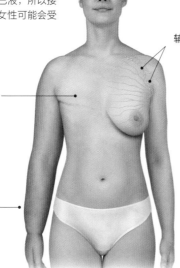

辅助淋巴结

乳房切除术

淋巴水肿

回流上肢淋巴液的淋巴结被切除后会引起淋巴液在上肢积聚。

🩺 **淋巴水肿**

症状：
肢体有压迫感，皮肤被撑开或有负重感，疼痛。发展为象皮病时，肢体显著肿胀，伴有皮肤增厚和开裂。

治疗：
淋巴引流和抬高患肢；必要时切除受影响的组织。
淋巴丝虫病：抗寄生虫治疗。

预防：
对于接受过乳腺癌手术的女性，需要避免高温、皮肤感染和手臂的突然运动，不要穿戴过紧的衣物、首饰。

淋巴引流

淋巴引流是指对患淋巴水肿的肢体进行的一种推压，它的作用是将积聚的淋巴液引至功能正常的淋巴管的身体部位，从而排出积聚的淋巴液。

淋巴瘤

淋巴瘤是发生在淋巴器官如淋巴结、胸腺、扁桃体、脾或骨髓中的恶性肿瘤。分为霍奇金淋巴瘤（霍奇金病）和非霍奇金淋巴瘤两类，包括多种形式的淋巴系统恶性肿瘤。淋巴瘤采用化疗、放疗、免疫治疗等相结合的治疗方法，其疗效取决于疾病的类型和发展阶段。就霍奇金淋巴瘤而言，治愈率约为80%。

▶ 淋巴系统…第281页

霍奇金淋巴瘤

霍奇金淋巴瘤是一种以典型的里-施细胞（一种包含几个细胞核的大细胞）为特征的淋巴瘤，这种相对少见的恶性肿瘤通常发生在15~30岁和60岁以上的男性身上。霍奇金淋巴瘤始于单个或一组淋巴结，表现为淋巴结肿大，然后扩散至邻近淋巴结和其他器官。该病在最初阶段采用化疗和放疗的治疗方法，再加上复发时的自体骨髓移植，大多数患者有可能被治愈。

非霍奇金淋巴瘤

非霍奇金淋巴瘤是除霍奇金淋巴瘤以外的其他所有淋巴瘤，由淋巴细胞不受控制的分裂增殖造成。免疫抑制治疗、接触杀虫剂及某些致病因子如EB病毒、HIV、幽门螺杆菌等可促进非霍奇金淋巴瘤的发生。这种疾病的治疗主要基于化疗，其疗效取决于非霍奇淋巴瘤的类型和发展阶段。

 淋巴瘤

症状：
淋巴结肿大（可见于颈、腋窝、腹股沟等）及脾肿大，瘙痒，发热，体重减轻，全身乏力，盗汗，腹痛等。

治疗：
联合几种抗癌药物的化疗、放疗、免疫治疗、自体骨髓移植。

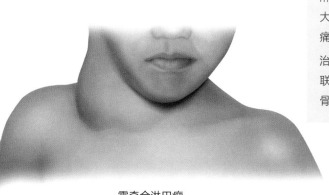

霍奇金淋巴瘤
癌细胞的增殖导致受感染的淋巴结肿大。

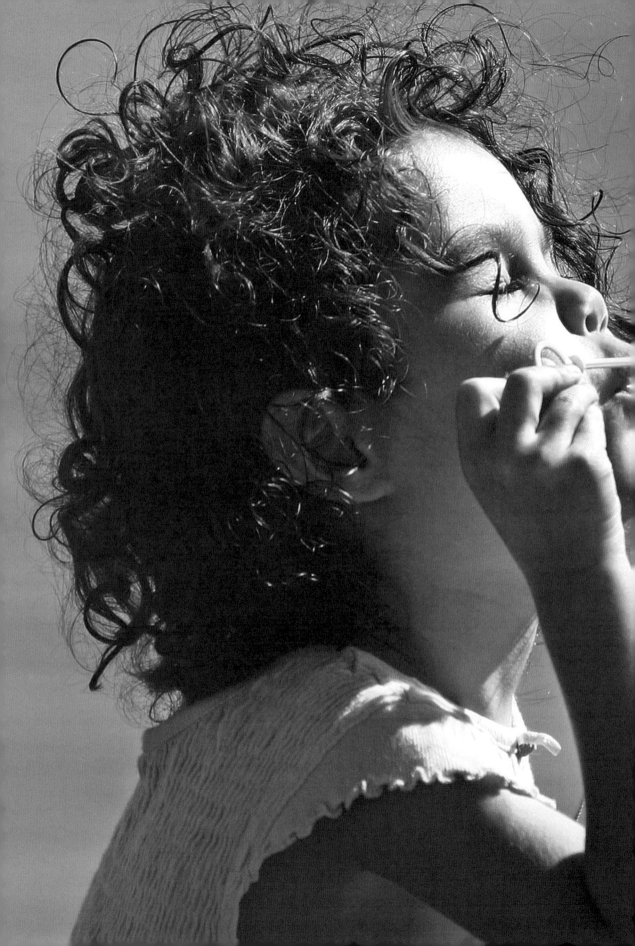

呼吸系统

　　呼吸是一个至关重要的过程，它使我们的身体获得氧气，并排出细胞产生的废物——二氧化碳。呼吸系统由几个器官组成，正是因为它们的共同作用，才能使呼吸过程得以完成。胸腔的吸入运动使含氧气的空气到达肺泡，在肺泡中进行气体交换，然后将代谢产生的二氧化碳通过呼气运动被排出体外。

　　因为呼吸系统的器官可以说与空气中的微生物和污染颗粒直接接触，所以容易受到感染，也易患与吸烟和大气污染有关的疾病。任何阻碍空气在气道的流通都会导致呼吸问题，严重情况下会导致呼吸功能不全和窒息。

■ 呼吸系统

呼吸系统由所有有助于空气和血液之间持续气体交换的器官组成，提供人体所需的氧气，同时排出人体产生的二氧化碳。除了呼吸，呼吸系统在言语和嗅觉方面也起着重要作用。

呼吸系统的功能

随着胸腔的运动，吸气和呼气有节奏地交替进行，保证了肺内空气的不断更新和血液的氧合。吸入的空气经过上呼吸道、气管和支气管到达肺，在那里进行气体交换。呼吸运动是反射性的，由身体吸入的氧气和排出的二氧化碳的动态平衡进行调节。然而，在强迫性吸气和呼气或在故意呼吸暂停时，呼吸运动是自主性的。

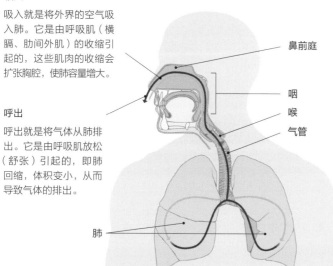

吸入

吸入就是将外界的空气吸入肺。它是由呼吸肌（横膈、肋间外肌）的收缩引起的，这些肌肉的收缩会扩张胸腔，使肺容量增大。

呼出

呼出就是将气体从肺排出。它是由呼吸肌放松（舒张）引起的，即肺回缩，体积变小，从而导致气体的排出。

鼻前庭

咽

喉

气管

肺

氧气——生命不可缺少的气体

氧气天然存在于空气中，并在呼吸时被人体吸入，它与红细胞的血红蛋白结合，然后通过循环系统被运输到身体的每个部位。氧气的具体作用是将饮食中提供的营养转化为细胞可以利用的能量。血液中的氧气量减少，可表现为皮肤和黏膜呈青紫色，并有因窒息而死亡的风险。

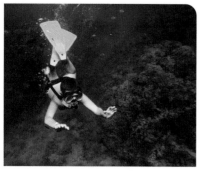

■ 呼吸暂停

呼吸暂停是指呼吸运动的自主或非自主的暂时停止，不伴随心脏骤停。呼吸暂停的最长持续时间一般不超过3分钟，但在训练有素的人身上可以延长到8分钟，特别是像自由潜水员这样的高水平运动员。但是如果呼吸暂停持续太长时间，则会引起窒息导致死亡。非自主呼吸暂停可能是由于气道梗阻、神经系统疾病或药物作用引起的，但其主要原因是异物或咽部组织阻塞呼吸道（睡眠呼吸暂停）。

上呼吸道

　　鼻、咽和喉一起构成了上呼吸道。它让空气通过气管、支气管进入肺，并在声音的产生和免疫防御中发挥着重要作用。

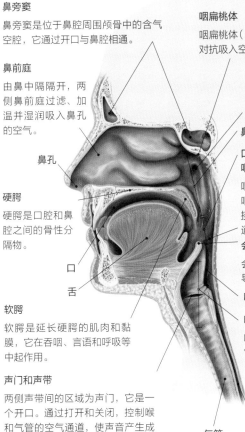

鼻旁窦
鼻旁窦是位于鼻腔周围颅骨中的含气空腔，它通过开口与鼻腔相通。

鼻前庭
由鼻中隔隔开，两侧鼻前庭过滤、加温并湿润吸入鼻孔的空气。

鼻孔

硬腭
硬腭是口腔和鼻腔之间的骨性分隔物。

口腔

舌

软腭
软腭是延长硬腭的肌肉和黏膜，它在吞咽、言语和呼吸等中起作用。

声门和声带
两侧声带间的区域为声门，它是一个开口。通过打开和关闭，控制喉和气管的空气通道，使声音产生成为可能。

咽扁桃体
咽扁桃体（即腺样体）参与免疫防御，对抗吸入空气中的病原体。

咽鼓管咽口
咽鼓管是鼻咽连通中耳的管道。

鼻咽

口咽

咽
咽由三个连续的部分组成（鼻咽、口咽、喉咽），它通过连接鼻和咽以及连接口腔和食管来充当空气和食物的共同通道。

会厌
会厌由弹性软骨组成，吞咽时将食物导向食管，防止食物进入下呼吸道。

喉咽

喉
喉是咽和气管之间的过渡部位。它包含声带。

气管　**食管**

鼻涕

　　上呼吸道的黏膜包括鼻黏膜。鼻黏膜产生一种黏液，来捕获空气中的杂质。黏液分泌会由于致病因子刺激而增加，并且可以通过鼻孔（擤鼻涕）或咽（吐痰、吞咽）排出。

声音

　　呼气时，从肺呼出的气体冲击靠拢的声带引起振动，从而发出清晰的声音。声音从喉发出，通过口腔、鼻和咽等器官被增强。根据性别、年龄和健康状况，声音在振幅（耳语、哭泣）和频率（低沉或尖锐的声音）上有所不同。

声带
声带由肌肉、韧带和黏膜组成，呼出的气体通过使它们振动从而产生声音。它们可以彼此分开或靠拢，这样就改变了声音产生的频率。

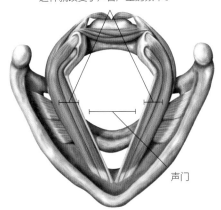

声门

肺

肺位于心脏两侧的胸腔内，负责空气和血液之间的气体交换。这一海绵状、有弹性的器官富含血管，通过支气管和气管与上呼吸道相连，随着呼吸的节奏发生膨胀或收缩。

外呼吸

外呼吸包括肺通气和肺换气。肺通气是指空气在肺里循环，有节奏地吸气和呼气。肺换气是指空气和血液之间的气体交换，它在肺泡和毛细血管之间进行。

气管

气管长10厘米，是喉和支气管之间的空气通道。它的内壁覆盖着一层有纤毛的黏膜，纤毛的运动将固体颗粒和多余的黏液排向上呼吸道。

主支气管

主支气管起源于气管，是使空气进入肺的管道。它们入肺后反复分支，形成支气管。

肺动脉

肺动脉把缺氧的血液从心脏输送到肺。

肺静脉

肺静脉把肺部含氧的血液输送到心脏。

细支气管

细支气管是支气管中最窄的分支，末端位于肺泡。

小动脉

肺动脉被分成多个小动脉，这些小动脉把缺氧的血液输送到肺泡。

细支气管

小静脉

含氧血液由肺静脉中的小静脉输送。

携带二氧化碳的气体

毛细血管

肺泡周围有许多毛细血管。

肺泡

肺泡是位于细支气管末端的小腔。它们成簇排列，周围有一层薄薄的壁，这层薄壁允许其与邻近的毛细血管进行气体交换。

富含氧气的气体

肺泡细胞

毛细血管内皮细胞

二氧化碳

二氧化碳由红细胞带往肺，在那里通过外呼吸被排出体外。

氧气

外呼吸带来的氧气由红细胞的血红蛋白输送到全身的组织细胞。

红细胞

肺叶

　　肺叶是肺的分段。右肺比左肺体积大，由三个肺叶组成，而左肺有两个肺叶。这是由于心脏在两个肺之间、胸腔中部偏左。

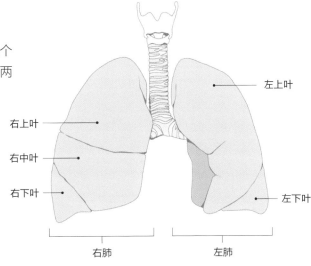

右上叶

右中叶

右下叶

左上叶

左下叶

右肺　　　　左肺

胸膜

胸膜是包裹肺并覆盖肋骨内部的双层膜。两层膜之间有少量润滑液，可防止其在通气过程中受到刺激。

肋骨

肋骨保护心脏和肺。呼吸时，它们在肋间肌的作用下扩张。

横膈

横膈是分隔胸腔和腹腔的肌肉。在吸气过程中，它会在收缩的同时下降，从而使肺充满空气。

呃逆（打嗝）

　　呃逆是横膈的不自主痉挛，发作时间一般不超过几分钟，每次痉挛都伴有一个声音，是由于声门的突然关闭和声带的振动产生的。这通常是一个无害的问题，多与食物摄入有关，比如摄入食物太快、过多或太热、太冷等。持续数小时的呃逆发作需要使用抗痉挛药等。

咳嗽

　　咳嗽是反射性的或自主性的，是一种突然而嘈杂的呼气，以迫使气体从肺排出。它可以清除喉、气管或支气管中的多余黏液或刺激性成分（如灰尘、异物、化学物质等）。咳嗽通常是暂时的，当它变成慢性时，也可能意味着呼吸系统有问题。与干咳不同，湿咳伴有咳痰。持续的干咳可以用止咳药（通常是糖浆）来缓解，而湿咳则通过服用祛痰药来缓解，祛痰药能使黏液稀薄并促使黏液排出。

 数以亿计的肺泡

　　肺里大约有3亿个肺泡，肺泡的总面积相当于一个网球场的面积。

313

呼吸道易受到感染、吸烟、大气污染的影响，为了保持呼吸道健康，呼吸系统不应该曝露在刺激物中。

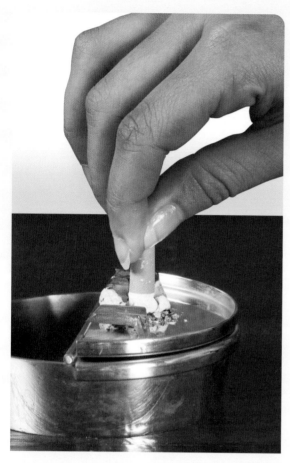

■ 不要曝露在污染的环境中

长期曝露在污染的环境，特别是在工厂众多、汽车交通非常密集的城市。这是导致哮喘、肺气肿、呼吸功能不全和肺癌等多种呼吸道疾病的危险因素。

污染物会刺激呼吸道，使其对感染和疾病更加敏感，特别是对患有哮喘的人、老年人和儿童。因此，建议这些人在空气严重污染时避免进行户外活动。根据世界卫生组织的数据，全球每年有200多万人因空气污染而过早死亡。

■ 为改善空气质量做贡献

限制驾车出行，尽可能使用绿色交通方式，如步行、骑自行车或乘坐公共交通工具，为减少空气污染和保护每个人的肺健康做出贡献。

■ 避免吸烟

吸烟，无论是主动吸烟还是被动吸烟（二手烟），都是导致癌症（支气管肺癌、喉癌、口咽癌等）和呼吸系统疾病（如慢性支气管炎、肺气肿、呼吸功能不全）的主要原因之一。

可以通过避免或停止吸烟来预防呼吸系统疾病，并且在公共场所、工作场所和家里也要尽量避免吸入二手烟。

▶ 烟草依赖…第338页

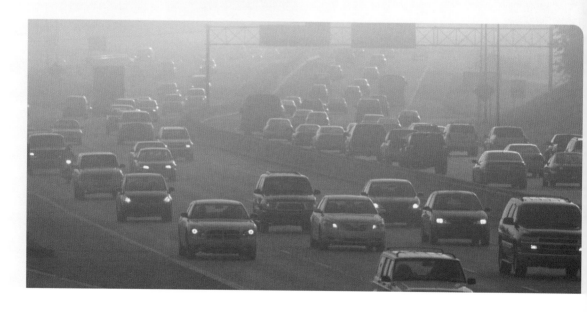

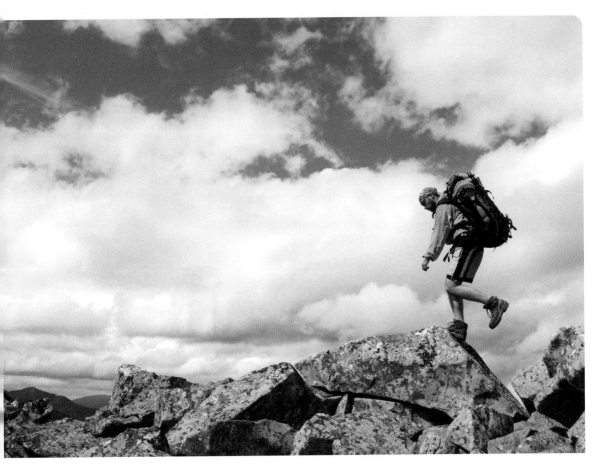

■ 定期锻炼

　　有规律的体育锻炼，如散步、瑜伽或游泳，可以增加肺的氧气供应，提升肺的外呼吸能力。除了通过提高氧供对全身有益外，体育锻炼还可以增强免疫力以应对呼吸道感染。

■ 避免接触有害物品

　　化学用品，如某些家庭清洁剂、油漆和杀虫剂等，都含有大量有毒挥发性物质。要避免使用这些产品，或使用时做好防护，如戴上防护口罩、做好场所通风，以免吸入有毒物质。无论是在家里还是在工作场所，都要特别注意室内的空气质量。对于高危职业，如矿工或建筑工人，长时间吸入煤尘、石棉或水泥会导致严重的肺部疾病，因此必须密切监测这些人的健康。

■ 保护自己和他人免受感染

　　可以通过采取简单的卫生措施来避免普通感冒或流感等的传播，如勤洗手、打喷嚏或咳嗽时用纸巾捂住口鼻等。保持口腔卫生也有助于预防呼吸道感染或现有呼吸道疾病的恶化，尤其是老年人。

■ 健康均衡的饮食

　　吃适量的全谷物食物、蔬菜和水果。这些含有抗氧化物的食物除了有助于增强人体的非特异性免疫外，还有助于呼吸系统抵抗炎症。此外，滥用酒精会促发或加重上呼吸道感染和癌症，应限酒。

▶ 营养···第12页

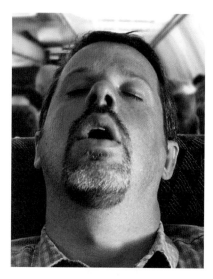

睡眠呼吸暂停

　　睡眠呼吸暂停的特征是在睡眠期间发生呼吸的间歇停止。它可能是由上气道阻塞引起的（阻塞型睡眠呼吸暂停），更罕见的是由呼吸肌收缩中断引起的。

阻塞型睡眠呼吸暂停

　　阻塞型睡眠呼吸暂停好发于40岁以上的肥胖男性。它主要是由两个因素的综合作用引起的：一是睡眠期间喉部肌肉的正常松弛；二是由肥胖，或软腭、扁桃体、舌和下颌异常引起的咽部狭窄。阻塞型睡眠呼吸暂停和随之而来的休息不足会表现出各种症状，如打鼾、多动不安的睡眠、夜间频繁觉醒、白天嗜睡、全身疲劳、记忆力和注意力问题、易激惹和抑郁等。严重者可能会引起呼吸功能不全、心律失常或高血压等并发症。睡前饮酒或服用某些安眠药会使病情加重。

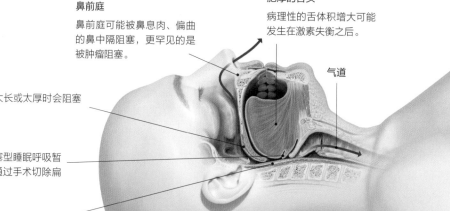

鼻前庭
鼻前庭可能被鼻息肉、偏曲的鼻中隔阻塞，更罕见的是被肿瘤阻塞。

肥厚的舌头
病理性的舌体积增大可能发生在激素失衡之后。

气道

软腭
软腭是软组织，当它太长或太厚时会阻塞咽腔。

肥大的扁桃体
扁桃体肥大是儿童阻塞型睡眠呼吸暂停的常见原因，可以通过手术切除扁桃体来治疗。

脂肪组织
肥胖人群的咽壁脂肪组织常常增多。

■ 打鼾

　　打鼾是睡眠期间由咽腔软组织振动而产生的一种声音。它最常发生在吸气过程中，由空气通过鼻子时受阻（如感冒时）或在睡眠期间喉肌松弛引起。在第二种情况下，它可能是睡眠呼吸暂停的症状。打鼾好发于久坐不动的肥胖男性。睡前饮酒和服用某些安眠药会加重这种症状。

睡眠呼吸暂停的治疗

睡眠呼吸暂停的治疗基于外科手术（口腔颌面外科手术、耳鼻侯外科手术）或辅助通气。辅助通气是指在睡眠期间，使用放置在床边并与鼻罩相连的泵在吸气时送入正压空气。治疗的同时必须避免加重因素（如肥胖、酒精、烟草、安眠药等）。

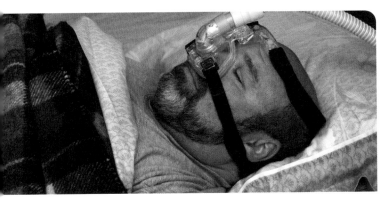

辅助通气

 睡眠呼吸暂停

症状：
打鼾，频繁觉醒，白天嗜睡，疲劳，警觉降低，易激惹，抑郁等。

治疗：
辅助通气，外科手术，体重过重时减肥。

预防：
睡前避免饮酒和服用安眠药，戒烟，选择侧卧睡（因为睡眠呼吸暂停通常发生在仰卧的时候）。

■ 鼻中隔损伤

由于畸形、创伤、腺样体肥大或吸入可卡因等化学物质，分隔两侧鼻前庭的鼻中隔可能出现偏曲或穿孔。这些损伤是导致许多呼吸系统问题的原因，如打鼾、鼻塞、反复感染（鼻窦炎、感冒）等，如果这些问题很严重或难以忍受，可以进行外科手术——鼻中隔成形术。

 鼻中隔损伤

症状：
睡眠呼吸暂停，鼻塞，头痛，鼻出血等。

治疗：
外科手术（鼻中隔成形术）。

预防：
避免吸入可卡因等，因为会有鼻中隔损伤危险。

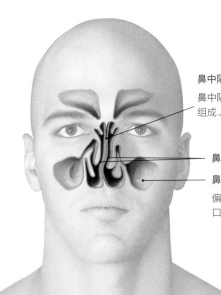

鼻中隔
鼻中隔由上半部的骨和下半部的软骨组成。

鼻前庭

鼻窦
偏曲的鼻中隔可能阻塞鼻窦的开口，导致慢性鼻窦炎。

■ 呼吸道感染

由于吸入的空气中含有引起呼吸道感染的细菌或病毒等病原体而导致的呼吸道感染。这些感染通常是不严重的，几天内会自行痊愈，药物可以缓解一些症状，如咽喉疼痛、流鼻涕、咳痰、发热、乏力、呼吸困难等。然而对于幼儿来说，咽炎、鼻炎和喉炎必须进行治疗和观察，因为它们可能会引起严重的并发症。

▶ 卫生与预防感染…第30页
▶ 感染性疾病…第284页

普通感冒

这种不严重但传染性很强的疾病表现为鼻塞、流鼻涕、鼻痒、打喷嚏、乏力，有时还会出现发热。这些症状可以通过减充血剂和退热药得到缓解。

警告：如果使用减充血剂，请遵医嘱，未经医生许可，不要与其他药物混合使用。

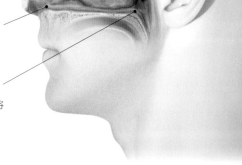

鼻咽
鼻咽炎可能发展成儿童的中耳炎和成人的鼻窦炎。

鼻塞
鼻塞是由鼻涕堆积和覆盖在鼻前庭黏膜引起的。

流鼻涕
大量的鼻内液体分泌物的排出。

黏液
喉黏液的排出可能会将感染扩散到咽。

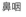 **打喷嚏**

打喷嚏是由于异物或感染对鼻黏膜受刺激而通过鼻和口排出猛烈空气的现象。这种空气以约150千米/时的速度排出！

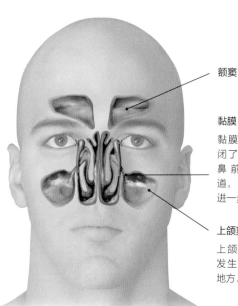

额窦

黏膜
黏膜的炎症关闭了黏液流向鼻前庭的通道，并使感染进一步发展。

上颌窦
上颌窦是最常发生鼻窦炎的地方。

鼻旁窦

鼻窦炎

鼻窦炎是鼻旁窦的一种炎症，通常是由已经存在的感染（如感冒或口腔感染）扩散引起的。这种炎症表现为鼻塞、流鼻涕、发热、眼球深处疼痛、头痛等。持续3个月以上的鼻窦炎可能是继发感染、鼻中隔偏曲或鼻息肉等所致。如果不治疗，鼻窦炎可能会发展成脑膜炎。

喉咙痛

喉咙痛一般是咽喉感染引起的，通常与扁桃体炎和咽炎有关。喉咙痛通常是由病毒引起的，但也可能是由细菌引起，最常见的是链球菌。常见于儿童和青少年，表现为喉咙剧痛，吞咽时会加重，以及颈部淋巴结肿大。虽然病毒引起的喉咙痛会自行消退，但链球菌引起的喉咙痛可能出现并发症，必须用抗生素治疗。对分泌物进行病原学检测，才能确定是病毒感染引起还是细菌感染引起。

■ 扁桃体炎

扁桃体炎是扁桃体的炎症。其症状为扁桃体呈红色，可能覆盖着白点。在反复感染或扁桃体太大并阻塞咽部时，需要进行扁桃体切除术。手术需要住院一天，并在全身麻醉下进行。

喉炎

喉炎是喉部的炎症。急性喉炎，通常由细菌或病毒引起，是儿童的常见病。必须对其进行监测，因为它可能导致喉部阻塞，并需要紧急插管；慢性喉炎可能是由感染（如鼻窦炎、口腔感染）、过度用嗓或吸烟引起。喉炎会引起咳嗽、咳痰、喉咙痛以及声带发炎。声带发炎会导致声音嘶哑，甚至完全失声。

气管炎

气管炎是一种由病毒或细菌引起的气管炎症，通常与普通感冒有关。表现为咳嗽、咳痰，并伴有胸闷、喘息。治疗主要用祛痰药、平喘药。

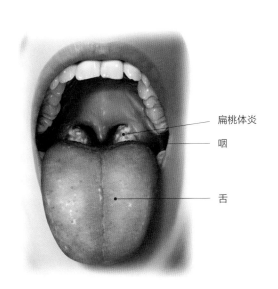

扁桃体炎
咽
舌

⊕ 呼吸道感染

症状：
鼻塞，呼吸困难，流鼻涕，打喷嚏，咳嗽，咳痰，咽喉疼痛，声音嘶哑，发热，乏力。

治疗：
镇痛药，退热药，减充血剂，祛痰药，平喘药。细菌感染时使用抗生素。
慢性鼻窦炎：如果有息肉，切除息肉。
反复扁桃体感染：扁桃体切除。

预防：
减少烟、酒刺激。

■ 咽炎

咽炎是咽部的炎症。急性咽炎常是感染引起的，多与急性扁桃体炎有关；慢性咽炎可由鼻炎、鼻窦炎、胃食管反流，或烟草、酒精、粉尘、有害气体刺激引起。

■ 流感

流感是一种常见的、由流感病毒引起的急性传染病，主要影响呼吸系统。它的传染性很强，是导致老年人或免疫功能缺陷者等脆弱个体死亡的重要原因。每年进行疫苗接种，能起到良好的保护作用。

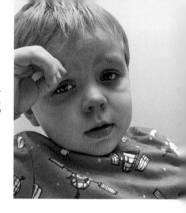

普通感冒还是流感

咽痛、鼻塞、流鼻涕是普通感冒最常见的症状，高热、全身酸痛、头痛和极度乏力通常是流感的表现。

▶ 普通感冒⋯第318页

流感样症状

流感样症状是由流感引起的一系列症状：高热、寒战、肌肉疼痛、头痛和明显乏力。它还与其他传染性疾病有关，通常是由病毒引起的。就流感而言，流感样症状在感染病毒后约48小时出现，可引起呼吸系统（鼻、咽、喉、气管、支气管、肺）炎症。一般来说，流感样症状在5~14天自然消退。对于患有心脏病或慢性呼吸系统疾病的人，如果继发细菌感染，则可能导致肺炎。

流感病毒

流感是由流感病毒引起的，它具有很强的变异性，因此流感病毒每年都不同，必须每年接种疫苗才能有效预防。病毒通过打喷嚏、咳嗽产生的微小飞沫和与感染者直接接触传播。流感病毒具有很强的耐受力，能够在电脑键盘、电话或门把手等物体上存活至少24小时。因此，在流行期间经常洗手是有效预防手段之一。

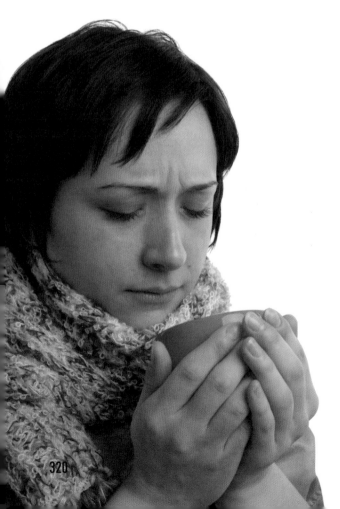

 缓解流感症状

补充足够的水分并卧床休息通常可以缓解流感症状。退热药和镇痛药也可以用来退热、缓解疼痛。

流感新毒株和大流行的风险

　　每年全世界季节性流感疫情会造成不少人死亡，它也是传染病致死的重要原因之一。与季节性流感病毒大不相同的新流感病毒株会周期性出现。它们可能是由现有病毒发生突变或人流感病毒、猪流感病毒或禽流感病毒进行组合产生的。这些流感病毒能够感染人并迅速传播，从而导致大流行。20世纪已知的流感大流行有"西班牙流感"（1918—1919年）、"亚洲流感"（1957—1958年）和"香港流感"（1968—1969年）。很难预测流感大流行的发生和规模，其症状可能与季节性流感相同或更严重，死亡风险更高。病毒也可能变异并以更大的毒性重新出现，因此科学家和政府在面对这些新型流感病毒株时都会保持警惕，比如2003年的禽流感病毒（H5N1）和2009年的猪流感（H1N1）。

　　面对流感大流行的风险，为了做好抗击流感的准备，卫生部门制定了不同的战略。世界卫生组织实施由六个阶段组成的全球预警等级、隔离受感染的动物、研制疫苗（生产疫苗可能需要数月甚至数年时间）。在已经确定了流感大流行并等待疫苗的情况下，最好限制出行。避开人群集中的地方，戴上防护口罩。严格遵守基本的卫生习惯，如勤洗手、勤进行手部消毒，打喷嚏时用手帕或肘部捂住口鼻等。

▶ 卫生与预防感染…第30页

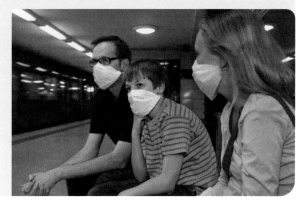

 流感

症状：
高热超过40℃，寒战，乏力，头痛，咳嗽，咽痛。

治疗：
用镇痛药和退热药缓解症状，在继发细菌感染的情况下使用抗生素。

预防：
每年接种疫苗，为有风险的人开具抗病毒药（与感染者接触后立即服用），避免与患者接触。

支气管炎

支气管炎是发生于支气管的炎症，表现为伴有咳痰的咳嗽。感染引起的急性支气管炎和吸烟引起的可能发展为肺气肿的慢性支气管炎需要区别对待。支气管炎可累及气管。

▶ 肺气肿···第329页

急性支气管炎

急性支气管炎是秋冬季的一种常见疾病，通常是病毒感染所致。起病比较急，首先表现为干咳，三四天内演变为咳嗽伴有痰液，有时伴有低热，10天内会自行缓解。然而，幼童和老年人或患有呼吸道疾病的人有可能面临继发性细菌感染的风险，需要抗生素治疗。

黏膜
在炎症作用下，支气管黏膜变厚，从而减少了进入肺泡的空气量。

黏液
支气管黏膜产生黏液，黏液能捕获异物（细菌、灰尘），过量的黏液会造成空气吸入量减少。

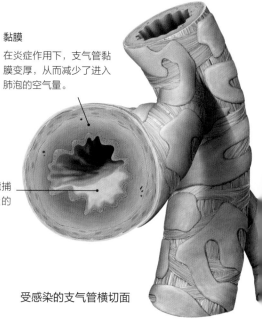

受感染的支气管横切面

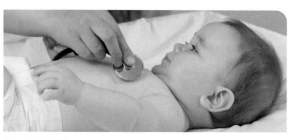

细支气管炎

细支气管炎是一种细支气管的炎症，通常由病毒感染引起。它具有传染性，尤其影响2岁以下的儿童；会在一周内自行好转，但也可能会因支气管阻塞而引起急性呼吸衰竭，特别是对于6个月以下的婴儿。因此，治疗旨在消除阻塞支气管的黏液（雾化治疗，服用支气管扩张剂）以促进呼吸。保持40%~60%的湿度也会减轻呼吸道充血。

➕ 支气管炎

症状：
干咳后出现咳痰、流鼻涕、低热。细支气管炎可出现呼吸困难、喘息。

治疗：
退热药、止咳药、祛痰药。
细支气管炎可用雾化治疗、支气管扩张剂；在继发细菌感染时使用抗生素。

预防：
细支气管炎：注重卫生，避免流行时人与人之间的过度接触，避免婴儿与患有感冒的成人接触。

肺炎

肺炎是一种通常由细菌（肺炎链球菌、流感嗜血杆菌）感染引起的肺部疾病，有时是由病毒或支原体感染引起的，特别是在幼儿群体中。由肺炎链球菌引起的大叶性肺炎是最常见的，但也有其他形式，通常通过胸部X光片诊断。抗生素治疗对肺炎是有效的，但老年人、幼儿、免疫功能低下或呼吸衰竭患者可能有并发症的风险。

大叶性肺炎

大叶性肺炎，是一种由肺炎链球菌引起的肺部细菌感染，通常局限于一个肺叶。症状（发热、寒战、胸痛、呼吸困难、干咳）突然出现，随后出现咳嗽。使用抗生素后可在数周内恢复。在老年人或新生儿中，该病可出现脑膜炎等严重的并发症。

▶ 脑膜炎⋯第161页

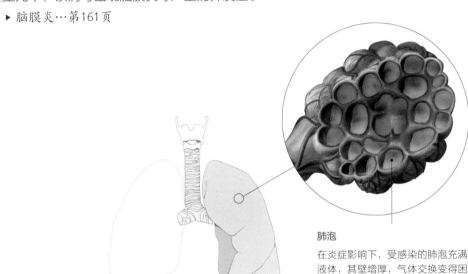

肺泡

在炎症影响下，受感染的肺泡充满液体，其壁增厚，气体交换变得困难，导致呼吸困难。

军团菌病

军团菌病是一种由嗜肺军团菌引起的肺炎。嗜肺军团菌特别喜欢潮热环境，可能会污染生活热水供应管、空调系统或冷却塔。人们通过被污染的水源而感染这种病，潜伏期2~10天，症状为流感样症状：胸痛、呼吸困难、干咳，甚至可以发展为呼吸衰竭或死亡。

▶ 流感样症状⋯第320页

 肺炎

症状：

高热，寒战，胸痛，呼吸困难，咳嗽并伴有绿色或褐色痰。

治疗：

口服抗生素，严重情况下静脉注射抗生素。

预防：

对高危人群进行肺炎球菌疫苗接种。

军团菌病：清洁空调系统。

■ 结核病

结核病是一种传染性很强的疾病，由结核杆菌感染引起。这种正在蔓延的疾病每年在全世界会造成近200万人死亡，特别是在年轻人当中。缺乏卫生措施、营养不良、滥用药物等会促进疾病发展。一般通过痰液细菌学检查、胸部X光检查以及使用结核菌素试验（即PPD试验）对结核病进行诊断。治疗方面，严格遵循抗生素治疗是有效的治疗手段。

原发性结核感染

最开始与细菌的接触导致的肺部感染是非常有限的，通常是无症状的，称为原发性结核感染或原发性结核病。在90%的病例中，原发性结核感染可被免疫系统控制，但在有些病例中，人体免疫系统并不能消除所有细菌，这就导致经历潜伏期后，由于免疫抑制等原因，发展为活动性结核病。

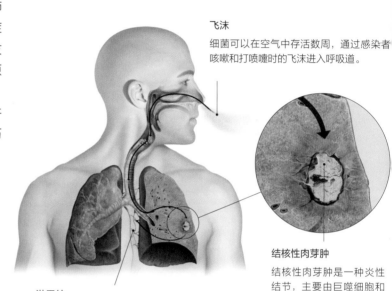

飞沫
细菌可以在空气中存活数周，通过感染者咳嗽和打喷嚏时的飞沫进入呼吸道。

结核性肉芽肿
结核性肉芽肿是一种炎性结节，主要由巨噬细胞和淋巴细胞组成，在原发性结核感染后形成于肺泡中。

▶ *免疫系统…第278页*

淋巴结
在原发性感染期间，细菌在肺泡内繁殖并迁移到肺周围的淋巴结，然后引发免疫反应，最终形成结核性肉芽肿。

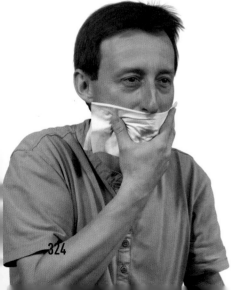

结核病的类型

肺结核是结核病最常见的一种，它影响肺，表现为咳嗽，伴有咯血、胸痛、气短、发热和盗汗，并且会导致全身疲劳、食欲不振和体重下降。粟粒性结核病（即血行播散性肺结核）是一种罕见且严重的结核病，主要影响老年人或免疫缺陷者，这是因为细菌会通过血液循环扩散至全身。此外，除了肺，最常受粟粒性肺结核影响的器官是骨骼、心包、脑膜、胸膜、肾和肝。

结核病的地区分布

　　受结核病蔓延影响最大的地区是非洲撒哈拉以南地区、东南亚，以及程度相较而言较轻的东欧。卫生条件差、贫穷、营养不良、吸毒、医疗保健不足等加剧了结核病的蔓延，并且艾滋病的蔓延进一步使该病蔓延扩散。事实上，由HIV引起的免疫缺陷促进了原发性感染后病原体再激活，而结核杆菌对抗生素治疗产生耐药性的病例成倍增加，这也加剧了结核病的传播和扩散。

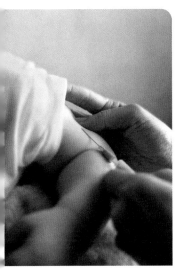

卡介苗

　　卡介苗是一种可以预防结核病的疫苗，由减毒牛型结核杆菌悬浮液制成。卡介苗虽然不能预防原发性结核感染，但它能使免疫系统更有效地消灭细菌，并降低其在体内扩散的风险。它可以在儿童中预防70%各类严重的结核病，在成人中预防50%的结核病。

▶ 疫苗···第286页

 结核病

症状：
咳嗽，咯血，胸痛，呼吸困难，发热，盗汗，疲劳，食欲不振，体重减轻。

治疗：
抗生素治疗以口服三到四种抗生素为基础，至少持续6个月。

预防：
卡介苗提供相对保护；通过筛查识别传染性患者以限制传染和传播。

■ 哮喘

哮喘是支气管的一种慢性炎症，发作时表现为明显的呼吸困难。发作一般有诱发因素，而诱发因素因人而异。哮喘有一定遗传倾向，是一种常见疾病，尤其是在儿童群体中。哮喘的患病率逐年增加。早期诊断、对症治疗和仔细监测可以控制疾病。

哮喘发作

哮喘发作可能偶尔发生或在同一天发生数次。发作通常发生在夜间，以胸闷或干咳开始，随后迅速出现其他症状：呼吸短促、喘息、咳痰。哮喘发作的强度差异性很大，可能在几分钟内自行停止，也可能恶化并导致呼吸功能不全。

哮喘的诱发因素

哮喘发作是支气管对不同诱发因素的异常反应，哮喘患者可能会对一个或几个因素敏感，并且对每个因素都有不同的敏感性。

支气管收缩
组成支气管外壁的肌肉收缩。

支气管水肿
支气管水肿引起支气管壁增厚。

收缩的气道
支气管收缩、水肿和黏液分泌过多会减少支气管内空气的流通，从而导致哮喘发作。

黏液分泌过多
炎症作用下，支气管分泌的黏液增多。

支气管炎症

■ 污染
几种空气污染物已被认为是哮喘的诱因：臭氧、硫和二氧化氮、香烟烟雾、木材燃烧产物、气溶胶、强烈气味。

■ 气象条件
温度的突然变化或环境湿度过高可能会诱发哮喘发作。

■ 体力活动
持续或中等强度的体力活动可能导致哮喘发作，尤其是在天气寒冷的时候。

■ 情绪
强烈的情绪变化、烦恼和压力是心理诱发因素。

■ 感染
气道感染（例如感冒）占儿童哮喘诱发因素的80%。但是，哮喘不会增加呼吸道感染的风险。

■ 变应原
接触变应原（灰尘、尘螨、花粉、动物皮毛和分泌物）是诱发哮喘的常见原因。

■ 药物
有些药物会诱发哮喘，特别是阿司匹林、β-受体阻滞剂和非甾体抗炎药

哮喘的治疗

哮喘发作的快速缓解方法是使用支气管扩张剂，这种药物通过放松支气管平滑肌迅速起作用。哮喘的治疗通常需要使用皮质类固醇，长期目标就是消除支气管的慢性炎症，一些药物使用吸入器直接进入气道。严重的哮喘发作可能需要临时住院，并进行吸氧等支持治疗以及系统的药物治疗。

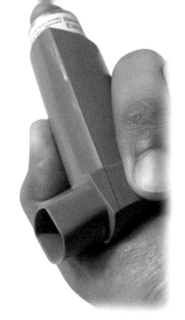

吸入器

吸入器通过以液滴或颗粒（干粉）的形式推送药物，实现气道给药。

 哮喘和体育运动

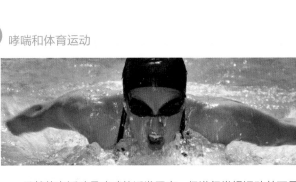

虽然体力活动是哮喘的诱发因素，但进行常规运动并不是哮喘的禁忌。一般来说，在运动之前进行几分钟的热身和使用支气管扩张剂，通常可以避免诱发哮喘发作。虽然游泳是特别推荐的运动，但在进行某些耐力运动、高海拔活动或潜水前最好先咨询医生。

 哮喘

症状：

呼吸困难，呼吸急促，喘鸣，胸部有压迫感，咳嗽，焦虑。

治疗：

发作：吸入支气管扩张剂。

基本治疗：皮质类固醇。

预防：

避免诱发因素可以降低发作的频率。

肺量测定法

肺量测定法强制吸气和呼气时，通过口腔的空气速度、体积和流量。

肺量测定法

肺量测定法是一种用于评估肺通气功能的医学检查。患者坐位，用鼻夹夹住鼻孔，通过放入口中并连接到测量装置的管进行一系列强制吸气和呼气；在哮喘发作的情况下，通过测量一秒用力呼气容积（FEV1），可以评估支气管的开放程度。这种测量方法可以监测病情变化。

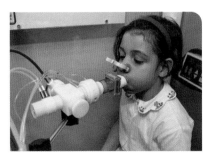

■ 囊性纤维化

囊性纤维化，是一种隐性遗传疾病，主要影响黏液腺的功能。其特征是有异常成分的黏稠分泌物积聚，从而引起反复肺部感染、消化不良及其他并发症。囊性纤维化在出生时就会出现，尽管存在缓解症状的治疗方法，但会明显影响患者的生活质量和预期寿命。

▶ 遗传…第50页

囊性纤维化的症状

囊性纤维化的症状出现较早，其中一些在出生时就出现了，主要涉及消化系统（胰、肠）和呼吸系统（支气管、肺）。

呼吸物理治疗

呼吸物理治疗结合了手法治疗、姿势和呼吸康复，旨在改善呼吸。在囊性纤维化的治疗中，采用体位引流和呼气终末正压是为了疏通被黏液分泌物阻塞的支气管。呼气终末正压是指使用一个口罩来产生呼气压力，这样就可以打开支气管并使所含的黏液松动。

支气管

稠厚黏液的积聚会阻塞支气管，并促使细菌感染的发展，而这种细菌感染很难根治，表现为持续咳嗽、咳痰。

肺

反复的细菌感染导致肺功能恶化，并逐渐导致呼吸功能不全。

胰腺

胰腺不能产生足够的消化液，使得肠道难以消化食物，特别是脂肪，这种消化不良表现为油性腹泻，并伴有严重的营养不良。

肠

肠道的异常分泌物可能引起便秘和肠梗阻。

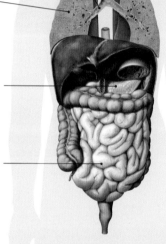

体位引流

体位引流利用重力使黏液从支气管中排出。

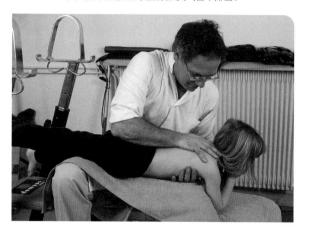

✚ 囊性纤维化

症状：

持续性咳嗽，咳痰，反复呼吸道感染，呼吸困难，四肢发绀，慢性油性腹泻，肠梗阻，营养不良，男性不育。

治疗：

呼吸系统：呼吸物理治疗，稀释性祛痰剂，支气管扩张剂，氧疗，抗生素，皮质类固醇。

消化系统：补充酶，调整饮食。

预防：

通过绒毛取样和羊膜穿刺术进行产前筛查。

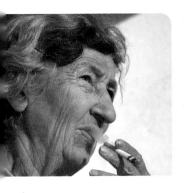

■ 慢性阻塞性肺疾病

吸烟和空气污染可能引发支气管和肺功能逐渐恶化并导致慢性支气管炎和肺气肿。这些慢性疾病可发展为"慢性阻塞性肺疾病（COPD）"，其特征是呼吸越来越困难。它是一种致残性疾病，也是工业化国家的主要致死原因之一，肺量测定法有助于对该病进行诊断。

▶ 肺量测定法···第327页

肺气肿

肺气肿是一种慢性肺部疾病，由肺泡壁破坏导致肺泡扩大引起，它通常是慢性支气管炎的并发症，主要由吸烟引起。肺气肿早期可无症状，随疾病进展，会表现为呼吸困难、咳嗽伴有咳痰、疲劳和体重减轻，可能会发展为慢性呼吸衰竭或心力衰竭。

慢性支气管炎

慢性支气管炎是支气管黏膜的永久性或反复性炎症，与黏液分泌过多有关。像急性支气管炎一样，表现为频繁咳嗽并伴咳痰，这些症状若连续2年出现，每年至少持续3个月，则可以诊断为慢性支气管炎。该病主要由吸烟引起，会引起反复感染，有可能发展成肺气肿。

✚ 慢性阻塞性肺疾病

症状：
咳嗽，咳痰，呼吸困难，气短，疲劳，体重减轻，皮肤、嘴唇和指甲发绀（晚期）。

治疗：
支气管扩张剂、皮质类固醇、稀释性祛痰剂，呼吸物理疗法，感染时使用抗生素，氧疗。

预防：
避免吸烟，接种流感疫苗和肺炎疫苗。

肺泡壁
肺泡壁的破坏导致肺泡在较大的腔内融合。

扩张的肺泡
肺泡不断扩张，失去了弹性，以致所含的空气越来越难以呼出。

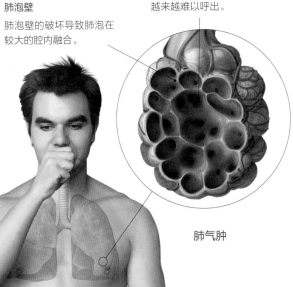

肺气肿

■ 气胸

气胸指胸膜腔进入了空气。胸膜是覆在胸壁内侧和肺表面的浆膜，分为壁层和脏层，两层之间的密闭间隙叫胸膜腔。气胸的特征是胸痛、干咳、越来越快和越来越困难的呼吸、心率加快，严重时伴有急性呼吸功能不全。气胸通常会自行愈合，也可以通过胸膜腔穿刺抽气或胸腔闭式引流治愈。这两种排气的方式是通过胸腔内开一个小开口，然后从胸膜腔中抽出空气。

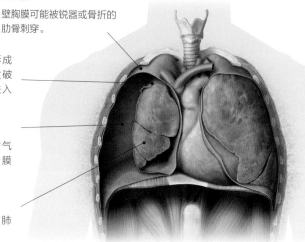

壁胸膜
壁胸膜可能被锐器或骨折的肋骨刺穿。

脏胸膜
肺组织和脏胸膜形成的气体囊肿的自发破裂可能导致空气进入胸膜腔。

胸膜腔
当胸膜破裂时，空气进入胸膜腔，两个膜被分离。

肺
两个膜的分离导致肺萎陷。

气胸

症状：
胸痛，干咳，呼吸困难。

治疗：
休息，吸氧，排气疗法。

■ 胸膜炎

胸膜炎是胸膜的急性或慢性炎症，通常伴有胸腔积液，其主要病因是癌症、肺部感染和心力衰竭。胸膜炎可能表现为由胸向肩放射的剧烈疼痛、呼吸短促或加重疼痛的干咳。该病可以通过胸部X光检查和胸腔穿刺术确诊，而这些分析也有助于确定胸膜炎的原因并选择治疗方法。

胸腔穿刺
胸腔穿刺是为了排出多余的液体或用于诊断目的而对胸腔积液进行取样。在局部麻醉下，将针（穿刺器械）插入两根肋骨之间直至胸膜腔，抽取胸腔积液。

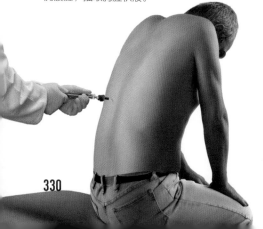

胸膜炎

症状：
向肩膀放射的急性单侧胸痛，呼吸困难，干咳。症状的强度因患者的体位而异。

治疗：
视病因而定，使用抗生素或抗癌药物，胸腔穿刺引流。

尘肺病

　　长期吸入矿物质颗粒会导致一种叫"尘肺"的肺部疾病。这是一种职业疾病，其症状在接触矿物质颗粒数年后出现：用力时呼吸短促、干咳、容易发生肺部感染。可用胸部X光检查诊断，有时甚至在最初症状出现之前就可以诊断出来。尘肺病的演变会导致慢性呼吸功能不全。尘肺病有两种类型：一种是超负荷尘肺病（炭末沉着病、铁沉着病等），这类尘肺病是颗粒在肺内的堆积，对组织没有毒性作用；另一种是纤维性尘肺病（硅沉着病、石棉沉着病等），这是一种更为严重的尘肺病，其特征是不可逆的肺纤维化。

石棉沉着病

　　石棉沉着病是一种因吸入石棉纤维引起的尘肺病，它主要发生于接触石棉的矿工或建筑工人。如果在很小的时候就开始大量接触石棉，患病的风险会大幅增加。症状（用力时呼吸短促、干咳）会随着病情发展而加重，可导致呼吸功能不全或肺癌。

硅沉着病

　　硅沉着病是一种因吸入二氧化硅颗粒而引起的尘肺病，其特点是肺损处逐步变硬变圆。 硅沉着病多发生于在矿山、采石场或建筑工地工作的人。

炭末沉着病

　　炭末沉着病是由肺中炭颗粒堆积引起的尘肺病。它主要影响矿工，有时和硅沉着病有关。

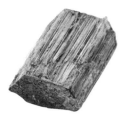

石棉
石棉是一种工业用纤维矿物，它的特别之处在于绝缘性能，长时间吸入石棉粉尘会导致胸膜和肺部的多种病变。

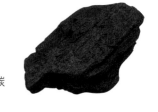

碳

肺纤维化

　　肺纤维化是肺纤维组织增生或肺组织的增厚，症状表现为用力时呼吸困难、干咳，手指末端杵样膨大。确切的致病原因往往未知，可能与某些药物、辐射或吸入颗粒有关，并且会演变为呼吸功能不全。

➕ **尘肺病**

症状：
用力后呼吸短促，干咳，容易发生肺部感染。

治疗：
没有有效治疗方法。呼吸功能不全时进行氧疗。

预防：
高危工作人员应戴口罩，并通过胸部X光检查进行医疗监测。

■ 呼吸功能不全

呼吸功能不全是一种急性或慢性的呼吸系统障碍，可导致血液氧合不良，有时还会伴有二氧化碳排出障碍。它由气道阻塞、呼吸运动减少、气体交换中断或肺部血液循环不良引起。呼吸功能不全可能会致命，表现为呼吸急促和呼吸困难，并伴有明显出汗、心律失常、皮肤和黏膜发绀等症状。其治疗根据呼吸功能不全的严重程度和病因而采取不同手段，旨在通过不同的方法重建肺部通气、恢复血液氧合。

急性呼吸功能不全

急性呼吸功能不全是指呼吸系统突然无法完成血液氧合或清除二氧化碳。可能由多种因素引起，如气道阻塞（异物、肿瘤、哮喘发作、会厌炎、睡眠呼吸暂停等），呼吸运动减少（神经肌肉疾病等），气体交换障碍（重症肺炎、肺水肿、急性呼吸窘迫综合征），肺部血液循环不良（心力衰竭、肺栓塞）以及慢性呼吸功能不全的急性加重。无论病因是什么，急性呼吸功能不全常因窒息而导致死亡，所以需要紧急治疗。

■ 急性呼吸窘迫综合征

急性呼吸窘迫综合征（ARDS）是由各种原因导致的弥漫性肺泡损伤而引起的急性呼吸功能不全。该病可能有不同起因，如肺炎、挫伤、溺水、吸入化学物质、大面积烧伤、全身感染等。急性呼吸窘迫综合征也会导致其他重要器官（心脏、肾）功能迅速衰竭，引起40%~60%的死亡。

▶ 肺水肿···第335页

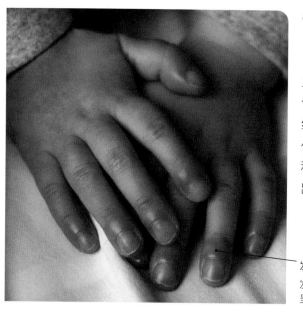

慢性呼吸功能不全

慢性呼吸功能不全是指呼吸系统长期无法保证血液的适当氧合。它发生在阻塞性肺疾病（慢性支气管炎、肺气肿）或吸入空气量受限（肺结核、肺纤维化、肺部分切除、脊髓灰质炎、肌萎缩侧索硬化、严重脊柱侧弯）之后。表现为用力时呼吸短促和发绀。从长远来看，会使身体虚弱，并可能反复出现急性加重。

发绀
发绀是血液氧合不良的迹象，这时黏膜和皮肤呈青紫色，在四肢末端和唇部特别明显。

氧气疗法

血液氧合不良可以通过不同氧气疗法来弥补，这些方法可以增加吸入空气的氧含量。治疗方法因所需氧气量的不同而不同，简单的吸氧可以通过使用鼻导管吸氧来完成。更精确的氧气量控制则需要使用面罩、气管插管或气管切开后连接到套管上的导管上，必要时使用呼吸机支持呼吸供氧。在一些情况下，氧气也可以在大于气压的压力下使用（高压氧治疗）。氧气疗法可以在医院环境或家中进行。

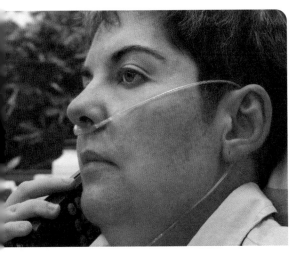

鼻导管吸氧

鼻导管吸氧管由软管组成，其一端放置在鼻孔的入口处，另一端连接便携式氧气罐。

■ 气管切开术

气管切开术是一种外科手术——在颈部切开气管，插入与外部相连的套管，这种技术用于氧气疗法中，可消除空气通过上呼吸道的阻力，以促进肺通气。气管切开术术后，可依据不同的供氧条件控制供应给肺的氧气量。

■ 高压氧治疗

高压氧治疗是一种氧气疗法——在大于大气压的压力下进行氧气治疗。它需要在密闭室中进行，通过逐渐增加气压从而增加溶解在血液中的氧气量。高压氧治疗专门用于一氧化碳中毒、减压事故（潜水）和高空病，它还对某些细菌感染具有积极作用，并可以加速皮肤愈合。另外，一些运动员也用它来提高体能。

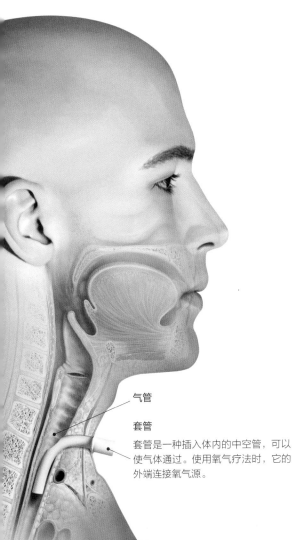

气管

套管

套管是一种插入体内的中空管，可以使气体通过。使用氧气疗法时，它的外端连接氧气源。

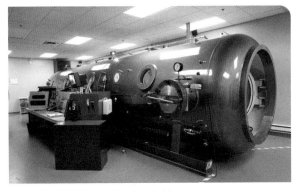

高压氧舱

一个高压氧舱可以容纳一人或几人。

呼吸支持

　　呼吸支持是一种可以使呼吸运动缺失或不足（瘫痪、昏迷、溺水）的患者恢复呼吸的技术组合，即在足以填充患者肺部的压力下吹入可能富含或不富含氧气的空气。在紧急心肺复苏的情况下通过口腔进行人工呼吸，在其他情况下使用呼吸机辅助进行。

▶ 心肺停止…第545页

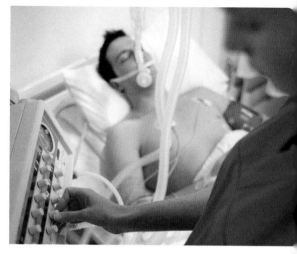

呼吸机

呼吸机是一种由泵和测量系统组成的装置，可以调节某些呼吸参数（气压、体积、频率和吸入持续时间），呼吸机通常与罩在鼻或整个脸部上的密闭面罩或气管导管相连。

■ 气管导管

　　气管导管是一种通过鼻腔或口腔引入气管的软管，它可以将呼吸机中的空气导入气管中。与使用口鼻面罩相比，使用气管内导管或气管切开术等技术有弊端——患者对它们的耐受性较差，感染的风险更高，而且妨碍言语功能和进食。

➕ 呼吸功能不全

症状：

呼吸节律问题，皮肤和黏膜发绀，心律失常，出汗，意识丧失，窒息感。

治疗：

急救：海姆立克急救法，嘴对嘴进行人工呼吸。

长期：呼吸物理治疗，氧气疗法，呼吸支持，肺移植。

预防：

避免吸烟，治疗哮喘和阻塞性肺疾病。

肺移植

　　肺移植是一种用健康的肺替换有缺陷的肺的外科手术，适用于危及患者生命的严重肺部疾病。肺移植很少实施，因为它是一项精细的手术，缺乏供体，而且肺本身也非常脆弱。肺移植手术通常需要6~8小时，随后需要几周的医院康复期。移植者必须终身接受治疗，以防发生排异的风险。

肺水肿

肺水肿是由各种原因引起肺内组织液的生成和回流失衡，大量组织液从肺毛细血管渗出引起的，这是一种潜在的致命渗漏，会导致血液氧合不良。最常见的病因是心功能不全引起的肺毛细血管压升高，也可能由严重创伤或毛细血管和肺泡通透性增加所致，肺炎、吸入有毒气体、高空病等都有可能导致肺水肿，并且通常与急性呼吸窘迫综合征有关。

▶ 急性呼吸窘迫综合征…第332页

肺水肿的症状

根据病因，肺水肿的症状可能突然发作或逐渐发展。首发症状有呼吸困难、呼吸急促、两肺哮鸣音以及有窒息感，尤其是在躺下的时候，常伴有咳嗽和咳粉红色泡沫痰。这些症状证明了血浆渗透到肺泡阻碍了气体交换。当肺水肿较严重时，表现为皮肤和黏膜发绀。

 肺水肿

症状：
呼吸短促，咳嗽，咳粉红色泡沫痰，皮肤和黏膜发绀。严重肺水肿会出现意识障碍，出大汗，手指和脚趾发冷，皮肤呈大理石状。

治疗：
维持气血交换，使用血管扩张剂和利尿剂降低肺静脉压。

预防：
预防心血管疾病。
高空病：渐进式上升。

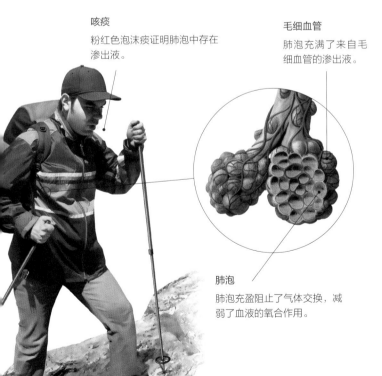

咳痰
粉红色泡沫痰证明肺泡中存在渗出液。

毛细血管
肺泡充满了来自毛细血管的渗出液。

肺泡
肺泡充盈阻止了气体交换，减弱了血液的氧合作用。

■ 高空病

在没有准备的情况下停留在高海拔（2500米以上）的人，大气压力下降和缺氧可能会引发高空病。高空病表现为恶心、头痛和睡眠问题，并可能导致肺水肿或脑水肿。在适应高海拔环境后休息几天，以及在徒步旅行时渐进式攀登，可以预防高空病。

335

■ 呼吸系统肿瘤

呼吸系统的肿瘤可能是良性的，如鼻息肉、声带息肉、肺错构瘤，也可能是恶性的，如喉癌、肺癌。良性肿瘤一般不会恶变，但通常需要手术切除；恶性肿瘤的治疗可以根据其所处的阶段，采取手术切除、放疗、化疗或综合治疗。但是，恶性肿瘤是造成死亡的重要原因。

▶ 癌症…第55页

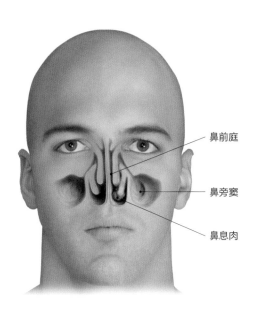

鼻前庭

鼻旁窦

鼻息肉

鼻息肉

鼻息肉发生在鼻前庭和鼻旁窦的黏膜上，可能是由黏膜的慢性炎症（过敏性鼻炎或吸烟）引起的。息肉会导致持续鼻塞、流鼻涕或打鼾。情况严重时，息肉会导致慢性鼻窦炎、嗅觉丧失或加重阻塞性睡眠呼吸暂停。

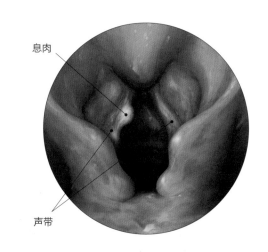

息肉

声带

声带息肉

由于过度用嗓或因过敏或曝露于刺激性物质而引起的慢性炎症，可能会在声带上产生息肉，引起声音的变化（发声困难）。治疗主要是手术切除。不要将声带息肉与声带结节混淆，声带结节是在过度用嗓后出现的无害损伤，通常会自愈。

■ 发声困难

发声困难是一种声音异常，警示喉部或控制喉部的神经有问题，表现为声音更尖锐、更低沉、嘶哑、沙哑或消失。通常是由声带结节或息肉引起的，但也可能是其他呼吸系统疾病引起的，如喉炎、喉癌、支气管肺癌等。

▶ 喉炎…第319页

咽肿瘤

咽部的肿瘤有时是良性的，但更常见的是起源于咽部黏膜的癌症，后者主要是由吸烟、酒精中毒和接触致癌物引起的。鼻咽癌可能是由EB病毒感染引起的，这种病毒也可引起单核细胞增多症。

喉癌

喉癌发生在声带或喉壁，吸烟和酒精中毒是该病的主要原因，主要发生于40~60岁的男性。喉癌表现为声音、呼吸和吞咽出现问题，并伴有耳痛。治疗以放疗（通常结合化疗）和喉切除术为主，后者是根据肿瘤的范围来切除部分或全喉。部分喉切除术可使患者继续以正常方式呼吸和说话，但可能需要进行语言康复训练。全喉切除术会导致声音丧失，所以一般会同时进行气管切开术以重塑咽喉。

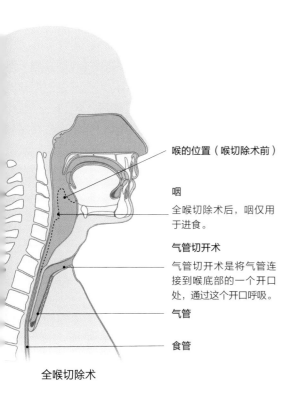

喉的位置（喉切除术前）

咽
全喉切除术后，咽仅用于进食。

气管切开术
气管切开术是将气管连接到喉底部的一个开口处，通过这个开口呼吸。

气管

食管

全喉切除术

支气管肺癌

支气管肺癌，或称肺癌，是发生于支气管黏膜或腺体的恶性肿瘤。吸烟是主要原因，长期接触空气污染物也是一个重要的风险因素。支气管肺癌表现为咳嗽、咯血、气短或胸痛，这些症状可能会伴有疲劳、食欲不振和体重减轻。肺癌的治疗取决于肿瘤的类型和范围，如果能在早期被诊断，大多数支气管肺癌可以通过手术切除来治疗，有时还需要配合放疗或化疗。

> ⊕ 呼吸系统肿瘤
>
> 症状：
> 恶性肿瘤：声音、呼吸和吞咽问题，咳嗽，咯血，胸痛等。
>
> 治疗：
> 良性肿瘤：让声带得到休息，消炎药，手术切除。
> 恶性肿瘤：手术切除，化疗，放疗。
>
> 预防：
> 戒烟可以降低患呼吸系统癌症的风险；避免长时间接触致癌物质，如石棉。

弥漫性恶性胸膜间皮瘤

弥漫性恶性胸膜间皮瘤是一种罕见的癌症，主要影响接触石棉的人（矿工、建筑工人等），出现在接触石棉30~50年后，表现为胸痛和呼吸困难，并伴有胸腔积液。

▶ 胸膜炎···第330页
▶ 尘肺病···第331页

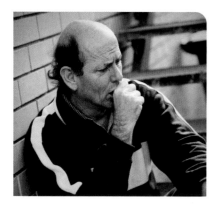

■ 烟草依赖

吸烟或吸入二手烟会导致对其所含物质的慢性成瘾性。由于刺激作用，特别是由于尼古丁的作用，在几个月内就会产生对烟草的依赖。烟草中含有的或由其燃烧产生的一些物质（焦油、一氧化碳、苯等）是导致癌症和心血管疾病的罪魁祸首，也是导致许多其他疾病的危险因素，全世界每年有500多万人死于吸烟。

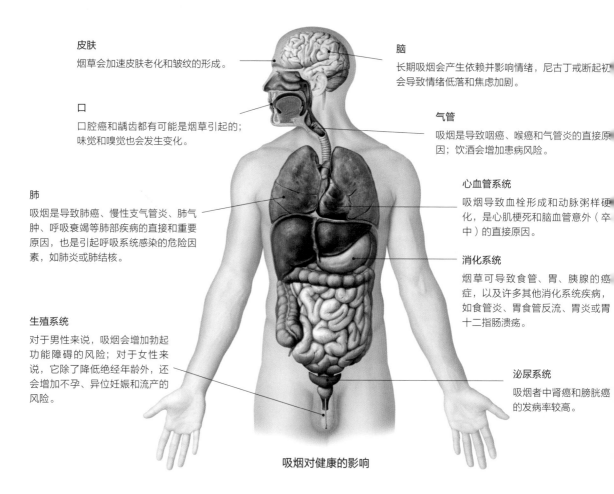

皮肤
烟草会加速皮肤老化和皱纹的形成。

脑
长期吸烟会产生依赖并影响情绪，尼古丁戒断起初会导致情绪低落和焦虑加剧。

口
口腔癌和龋齿都有可能是烟草引起的；味觉和嗅觉也会发生变化。

气管
吸烟是导致咽癌、喉癌和气管炎的直接原因；饮酒会增加患病风险。

肺
吸烟是导致肺癌、慢性支气管炎、肺气肿、呼吸衰竭等肺部疾病的直接和重要原因，也是引起呼吸系统感染的危险因素，如肺炎或肺结核。

心血管系统
吸烟导致血栓形成和动脉粥样硬化，是心肌梗死和脑血管意外（卒中）的直接原因。

消化系统
烟草可导致食管、胃、胰腺的癌症，以及许多其他消化系统疾病，如食管炎、胃食管反流、胃炎或胃十二指肠溃疡。

生殖系统
对于男性来说，吸烟会增加勃起功能障碍的风险；对于女性来说，它除了降低绝经年龄外，还会增加不孕、异位妊娠和流产的风险。

泌尿系统
吸烟者中肾癌和膀胱癌的发病率较高。

吸烟对健康的影响

👁 **吸烟泛滥**

世界卫生组织的数据显示，吸烟者的数量在不断增加，特别是在发展中国家。烟草依赖是一种真正的流行病，影响着全球超过12亿人，每年大约造成540万人死亡，到2030年，这个数字可能会达到800万。

尼古丁

尼古丁大量存在于烟草中，它是一种与神经系统相互作用的天然物质，它通过燃烧烟草释放出来，被肺吸收并通过血液扩散。吸入几秒钟后到达大脑，在那里它会带来轻微的精神治疗效果，如平静、焦虑减少或欣快感。尼古丁会刺激几种神经递质的释放，特别是多巴胺，这就是导致烟草依赖的原因。尼古丁会加速心率、收缩血管、改变呼吸频率、刺激消化系统、减少食欲、增加血液中的脂肪水平等，但它的作用在几小时内就会消失，这就是人们经常需要吸烟的原因。

 烟草依赖

症状：

戒断反应：易激惹，注意力不集中，失眠，不可抑制的吸烟欲望。

治疗：

完全戒断。

预防：

戒烟，避免二手烟。

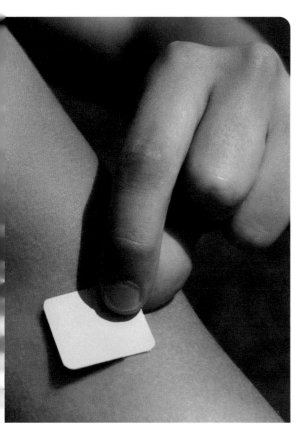

烟草戒断

当有烟草依赖时，烟草戒断问题很快会在停止吸烟后出现，其症状通常表现为睡眠问题、易激惹、焦虑和食欲增加，可持续数天至数周。在大多数情况下，吸烟者可以在没有医疗或心理帮助的情况下克服这些症状。依赖性强的吸烟者可以通过不同方法来帮助克服烟草依赖。最常用的方法是用皮肤贴、口香糖、药片或气雾剂来代替烟草中的尼古丁，这些方法可以消除与吸烟相关的行为依赖，然后通过逐渐减少尼古丁剂量减轻戒断症状。

▶ 烟草、酒精和毒品⋯第26页

皮肤贴
在烟草戒断的情况下，使用皮肤贴，贴片中的药物会通过皮肤逐渐扩散，从而缓解戒烟产生的不适感。

339

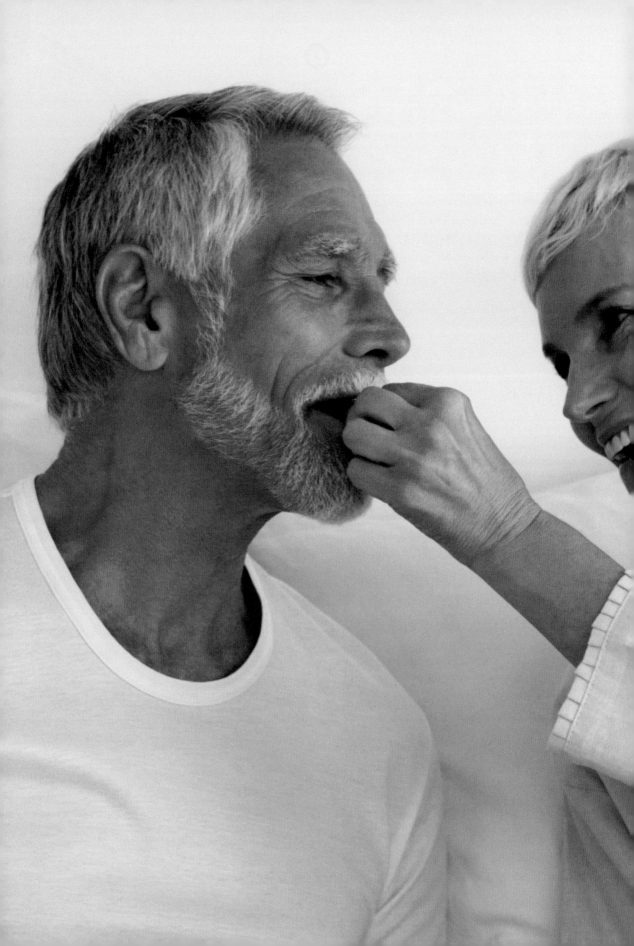

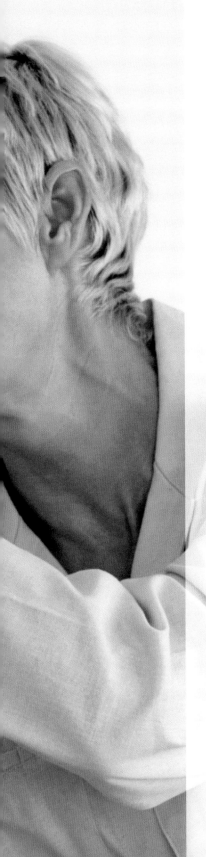

消化系统

均衡饮食对人体健康而言是必要的，因为食物为人体提供了正常运转所必需的燃料和原料。消化系统的作用就是把食物转变成足够小的成分，以供血液和淋巴循环吸收，这就是消化。那些未被吸收的物质将以粪便的形式排出体外。

饮食过量或不足，以及各种消化系统疾病都会对人的整体健康状况造成严重危害。这些均会限制食物的摄入，阻止食物的机械或化学转化，影响食物的消化吸收。感染、消化道黏膜炎症或肿瘤也会影响消化系统的功能。

■ 消化系统

消化系统会将食物转化为营养物质，从而被身体吸收。因此消化系统为人体发育提供了至关重要的能量和原材料。近95%的食物会在消化作用下被吸收，剩下的将以粪便的形式排出体外。因此，不均衡的饮食或消化道疾病对人们的整体健康状况有重大影响。

消化系统的器官

消化系统由三部分组成：口、消化道（食管，胃，肠）和邻近器官（唾液腺，肝，胆囊，胰腺）。食物通过口摄入人体后，经过咀嚼，被吞咽后进入消化道，并在那里通过机械或化学方法逐步分解，其中营养物质被吸收，那些未被消化吸收的物质通过排便被排出体外。

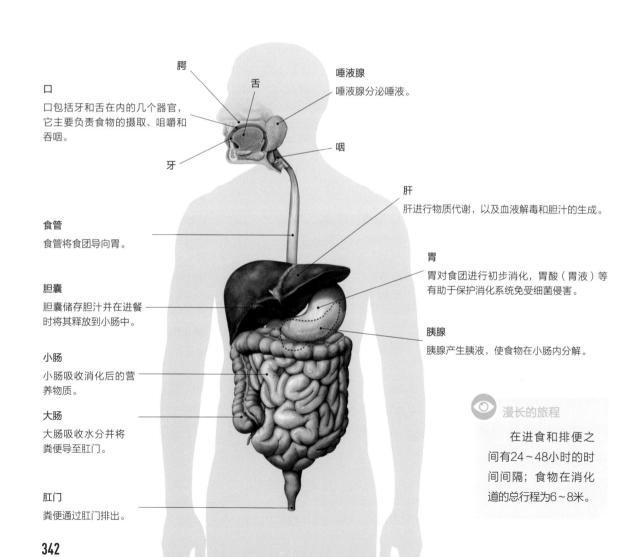

腭

舌

唾液腺
唾液腺分泌唾液。

口
口包括牙和舌在内的几个器官，它主要负责食物的摄取、咀嚼和吞咽。

牙

咽

肝
肝进行物质代谢，以及血液解毒和胆汁的生成。

食管
食管将食团导向胃。

胃
胃对食团进行初步消化，胃酸（胃液）等有助于保护消化系统免受细菌侵害。

胆囊
胆囊储存胆汁并在进餐时将其释放到小肠中。

胰腺
胰腺产生胰液，使食物在小肠内分解。

小肠
小肠吸收消化后的营养物质。

大肠
大肠吸收水分并将粪便导至肛门。

👁 漫长的旅程

在进食和排便之间有24～48小时的时间间隔；食物在消化道的总行程为6～8米。

肛门
粪便通过肛门排出。

口

当食物进入消化道时，口腔完成第一次食物转化。通过咀嚼，食物被牙分解并与唾液混合形成糊状物，即食团。食团通过吞咽进入食管。口腔在味觉方面起着重要作用，在呼吸和言语方面也起着重要作用。

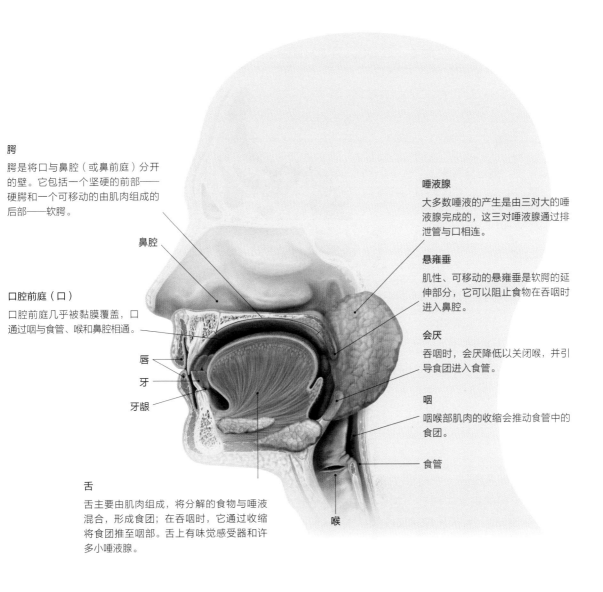

腭

腭是将口与鼻腔（或鼻前庭）分开的壁。它包括一个坚硬的前部——硬腭和一个可移动的由肌肉组成的后部——软腭。

鼻腔

口腔前庭（口）

口腔前庭几乎被黏膜覆盖，口通过咽与食管、喉和鼻腔相通。

唇

牙

牙龈

舌

舌主要由肌肉组成，将分解的食物与唾液混合，形成食团；在吞咽时，它通过收缩将食团推至咽部。舌上有味觉感受器和许多小唾液腺。

唾液腺

大多数唾液的产生是由三对大的唾液腺完成的，这三对唾液腺通过排泄管与口相连。

悬雍垂

肌性、可移动的悬雍垂是软腭的延伸部分，它可以阻止食物在吞咽时进入鼻腔。

会厌

吞咽时，会厌降低以关闭喉，并引导食团进入食管。

咽

咽喉部肌肉的收缩会推动食管中的食团。

食管

喉

唾液

唾液是由唾液腺分泌的黏性液体，它主要由水（97%～99%）、黏液、矿物盐和蛋白质——酶、抗体、抗菌物等组成。唾液在形成食团、味觉和食物的化学消化中起着重要作用。碳水化合物的消化就是在唾液作用下最先进行的。此外，唾液可以润滑舌、唇和颊，在一定程度上还有杀菌作用。人体每天大约会产生1升的唾液，主要是在吃饭时产生。食物的气味、外观和在口中的存在都会刺激唾液分泌。

牙

牙是固定在颌骨上，从牙龈中长出来的坚硬器官，内含神经和血管。牙的主要功能是咀嚼，也就是切割和研磨食物。

■ 牙齿排列

牙是对称分布的，形成下牙和上牙。在大约6岁之前，有20颗乳牙。成人有32颗牙：8颗切牙、4颗尖牙、8颗前磨牙和12颗磨牙。第三磨牙又称为智齿，有时不会长出来或长出的位置不对。牙齿错位可以通过正畸治疗来矫正。

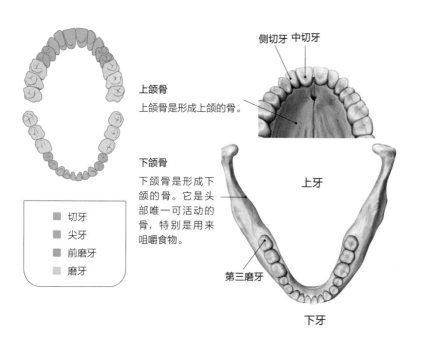

侧切牙　中切牙

上颌骨
上颌骨是形成上颌的骨。

下颌骨
下颌骨是形成下颌的骨。它是头部唯一可活动的骨，特别是用来咀嚼食物。

上牙

- 切牙
- 尖牙
- 前磨牙
- 磨牙

第三磨牙

下牙

嵴

切牙
位于颌骨前部的8颗切牙有一个锋利的嵴，可以切割食物。

牙冠

尖牙
位于切牙和前磨牙之间的4颗尖牙有一个尖牙冠，能够刺穿和撕裂食物。

前磨牙
位于尖牙和磨牙之间的8颗前磨牙与磨牙的作用相同，但它们要小一些。

牙冠

磨牙
磨牙是位于颌骨后部的12颗牙齿。它们很大，有2~3个根，并且有一个扁平的冠，牙冠上有尖和沟，用来磨碎食物。

解剖根（牙齿由牙骨质覆盖的部分）

■ 智齿

智齿即第三磨牙。它们很少会在18岁之前出现，甚至可能只是部分出现或根本不出现。它们的生长会导致本来就在该位置上的牙齿移位，从而出现牙齿错颌。

▶ 牙齿错颌…第371页

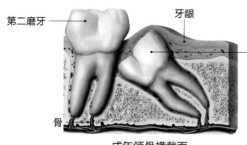

第二磨牙

牙龈

智齿
在生长过程中，智齿会留在牙龈下或骨头里，甚至会在异常的位置突然冒出。

骨

成年颌骨横截面

牙体解剖学

牙齿由牙冠和牙根两部分组成，前者长在牙龈上，负责咀嚼，后者嵌在骨头里。牙齿主要是由一种活性钙化组织——牙本质组成。在它的中心，有一个充满牙髓的腔，牙髓由结缔组织、血管和神经组成。在牙冠处，牙齿覆盖着一种非常坚固的物质——牙釉质。

牙本质
牙本质是一种非常硬的钙化组织，它构成了每颗牙最大的部分。

牙髓
牙髓位于牙的"心脏"，除神经外还含有结缔组织、血液和淋巴管。

牙龈
牙龈是环绕着牙齿的口腔黏膜的一部分，覆盖在牙槽骨上。

牙骨质
牙骨质是牙齿的根部，覆盖着一层薄薄的类似骨的组织。

根管
根管位于牙根的中心，允许毛细血管、淋巴管和神经通过。

牙槽韧带
牙槽韧带将牙保持在牙槽骨中。

牙釉质
牙釉质主要由钙组成，是一种具有极强抵抗力的矿物质，可以保护牙冠和部分牙颈。

尖
在前磨牙和后磨牙的上表面，牙釉质形成了尖状物，用来磨碎食物。

牙冠
牙冠是牙可以看见的部分。其表面覆盖着牙釉质，可以进行咀嚼。

牙颈
牙颈位于牙冠和牙根之间，被牙龈包围的牙的狭窄部分。

牙根
牙根是牙齿固定在骨头上的部分，由牙槽韧带支撑。牙根的数目因牙齿的类型而异：切牙和尖牙只有一个，前磨牙有一个或两个，后磨牙有两个或三个。

牙槽骨
牙槽骨是上颌骨和下颌骨（颌骨）的浅表部分，包括牙槽，牙齿就嵌在牙槽里。

磨牙的横截面

极度坚硬

覆盖在牙齿上的釉质层是人体最坚硬的结构。牙本质的硬度几乎和骨一样。

■ 消化道

消化道由食管、胃和肠组成，负责食物的运输和消化。这些中空的器官一个接一个，形成一个约8米长的管道，连接着咽和肛门。覆盖在消化道内壁的黏膜产生消化液和黏液，并吸收营养物质。消化道依赖于一个肌肉层，肌肉的不自主收缩让食物不断往前行进。残余物质通过肛门排出体外。

食管

食管是一个长约25厘米、直径约2.5厘米的管道。它通过肌壁不自主收缩（蠕动），在4~8秒内将食团推入胃里。食管的两端被两条环状肌，即食管括约肌封闭。

■ 嗳气

吃饭太快、喝碳酸饮料或反复吞咽都可能会伴随着大量空气的摄入，胃里气体过多会导致胃胀气，这些气体可能会通过口腔排出，这就是打嗝。打嗝发出的声音是由气体从胃进入食管时贲门的振动引起的。

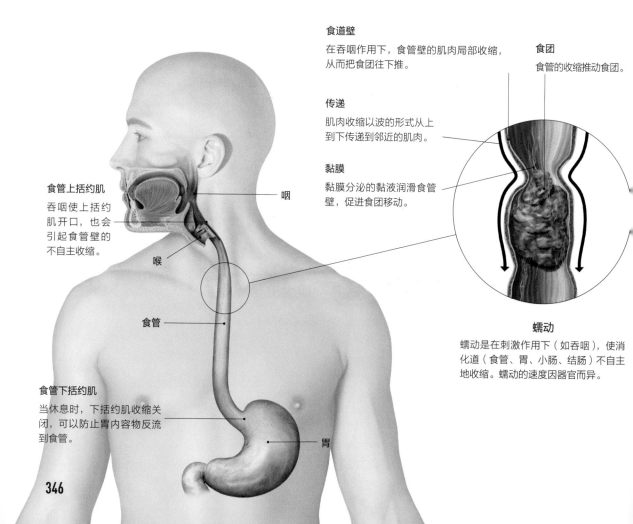

食道壁
在吞咽作用下，食管壁的肌肉局部收缩，从而把食团往下推。

食团
食管的收缩推动食团。

传递
肌肉收缩以波的形式从上到下传递到邻近的肌肉。

黏膜
黏膜分泌的黏液润滑食管壁，促进食团移动。

食管上括约肌
吞咽使上括约肌开口，也会引起食管壁的不自主收缩。

咽

喉

食管

食管下括约肌
当休息时，下括约肌收缩关闭，可以防止胃内容物反流到食管。

胃

蠕动
蠕动是在刺激作用下（如吞咽），使消化道（食管、胃、小肠、结肠）不自主地收缩。蠕动的速度因器官而异。

胃

胃是一个可以转化食物的可扩张的"口袋"，食物一旦通过食管，就会变成一种叫作食糜的浓稠液态物质。这种转化会持续3～4小时，胃通过分泌大量胃液（化学消化）和胃壁不自主收缩（机械消化）来初步消化食物。在此过程中，食糜被排入十二指肠，与胆汁和胰液混合，完成进一步的化学消化。

食管
贲门
胃通过一个叫贲门的开口与食管相连通。

胃黏膜
胃黏膜覆盖在胃的内表面，它分泌的黏液形成了一道保护屏障以抵抗胃液自我消化。这种黏液酸性极强，实际上会导致黏膜炎症或损伤。

胃壁
胃壁有规律地收缩并向下扩展，有力地将食物与胃液混合，这有助于将食物转化成食糜。

幽门括约肌
幽门括约肌关闭胃的下端开口。胃收缩时，幽门括约肌放松，让少量食糜进入十二指肠。

十二指肠
十二指肠是小肠的第一段。

胃的横切面

■ 胃液

胃液是胃黏膜产生的酸性液体。它特别有助于分解蛋白质和碳水化合物。在某些情况下，胃液会破坏胃或十二指肠的黏膜（胃十二指肠溃疡），或向上累及食管（胃食管反流）。

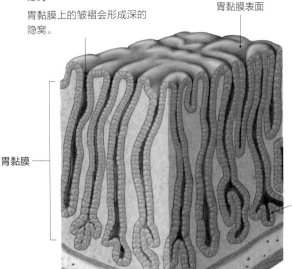

隐窝
胃黏膜上的皱褶会形成深的隐窝。

胃黏膜表面

胃黏膜

胃腺
位于隐窝底部的胃腺产生胃液。

胃黏膜的横切面

一个有弹性的器官

空胃的容积约为0.5升，但餐后胃的最大容量可达4升。

肠

肠由大肠和小肠组成。由于肝、胰腺和胆囊的分泌物以及肠道菌群的作用，消化的大部分过程都在这条长长的管道中进行。肠还负责吸收，以及粪便的排泄。肠内容物会在肠滞留24～48小时，滞留时间可能受到不同因素的影响而有所变化，如食物、压力、久坐的生活方式、疾病等。

▶ 肝和胰腺···第350页

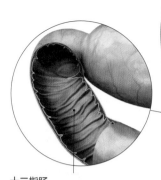

十二指肠
十二指肠是小肠的第一段，它容纳胆汁和胰液，是食糜完成化学消化的地方。十二指肠还产生分泌物以中和胃酸。

大肠
大肠由盲肠、结肠和直肠组成，大肠连接小肠和肛门。

粪便

粪便是不被人体吸收或不能被吸收的物质，通过肛门排出。它由大约80%的水，15%残留物如膳食纤维，肠道菌群，以及消化道的死细胞组成。胆汁使它呈现褐色，肠道菌群产生的发酵气体让它有气味。一个成年人每天排出100～200克的粪便。

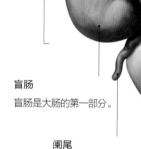

盲肠
盲肠是大肠的第一部分。

阑尾
阑尾位于盲肠的末端，是大肠的延伸部分。

直肠
直肠是大肠的最后一部分，助力排粪。粪便进入直肠后，便会触发排便反射。

■ 便秘

便秘就是排便困难。它会导致粪便脱水、变硬、排便频率降低。便秘通常是良性的、暂时的，与肠道蠕动减慢、低纤饮食或缺乏体育锻炼有关。

肛门
肛门是消化道的最后一个开口，粪便由肛门排出。它由两片环形肌肉，即肛门括约肌进行闭合，其中外括约肌是随意控制的，可以延迟排便。

胃
胃启动食物的消化过程，并为食物进入肠道做准备。

结肠
结肠长约1.5米，直径为7厘米，是大肠的中间部分。它吸收水和矿物质。由于肠道菌群的存在，结肠完成了肠道内容物的分解，并将其转化为粪便。最后，它通过不自主收缩，把粪便推入直肠，然后排出。

小肠
连接胃和大肠的小肠，长约7米，直径2～4厘米。由于小肠内壁黏膜有大量的皱襞和皱褶，所以小肠吸收了大部分的营养物质，以及大量的水和矿物质。小肠黏膜还会产生肠液，主要由黏液和水组成，有助于营养物质的溶解和吸收。

皱襞
小肠黏膜形成了覆盖有绒毛的大皱襞，增大了吸收的面积。

肠绒毛
肠绒毛富含毛细血管，因此被吸收的营养物质会进入血液循环。血液循环把这些营养物质导入肝，在那里它们被分解、过滤。

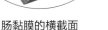

肠黏膜的横截面

■ 肠道菌群

　　数以亿计的细菌生活在肠道中，尤其是在大肠中，它们组成了肠道菌群。这些细菌可以分解消化液无法消化的食物，并产生某些关键物质，如维生素K；还能防止病原微生物的增殖，形成人体对感染的自然免疫力。通过食物供给，这些细菌在人出生后迅速在肠道内繁殖。任何扰乱肠道菌群平衡的事件，如服用抗生素或患胃肠炎，都可能导致腹泻或感染。

细菌

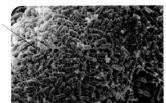

通过电子显微镜观察肠道菌群

■ 肠道气体

　　肠道气体主要由肠道菌群发酵食物而产生的氢气和甲烷组成。它还含有与食物一起摄入的少量空气。肠道气体通过肛门排出，每一种气体的比例和排放量（每天0.5～1.5升）取决于个人和饮食。

 超级菌落

　　大肠里的细菌数量大约是人体细胞数量的10倍！这百万亿个细菌，种类繁多，其中大多数在无氧环境下存活。

■ 肝和胰腺

没有肝、胰腺和胆囊的帮助，消化道就不能很好地进行食物消化。这些毗邻的器官分泌或储存大量的消化物质，然后将它们释放到小肠的第一段——十二指肠中。

肝

肝是位于腹部右上方的一个巨大的腺体，在消化和新陈代谢中起着重要作用。它加工那些充满营养物质的血液，并产生胆汁、胆固醇和血浆中的大量蛋白质。其他物质也会储存在肝，比如维生素、铁和糖原（一种葡萄糖结合而成的储备多糖）。此外，肝还能破坏血液中的有毒物质（包括酒精）、细菌和受损细胞。

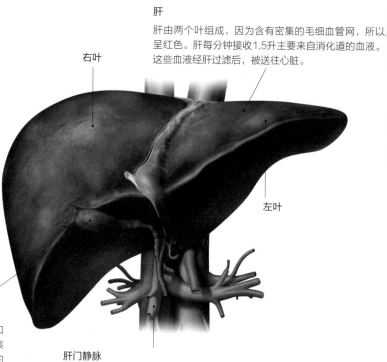

肝
肝由两个叶组成，因为含有密集的毛细血管网，所以呈红色。肝每分钟接收1.5升主要来自消化道的血液。这些血液经肝过滤后，被送往心脏。

右叶

左叶

胆囊
胆囊是位于肝下方的一个"小口袋"，用来储存和排出胆汁。它收集肝制造的胆汁，在吸收部分水分的同时将胆汁浓缩，并在消化过程中把胆汁排入十二指肠。

肝门静脉
肝门静脉将血液从肠、胃、胰腺和脾导至肝。

■ 胆汁

胆汁是肝产生的一种黄绿色液体，主要由水和胆盐组成。胆汁储存在胆囊里，然后排入十二指肠，在那里它与来自胃的食糜混合。胆汁在消化过程中发挥着重要作用——参与脂类的分解并降低食糜的酸度。

胰腺

胰腺是一个长腺体，位置在胃的后面。它产生胰液，并将胰液排入十二指肠。胰液可以将食物化学分解，从而转化为可被小肠吸收的营养物质（单糖、脂肪酸、氨基酸）。胰腺还分泌两种控制血糖的激素（胰岛素和胰高血糖素）。

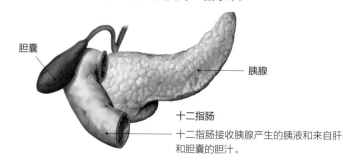

胆囊

胰腺

十二指肠
十二指肠接收胰腺产生的胰液和来自肝和胆囊的胆汁。

新陈代谢

新陈代谢是指在细胞内发生的，确保身体正常运作的一系列生化反应。它需要利用消化作用提供的营养物质和呼吸作用提供的氧气。根据身体需要，新陈代谢可以提供能量或构成细胞的活性物质，促进组织的生长、更新和修复。

▶ 呼吸系统···第310页

复杂分子的分解

在消化作用中，由食物提供的复杂分子被不同消化液中所含的酶分解，由此产生的更为简单的分子——营养物质会被肠道黏液吸收，然后进入血液，从而到达身体所有细胞。这些营养物质可以提供能量或促进细胞合成，也可能储存在脂肪组织、肝或肌肉中。

■ 酶

酶是加速身体生化反应的蛋白质分子。帮助分解食物大分子的消化酶由唾液腺、胃、胰腺、肝和小肠产生。

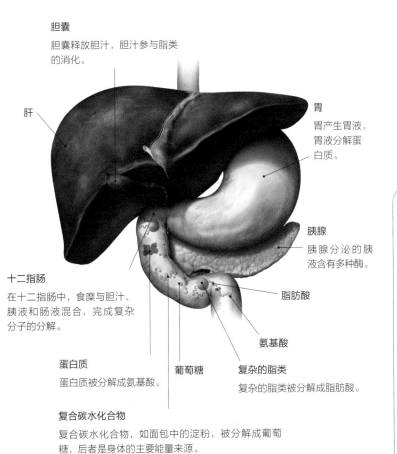

胆囊
胆囊释放胆汁，胆汁参与脂类的消化。

肝

胃
胃产生胃液，胃液分解蛋白质。

胰腺
胰腺分泌的胰液含有多种酶。

十二指肠
在十二指肠中，食糜与胆汁、胰液和肠液混合，完成复杂分子的分解。

脂肪酸

氨基酸

蛋白质
蛋白质被分解成氨基酸。

葡萄糖

复杂的脂类
复杂的脂类被分解成脂肪酸。

复合碳水化合物
复合碳水化合物，如面包中的淀粉，被分解成葡萄糖，后者是身体的主要能量来源。

能量消耗

身体主要通过三种方式消耗能量：一是基础代谢，保证休息时的重要功能（呼吸、血液循环、基本器官活动），消耗了大约60%的能量；二是维持体温，大约消耗10%的能量；三是体力活动，根据生活方式的不同，消耗15%～30%的能量。男性基础代谢比女性高，但所有人的基础代谢都随着年龄的增长而降低。

■ 消化系统的健康

饮食和生活方式对消化系统和整个身体的健康影响很大。以下建议可以帮助预防某些疾病和消化问题，如便秘、腹泻和胀气。

 预防消化系统疾病

■ 健康均衡的饮食

均衡的饮食有助于预防肥胖、营养不良和多种消化系统疾病。对于儿童、青少年和孕妇尤为重要，因为这些人群需要更完整的饮食供应。

▶ 营养…第12页

■ 选择富含膳食纤维的食物

膳食纤维在蔬菜、水果、全谷物食品和豆类中含量丰富。由于膳食纤维可以保存水分，所以它可以增加粪便的体积并软化它，以此来促进粪便排出。膳食纤维可以降低患某些消化道疾病的风险，如痔疮、肛裂、憩室炎、结直肠癌、肠梗阻和肠易激综合征。

■ 摄入益生菌

益生菌是添加到食物如酸奶或果汁中的有益菌，足量食用对健康有好处，尤其是对消化系统。通过完善肠道菌群，可以刺激免疫系统，帮助消化，并预防或治疗消化系统疾病，如抗生素引起的腹泻。摄入益生菌也有助于治疗肠易激综合征、便秘、溃疡性结肠炎和克罗恩病，但还需要更多的研究来证实这些益处。

■ 便秘或轻泻时的饮食

便秘时，可以食用膳食纤维（全谷物、豆类等），同时要多喝水。因为要实现膳食纤维的通便功能，首先必须进行水合。可以喝水，也可以选择牛奶或豆浆，还可以吃蔬菜和水果（最好是带皮吃），如果腹泻，不管是什么原因（病毒、刺激等），让肠道休息一两天，避免辛辣、油腻、甜的或富含膳食纤维的食物，并大量饮水，远离含糖饮料或碳酸饮料，之后逐渐恢复正常饮食。

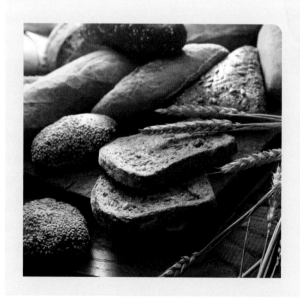

■ 预防胃痛和胀气

肠道产气过多会导致胀气、沉重感和不适。为了防止胀气，可以通过细嚼慢咽、少食多餐并在两餐间补充一些零食、不要嚼口香糖等来促进结肠工作。还可以减少摄入某些易产气的食物，如豆类、全谷物、圆白菜、西蓝花、奶制品、酒精。另外，可以用烤、蒸或煮的瘦肉来代替脂肪含量高的菜肴，这样更容易消化。最后，要避免碳酸饮料以及碳水化合物含量高的菜肴。

■ 对抗胃灼热

引起胃灼热的因素有很多，如生理问题、压力、细菌、某些刺激性物质（烟草、酒精、巧克力、含咖啡因饮料或碳酸饮料、柑橘类、番茄和香料）的过度摄入。少吃这些食物，也不要吃脂肪含量高的食物，因为它们会延迟消化；减少食量，避免进食后立即睡觉。两餐之间吃点零食，以调节胃酸分泌。

■ 避免吸烟

烟草对消化系统有害。它被认为是导致食管癌、胃癌和胰腺癌的危险因素。它还会促发其他消化系统疾病，如食管炎、胃食管反流、胃炎、胃十二指肠溃疡。

■ 多喝水

每天至少喝1.5升的水，促进肠道蠕动，避免便秘。

■ 锻炼

久坐不动的生活方式会导致痔疮、肥胖和许多消化系统问题（胀气、便秘）。通过定期锻炼刺激肠道蠕动。

▶ 锻炼…第22页

■ 限制饮酒

酒精是一种对身体有毒并具有刺激性的物质，滥用和不受控制的摄入酒精会对新陈代谢和消化系统产生不良影响。偶尔大量饮酒通常会导致中毒，并可能伴有恶心、呕吐等消化道问题；长期来看，频繁而规律地饮酒会导致严重的消化道疾病（口腔癌、食管癌或胃癌、胃炎、结肠息肉）和肝脏疾病（酒精肝、肝硬化、肝癌）。

▶ 酒精中毒…第358页

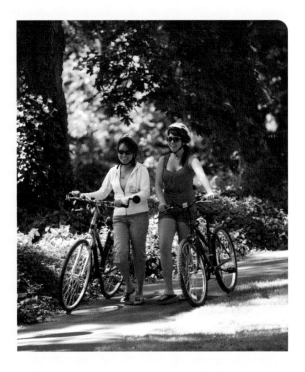

■ 放松

压力会导致一些消化系统问题，如便秘、胃十二指肠溃疡、肠易激综合征和肠梗阻。放松，放慢吃饭的速度，细嚼慢咽以促进消化。

▶ 压力控制…第28页

■ 保护消化系统免受感染

遵循以下基本规则，就可以避免肠道感染。

● 处理食物前要洗手，并彻底清洁烹调用具。

● 肉必须彻底煮熟，用饮用水清洗水果和蔬菜。

● 避免熟食与生肉接触过的器具接触。

● 在感染高风险的国家度假时，喝瓶装水或净化水。

● 注意保存食物并正确消毒自制的果酱。

● 接种甲肝和乙肝疫苗。

▶ 卫生与预防感染…第30页

■ 定时如厕

尽量规律排便，避免拖延排便时间。这些预防措施可以促进消化系统的正常运作，并有助于预防某些疾病，如痔疮。

■ 定期体检

一些消化系统疾病，如结肠息肉和结直肠癌，其发病率随着年龄的增长而增加。50岁以上的人应该定期体检，以便及早发现疾病。

■ 避免过度用药

过度服用一些药物会导致肠道问题。非甾体抗炎药、镇痛药、抗生素和免疫抑制剂会导致胃十二指肠溃疡、肝硬化、胃肠炎和结肠炎。

■ 在性关系中保护自己

某些类型的肝炎，特别是乙肝，可以通过性传播，所以在发生性关系时使用避孕套。

▶ 性传播疾病⋯第444页

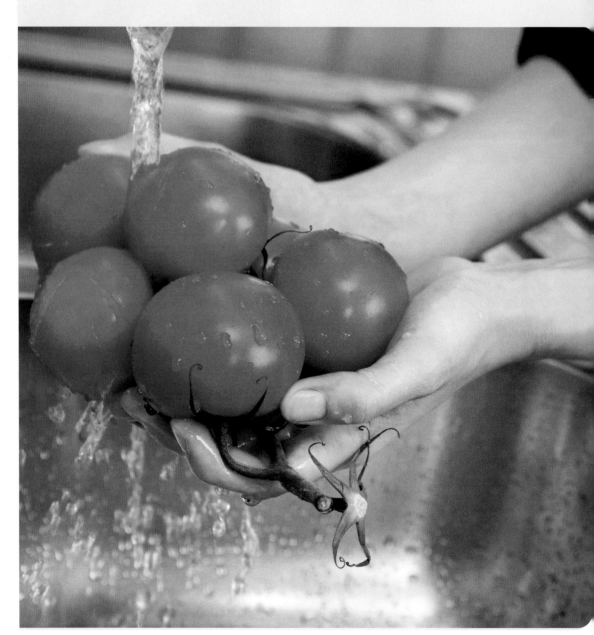

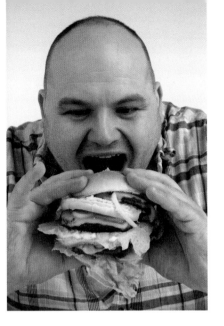

■ 肥胖症

肥胖就是脂肪组织过度增殖，从而导致体重显著增加。饮食失调、营养失衡、激素紊乱、遗传易感、压力和久坐的生活方式等多种原因都会导致肥胖。这一健康问题主要影响工业化国家，但在所有国家都会出现并且影响所有年龄段。根据体内脂肪的分布，肥胖形式各不相同，但通常由身体质量指数（BMI）来定义。

脂肪组织

脂肪组织在女性身体中占18%～25%，而男性只有10%～15%。这种区别是因为对女性而言，脂肪组织在怀孕和哺乳期间构成了必要的能量储备。脂肪组织由储存脂肪的特殊细胞——脂肪细胞组成，是能量的重要来源，对维护身体功能至关重要。在出生前和儿童时期，脂肪细胞的数量增加到200亿，从15岁开始，由于能量供应过剩，脂肪细胞的体积可能会比以前增加50倍。脂肪通常位于皮下，但有更深层的脂肪包围着器官，特别是在腹腔。

■ 身体质量指数

身体质量指数（BMI）用来估计身体中脂肪组织的数量，并评估18～65岁人群超重肥胖的相关健康风险（有一些例外），计算方法是用体重（千克）除以身高（米）的平方。BMI在18.5～24.5表明个人体重对他的健康没有影响，为"健康体重"，但随着BMI与这一区间的距离越来越远，体重会成为一个越来越重要的健康风险因素。

▶ 健康体重⋯第20页

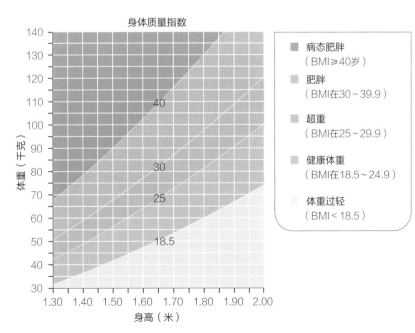

■ 股臀部脂肪堆积（股臀过肥）

股臀部脂肪堆积指在皮下深层和身体某些部位形成的局部脂肪组织。脂肪堆积也可能出现在手臂后侧、颈部、胃和膝盖内侧。由于遗传原因，股臀部脂肪堆积通常影响40岁以上的女性，表现为身材的维度变化和体重增加。对于超重的人来说，它可能会导致膝关节病，并增加患心血管疾病的风险。

■ 皮下脂肪团

皮下脂肪团是指脂肪组织在身体某些部位的堆积，最常见于大腿、臀部、胃和手臂，它会导致皮肤发生变化，形成一种被称为橘皮样皮肤的改变，并且在不同程度上影响着90%的女性和约2%的男性。脂肪团的形成很大程度上归因于雌激素——雌激素会刺激形成皮下结缔组织中成堆的脂肪组织。从青春期开始，怀孕、更年期和某些雌激素类药物会加速它的发展。其他一些因素，如遗传、腿部血液循环不良、过度油腻的饮食或久坐不动的生活方式，都会影响皮下脂肪团的形成。

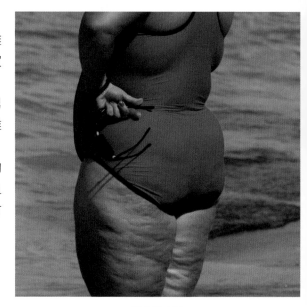

橘皮样皮肤
由于堆积的脂肪组织的增长，脂肪团使皮肤形成不规则外观。

肥胖类型

根据脂肪在体内的分布情况，肥胖主要有两种类型，通常与性别和遗传因素有关：一是梨形肥胖，主要影响女性；二是苹果形肥胖，常见于男性。

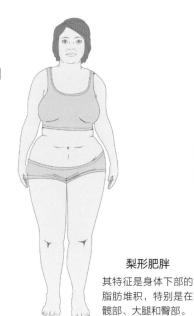

梨形肥胖
其特征是身体下部的脂肪堆积，特别是在髋部、大腿和臀部。

苹果形肥胖
又称腹部肥胖，是指身体上部脂肪堆积过多，主要集中在胃、躯干和颈部。此类肥胖更容易出现并发症。

肥胖并发症

　　肥胖对健康的影响是巨大的，并且影响程度还会随着BMI的上升而增加。肥胖（尤其是苹果形肥胖）会增加心血管疾病的风险，如心力衰竭、冠状动脉疾病、高血压和脑血管意外。体重过重也会引起其他疾病，如2型糖尿病和高胆固醇血症，还可能会导致呼吸问题，如睡眠呼吸暂停或夜间打鼾。肥胖会引发关节病、胆石症和一些癌症，如子宫内膜癌、卵巢癌、结肠癌和前列腺癌，还可能导致不孕不育。肥胖会对生活质量产生巨大影响，引发包括呼吸困难、睡眠问题、过度出汗、尿失禁、行动能力和自主性下降等身体问题。一般来说，肥胖会缩短预期寿命。

肥胖的治疗

　　肥胖的治疗因病因而异。最常见的方法是在日常饮食中限制能量摄入，这需要深刻改变饮食习惯，还需要与增加身体能量消耗的常规体育锻炼相结合。有几种类型的饮食可以采用，根据个人来调节。饮食必须是均衡和现实的，从而避免导致营养不良或肥胖复发，并且必须由医生监督，甚至在某些情况下，还可能伴有心理治疗。在最严重的情况下或在所有其他治疗失败后，可考虑实施胃束带手术[1]，这是一种可减少胃体积的可逆手术。

▶ 营养…第12页

 肥胖

症状：
体重超标，脂肪堆积。

治疗：
饮食调节，体育锻炼，心理治疗，抽脂术，胃束带手术。

预防：
饮食均衡，经常锻炼身体，限制和控制压力。

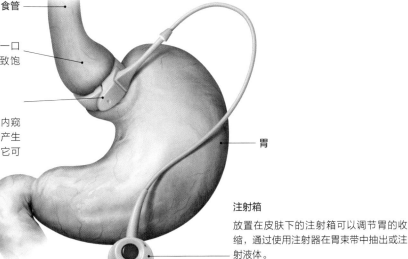

"袋子"
胃束带收缩形成一个"袋子"，它从第一口食物进入后就开始膨胀，因此直接导致饱腹感。

胃束带
胃束带由硅胶制成，充满了液体，通过内窥镜放置在胃的上部。胃束带造成的收缩产生了一个15~20立方厘米长的"袋子"，它可以容纳有限数量的食物。

食管

胃

注射箱
放置在皮肤下的注射箱可以调节胃的收缩，通过使用注射器在胃束带中抽出或注射液体。

---

① 胃束带手术逐渐被淘汰。——编者注

357

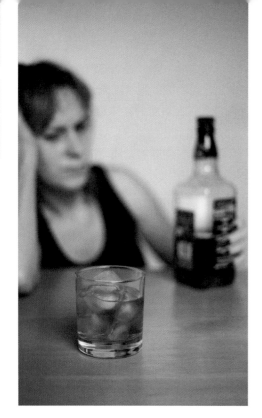

■ 酒精中毒

酒精中毒影响着全球大约4%的人口。其特征是对酒精依赖（或上瘾），这种依赖会导致不受控制地饮用酒精饮料，从而导致慢性中毒。形成酒精依赖所需的量因人而异，并取决于基因、心理和社会因素。酒精中毒是导致疾病、车祸、自杀和他杀死亡的重要原因。对于妊娠女性来说，长期和过度饮酒可能会导致胎儿酒精中毒。

▶ 烟草、酒精和毒品⋯第26页
▶ 胎儿酒精综合征⋯第479页

血液中的酒精含量

摄入的酒精在被胃和小肠吸收后通过血液循环进入肝，在那里一部分会转化为有毒的化学成分。酒精在水和脂肪中溶解，那些不能立即被肝过滤的部分会扩散到全身，包括乳汁和脂肪组织。血液中的酒精含量随饮酒量的增加而成比例增加，直到停止饮用后才开始下降，酒精清除速度为每小时0.1~0.3克。

酒精检测

酒精检测，也叫酒精测试，是通过呼出空气中含有的酒精量来评估血液中的酒精含量。酒精非常容易挥发，很容易向肺泡扩散，因此，呼出空气中的酒精含量与血液中的酒精含量成正比。市面上有多种类型的酒精检测仪，有些含有一种化学成分，与酒精接触后颜色会发生明显改变。呼气式检测仪可以测出每升呼出的空气中有多少毫克的血液酒精含量，或者每升血液中有多少克的酒精。

▶ 肺⋯第312页

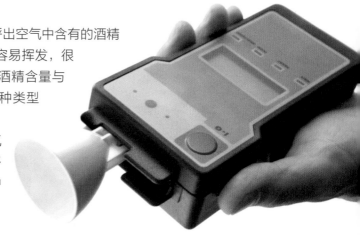

酒精检测仪

酒精的影响

　　过度饮酒会导致急性酒精中毒，症状表现为醉酒状态。一般在摄入酒精饮料后30分钟左右开始发作。症状随着血液中酒精含量的增加而加重，并可能伴有恶心和呕吐；血液中的酒精含量高于3克/升时会导致昏迷，超过6克/升则会导致死亡。醉酒的人神经和运动方面会出现问题，例如反应差或说话困难；还可能导致视野变窄，心率减慢，胃灼热，脱水。频繁而规律地大量饮酒会导致慢性酒精中毒，其特点是发展为对酒精的依赖和对酒精影响的较高耐受性。从长远来看，酒精对新陈代谢影响很大，并对各器官造成不同的损害，有时这种损害是不可逆的。

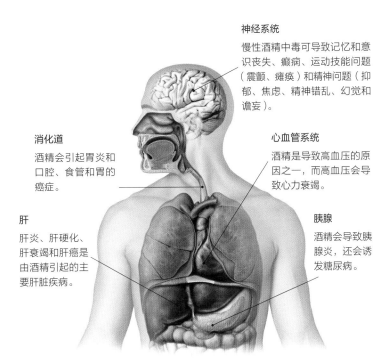

神经系统
慢性酒精中毒可导致记忆和意识丧失、癫痫、运动技能问题（震颤、瘫痪）和精神问题（抑郁、焦虑、精神错乱、幻觉和谵妄）。

消化道
酒精会引起胃炎和口腔、食管和胃的癌症。

心血管系统
酒精是导致高血压的原因之一，而高血压会导致心力衰竭。

肝
肝炎、肝硬化、肝衰竭和肝癌是由酒精引起的主要肝脏疾病。

胰腺
酒精会导致胰腺炎，还会诱发糖尿病。

慢性酒精中毒的影响

■ 酒精中毒的治疗

　　酒精中毒的治疗需要患者对疾病有良好的了解，认识到自己对酒精的依赖，并有克服饮酒的愿望。通常包括解毒治疗，需要通过心理治疗和医疗支持来完成。治疗停止后，复发的风险很高。然而通过心理治疗和服用某些药物可以将酒精的影响降到最低，这些药物会在饮酒时引起不适或者阻断饮酒带来的快感。

酒精中毒

症状：
急性中毒：反应慢，抑制减弱，情绪变化，说话困难，运动协调性下降，失去平衡，恶心，呕吐，脱水，体温过低。
慢性中毒：癫痫，震颤，麻痹，精神错乱，幻觉，谵妄。

治疗：
解毒治疗（戒断、心理治疗、医疗支持、药物治疗）。

预防：
在没有依赖的情况下限制饮酒；在产生依赖的情况下必须早期诊断，及时治疗。

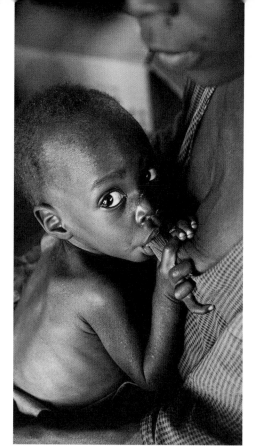

■ 营养缺乏

营养缺乏是指身体缺乏一种或几种人体必需的营养物质，是营养不良的一种。例如，在饥荒中，由于食物缺乏，会导致食物供应不足，可能导致普遍的营养缺乏（营养不足）；更罕见的情况是疾病（厌食症、食物不耐受等）也会导致营养缺乏。营养缺乏是一种病理状态。营养缺乏对儿童生长发育会造成严重的、有时是不可逆转的影响，并可能导致各年龄段的健康问题。

▶ 营养···第12页

营养缺乏的后果

营养缺乏伴随着持久的饥渴感、肌无力和疲劳感，会导致低血糖、脱水、体重减轻、肌肉萎缩，如果持续下去还会导致死亡。即使是暂时性的营养缺乏，对胎儿、婴幼儿来说也会影响其生长发育，并可能导致身心缺陷。

与营养缺乏有关的疾病

营养缺乏可导致各种疾病，如坏血病（维生素C）、甲状腺功能减退（碘）、佝偻病和骨软化症（维生素D）、干眼症（维生素A）、脚气病（维生素B$_1$）、糙皮病（烟酸）、恶性营养不良（蛋白质）等。在大多数情况下，重新补充饮食中缺失的营养物质会逆转其影响。但是如果不治疗，营养缺乏会导致死亡。

▶ 甲状腺疾病···第225页

▶ 骨骼畸形···第525页

营养缺乏的孩子
腹部肿胀（腹水）是严重营养缺乏的特征。造成腹部肿胀的原因有两个：一是腹部肌肉的减弱；二是由于血液中蛋白质水平下降而导致腹腔内血浆的渗漏。

 一场肆虐的灾难

世界上，特别是发展中国家，有8亿多人患有营养缺乏，每天有25000多人因此而死亡。营养缺乏影响着全球一半以上的人口。

■ 坏血病

坏血病是一种因缺乏维生素C而引起的疾病。缺乏持续1~3个月会表现为牙龈发炎、出血（牙龈、皮肤、鼻）、贫血和虚弱。这些症状的出现会使心力衰竭的风险不断增加。儿童缺乏维生素C还会导致四肢疼痛，增加猝死的风险。

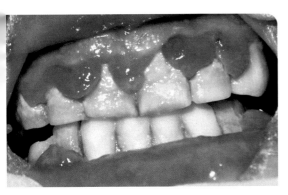

坏血病

■ 脚气病

脚气病是一种因缺乏维生素B_1引起的疾病。在发展中国家，以精制大米为基础的饮食会将富含维生素B_1的外层去除，促使脚气病的发生。它表现为不同的症状，如虚弱、体重减轻、厌食、便秘、敏感、肌肉萎缩等，这种疾病还会导致神经、心脏或脑受损。

■ 糙皮病

糙皮病是一种因缺乏烟酸引起的疾病，通常因饮食中动物蛋白含量低，在有着营养缺乏问题的发展中国家和以玉米为基本食物的国家最为常见。主要表现为：曝露在阳光下的皮肤形成深色或红色的斑点，腹泻、腹痛，神经系统问题如焦虑、失眠或记忆力丧失，进而发展为痴呆。

■ 恶性营养不良病（蛋白质缺乏症）

恶性营养不良病发生在突然停止母乳喂养的儿童中，例如由于新生儿的出生而必须停止母乳喂养的情况。多由蛋白质含量很低的饮食引起的，可导致皮肤损伤和腹部特有的肿胀，还会导致腹泻、体重下降、贫血、生长发育迟缓以及心理和精神问题。

■ 干眼症

干眼症是一种因缺乏维生素A而引起的疾病，尤其影响发展中国家的儿童。其特点是眼睛干燥，角膜上出现不透明的斑点，这些损伤会扩散并导致角膜穿孔。若不尽快治疗，会导致失明。

⊕ 营养缺乏

症状：
根据不同的缺陷而有不同症状。如果及时治疗，症状往往是可逆的。

治疗：
在饮食中加入缺乏的元素，首先是大量加入（口服或静脉注射），之后通过均衡的饮食正常摄入。

预防：
多样化、充足、规律的饮食。

■ 食物不耐受

食物不耐受是指消化道无法消化某些食物。乳糖不耐受和麸质不耐受是最常见的类型，尽管其严重程度因人口和种族而有很大差异。

乳糖不耐受

乳糖是牛奶中的主要碳水化合物，而且只存在于奶制品中。乳糖不耐受是一种常见的疾病，是由于小肠中缺乏一种可以消化乳糖的酶——乳糖酶。它影响着世界上大约四分之三的成年人。乳糖酶在所有儿童体内天然存在，但在某些民族和人群中，尤其是在亚洲、非洲和南美洲，成年后体内的乳糖酶会减少或消失。当乳糖酶缺乏或不足时，未消化的乳糖刺激肠道，从而导致各种消化问题。乳糖不耐受的治疗包括避免食用牛奶，用发酵奶制品替代，如酸奶和奶酪；还可以将片剂或滴剂形式的酶补充剂添加到含有牛奶或奶油的食物中。

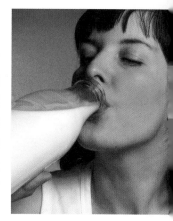

乳糜泻

乳糜泻，或麸质不耐受，是小肠的一种慢性疾病，由一些谷物中含有的麸质引起。它在北欧人群中比较常见，在有遗传易感的人中，麸质会引起免疫反应，导致炎症、水肿以及肠黏膜坏死，从而降低其营养吸收能力。除了消化问题，营养吸收不良还会导致体重下降、各种营养缺乏，以及儿童生长发育迟缓和青春期延迟。

▶ 免疫系统…第278页

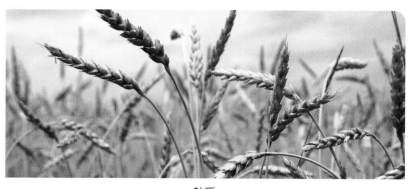

麸质

麸质是一种存在于小麦、黑麦和大麦等谷物颗粒中的蛋白质，它也存在于许多加工食品中，如汤、面包屑、意大利面、酱汁；一些谷物和谷类替代品，如玉米、小米和荞麦都不含麸质。燕麦对乳糜泻患者有毒性作用这一说法目前还未明确。

➕ **食物不耐受**

症状：

腹泻，腹痛，肠胀气，肠痉挛，体重减轻，疲劳。乳糜泻还会伴随营养不良的问题。

治疗：

限制摄入会引起疾病的食物。如果有条件，可以用营养等效物替代。

乳糖不耐症：酶补充剂。

消化不良

消化不良会引起胀气、恶心、呕吐和腹痛等一系列症状。虽然消化不良最常见的原因是一顿饭中摄入过多的食物或酒精，但消化不良可能是消化系统或其他器官出现更严重问题（胃肠炎、食物中毒、心肌梗死或脑瘤）的征兆。

呕吐

呕吐是指由于横膈和腹部肌肉突然收缩而引起胃的收缩，胃内容物通过口腔反射性被排出。关闭食管上部开口的环形肌肉——食管上括约肌松弛后，胃内容物就会反流到食管中。反复呕吐会导致脱水和营养不良，在某些情况下，它还可能导致窒息。解痉药或止吐药可以缓解呕吐症状，但必须找到呕吐的原因并进行治疗。

■ 恶心

恶心是一种通常发生在呕吐之前的不愉快的感觉，可能是消化系统疾病、中枢神经系统疾病或内耳疾病的症状。它有可能发生在怀孕期间，也可能是由于晕车、压力或服用药物（尤其是在化疗期间），甚至是由于令人不愉快的味道或气味引起的，一旦确定了诱因，可以通过避免接触或服用止吐药治疗。

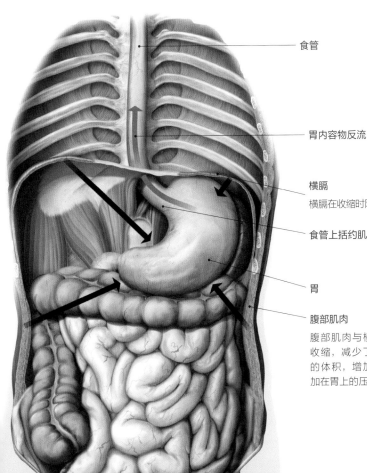

食管

胃内容物反流

横膈
横膈在收缩时降低。

食管上括约肌

胃

腹部肌肉
腹部肌肉与横膈的收缩，减少了腹腔的体积，增加了施加在胃上的压力。

✚ 消化不良

症状：
恶心，呕吐，腹痛，胀气，头痛。

治疗：
调整饮食。病因治疗，如止吐药、解痉药。

预防：
均衡的饮食；避免过量饮酒。

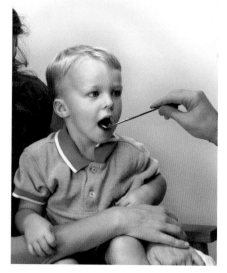

■ 口腔疾病

口腔疾病可由口腔卫生不良（龋齿、牙龈炎、牙周炎）、黏膜感染，或损伤（口疮、鹅口疮、舌炎）、吸烟引起，它们通常是良性的，但是一些严重的口腔疾病可能会限制口腔功能并干扰营养、言语和呼吸。

▶ 龋齿…第367页

牙龈炎

牙菌斑或牙垢在牙齿表面堆积从而导致牙龈发炎，称为牙龈炎。牙龈炎症状表现为牙龈红肿、频繁出血，特别是在刷牙时。药物或免疫缺陷可能会引起一些更罕见的牙龈炎。

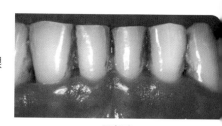

牙龈炎

发炎的牙龈呈现红色和浮肿的外观，可能会覆盖一部分牙齿。

牙周炎

如果不进行治疗，牙龈炎会波及所有支撑牙齿的组织：牙龈、牙槽骨、牙骨质和牙槽韧带，发展成牙周炎。牙龈收缩并逐渐露出牙齿的基部，导致牙齿明显活动，严重时牙齿可能会脱落。良好的口腔卫生和定期的牙周刮治可以治疗牙龈炎，防止或阻止牙周炎的发展。

▶ 保持口腔健康…第369页

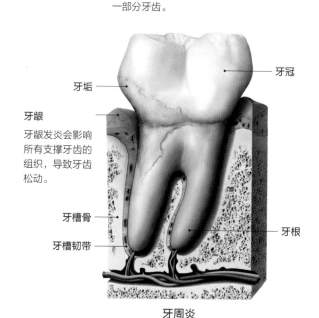

牙冠

牙垢

牙龈

牙龈发炎会影响所有支撑牙齿的组织，导致牙齿松动。

牙槽骨

牙根

牙槽韧带

牙周炎

■ 牙菌斑

牙菌斑是一种主要由面颊部菌群组成的细胞性生物膜。这些细菌会不断沉积在牙齿和牙龈表面，如果不刷牙，就会变成牙垢，而它是龋齿和牙龈炎的根源。刷牙不能去除牙垢，必须通过超声波或刮匙（一种小型刮除工具）来清除。牙周刮治的频率因人而异，但半年一次或一年一次的牙齿检查可以限制牙垢的形成。

舌炎

　　舌炎是一种由烧伤、摩擦、接触刺激性物质、感染、过敏甚至是缺乏铁或维生素等因素引起的舌部炎症。该病会改变部分或整个舌的形态。舌炎通常是良性的。舌炎会伴有在咀嚼、吞咽或说话时的疼痛和不适等症状，当导致舌肿胀和咽（喉）阻塞时，可能需要住院。

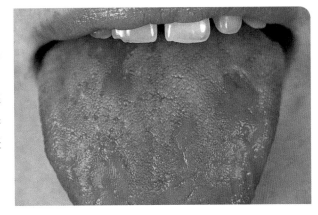

舌炎

舌炎发生时，舌的体积会增大，表面会变得光滑，舌面的红色会变柔和或加深。

鹅口疮

　　鹅口疮是一种由白色念珠菌引起的口腔感染。它会在口腔、咽喉、食管黏膜形成一层白色膜，并可能伴有瘙痒、灼热、吞咽困难和食欲不振等症状。鹅口疮在幼儿群体中很常见，通常是良性的。鹅口疮也可能会在患艾滋病、糖尿病或使用皮质类固醇、抗生素或化疗等治疗后，由于免疫系统功能减弱而发生。

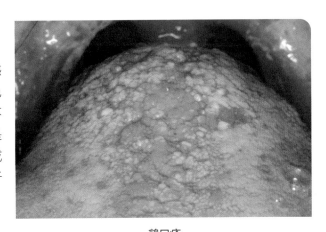

鹅口疮

感染白色念珠菌的舌上覆盖着一层特殊的白膜，它也可以覆盖在颊和腭的内表面，并扩散至咽、喉和食管。

■ 新生儿鹅口疮

　　在怀孕期间，激素的变化有时会导致母体阴道内白色念珠菌增殖。这些真菌会在出生时传染给孩子，使得新生儿有患上鹅口疮的风险，并且可能会干扰新生儿的营养吸收。真菌也可以在哺乳期间转移到母亲身上，通常会导致乳头疼痛。

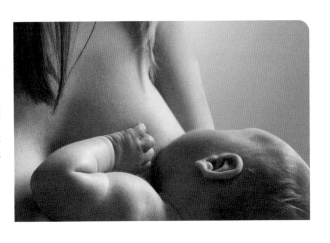

口疮

口疮是位于口腔黏膜的一种小的疼痛性溃疡。其特征是一个小的被红色晕圈包围（即显示有炎症）的圆形或卵形的黄色斑点。口疮通常是一种良性的孤立性损伤，由多种原因导致，如损伤（来自器械或牙脊摩擦）、食物不耐受、感染、压力、疲劳等。这种病不需要任何治疗，8～10天后会自行愈合。然而，多发性口疮的爆发可能是慢性感染的征兆。

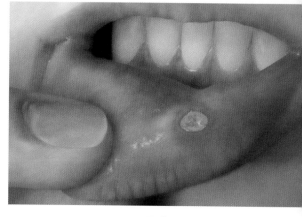

口疮
口疮出现在脸颊和嘴唇的内表面、牙龈或舌上。

口腔癌

口腔癌是一种影响一个或几个口腔器官（唇、舌、牙龈、颊、腭、唾液腺）的恶性肿瘤。通常起病时无痛，表现为不同的形式：小伤口、红色或白色斑块、溃疡、唇或颈部的结节；随着时间的推移，这些损伤会加重，并伴有其他症状，如出血、口腔和喉持续疼痛、咀嚼困难、吞咽困难，或舌移动困难、麻木。烟酒的联合摄入和不良的口腔卫生是导致口腔癌的重要危险因素，尤其是对于50岁以上的男性。治疗成功与否取决于能否早期诊断。

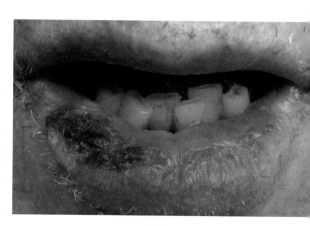

唇癌
吸烟和长时间曝露在阳光下会增加患唇癌的风险。

➕ 口腔疾病

症状：
炎症，产生损伤或受累器官外观发生改变，可能伴有疼痛和某些功能（咀嚼、吞咽、发声、呼吸）的改变。

治疗：
牙龈炎、牙周炎：牙周刮治。
舌炎：使用含有皮质类固醇的漱口水，在由感染引发的情况下使用抗生素或抗真菌药。
鹅口疮：使用含有抗真菌药的漱口水。
口腔癌：手术、放疗，肿瘤范围很大时进行化疗。

预防：
保持口腔卫生，定期进行牙齿检查（至少一年1次）。

▶ 保持口腔健康···第369页

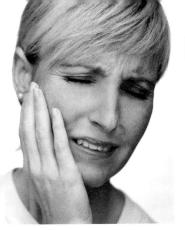

■ 龋齿

　　牙菌斑中的细菌通过食物中的糖分滋养会增殖，它们逐渐破坏牙齿的不同硬组织，形成龋齿。大量或频繁地摄入糖、口腔卫生不良和唾液分泌不足都会促进龋齿的形成。如果不治疗，龋齿会发展成脓肿。

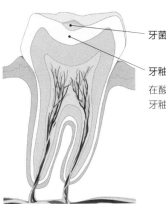

牙菌斑

牙釉质

在酸性物质的作用下，牙釉质逐渐消失。

1. 牙釉质损坏

牙菌斑中的细菌把食物中的糖转化为酸性物质，从而溶解牙釉质。

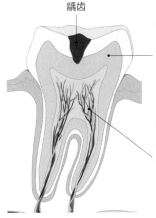

龋齿

牙本质

当感染攻击牙本质时，龋齿的发展导致牙本质的不可逆破坏。牙科医生可以在这个阶段堵住龋洞。

神经

由于缺乏保护牙本质的牙釉质，神经受到刺激。因此，牙齿对冷、热、压力和某些食物变得敏感。

2. 牙本质破坏

牙釉质的损坏会造成细菌穿透牙齿的裂缝，从而使得感染蔓延至牙本质并将其摧毁。

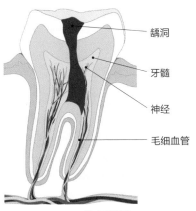

龋洞

牙髓

神经

毛细血管

3. 牙髓炎

这种感染会侵袭神经发达的牙髓并引起炎症。因此，疼痛强烈而持续。

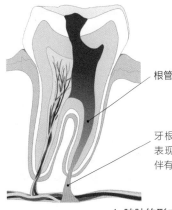

根管

脓肿

牙根以上的脓液形成脓肿，表现为牙龈红肿疼痛，有时伴有发热和头痛。

4. 脓肿的形成

它会导致牙坏死并形成脓肿。这种感染可扩散至全身，引起严重的并发症，如脑膜炎、心内膜炎和关节炎。

牙科X射线

　　快速无痛的牙科X射线可以看到牙的硬组织以及任何先前的治疗情况，以确诊牙或牙龈的疾病。

龋齿的治疗

治疗龋齿的第一步是钻孔，即用金属钻去除牙齿所有受感染的组织，然后用一种耐腐蚀和无毒的材料填充龋洞，这种材料可以是汞合金填充料或复合树脂。牙医根据牙齿的形状对填充材料进行塑形，然后抛光，从而恢复牙齿的外形和咀嚼功能。经过治疗的牙齿更脆弱，必须小心保护，因为旧牙的填充物下面可能会形成新的龋齿（龋洞）；当龋洞较深时，可能需要进行根管治疗和植入人造牙冠。

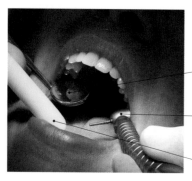

镜子

镜子可以让牙医看到口腔中不易进入的部位，它也用在检查时推开颊、唇和舌。

牙钻

钻头末端覆盖着金刚石粉末或有切割刀片，它通过一个快速旋转运动钻进牙齿里。

吸引管

吸引管可以清除唾液，清洗在钻牙过程中产生的积存在口腔中的液体和碎屑。

钻孔

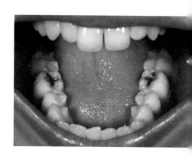

汞合金填充料

汞合金填充料，是一种由金属混合而成的非常耐蚀的灰色材料。复合树脂是一种有机物和矿物材料的混合物。

■ 根管治疗

如果出现很深的龋洞、牙脓肿甚至断牙，可以在局部麻醉下完成根管治疗。在去除牙上的所有牙髓后，根管会被清洁、加宽、消毒并填入填充料，牙上部用汞合金填充料或复合树脂填充。缺了牙髓，牙就没有血管来灌注，会变得更加脆弱。当天然牙冠受损严重时，在进行根管治疗之后，通常会植入人造牙冠，整个治疗过程是无痛的，却是一个漫长而细致的过程，可能会分多个疗程。

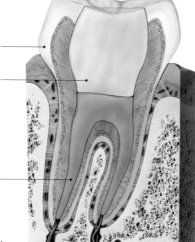

牙冠

龋齿

牙齿的上半部分用汞合金填充料或复合树脂填充。

根管

在根管中，感染的牙髓被具有抗菌防腐性能的材料取代。

根管治疗

✚ 龋洞

症状：

因冷、热、压力或某些食物而引起的局部的、有时是剧烈的疼痛。

脓肿：牙龈疼痛、肿胀和发红，并可能扩散到颊。

治疗：

通过钻孔、填充等方法去除龋齿组织。

严重龋齿：如有需要，需进行根管治疗及植入人造牙冠。

脓肿：用抗生素控制感染，用镇痛剂减轻疼痛。

预防：

良好的口腔卫生；定期看牙医；限制甜食的摄入。

保持口腔健康

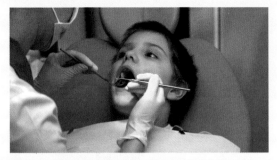

■ 采取适当的口腔卫生措施

口腔卫生包括通过刷牙和用牙线清洁牙齿上不断形成的牙垢，以预防龋齿、牙龈炎、牙周炎等，从而保护牙齿、牙龈和口腔黏膜的健康。每天保证至少刷2次牙，在饭后刷牙，每次刷够3分钟。每天必须保证一次刷牙前在每颗牙齿之间使用牙线。口腔卫生不良会促使细菌繁殖，从而导致难闻的口气。这个被称为口臭的问题也可能是由缺乏唾液、感冒、鼻窦炎，或摄入大蒜、洋葱、咖啡、菜花、烟草、酒精等物质造成的。

■ 定期看牙医

根据个人情况，每年或每半年进行牙齿清洁和检查，以防龋齿。

■ 避免吸烟

经常吸烟会促使龋齿、牙周炎和口腔癌的发展。

▶ 烟草依赖…第338页

■ 照顾好孩子的健康

- 为了避免出现龋齿，需要限制孩子摄入含糖食物，尤其是在睡前；也不要在入睡前给他们喝牛奶或果汁。
- 孩子长出第一颗牙时，可以用湿布擦拭。之后一天2次用一个小的柔软的儿童牙刷和牙膏清洁孩子的牙齿，然后逐步教孩子自己完成刷牙这件事。
- 在孩子长出第一颗牙后带他去看牙医，之后定期去看牙医。
- 为了防止牙齿错颌，不要长时间吮吸拇指。

■ 限制含糖或酸性食物的摄入

某些加工食品和某些饮料（苏打水、果汁）含有大量的简单碳水化合物，如蔗糖、葡萄糖和果糖，它们会促进龋齿的形成，所以选择那些不添加精制糖的食物。高酸性食物（运动饮料、碳酸饮料、咖啡、葡萄酒等）会腐蚀牙釉质，导致龋齿、牙变色和牙痛。因此，不要过度饮用酸性饮料，并且限制酸接触牙齿的时间。切勿在饮用酸性饮料后立即刷牙，相反，喝水、牛奶或大豆饮料等来清洗口腔，以免损坏牙釉质。

▶ 营养…第12页

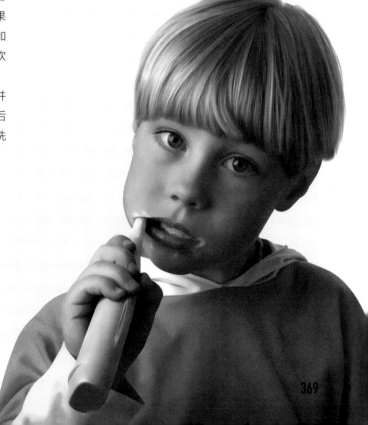

■ 假牙

假牙是一种用来代替真牙的装置，它可以是固定的或可移动的。它能改善咀嚼功能，还能预防牙周炎和影响颌骨咬合的问题。假牙通过恢复正常牙齿的外观起到美学和心理作用。

人造牙冠（牙套）

当天然牙冠严重受损或进行了根管治疗后，通常会植入人造牙冠以保护牙的其余部分免受进一步损害。人造牙冠可以由金属合金、陶瓷或陶瓷覆盖的金属组成。

齿桥

一个齿桥（或固定桥托）通过固定在邻近的牙齿上以代替一颗或几颗缺失的牙齿。它是一个整体部件，由人造牙冠及其固定装置组成。

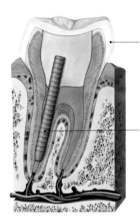

人造牙冠
陶瓷牙冠的颜色与牙齿的自然颜色相适应。

牙齿枢轴
一些人造牙冠由一个植入牙根的杆支撑。

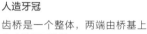

人造牙冠
齿桥是一个整体，两端由桥基上的人造牙冠连接。

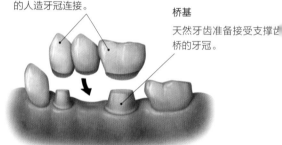

桥基
天然牙齿准备接受支撑也桥的牙冠。

齿桥

义齿（假牙）

义齿是一种用来代替几颗或全部牙齿、可移动的牙齿假体。戴义齿需要一段适应期，在此期间可能会经历疼痛并出现说话困难、进食困难等情况。

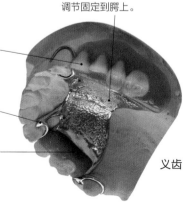

假腭
义齿的两边通过一个牙片调节固定到腭上。

义齿
义齿材质主要有陶瓷、金属等，其颜色与天然牙齿的颜色一致。

钩
剩余牙齿通过金属钩实现对部分义齿的支持。

假的牙龈
义齿的根基固定在牙龈上。由于唾液的分泌会自然地附着在牙龈上。

义齿

口腔种植体（人工牙根）

拔掉天然牙根后，用金属棒做成的口腔种植体与颌骨整合起来，以支撑人造牙冠、齿桥或义齿。牙龈切开后，需要在多次局部麻醉下，经过多个阶段来完成种植体的安装。种植体与骨的整合需要几个月的时间，然后义齿被固定在种植体上。

牙齿错颌

牙齿排列不规则会导致上牙和下牙不完全重合，称为错颌。牙齿排列不规则通常是由先天畸形、牙齿太多或太少、吮吸拇指等原因所致。错颌会导致咀嚼或吞咽困难，也会使得刷牙变得困难，并且是龋齿和其他口腔疾病的根源。错颌可以通过口腔正畸治疗来矫正。正畸医师使用固定或可移动的装置（矫正器）对牙齿施加轻微及持续的压力，这个过程一般为期六个月至三年。

（正牙）矫正器

（正牙）矫正器是一种附在牙齿上来矫正牙齿排列的临时装置。它们由几个托槽组成，用黏固剂固定在牙齿上，并用弓丝互相连接。通过调节弓丝施加的力来缓慢地、逐渐地重新定位牙齿列。

■ 口腔正畸治疗的最后步骤

口腔正畸治疗的最后一个步骤叫"保持"，就是固定牙齿以保持正畸治疗的成果。在一段持续时间内，需要戴上保持器，该保持器用透明树脂制成沟状，或用金属丝粘在牙齿内表面上。

弓丝

弓丝是一种连接每个托槽并在牙齿上施加力的金属丝或有弹性的丝。它必须每4~7周重新调整一次，每次的重新调整都可能会伴随几天的疼痛。

托槽

托槽或环是一种粘在或封闭在牙齿上的金属复合材料或陶瓷片。它传送着由弓丝所施加的力。

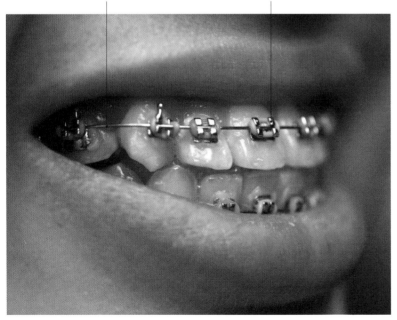

（正牙）矫正器

✛ 牙齿错颌

症状：

咀嚼、吞咽、说话或呼吸困难，颌骨疼痛或颌肌痉挛，头痛等。

治疗：

轻微抛磨牙齿；进行口腔正畸，口腔正畸治疗在成年之前更有效。

预防：

阻止吮吸拇指。

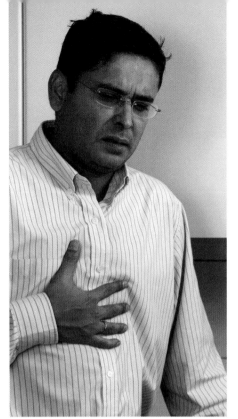

■ 胃食管反流

胃食管反流是一种相对良性的消化问题，10%～20%的人受此影响，其症状是胃内容物在食管中反流并伴有食管灼伤。这些症状一般会出现在饭后1～3小时，躺下时症状加重。胃食管反流也会发生在成年人身上，特别是在吃完大餐后，但更常见于小于3个月的婴儿身上。其并发症比较罕见但严重（狭窄、溃疡、癌症）。

胃食管反流的病因

胃食管反流主要是由食管括约肌（位于胃和食管之间的肌肉）的功能弱化引起的。对于有家族病史的易感个体来说，某些食物（脂肪、巧克力、咖啡、酒精）、吸烟或某些药物可能会触发或加重括约肌松弛。唾液分泌减少、食管蠕动减弱、食管裂孔疝、哮喘、肥胖、糖尿病、怀孕等因素也会促发胃食管反流。

预防胃食管反流

- 忌烟草、酒精、咖啡、脂肪或辛辣食物。
- 减肥。
- 控制每顿饭的食量。
- 饭后避免强体力活动。
- 睡觉时把上半身略抬高。
- 避免穿紧身衣服。

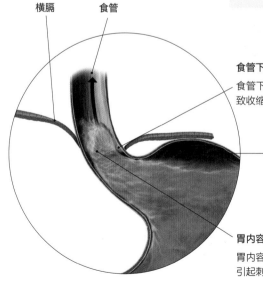

横膈　食管

食管下括约肌
食管下括约肌用来关闭食管下端的肌肉，该肌肉功能的减弱会导致收缩不良，无法抵抗食管中胃内容物的反流。

胃

胃内容物
胃内容物与食管内壁的接触会引起刺激和灼伤。

胃食管反流的治疗

胃食管反流的治疗要看其严重程度，在大多数情况下，可服用中和胃酸或抑制胃酸分泌的药物，还可以服用其他药物来推动食团进入胃以及强化食管下括约肌功能。如果发生食管严重损伤或对药物不耐受，可能需要进行外科手术——胃底折叠术。这种手术是在全身麻醉的情况下将胃上部折叠起来，环绕食管下端折成一个袖子的形状。该手术可能会造成暂时的吞咽困难和胃胀，它能缓解85%病例的胃食管反流。

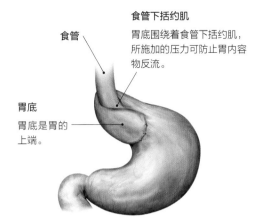

食管下括约肌
胃底围绕着食管下括约肌，所施加的压力可防止胃内容物反流。

食管

胃底
胃底是胃的上端。

胃底折叠术

食管裂孔疝

食管裂孔疝是一种解剖学异常，其症状是胃的一部分穿过横膈在胸腔中突起。该病的确切病因目前还未知，可能是由先天性横膈畸形、创伤或腹压升高（特别是由肥胖、怀孕或慢性便秘引起）等病因引起。食管裂孔疝一般无症状，有时会加重胃食管反流并导致食管炎。

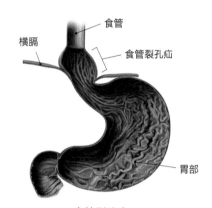

食管

横膈

食管裂孔疝

胃部

食管裂孔疝

食管狭窄

食管狭窄指的是食管腔的收缩。它可能由炎症、导致食管壁增厚的肿瘤、放疗后出现的疤痕、胃食管反流或者摄入腐蚀性物质等因素引起。食管狭窄的症状为吞咽困难，有时还伴有反流。根据病因和严重程度不同，治疗方法包括机械扩张食管或手术切除狭窄段。

胃食管反流

症状：
出现酸性反流、胃灼热并累至食管、吞咽困难、夜间咳嗽等症状，这些症状在饭后和躺下时出现或加重。

治疗：
服用中和胃酸或抑制其产生的药物，促进食物向胃的传送，进行外科手术（胃底折叠术）。

预防：
避免会加重症状的因素。

■ 胃十二指肠溃疡

　　胃十二指肠溃疡是一种胃壁或（和）十二指肠的损伤，可导致上腹部和中腹部的疼痛和痉挛，有时还会扩散到背部中间，这些症状会在两餐之间定期出现，进食可以缓解。溃疡的特征是胃壁或（和）十二指肠持续受到侵蚀。胃的酸性分泌物过多或保护性黏液分泌不足时都会发生，而造成这种失调的主要原因是幽门螺杆菌感染。反复使用非甾体抗炎药、过量饮酒、炎症性疾病（如克罗恩病）和癌症是导致这种疾病的危险因素。在工业化国家，胃十二指肠溃疡的发病率略有下降，但50岁以上人群易发。

胃炎

　　胃炎是胃黏膜的一种炎症。其病因可能与引起胃十二指肠溃疡的病因一样（幽门螺杆菌感染、反复使用非甾体抗炎药、过量饮酒、克罗恩病、癌症）。表现为胃痛（胃灼热）、胃胀气、胃食管反流、消化困难，有时伴有恶心。

胃镜检查

　　胃镜检查是一种对胃、食管和十二指肠的内窥镜检查，可以用来诊断胃炎、胃十二指肠溃疡、食管癌和胃癌等消化道疾病。这个检查虽然不舒服但没有疼痛感，需要在禁食6小时后进行。在局部麻醉的情况下，整个过程中患者需要仰卧或侧卧，然后将内窥镜的软管从口或鼻探进人体，通过注入空气扩张器官以便内窥镜沿消化道进一步深入。整个过程持续时间不到10分钟，在此期间完成取样。

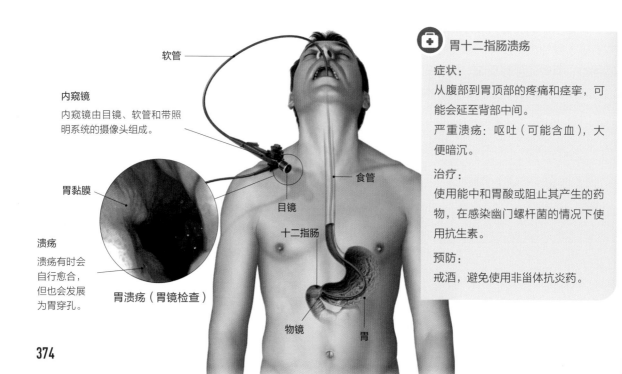

软管

内窥镜
内窥镜由目镜、软管和带照明系统的摄像头组成。

胃黏膜

溃疡
溃疡有时会自行愈合，但也会发展为胃穿孔。

胃溃疡（胃镜检查）

食管

目镜

十二指肠

物镜　　胃

胃十二指肠溃疡

症状：
从腹部到胃顶部的疼痛和痉挛，可能会延至背部中间。
严重溃疡： 呕吐（可能含血），大便暗沉。

治疗：
使用能中和胃酸或阻止其产生的药物，在感染幽门螺杆菌的情况下使用抗生素。

预防：
戒酒，避免使用非甾体抗炎药。

■ 消化道癌

消化道的任何部位都可能会出现恶性肿瘤，尤其是大肠、胃和食管。消化道癌主要影响45岁以上人群，特别是男性。吸烟和饮酒（食管癌）、胃炎和胃溃疡（胃癌）、家族史、某些类型的结肠息肉、低纤饮食、久坐不动的生活方式和肥胖（结直肠癌）等因素都会促进消化道癌的发生。消化道癌的治疗一般是手术切除，其成功率取决于肿瘤的发展程度，通常还需要配合化疗或放疗。

食管癌

食管癌是发生在食管壁的恶性肿瘤。它首先表现为吞咽困难，然后是体重减轻、肋痛，有时还会呕血，通常确诊时就是晚期了。食管癌是通过手术切除食管（部分或全部食管切除术），辅以化疗和放疗，然后扩大胃部或将结肠的一部分移植到食管的位置。如果无法进行手术治疗，则只能进行化疗和放疗，虽然手术切除是食管癌最有效的治疗方法，但其远期成功率有限。

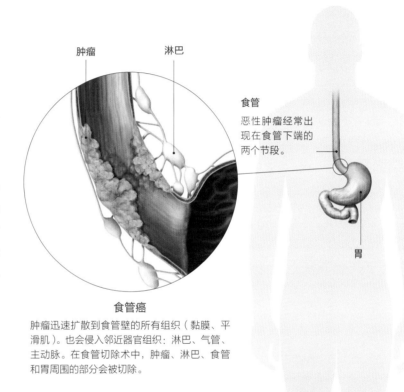

肿瘤　　　淋巴

食管
恶性肿瘤经常出现在食管下端的两个节段。

胃

食管癌
肿瘤迅速扩散到食管壁的所有组织（黏膜、平滑肌）。也会侵入邻近器官组织：淋巴、气管、主动脉。在食管切除术中，肿瘤、淋巴、食管和胃周围的部分会被切除。

■ 吞咽困难

吞咽困难就是吞咽很艰难、费劲。它可能由异物阻塞、食管狭窄、胃食管反流等机械性疾病引起，也可能由感染（喉炎、咽炎、扁桃体炎）、肿瘤（咽、喉或食管的癌症）或神经系统疾病（失弛缓症、肌营养不良症、帕金森病）等引起，还有可能由唾液分泌不足、压力或强烈的情绪反应引起。

胃癌

　　胃癌是一种在胃壁发展的恶性肿瘤。最初表现为一些非特异性症状，如胃痛、消化困难，有时还会出现呕吐、厌食、体重减轻和全身疲劳的现象，可以通过胃镜检查以及分析黏膜标本来确诊。胃癌主要通过手术切除部分或全部胃、部分食管或十二指肠以及邻近淋巴结等方法来治疗。然后将食管或胃的其余部分重新连接到小肠，在某些情况下，手术后必须接受化疗，有时还需要放疗。缺少胃或胃体积减小会造成几个负面后果——难以或无法消化生蔬菜，可吸收食物的数量减少，胀气、腹泻，并且患者还必须定期补充维生素B_{12}，以免发展为巨动细胞性贫血。

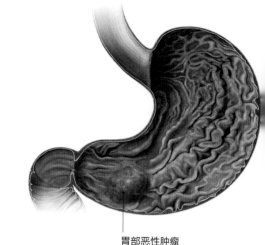

胃部恶性肿瘤

大多数的胃部恶性肿瘤发生在黏膜处。

结直肠癌

　　结直肠癌是一种发生在结肠或直肠壁上的恶性肿瘤。主要表现为肠道运输问题、大便带血、腹痛，这些症状还可能伴有虚弱和体重减轻等，而肿瘤的发展还会导致肠梗阻或肠壁穿孔。结直肠癌通过手术切除进行治疗。在切除了部分或全部结肠后，外科医生将保留的消化道两个末端重新连接起来，在某些情况下，消化道的末端可以暂时或永久地连接到腹部的一个开口上（结肠造口术）。

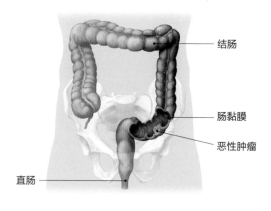

结直肠癌

结直肠癌首先在黏膜发生，然后逐步侵入肠壁其他组织。它可以扩散到邻近器官（小肠、膀胱、阴道、前列腺、骶骨），侵入淋巴系统，并在肝、肺、骨、腹膜和大脑中形成转移瘤。

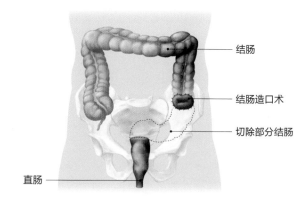

结肠造口术

结肠造口术，或称人工肛门，可以将粪便排到一个附在皮肤上的塑料袋里，这个塑料袋中有一个过滤器来消除气味。

■ **结直肠癌筛查**

　　建议50岁以上的人或有家族史的人定期筛查结直肠癌。这个筛查首先是进行大便检查，以检测是否含有血细胞，然后进行结肠镜检查。无论是否需要实施全身麻醉，结肠镜检查都要通过肛门向体内插入一根直径约为1厘米的软管。结肠镜检查还可以采样进行分析以及切除息肉。钡灌肠或虚拟结肠镜检查也可以完成检查工作，这两项无痛的放射检查持续约30分钟。它们可以通过不透明的液体和X射线让肠道变得可见，还可以检测大肠壁的非癌性异常，如息肉、憩室或炎症。在进行结肠镜检查或放射检查的前一天晚上，患者必须喝泻药以清除肠道内所有的粪便。同理，要筛查直肠癌，也必须完成直肠镜检查。

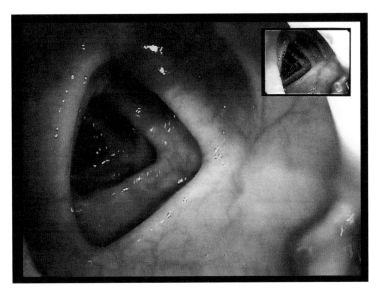

结肠镜检查中结肠的内部视图

消化道出血

　　消化道出血是指消化道内壁的出血。上消化道出血发生于食管、胃或十二指肠，导致呕血或大便呈黑色（被血液染成黑色），这些症状也表明存在胃十二指肠溃疡、肿瘤以及食管或胃的炎症。下消化道出血（例如结肠、直肠或肛门）通常会导致大便呈鲜红色，可能是肛门损伤（痔疮、肛裂、肿瘤）或憩室炎、结直肠癌的征兆。

消化道癌

症状：
吞咽困难，消化困难，呕吐（有时含血），腹泻，便秘、便血，局部疼痛，体重减轻，虚弱。

治疗：
手术切除恶性肿瘤，化疗，放疗。

预防：
禁烟戒酒；多吃富含膳食纤维的食物；50岁后定期进行结直肠癌筛查。

■ 胃肠炎

胃肠炎是一种胃和肠黏膜的炎症，会引起腹泻和呕吐等症状，通常是由于摄入被细菌、病毒（诺如病毒或轮状病毒）或肠道寄生虫等病原体污染的水或食物而引起的感染。食物不耐受或食物中毒也可能会导致胃肠炎。食物中毒是指摄入了含有有毒物质的食物（有毒蘑菇或被毒素污染的蛋黄酱等）。

▶ 卫生与预防感染…第30页

▶ 食物不耐受…第362页

诺如病毒感染

诺如病毒是一种具有强传染性的病毒，可导致胃肠炎。诺如病毒通常通过受污染的水或食物（尤其是海鲜）进行传播，也可出现人传人。症状在被感染后1～2天出现，在2～3天后自行消失。

沙门菌感染

沙门菌是一种由沙门菌属细菌引起的肠道传染病，饮用了被细菌感染的水或食物（奶制品、生鸡蛋、家禽和海鲜）就会受到感染。摄入受污染的食品后12～24小时就会出现胃肠炎的最初症状，在大多数情况下，3～5天内自行恢复。但是对于免疫系统较弱的人来说，感染后的症状可能很严重，需要住院治疗和使用抗生素。

旅行者腹泻

旅行者腹泻是指旅行时感染的传染性胃肠炎，表现为旅行期间或旅行后出现的肠道紊乱。它通常是由于食用了被大肠杆菌污染的水或食物，也可能由病毒或寄生虫引起。其症状通常几天后就会消失，如果症状持续存在或者伴有高热、大便带血，应当咨询医生。

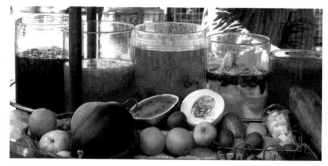

水果和蔬菜
水果和蔬菜在食用前必须去皮或用处理过的水清洗。

 预防及缓解腹泻

由传染性胃肠炎引起的腹泻会突然发作。在大多数情况下，胃肠炎症状在休息并重新摄入电解质溶液几天后会自然消失；服用止泻药可以暂时缓解腹泻，但可能会延迟病原体的消除以及患者的康复，所以止泻药只在必要时使用（如旅行时）。

肉毒中毒

肉毒中毒是一种由肉毒杆菌产生的有毒物质引起的食物中毒，这种食物中毒罕见但很严重。通常是由于食用了受肉毒杆菌感染的食物（受污染的肉类或未经消毒的腌制食品）。肉毒中毒的最初症状是腹痛、呕吐和腹泻，之后可伴随神经系统紊乱，如吞咽、说话和视力方面的问题，严重时可能会导致瘫痪以及心脏和呼吸系统问题，有时可致死。

毒蘑菇引起的食物中毒

许多蘑菇是有毒的，如死亡帽、毒蝇伞和白毒伞。食用有毒蘑菇会导致胃肠炎或其他更严重的疾病。症状可能在食用有毒蘑菇后15分钟至10小时内在身体任何部位出现。其治疗取决于蘑菇分泌的毒素和症状的严重程度，在某些情况下，可能需要几天的医疗辅助。为了防止中毒，请专家鉴别你采集的蘑菇，不要将不同种类的蘑菇放在同一个容器中。

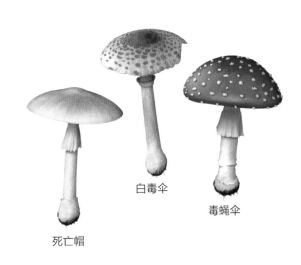

白毒伞

毒蝇伞

死亡帽

🏥 胃肠炎

症状：
腹泻、呕吐、胃痉挛和疼痛，有时会发热。

治疗：
细菌感染：必要时使用抗生素；只在特殊情况下才使用止泻药；必须使用电解质溶液，直到症状消失。

预防：
洗手和清洗食物；用适当的方法保存食物、烹煮食物。
旅行者腹泻：只吃煮熟的食物、只喝处理过的水或瓶装水，水果和蔬菜去皮或用处理过的水清洗。

溶血尿毒综合征

可由大肠杆菌O157：H7产生的毒素引起的食物中毒。大肠杆菌O157：H7存在于人和动物的消化道中，在屠宰时会污染制备中的肉类。由此引起的胃肠炎症状通常为强烈的腹痛和腹泻（有时伴有出血），也可能会引起中度发热。对于15岁以下的儿童来说，可能会出现更严重的症状，如导致急性肾衰竭。

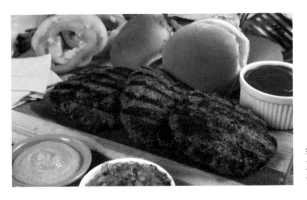

碎肉
绞碎的肉必须煮熟，直到它不再呈现粉红色后才能食用。

■ 肠道寄生虫

肠道可能被寄生虫（主要是蠕虫类）感染。多因摄入寄生虫的幼虫或虫卵而被感染，这些幼虫或虫卵通过手、物品、水或食物传播。肠道寄生虫会引起消化系统紊乱，有些可能很严重。

▶ 感染性疾病…第284页

蛲虫病

蛲虫病是一种由只有几毫米长的小而圆的蠕虫——蛲虫引起的肠道寄生虫病，它广泛存在于温带国家，特别容易感染2岁以下儿童以及老年人。蛲虫成虫会穿过结肠，在肛门周围产卵，从而引起严重的瘙痒。

绦虫病

绦虫病是由绦虫引起的疾病。绦虫幼虫多因摄入未煮熟的猪肉（猪肉绦虫）或牛肉（牛肉绦虫）进入人体，然后附着在小肠壁上，进而发育成成虫。体重减轻、粪便或内裤上出现环状物都是绦虫病的症状。在较少情况下，绦虫幼虫会形成囊肿从而影响肌肉、脑、脊髓以及眼。

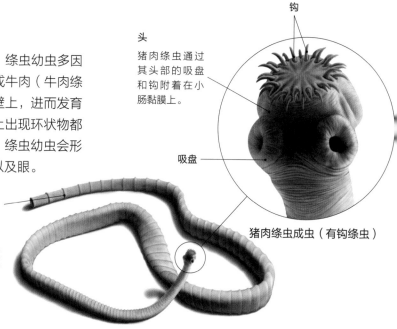

头
猪肉绦虫通过其头部的吸盘和钩附着在小肠黏膜上。

钩

吸盘

猪肉绦虫成虫（有钩绦虫）

节片
绦虫是一条由许多节片组成的白色带状物，它的最后一个节片很容易脱落，所含的卵通过粪便传播。

蛔虫病

蛔虫病是由蛔虫引起的疾病，它影响着世界四分之一的人口，尤其是热带国家的儿童。这种寄生虫通过不干净的水或食物携带的小虫卵进行传播。一旦孵化，幼虫就会穿过小肠壁，在血液中穿行，然后进入肺，这时通常会导致呼吸困难；当它们往上游到喉时，会被吞咽下去，再回到小肠中，在那里，它们变形以成虫的形态继续这个循环。如果不进行治疗，蛔虫病会导致严重的并发症，如肠梗阻、胰腺炎和腹膜炎。

✚ 肠道寄生虫

症状：
恶心，呕吐，腹泻，腹痛，体重减轻。

治疗：
口服或静脉注射驱虫药。

预防：
保持个人卫生；清洗并煮熟食物。

痢疾

痢疾主要影响发展中国家5岁以下的儿童，每年造成约100万人死亡。这是一种通过受污染的水或食物进行传播的传染病，在热带地区尤为常见。它会攻击结肠黏膜，从而引起大量的带血黏液便。痢疾有不同形式——由变形虫引起的肠阿米巴病和由志贺菌引起的细菌性痢疾（菌痢）。如果不进行治疗，痢疾会导致严重的并发症。

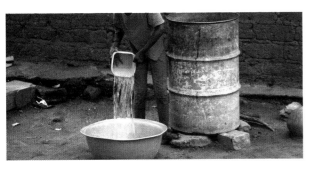

流行病

在处于战争状态或遭受自然灾害的国家，人口过多（特别是在难民营）和缺乏清洁饮用水可能会导致严重的霍乱和痢疾的流行。迅速恢复清洁的饮用水网络以及卫生和排污系统有助于防止这些疾病的传播。

痢疾

症状：

带血的黏稠状腹泻，腹部痛性痉挛，腹痛，呕吐，肛门痉挛。

治疗：

口服或静脉滴注补液；根据具体原因，选择抗寄生虫药或抗生素。

预防：

在高危国家：饮用处理过的水或密封的瓶装水；用同样的水清洗水果或削皮处理；进食前洗手。

霍乱

霍乱是一种由霍乱弧菌引起的传染病。一旦摄入被感染者粪便污染的水或食物，细菌就会在小肠中繁殖，引起频繁的腹泻、呕吐和强烈的腹部痛性痉挛。霍乱在许多发展中国家广泛传播，遍及各大洲。霍乱弧菌可以在温暖的死水中存活数月，在鱼类和贝类中存活数天。如果不进行治疗，这种疾病及其并发症会致人脱水死亡。

霍乱

症状：

突然的、频繁的、大量水样泻；腹部痉挛；呕吐；快速脱水和体重下降。儿童出现惊厥。

治疗：

通过静脉滴注或口服补液。使用抗生素。

预防：

在高危国家：饮用处理过的水；采取基本卫生措施；让高危人群或免疫系统薄弱的人接种疫苗以提供临时保护。

■ 结肠炎

　　在使用泻药或抗生素后，可能会引起结肠炎。但最常见的是由艰难梭状芽孢杆菌感染引起，在这种情况下，会伴有腹泻、发热、恶心和腹部痛性痉挛等症状，并可能导致脱水和严重的并发症——结肠穿孔。更罕见的慢性结肠炎——克罗恩病和溃疡性结肠炎主要影响15~30岁人群，通常没有任何明确病因，这些使人丧失能力的疾病都是突然爆发的。

慢性结肠炎

　　溃疡性结肠炎是一种会影响结肠黏膜及黏膜下层的慢性疾病。它会引起血性腹泻和腹痛，并且可能会导致并发症（巨结肠、结肠穿孔等）。克罗恩病是消化道的一种慢性炎症，主要影响回肠（小肠的最后一段）、结肠和肛门。它会导致多种消化系统病症：间歇性腹泻（可能含有血液和脓）、便秘、肠梗阻、腹部痛性痉挛、呕吐和肛门损害。慢性结肠炎也会导致非消化系统病症：脊柱关节慢性炎症、眼部炎症、口疮和尿石症。

艰难梭状芽孢杆菌

　　艰难梭状芽孢杆菌是一种会引起肠黏膜感染的细菌。它自然存在于土壤和粪便中，是肠道菌群的一部分。因为免疫抑制剂会破坏肠道菌群，当抗生素治疗或使用免疫抑制剂对艰难梭状芽孢杆菌增殖有利时，它就会变得致病。其分泌的毒素会攻击肠壁，从而导致大量腹泻。它对大多数抗生素都产生耐药性。

结肠炎的治疗

　　在扰乱肠道菌群的抗生素治疗结束后，感染性结肠炎会消失。慢性结肠炎可通过抗炎治疗或免疫抑制治疗加以控制。如果这些治疗无效，则考虑手术切除结肠，有时还要切除直肠。可以将直肠切除术与结肠的部分或完全切除（结直肠切除术）相组合。

⊞ 结肠炎

症状：

腹泻，腹部痉挛或疼痛，呕吐，食欲不振，体重减轻，发热。

克罗恩病和溃疡性结肠炎：血便，便秘，关节炎，口疮，葡萄膜炎，尿石症，胆石症。

治疗：

感染性结肠炎：停止使用抗生素或改用不同的抗生素。

慢性结肠炎：使用抗炎药、免疫抑制剂；手术切除结肠、直肠或肛门。

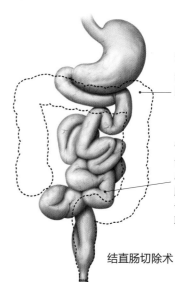

切除结肠
结肠和直肠已被切除，肛门被保留。

小肠
切除直肠和结肠后，小肠与肛门相连。回肠被折叠起来形成一个储存粪便的容器，取代了直肠。

结直肠切除术

结肠息肉

结肠息肉是一种在结肠黏膜形成的从表面向内突出的良性肿瘤。各年龄段都有可能患病，但患病率会随着年龄的增长而增加。除遗传外，结肠息肉发生的原因相对未知。结肠炎、酒精中毒、久坐不动的生活方式及肥胖都可能促使结肠息肉的发作。一般来说，很小的结肠息肉没有显现的症状，但是较大的息肉可能会出现消化道症状（腹泻、便秘等），粪便中偶尔出现红色血液。结肠息肉通常是在结肠镜检查时被诊断出来，并且因为有发展成结直肠癌的风险，所以会在检查时就通过息肉切除术将其切除掉。

▶ 良性肿瘤…第54页

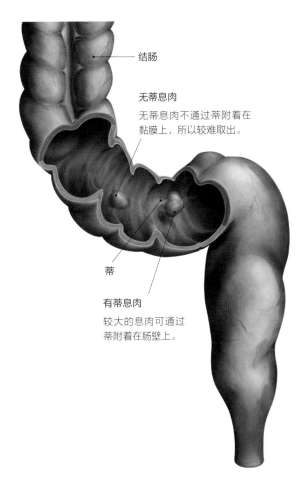

结肠

无蒂息肉
无蒂息肉不通过蒂附着在黏膜上，所以较难取出。

蒂

有蒂息肉
较大的息肉可通过蒂附着在肠壁上。

结肠息肉的类型

大多数结肠息肉是结肠、直肠等黏膜层隆起性病变，多是良性的。它们通常以光滑的圆形生长物的形式出现，直径为5毫米。息肉可能通过或不通过连接茎（蒂）附着在黏膜上。某些带蒂的大息肉是腺瘤，这些不太常见但更危险的息肉可以在大肠的任何部位形成，5~10年后，一些腺瘤可能会发展为结肠癌或直肠癌。

息肉切除术

手术切除息肉可以通过结肠镜检查进行。将手术器械通过肛门插入内窥镜的软管中，息肉被切除后，要在实验室进行分析以确定它们是良性的还是恶性的。

 结肠息肉

症状：
小息肉没有症状，较大的息肉可能会出现大便带血、腹泻或便秘。

治疗：
手术切除肿瘤（息肉切除术、结肠切除术）。

预防：
从50岁开始定期检查；食用富含膳食纤维的食物；避免吸烟和过量饮酒。

■ 肠易激综合征

通常而言，肠道平滑肌的收缩是协调的，从而将粪便推向肛门。但肠易激综合征发作时，肠道平滑肌会强烈而不协调地收缩，扰乱了肠道运输，从而导致排便不规律。诱发因素有多种，如压力、焦虑、抑郁、某些食物（奶制品、咖啡、巧克力和酒精）和胃肠炎。然而，肠易激综合征的确切原因尚不清楚，也没有发现肠壁有异常情况。这种慢性疾病通常发生在年轻人身上，影响大约20%的人口，女性受其影响率是男性的2倍。对症治疗旨在使肠道运输恢复正常，减轻腹痛。

肠易激综合征的症状

肠易激综合征的症状表现为间歇性的腹泻或便秘，这些肠道运输问题常常还伴有腹痛和痉挛，某些情况下还会出现腹胀。此外，一种清澈透明的黏液可能会随着大便排出体外。这些症状的严重程度因人而异，也可能会间歇性出现，当情况严重时，会降低患者的生活质量。

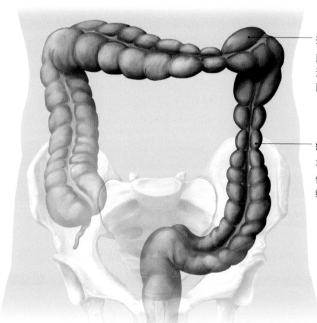

扩张
肠内气体会积聚在肠道的一段区域，导致胀痛。

痉挛
平滑肌痉挛会加速粪便排出（腹泻）或减缓它的运动（便秘）。

肠易激综合征

⊕ 肠易激综合征

症状：
腹泻和便秘（可能交替发生），腹部痛性痉挛，肠胀气，大便中有黏液。

治疗：
使肠道运输恢复正常的对症治疗（解痉药、止泻药、轻泻药）并治疗腹痛。

憩室病

憩室病是指消化道壁上形成的囊状突起（憩室），它最常影响的是大肠，特别是乙状结肠。憩室病的病因尚不清楚，但常常因饮食中缺乏膳食纤维诱发——这种饮食本身会导致便秘以及增加粪便对大肠壁的压力。这种良性的、通常无症状的疾病可能会导致腹部痉挛，多在消化道检查中偶然被诊断。憩室病是一种常见疾病，65岁以上的人中约有二分之一患有此病，其主要并发症为憩室感染（憩室炎），占总病例的10%～25%。

 憩室病

症状：
腹部痛性痉挛；出现憩室炎时表现为左下腹疼痛、便秘、恶心、发热，有时肛门出血。

治疗：
憩室炎：使用抗生素和镇痛药；若出现并发症（脓肿、穿孔、肠梗阻、瘘管等），则切除受感染部位（结肠切除术）。

预防：
多吃富含膳食纤维的食物以及流质食物。

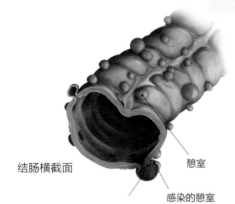

结肠横截面

憩室

粪便
憩室中堆积的粪便使肠道菌群局部增殖，更易形成一个感染灶。

感染的憩室
发生憩室炎时，感染的憩室可能会破裂，感染会扩散到腹腔。

肠梗阻

肠梗阻是指肠道传输受阻。它有许多病因，如脓肿或腹膜炎导致蠕动反射停止，因肿瘤或胆结石阻塞肠道或由腹股沟疝、扭转或疤痕组织引起的绞窄。它会导致剧烈的腹痛、呕吐和腹部肿胀。肠梗阻是一种严重的疾病，可以迅速导致脱水和休克，可能会导致肠组织坏死，并在某些情况下导致肠穿孔。

 肠梗阻

症状：
剧烈腹痛（绞痛），呕吐，腹部肿胀。

治疗：
使用胃管清空肠内容物并进行紧急治疗，必要时根据病因通过手术治疗梗阻。

预防：
找出诱因，避免压力，避免食用易产气的食物，增加膳食纤维的摄入。

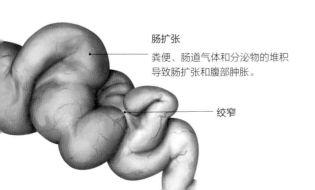

肠扩张
粪便、肠道气体和分泌物的堆积导致肠扩张和腹部肿胀。

绞窄

■ 疝

疝是一种以器官或器官的一部分移位到其自然腔外为特征的解剖异常。器官可以通过自然的孔（裂孔疝）或器官周围的膜移位，移位是由于损伤（如椎间盘突出）或薄弱点（腹股沟疝和脐疝）而形成的。腹股沟疝和脐疝通常是良性的、无痛的，但它们会抑制肠蠕动，阻碍粪便移动，导致肠梗阻。唯一有效的治疗是进行手术。

腹股沟疝

腹股沟疝是指腹膜或肠的一部分在腹股沟或阴囊处向外突出。这种疝占腹疝的90%，最常发生在50岁以上的男性身上。腹股沟疝通常是由腹部肌肉衰弱引起的，也可能是由反复用力导致。用力、体位改变、排泄物的转移和咳嗽对腹部施压会引起不同程度的肿胀。

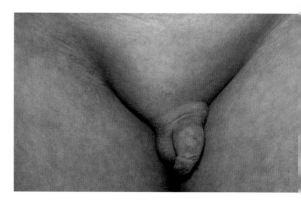

腹股沟疝
腹股沟的肿胀通常是无痛的，可以通过用手施加压力暂时减轻。

脐疝

脐疝是指腹腔内容物由脐部向外突出的腹外疝。它主要影响2岁以下的儿童（特别是早产儿）、50岁以上有多胎妊娠的女性以及肥胖者。在儿童病例中，90%的脐疝会在4岁前自然消失。

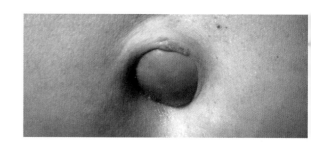

脐疝
在儿童中，随着脐周腹肌的逐渐发育，脐疝可自行恢复。

⊕ 疝

症状：
通常腹部局部（脐、腹股沟或阴囊）的无痛肿胀，可用手指按压暂时减轻。如果疝变红或变青紫、变硬，或引起疼痛、呕吐，这可能是并发症的征兆，需要进行紧急手术。

治疗：
通过外科手术使肠归回原位，并使用人工合成膜来闭合移位发生的通道。

阑尾炎

阑尾炎是阑尾的一种急性炎症，通常由感染引起。阑尾是盲肠的闭锁性分支。这是一种常见疾病，影响工业化国家7%的人口，主要影响15～30岁的人群。一旦确诊，主要治疗方法就是手术切除阑尾。因为它引起并发症（腹膜炎、脓毒症等）的风险很高，特别是急性阑尾炎，必须迅速进行手术。这种手术需全身麻醉，通过腹部切口或腹腔镜手术进行。

阑尾炎的症状

阑尾炎的发作是突然的，表现为剧烈疼痛。这种疼痛始于脐部上方或周围，然后迅速转移到右下腹，当触摸时可能会收缩。疼痛可能伴有食欲不振、恶心、呕吐和中度发热等症状。如果症状不明显或阑尾位置异常，阑尾炎可能很难被诊断出来。

回肠
回肠是小肠的最后一段，连接着大肠。

结肠

盲肠
盲肠是大肠的第一部分，与回肠相连。

被感染的阑尾
受炎症影响，阑尾会增大，这可能会导致破裂，进而引起腹膜炎。

正常阑尾

阑尾
阑尾是一个狭窄的分支，大约长10厘米，从盲肠延伸过来。

腹膜炎

腹膜炎是一种由于感染扩散或消化器官穿孔而引起的腹膜炎症，表现为腹部剧烈、持续疼痛，并且会变成极度疼痛。腹膜炎会伴有呕吐、肠道运输中断、高热、呼吸急促、心跳加快、低血压、虚弱和面色苍白等症状。这是一种严重的疾病，需要进行紧急治疗。一旦感染被控制，还需要通过手术清理腹腔、使用抗生素等医疗护理来抵抗后续感染。

➕ 阑尾炎

症状：
右下腹剧烈、持续的疼痛，恶心，呕吐，食欲不振，便秘，中度发热，腹壁摸起来发硬，当左侧卧时抬起和伸展右腿疼痛加剧。

治疗：
切除阑尾，必要时使用抗生素。

■ 痔疮

　　痔疮指肛门或直肠下部血管的扩张，分外痔和内痔两种不同的类型，外痔和内痔在位置、症状和相关并发症方面都有所不同。痔疮通常是良性的，是45岁以上人群的常见疾病。在某些情况下，其所产生的不适、疼痛或并发症可能需要手术治疗。

痔疮的危险因素

　　痔疮的形成受多种因素的影响，尤其是遗传以及肛门的慢性刺激（特别是由于辛辣饮食或长期使用泻药）。久坐不动的生活方式、便秘、肥胖、怀孕和某些体育活动等多种因素引起的腹压增加等都会导致静脉回流受阻，这些因素也会促使痔疮形成。

■ 妊娠

　　大约三分之一的孕妇患有痔疮，通常在孕中期发生。这可能是由便秘或子宫对腹部血管施压引起的。

■ 遗传

　　在有先天性血管壁功能不良家族史的家庭中常见。这种遗传特征也可以表现为下肢静脉功能不全和静脉曲张。

▶ 静脉曲张⋯第272页

■ 饮食

　　饮食对痔疮的形成有很大影响。食用辛辣食物、酒精、咖啡和茶都可能促发痔疮。相反，食用富含膳食纤维和水分的食物会帮助产生更软的粪便，从而降低得痔疮的风险。

内痔

　　内痔位于直肠下部或肛管的黏膜中，它们在排便时和排便后不久会引起轻度出血（鲜红色）。内痔通常是无痛且看不见的，当它们增大时，可能会掉落到肛门外，导致瘙痒、刺痛和肛门痉挛。如果痔疮不能自发恢复，或者不能手动将其推回原位，则可通过手术将其切除。

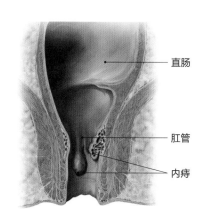

直肠

肛管

内痔

外痔

外痔位于肛门周围，由于该区域的皮肤内有许多敏感的神经，所以外痔通常是很疼的。它们可能会导致形成血凝块，从而在肛门周围引起剧烈而持续的疼痛。大约2周后，由此产生的水肿可能会自行消退，只在皮肤上留下一层褶。

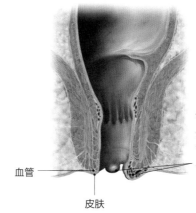

外痔
外痔中血液堆积可能会形成血凝块。这些血凝块会导致水肿。

血管

皮肤

肛裂

肛裂是伴随着肛门内部肌肉的不断收缩而出现的肛门褶皱处的一个浅表伤口。其病因相对未知，虽然有时与痔疮合并，但二者是单独的病理。肛裂症状表现为排便时非常痛的烧灼感和撕裂感。其治疗基于良好的卫生、适当的饮食和局部使用麻醉药、医用药膏和肌肉松弛剂等手段，然而，肛裂可能需要一些时间才能治愈。如果药物治疗无效，建议手术切除裂开的部位，放松括约肌。

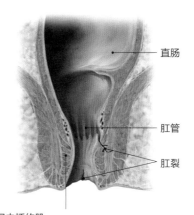

直肠

肛管

肛裂

肛门内括约肌
所感到的疼痛一部分是由于肛门内括约肌的持续收缩。

痔疮的治疗

痔疮的治疗取决于症状的严重程度。为了减轻炎症、缓解疼痛和重新吸收扩张的血管，可以口服药物或局部使用乳膏或栓剂。在初次治疗失败或痔疮复发的情况下，可以考虑采用其他治疗方法。有几种方式可以治疗痔疮，如光凝固术、双极电凝和冷冻疗法；胶圈套扎和硬化疗法可以导致痔疮坏死。在感染情况下，或者当痔疮掉到肛门外太远或形成血凝块时，需要手术切除。手术在局部麻醉下进行，需要短时间住院。在恢复期间，患者必须遵循规定的饮食以软化大便。

痔疮

症状：
由排便引起的轻微出血、瘙痒和刺激、痉挛，在某些情况下会产生持续而强烈的疼痛；外痔可见，内痔可能可见或者不可见。

治疗：
使用消炎药、静脉补药、镇痛药；采用光凝固术、冷冻疗法、硬化疗法、结扎或切除痔疮。

预防：
食用富含膳食纤维的食物和流食、多运动、及时排便。

■ 肝炎

肝炎是肝的急性或慢性炎症，它会破坏肝细胞。急性肝炎通常是由病毒感染引起的，少数情况是由酒精中毒或药物中毒引起的，一些引起急性肝炎的病毒会持续感染肝，并可能导致肝硬化。慢性肝炎是一种严重的疾病，会逐渐破坏肝组织，在某些情况下还会引发肝癌，这时可能需要肝移植。

▶ 肝硬化…第392页

病毒性肝炎

根据病毒类型的不同，病毒性肝炎可分为甲型到庚型。导致肝炎的病毒可能是在摄入受污染的水或食物（海鲜、没洗净的蔬果等）后通过消化道传播（甲型、戊型肝炎），通过受污染的注射器或输血时的血液传播（乙型、丙型、丁型和庚型肝炎），或通过性或妊娠传播（乙型、丁型和庚型肝炎）。经过一段时间的潜伏期后，急性病毒性肝炎会引起晕厥、恶心、呕吐、发热和疲劳等症状。几天后，可能会出现黄疸并伴有肝部不适、食欲不振、尿液变暗、大便颜色变浅等症状。在大多数情况下，急性病毒性肝炎在几周后会自行治愈。然而，某些类型（乙型、丙型和丁型肝炎）可能会发展为持续6个月以上的慢性肝炎。在特殊情况下，急性肝炎会导致患者病情迅速恶化，通常需要进行紧急的肝移植。甲型肝炎和乙型肝炎可能对免疫缺陷者和幼儿构成威胁，可以通过接种疫苗加以预防。

 肝炎：关键数字

最常见的肝炎类型是甲型、乙型和丙型。甲型肝炎是良性的。由于卫生条件不足，发展中国家更易受到甲肝的影响，全世界约有3.5亿人感染乙型肝炎，约1.7亿人感染丙型肝炎。

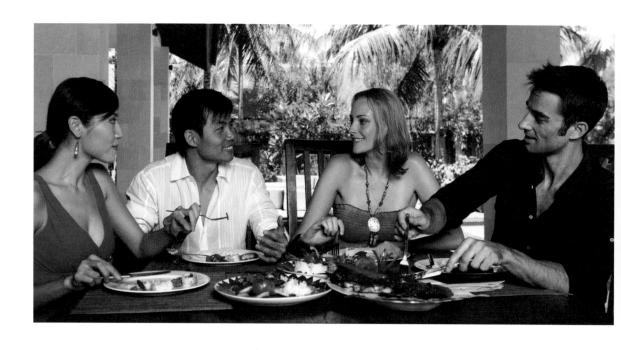

急性酒精性肝炎

经常大量饮用酒精饮料会破坏肝细胞，从而引发急性酒精性肝炎。它通常表现为以下症状：食欲不振、恶心、疲劳、黄疸、疼痛和轻度发热，严重时还可能伴有腹部肿胀（腹水）、消化道出血、意识和心律失常。长期来看，患者也可能发展成肝硬化。严重形式的急性酒精性肝炎预后情况并不好，死亡率约为50%。在不太严重的情况下，患者必须完全戒酒，需要花长达6个月的时间才能治愈。

■ 黄疸

黄疸指由于血液中胆红素（一种来源于红细胞的色素）过多而导致皮肤和黏膜呈黄色。它可能是由肝、胆管、胰腺或血液疾病引起的。在某些情况下，黄疸伴随着尿液变深、粪便颜色变浅等症状，经过对症治疗后，黄疸就会消失。新生儿因为肝发育不成熟会出现生理性黄疸，通常几天至十几天后就会消退。

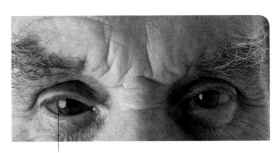

眼
巩膜呈现黄色是黄疸的征兆。

肝移植

由于肝炎、肝硬化、肝癌等对肝造成了不可修复的损伤，肝不能再发挥其功能，被称为"肝衰竭"。这种情况就需要进行肝移植，用健康的肝代替患病的肝。这是继肾移植后最常见的一种器官移植类型。患者受损的肝会被完全切除，然后植入新肝。新肝来源可能是脑死亡患者的整个肝或自愿捐赠者的部分肝。手术后，需要住院治疗，以确认新肝的功能是否正常。排异反应的风险在术后的头几个月是最高的，随后需要终身服用免疫抑制剂来控制排异反应。之后患者可以逐渐恢复正常生活，但必须避免饮酒，并定期进行医疗随访复查。

➕ 肝炎

症状：

可能无症状；黄疸、尿色深、大便颜色浅、食欲不振、虚弱、恶心、体重减轻、发热、肝周围疼痛不适；严重时可能伴有意识错乱。

治疗：

慢性非病毒性肝炎：使用皮质类固醇。

慢性病毒性肝炎：使用抗病毒药、干扰素。

严重肝衰竭：进行肝移植手术。

预防：

适度饮酒（或戒酒），安全性行为（避孕套），使用无菌注射器，在发展中国家和高危环境（医院、实验室）下严格把控卫生，接种疫苗，进行乙酰氨基酚治疗时遵守规定剂量。

■ 肝硬化

　　肝炎病毒、长期过度饮酒或服用药物、囊性纤维化和一些自身免疫性疾病会攻击肝，并可能逐渐破坏肝组织结构，最后会造成肝硬化。肝硬化最初无症状，之后表现为脾肿大、皮肤和黏膜呈黄色（黄疸）、出现特征性皮疹（蜘蛛痣）、手掌发红、下肢水肿、明显的虚弱和体重减轻等症状。它是一种严重的、不可逆的疾病，可以导致多种并发症，如肝癌、肝衰竭、消化道出血、腹水肿、骨质疏松和意识错乱等。肝硬化的治疗只能延缓其发展和减轻其症状，情况严重时需要进行肝移植。

硬变肝

　　肝硬化会改变肝的结构。肝组织被反复攻击破坏，然后再生，形成再生结节。虽然这些结节是由功能细胞组成的，但它们被纤维隔破坏和分离，从而影响肝的血液循环，肝因此逐渐失去有效过滤血液的能力。

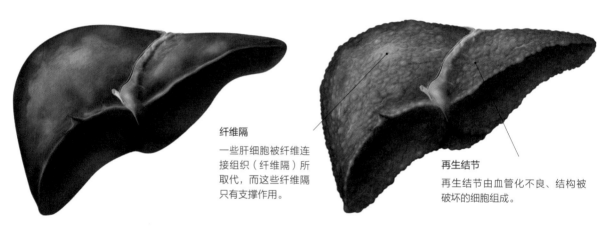

纤维隔
一些肝细胞被纤维连接组织（纤维隔）所取代，而这些纤维隔只有支撑作用。

再生结节
再生结节由血管化不良、结构被破坏的细胞组成。

健康的肝
健康的肝呈红褐色，表面光滑均匀。

硬变肝
硬变肝比正常肝小或大。由于纤维隔和再生结节，导致其外观斑驳。

肝活检

　　为了诊断肝硬化和肝炎等疾病，可以通过肝活检取一小块肝样本进行检查。这个检查需要局部麻醉，然后在两根肋骨之间插入一根空心针直至肝的位置，整个过程大约需要10分钟，但是患者必须在床上躺几小时以降低出血风险。

肝衰竭

    肝不能发挥功能被称为"肝衰竭"。根据其严重程度，症状表现为：严重虚弱、黄疸、皮肤病（蜘蛛痣、手掌发红）、凝血功能受损（出血）、反复感染以及神经系统疾病（情感淡漠、嗜睡、意识错乱和昏迷）。肝衰竭是肝细胞被各种因素如酒精、病毒、药物、炎症、恶性肿瘤等破坏的结果，它通常是肝硬化的并发症。这是一种严重疾病，目前的治疗都是针对症状的，效果并不显著。在病情严重时，肝移植可能是唯一有效的方法。

腹水

    腹水即腹腔积液，指积聚在腹腔的多余液体。这些液体由肝硬化、心力衰竭、消化系统癌症或卵巢癌引起。通常表现为腹部迅速的、无痛的肿胀并可能伴有恶心。引起的主要并发症有腹膜感染、形成脐疝以及由于横膈压力而造成的呼吸困难。腹水的基本治疗是低钠饮食和使用利尿剂。在基本治疗失败的情况下，可以实施引流。

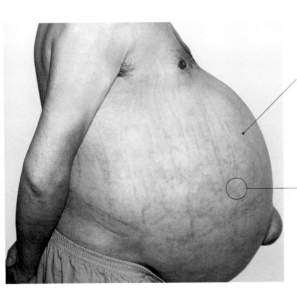

腹部

当腹腔液体量超过2.4升时，可以检测出腹水。引流可以减轻患者的痛苦，并有助于确定产生腹水的原因。

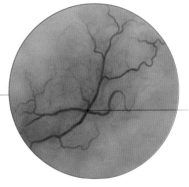

蜘蛛痣

蜘蛛痣是一种呈现蜘蛛形状的皮肤血管损伤，它是肝硬化的一种特殊标志。

🏥 肝硬化

症状：

虚弱，体重减轻，脾肿大，黄疸，蜘蛛痣，手掌发红，下肢水肿，脂肪肝。

治疗：

治疗旨在减轻症状；在严重肝功能衰竭的情况下进行肝移植。

预防：

避免过量饮酒；接种乙肝疫苗。

■ 肝癌

肝癌通常是由癌转移引起的，也就是说它是由另一个器官（消化道器官、胰腺、肺、乳房、肾或前列腺）的癌症发展而来。当它是原发性癌症（起源于肝）时，其主要形式是肝细胞癌。肝癌在亚洲和非洲非常常见，特别是男性。肝癌是一种严重疾病，通常预后不良。如果是原发性肝癌，并且没有发生转移，可以通过外科手术治疗，例如切除部分肝（肝切除术）或者肝移植。

▶ 癌症···第55页

肝细胞癌

肝细胞癌是一种原发性肝癌，大多数情况下（90%）会伴有肝硬化。发病时无症状，常在出现肝硬化并发症如黄疸、腹水或消化道出血时，或在对肝硬化患者进行筛查时被发现。一旦病情发展到一定程度，就会出现其他症状，如食欲不振、体重减轻、虚弱、发热、疼痛、肝肿大。确诊需要使用成像技术（B超、CT或磁共振）来诊断，在某些情况下还需要通过穿刺活检来诊断。根据肿瘤的扩散程度选择治疗方法，如手术切除、化疗、放疗、肝移植等。

■ 肝切除术

肝切除术，是肝癌治疗的重要手段。肝部分切除（高达体积的75%）之后，缺失的部分会通过剩下的组织再生。因此，这个手术成功与否主要取决于剩余肝组织的质量。全肝切除术后必须立即进行肝移植。

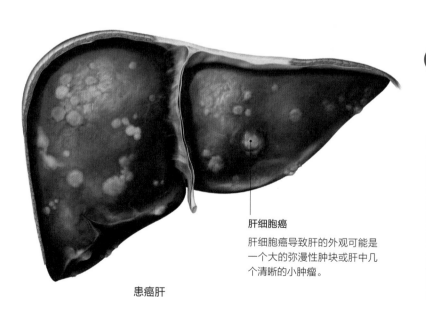

肝细胞癌
肝细胞癌导致肝的外观可能是一个大的弥漫性肿块或肝中几个清晰的小肿瘤。

患癌肝

➕ 肝癌

症状：
发病初期无症状；发展到一定程度会出现食欲不振、体重减轻、过度虚弱、发热、肝痛并伴随肝体积增大等症状。

治疗：
手术切除肿瘤，化疗，放疗，肝移植。

预防：
接种乙肝疫苗；预防酒精中毒。

胆石症

　　胆石症即胆结石，是一种以在胆管或胆囊内形成小结石为特征的疾病，这种病在工业化国家很常见，尤其常见于女性群体，它受年龄、肥胖、禁食、某些激素治疗、怀孕等因素以及克罗恩病和囊性纤维化等疾病的影响。主要症状是胸骨下或右侧肋骨下突然出现剧烈疼痛（胆绞痛），但仅在20%的病例中出现。如果这种症状持续数小时，可能是并发症的迹象，需要医疗护理。治疗可能必须进行胆囊切除术，这种手术通常是在全身麻醉下通过腹腔镜来完成。

胆囊结石

　　胆囊结石是一种在胆囊中形成的1毫米～3厘米的固体物质。它主要由胆固醇和胆色素组成，当肝产生的胆固醇量大于胆汁中可溶解的量时，就会出现胆结石。在大多数情况下，胆结石会停留在胆囊中，没有任何症状。然而，当结石沿着胆管移动，就会阻碍胆汁的排泄，从而导致胆管壁膨胀，这种情况会引起一种叫作胆绞痛的剧痛。如果梗阻持续，就会引发炎症，甚至可能导致胆囊感染，即胆囊炎。相反，如果结石被排入十二指肠或返回胆囊，症状就会消失。

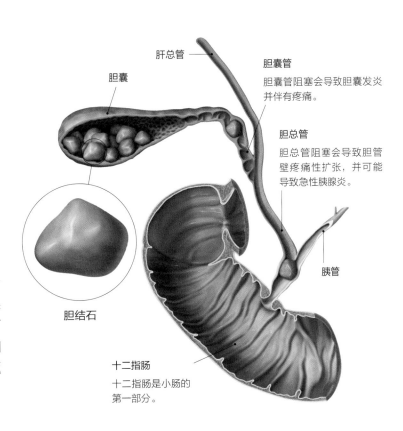

肝总管

胆囊

胆囊管
胆囊管阻塞会导致胆囊发炎并伴有疼痛。

胆总管
胆总管阻塞会导致胆管壁疼痛性扩张，并可能导致急性胰腺炎。

胰管

胆结石

十二指肠
十二指肠是小肠的第一部分。

■ 胆绞痛

　　胆结石阻塞胆囊管会引起剧烈疼痛，称为胆绞痛。疼痛部位位于胸骨下方、腹部右侧，通常还会放射至背部、肩胛骨的顶端。胆绞痛可以持续15分钟到几小时，吸气时痛感更强烈，还会导致呼吸不畅，有时还伴有呕吐。这种疼痛也可能会突然停止。

 胆石症

症状：
通常无症状；有时胸骨下方会产生剧烈疼痛。

治疗：
使用镇痛剂、抗生素；进行胆囊切除术。

预防：
避免暴饮暴食和过度节食。

■ 胰腺炎

胰腺炎是胰腺的一种急性或慢性炎症。其症状是中腹部和上腹部剧痛，并且向腹部两侧和背部扩散，有时还伴有呕吐和胀气；慢性胰腺炎的症状可能不那么明显，在发病一段时间后才出现。

急性胰腺炎

引起急性胰腺炎的主要原因是胆石症和酒精中毒，在较少情况下，可能是消化系统外科手术后出现的并发症引起的。在大多数情况下，胰腺炎仅引起水肿，但在极少数情况下，会导致胰腺的逐渐破坏。根据严重程度不同，可能会引起局部并发症（消化道出血、囊肿或脓肿）或全身性并发症（呼吸衰竭、肾衰竭或休克）。急性胰腺炎的治疗包括缓解疼痛和静脉给药。进行病因治疗，通过戒酒、胆囊切除等方式。

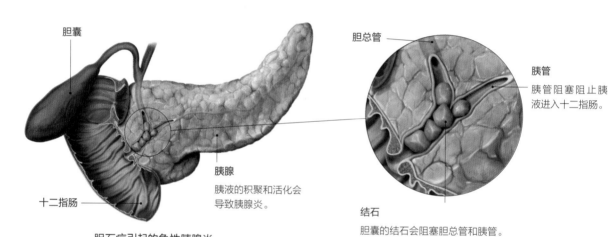

胆囊

胆总管

胰管
胰管阻塞阻止胰液进入十二指肠

胰腺
胰液的积聚和活化会导致胰腺炎。

十二指肠

结石
胆囊的结石会阻塞胆总管和胰管。

胆石症引起的急性胰腺炎

慢性胰腺炎

慢性胰腺炎通常是由酒精中毒引起的，其特征是胰腺逐渐的、不可逆的破坏。由于胰腺缺乏胰液导致功能不全，从而引起营养吸收不良，体重减轻，排出的粪便软、臭、油腻。胰腺的内分泌功能也会受影响，通常会导致糖尿病。慢性胰腺炎的治疗旨在通过补充消化酶和胰岛素（糖尿病情况下）来缓解疼痛以及纠正胰腺功能障碍。儿童慢性胰腺炎通常是由囊性纤维化引起的。

⊕ 胆石症

症状：
急性胰腺炎：中腹部和上腹部剧烈疼痛，并且向腹部两侧和背部扩散，饭后痛感会更明显，还会伴有胀气和呕吐。
慢性胰腺炎：体重减轻，大便柔软、恶臭、油腻，腹部和背部疼痛。

治疗：
急性胰腺炎：严格禁食，病因治疗，使用胃管给予营养支持以缓解症状。
慢性胰腺炎：使用酶补充剂、胰岛素（糖尿病患者），手术治疗。

预防：
避免过量饮酒。

胰腺癌

　　胰腺癌是一种由胰腺的慢性炎症（慢性胰腺炎）和吸烟引起的、罕见的恶性肿瘤，它主要发生于45岁以上的男性。该病的症状不是立即出现的，会通过上腹部疼痛、皮肤和黏膜黄染（黄疸）并经常伴有瘙痒，或排出深色尿和浅色粪便等症状表现出来。这些症状通常还伴有其他如体重减轻、腹泻、消化道出血、腹部肿胀（腹水）、糖尿病和抑郁等非特异性症状。胰腺癌最有效的治疗方法是手术，但这种手术非常精细，在某些情况下甚至无法进行，通常预后不良。

▶ 癌症⋯第55页

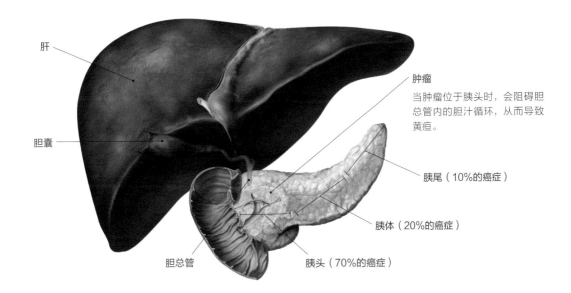

肝

胆囊

肿瘤
当肿瘤位于胰头时，会阻碍胆总管内的胆汁循环，从而导致黄疸。

胰尾（10%的癌症）

胰体（20%的癌症）

胆总管

胰头（70%的癌症）

胰岛素瘤

　　胰岛素瘤即胰岛细胞瘤，是一种罕见的、典型的胰腺内分泌组织良性肿瘤。它会引起胰岛素分泌过多，导致低血糖、视力受损、心悸、出汗、虚弱、眩晕、意识错乱、寒战和意识丧失等各种症状。这些症状主要发生在两餐之间，在摄入糖后会迅速消失。治疗可以通过手术。如果不能进行手术，则通过药物来抑制胰岛素的产生。

 胰腺癌

症状：
黄疸，上腹部疼痛，全身健康状况恶化（体重减轻、食欲不振、明显虚弱）。

治疗：
手术切除肿瘤（可能占病例的20%），放疗，化疗。

预防：
戒烟，避免过量饮酒。

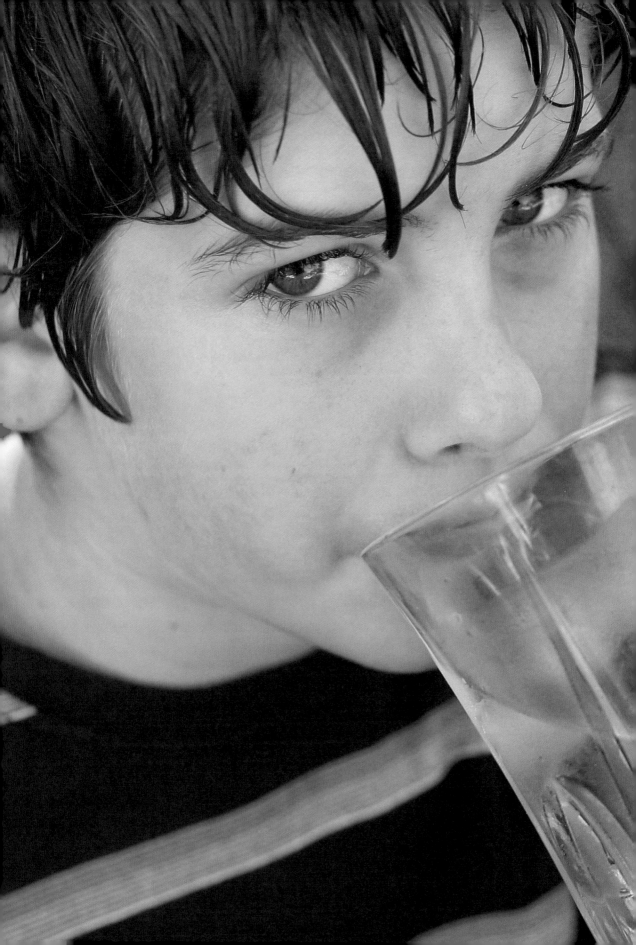

泌尿系统

泌尿系统包括身体所有产生、储存和排出尿液的器官。肾过滤血液，以此来清除体内废物和多余水分，平衡体内矿质盐的含量水平。这种过滤后的产物——尿被暂时储存在膀胱中，然后通过尿液被排出人体。

泌尿系统疾病常见有尿路感染、尿石症和尿失禁。如果不进行治疗，一些疾病可能会改变肾功能，对健康造成严重影响。但如果只有一个健康的肾，身体也能正常运转工作。如今，肾透析和肾移植等治疗手段可以让肾功能衰竭患者过上几乎正常的生活。

■ 泌尿系统如何工作

从食物中获得的营养和细胞代谢产生的废物，与占人体总重量60%的水混合在一起，在我们的全身穿行。通过身体循环（主要是血液循环），其成分受泌尿系统的调节。泌尿系统的主要器官是肾和膀胱，前者过滤血液、产生尿，后者储存尿，并将其通过尿道排出。

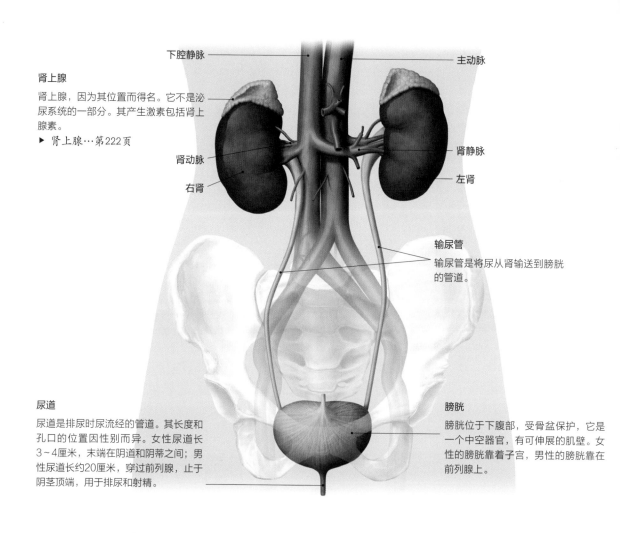

下腔静脉

主动脉

肾上腺

肾上腺，因为其位置而得名。它不是泌尿系统的一部分。其产生激素包括肾上腺素。

▶ 肾上腺…第222页

肾动脉

肾静脉

右肾

左肾

输尿管

输尿管是将尿从肾输送到膀胱的管道。

尿道

尿道是排尿时尿流经的管道。其长度和孔口的位置因性别而异。女性尿道长3~4厘米，末端在阴道和阴蒂之间；男性尿道长约20厘米，穿过前列腺，止于阴茎顶端，用于排尿和射精。

膀胱

膀胱位于下腹部，受骨盆保护，它是一个中空器官，有可伸展的肌壁。女性的膀胱靠着子宫，男性的膀胱靠前列腺上。

1. 血液过滤

受污染的血液通过肾动脉进入肾，然后经过几个阶段的过滤，最后产生干净的血液和尿液。尿由水、废物和矿物盐组成。

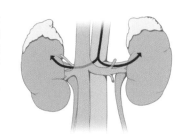

2. 废物消除

干净的血液通过肾静脉回流，而尿则通过输尿管流入膀胱，在排尿前被暂时储存在膀胱。

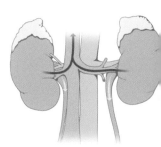

肾

人的两个肾位于腹部，与第一腰椎齐平，形状像豆形果实。它们是深红色的，长约12厘米，其主要功能是通过过滤血液来产生尿。人体所有的血液每45分钟被过滤一次，但是每天只排出0.5～2升的尿，因为大部分的滤液会被重新吸收入血。肾是人体的重要器官，但一个肾脏就能够满足人体需要。

毛细血管

最小的血液成分通过肾小球的毛细血管壁。

肾小管

尿

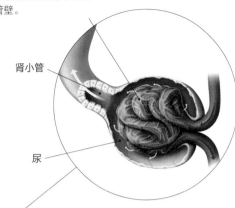

肾小球

肾小球过滤血液，从而让较小的分子（水、矿物盐、葡萄糖等）进入肾小管，而像蛋白质这样的大分子则留在血液中。

小动脉

血液通过肾动脉的小动脉进入肾小球。

肾小管

肾小管将尿输送到集合管。在这一过程中，尿中所含的部分物质被毛细血管重新吸收。

集合管

集合管收集由多个肾单位产生的尿。

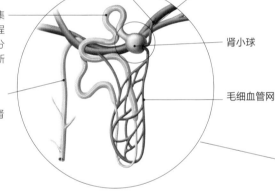

肾小球

毛细血管网

肾单位

肾单位是肾的功能单位，它过滤血液并产生尿，每个肾包含大约100万个肾单位。肾单位主要由肾小球和肾小管两部分成分组成。

肾皮质

肾皮质是肾的外面部分，肾单位在这里过滤血液。

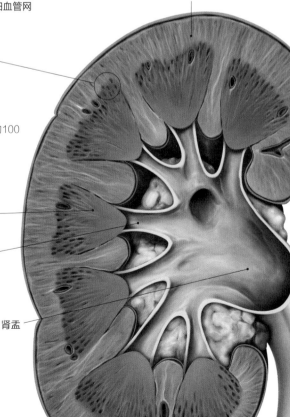

肾锥体

肾锥体通过几千个集合管收集尿。

肾小盏

每个肾小盏从集合管中收集尿，并将其导向肾盂。

肾盂

 尿液产量

泌尿系统一生平均产生45000升的尿液，足以填满一个直径为5米、深1.8米的游泳池。

排尿

排尿，是指排出储存在膀胱里的尿。膀胱可以容纳0.5升的尿液，一旦尿液充盈了半个膀胱，就会产生尿意。排尿可以自主推迟一段时间，但这种排尿反射会继续发挥作用，变得越来越难以控制。

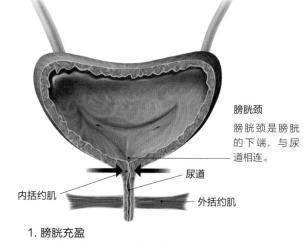

膀胱颈
膀胱颈是膀胱的下端，与尿道相连。

尿道

内括约肌

外括约肌

1. 膀胱充盈
膀胱括约肌是环绕膀胱颈和尿道的肌肉。在两次排尿间歇，通过括约肌收缩来防止漏尿。

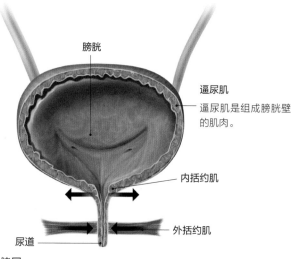

膀胱

逼尿肌
逼尿肌是组成膀胱壁的肌肉。

内括约肌

外括约肌

尿道

2. 储尿
当膀胱充盈时，膀胱壁伸展引发逼尿肌的反射性收缩和内括约肌的不自主放松。当故意收缩外括约肌导致排尿延迟时，这种反射性收缩会暂时停止。

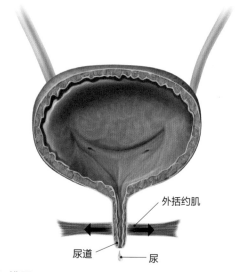

外括约肌

尿道

尿

3. 排尿
膀胱继续充盈并再次触发排尿反射。放松外括约肌可使尿液通过尿道排出。

■ 尿液

尿液通常呈淡黄色，透明且有轻微的气味。尿液中95%是水，还含有各种溶解的有机物质（尿素、肌酐、尿酸、维生素、激素等）和矿物质（钠、钾、钙等）。对于身体健康的人来说，尿液中没有或只有很少的蛋白质、葡萄糖、血细胞和血红蛋白。尿液通常是无菌的，若存在细菌则意味着尿路感染。尿液外观的任何变化（颜色、气味或澄清度）都可能是尿路疾病的征兆。然而，一些药物和某些食物如甜菜和芦笋，可以改变尿液的颜色和气味，而不会对人的健康造成任何影响。

泌尿系统检查

在泌尿系统失调的情况下，可以使用不同的方法，例如医学影像和活检来明确诊断。然而，评估泌尿功能的基础检查仍然是尿检，它也可以提供其他疾病的信息，如糖尿病。

尿检

尿检通过识别和测量尿液中的每一种成分可以诊断出许多疾病，特别是泌尿系统疾病。除了诊断疾病外，也可以用于其他方面，例如初筛怀孕或检查非法物质的吸收情况。尿检分析的水平根据检查目的而不同。使用测试条的简单定性测试用于怀孕测试；在实验室进行的精确测量，如尿培养——用于确定导致感染的细菌。尿中出现红细胞可能是某些疾病的征兆，如膀胱炎、尿石症、肾小球肾炎、多囊肾或膀胱癌。

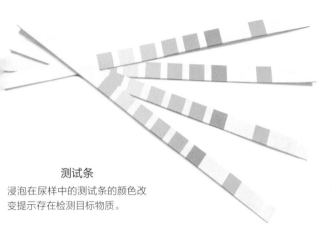

测试条

浸泡在尿样中的测试条的颜色改变提示存在检测目标物质。

膀胱镜检查

膀胱镜是一种内窥镜，该检查可以通过检查膀胱内部以明确有无肿瘤或其他损伤。通过引入一个薄的、柔软或坚硬的管子进行检查。这根管子包含一个光学系统，用于通过尿道时的照明。这种不舒服但无痛的检查会在局部麻醉下快速进行，这时膀胱会灌满无菌水，以便打开膀胱壁进行观察。膀胱镜检查后，患者可能会持续2~3天的尿频和（或）烧灼感，经常喝水和排尿，症状可以更快地消失。

▶ 泌尿系统肿瘤…第411页

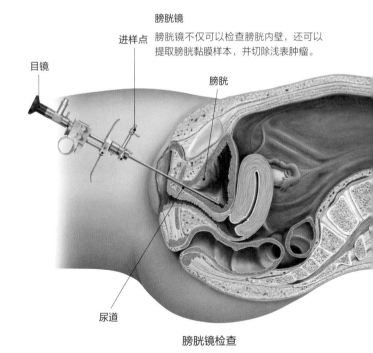

膀胱镜

膀胱镜不仅可以检查膀胱内壁，还可以提取膀胱黏膜样本，并切除浅表肿瘤。

进样点

目镜

膀胱

尿道

膀胱镜检查

■ 尿失禁

尿失禁是指不自主的尿漏。尿失禁有几种类型，其中最常见的两种是压力性尿失禁（尿道压力过低）和急迫性尿失禁（膀胱压力过高）。尿失禁可由不同原因造成，如控制膀胱的肌肉功能减弱、生殖器脱垂、神经紊乱或身体创伤等。不能把尿失禁与儿童夜间排尿或遗尿混淆，后者是一种过渡性疾病。

▶ 尿床…第178页

▶ 生殖器脱垂…第433页

压力性尿失禁

压力性尿失禁是最常见的一种失禁形式。它是指在打喷嚏、咳嗽、阵阵大笑或腹肌用力收缩等导致腹压增高而引起漏尿。多是由于会阴，尤其是膀胱外括约肌的功能减弱引起的。多次怀孕或难产导致的压力性尿失禁在老年女性中最为常见。

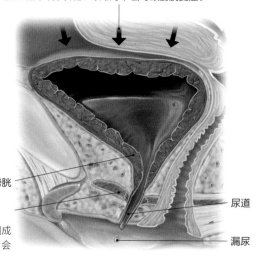

腹压增高
腹压增高（打喷嚏、咳嗽等）会导致膀胱受压。

膀胱外括约肌
膀胱外括约肌是由围绕尿道的会阴肌肉组成的，它允许自主延迟排尿。当其变弱时，会引起少量的漏尿。

膀胱

尿道

漏尿

压力性尿失禁

急迫性尿失禁

膀胱压力过高会导致排尿失控，有时甚至是大量排尿。它是由膀胱肌的不自主收缩（通常原因不明）引起的。这种收缩可能是神经系统损伤、骨盆骨折、膀胱或尿道感染导致的。

▶ 尿路感染…第406页

➕ 尿失禁

症状：

压力性尿失禁：腹肌收缩时有限的漏尿。

急迫性尿失禁：突然和无法控制的排尿需求。

治疗：

压力性尿失禁：会阴肌肉的训练有时会产生良好的效果。

急迫性尿失禁：治疗病因至关重要。

预防：

限制利尿饮料（咖啡、茶）、糖和酒精的摄入，因为它们会刺激膀胱；多喝水；防止便秘；不要憋尿。进行膀胱外括约肌和会阴的肌肉训练。

预防尿失禁

■ 避免过度用力

选择轻度的运动和活动，尤其是怀孕期间和产后。

■ 增强盆底肌

一些有针对性的运动可以加强会阴和膀胱外括约肌，从而更好地支持膀胱，减少尿急和尿频。凯格尔运动就是指将这些肌肉先收缩10秒钟，然后放松几秒钟的运动，一组重复10～20遍，每天至少做6组。要想知道应该收缩哪些肌肉，可以在排尿时人为中断排尿，同时不要收缩腹部、臀部或大腿的肌肉来感受。

■ 避免摄入刺激性和利尿的食物

避免摄入利尿食物，特别是那些含有咖啡因的食物，如茶、咖啡、巧克力。也要限制摄入对膀胱有刺激的食物，如酒精、柑橘、糖和甜味剂。

■ 维持健康体重

体重超标会增加膀胱的压力，导致漏尿。

■ 预防和治疗便秘、尿路感染和前列腺疾病

便秘会对膀胱施加压力，从而导致漏尿。为了防止这种情况，食用富含膳食纤维的食物，如豆类、绿色蔬菜、水果、全谷物食品。尿路感染和前列腺感染会导致迫切排尿需求，所以要对其进行治疗。

▶ 消化系统的健康…第352页

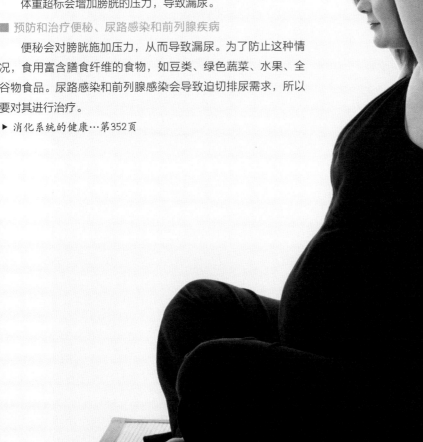

■ 尿路感染

　　细菌可能会进入尿道并大量繁殖，从而引发尿路感染。致病菌通常是大肠杆菌，它是一种正常的肠道细菌。尿路感染可能由性行为、卫生不良、尿道畸形或排尿受阻（尿石症、前列腺增生等）引发。它也可能是由孕期生理变化所致或在2岁以前的女童中自然出现。

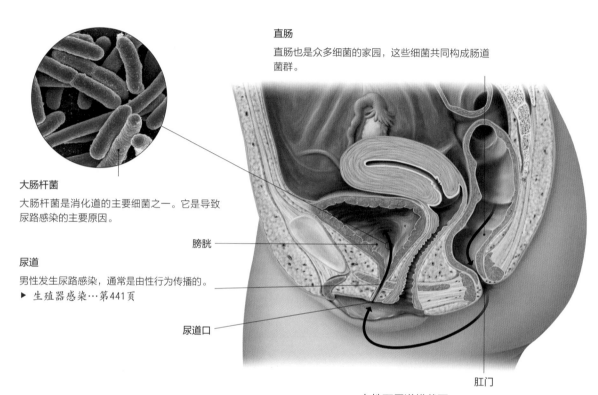

直肠
直肠也是众多细菌的家园，这些细菌共同构成肠道菌群。

大肠杆菌
大肠杆菌是消化道的主要细菌之一。它是导致尿路感染的主要原因。

尿道
男性发生尿路感染，通常是由性行为传播的。
▶ 生殖器感染…第441页

膀胱

尿道口

肛门

女性下尿道横截面
对于女性而言，尿路感染通常是由细菌从直肠途经尿道口，而后进入膀胱引起的。

⊕ 尿路感染

症状：
尿痛、尿急、尿频；尿液混浊难闻，含血。
肾盂肾炎：背部和腹部疼痛，高热伴有寒战。

治疗：
服用抗生素并消除危险因素。

预防：
适当补水，及时排尿，保持良好的个人卫生。

膀胱炎

　　膀胱感染或膀胱炎，通常为良性且相对常见。从解剖学来看，女性尿道短，肛门和尿道口邻近，这使女性更容易受到感染。膀胱炎尤其会引发尿痛、尿急、尿频的症状。尿液细胞细菌学分析可识别病原体，如果检测到细菌，就要进行抗生素治疗。膀胱炎有复发的可能，如不进行治疗，感染有扩散到肾的风险。

▶ 尿检…第403页

肾盂肾炎

肾盂肾炎是一种肾感染。在急性发作时，存在于膀胱内的细菌通过输尿管到肾后，常常会伴随膀胱炎。尿路结石或尿路畸形引起的尿流减缓，也促进了膀胱内细菌的繁殖和上行至肾。慢性肾盂肾炎较为罕见且发展缓慢，可能导致肾萎缩和肾衰竭。

▶ 肾衰竭…第412页

 预防尿路感染

以下是一些预防尿路感染及其复发的建议。

■ 充足饮水

每天喝1.4～1.9升的水。此外，为防止尿路感染的复发，推荐饮用浆果类果汁，如蔓越莓汁等。

■ 感到尿意就去排尿

憋尿会促进细菌繁殖。

■ 保持个人卫生

定期清洗肛门和外阴部，但不要清洁过度。避免阴道冲洗以及使用刺激性的肥皂和洗护用品等。排便后，从前向后擦拭，并用肥皂和清水洗手。

■ 穿合适的衣服

避免穿过紧的衣服和化纤内衣，以免出汗和细菌滋生。定期更换内衣。

■ 性行为后排尿

在每次性接触后及时排尿，以消除某些细菌。

■ 对抗便秘

治疗或预防便秘可以避免细菌向尿道扩散。豆类、绿色蔬菜、水果、全谷物中富含膳食纤维，有助于促进肠道蠕动。

■ 及时咨询医生

避免因自行用药而掩盖更严重的疾病症状，特别是在感染复发的情况下应咨询医生。

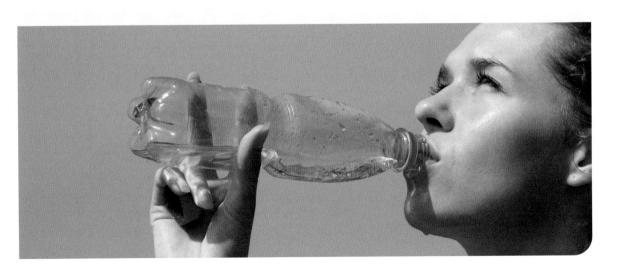

■ 尿石症

结石可能会在泌尿器官或尿路中形成，从而导致尿石症。大多数情况下，直径小于5毫米的结石会自行排出。有时，较大的结石可能会阻塞输尿管并引起腰部剧烈疼痛，这种疼痛被称为肾绞痛。因此，必须尽快取出结石以减轻疼痛，避免出现并发症。这些在输尿管或肾的结石可能会加剧肾盂肾炎的发展。

▶ 尿路感染···第406页

肾结石

尿中含有的某些物质可能会形成结晶，导致肾结石。其成分通常是钙、磷酸盐或尿酸。缺乏水分或者饮食中富含奶制品都会促进结晶生成。反复的尿路感染、代谢紊乱（高钙尿症），以及男性由于尿道畸形或前列腺增生导致的尿流减缓也会促进结石的形成。

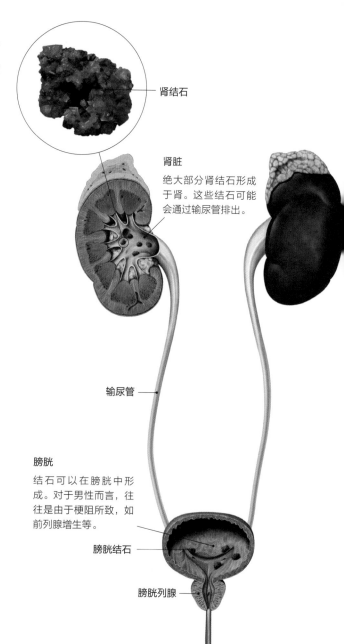

肾结石

肾脏
绝大部分肾结石形成于肾。这些结石可能会通过输尿管排出。

输尿管

膀胱
结石可以在膀胱中形成。对于男性而言，往往是由于梗阻所致，如前列腺增生等。

膀胱结石

膀胱列腺

尿石症

症状：
尿中带血，排尿时有疼痛感和烧灼感，尿急，结石堵塞输尿管时发生肾绞痛。

治疗：
镇痛药、抗炎药、能溶解某些类型结石的药物，碎石术，外科内窥镜手术。饮用碱性矿泉水有利于尿酸盐结石的溶解。

预防：
对病因的治疗有助于防止复发。适当补水，调整饮食。

碎石术

碎石术是一种治疗肾结石的方法，包括用镊子、超声波、冲击波或激光击碎或粉碎结石。体外碎石术是最常见、创伤最小的治疗方法。它是向结石的方向发射冲击波，将其分解成碎片，然后随尿自然排出，无须手术干预。

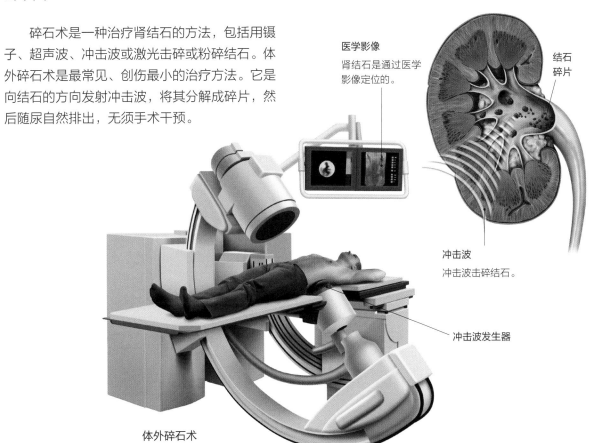

医学影像
肾结石是通过医学影像定位的。

结石碎片

冲击波
冲击波击碎结石。

冲击波发生器

体外碎石术

 预防肾结石

肾结石有复发的倾向。以下是一些预防性建议，尤其适用于那些已经患过肾结石的人。

■ 补水

适当补水是避免肾结石形成的首要建议。每天要喝1.9升以上的水，并在白天和晚上分次饮用。在因高温或体育锻炼而大量出汗的情况下应增加饮水量。控制含酒精和含糖饮料的摄入。

■ 调整饮食

如果已经患有草酸钙结石，每日钙摄入量不要超过推荐量（800～1000毫克），并且要避免食用富含草酸的食物，如巧克力、茶和韭菜。同时避免摄入大量的维生素C（每天≥4克）。富含钾的蔬果，如未剥皮的土豆、哈密瓜、牛油果、香蕉等都有助于预防结石。

■ 咨询医生

在确认易患结石类型后，医生可以进行适当的处方药物治疗。

肾小球肾炎

肾小球肾炎是位于肾小球的炎症。急性肾小球肾炎通常是链球菌感染引发。儿童尤其易感，但在大多数情况下很容易治愈。慢性肾小球肾炎可能是原发性的（仅限于肾）或继发性的（继发于其他疾病，如糖尿病或红斑狼疮），并且可能会导致肾衰竭。主要表现为尿中蛋白质水平升高，血液中白蛋白水平降低以及水肿。

▶ 咽喉痛···第319页

▶ 肾···第401页

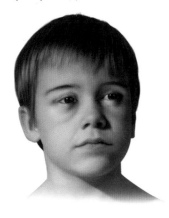

水肿
面部尤其是眼睑出现水肿（肿胀），
是急性肾小球肾炎的显著症状之一。

➕ **肾小球肾炎**

症状：
水肿，尿色变深、呈泡沫状且量少，腰痛，头痛，呕吐。

治疗：
抗生素（消除引起炎症的链球菌）、无盐饮食、利尿剂、皮质类固醇、免疫抑制剂、抗凝剂（预防并发症）。

肾囊肿

单发的肾囊肿通常是良性和无症状的，而且往往与衰老有关。但是，有一种累及双肾的多发囊肿病变比较严重，被称为多囊肾病。在西方国家，一千个人中会有一个人患上这种遗传性疾病。这种疾病的隐性性状由父母双方传播，并且从儿童时期甚至出生前就开始出现，干扰肾和肝的发育。显性性状只由父母中的一方传播，常在40岁以后出现。囊肿逐渐发展，渐渐影响肾功能，从而导致肾衰竭。它还会影响其他器官，如肝或脑。

▶ 遗传···第50页

▶ 囊肿···第52页

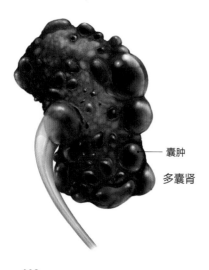

囊肿

多囊肾

➕ **肾囊肿**

症状：
单纯性囊肿：大多无症状。多囊肾病：动脉性高血压，有时伴有腹痛和尿血。

治疗：
单纯性囊肿：一般无须治疗。如果有异常情况（肿瘤），需要进行监测。多囊肾病：降低动脉压，囊肿穿刺，透析，肾移植。

预防：
多囊肾病：对患者家属进行筛查。

泌尿系统肿瘤

泌尿系统肿瘤常累及膀胱，较少影响肾。吸烟被认为是引起这些疾病的主要原因之一。肥胖、接触某些化学物质及慢性膀胱炎也是重要的危险因素。

▶ 癌症⋯第55页

肾癌

肾癌是一种罕见的疾病，在转移到骨、肺和肝之前发展缓慢。在初期无症状，通常是在做腹部B超时偶然发现。只要不发生转移，可以通过切除全部或部分受累的肾进行有效治疗。当出现转移时，往往需要非手术抗癌治疗，如化疗、放疗、靶向药物治疗或免疫治疗等。

膀胱肿瘤

膀胱肿瘤源于覆盖在膀胱内部的黏膜。通常以尿中是否有血来筛查膀胱肿瘤。恶性肿瘤一般需要手术切除，手术可能会切除膀胱，部分危险程度低的恶性浅表性肿瘤也可保留膀胱。

▶ 泌尿系统检查⋯第403页

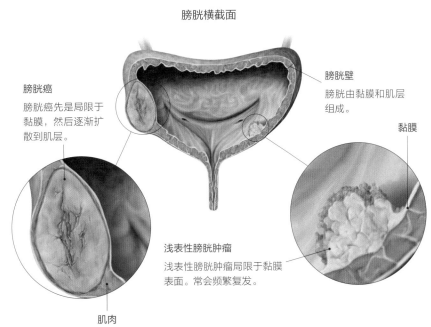

膀胱横截面

膀胱癌
膀胱癌先是局限于黏膜，然后逐渐扩散到肌层。

膀胱壁
膀胱由黏膜和肌层组成。

黏膜

浅表性膀胱肿瘤
浅表性膀胱肿瘤局限于黏膜表面。常会频繁复发。

肌肉

➕ 泌尿系统肿瘤

症状：
尿血，有时疼痛。

治疗：
手术，放疗，化疗。

预防：
限制风险因素，如吸烟（风险将增加4倍）、长期接触有毒物品（油墨、油漆）、慢性膀胱炎。

■ 肾衰竭

肾衰竭是指肾过滤和清除血液中废物的能力下降或丧失。这个问题很严重，如果不及时治疗，可能会导致死亡。急性肾衰竭会突然发作，动脉压下降、中毒、感染、梗阻（尿路结石、肿瘤）甚至肾小球肾炎都可能导致肾停止工作，但康复后通常不会留下后遗症。慢性肾衰竭则会逐步恶化且不可逆转。它可能是由于急性肾衰竭或任何其他肾疾病所致。肾衰竭必须通过透析或肾移植来治疗。

血液透析

血液透析就是将血液转移到心血管网络外，通过人体外的透析设备净化血液，然后将其重新输入血液系统中。血液的净化是由透析机或人造肾来完成的，以此吸收血液中的废物。血液透析可以在发生急性肾衰竭时短期使用，也可以在发生慢性肾衰竭时长期使用。血液透析可在医院或家中完成，每次持续4～5小时。如果出现慢性肾衰竭，每周至少要进行3次透析。

透析液

透析液是一种能吸收血液中有毒物质的液体。它被注入透析机中。

人工膜

完成净化的血液

清除掉废物和多余水分的血液会被重新注入患者的血液系统中。

血液废物

血液废物穿过人工膜被透析液吸收。

泵

受污染的血液

使用过的透析液

透析机

腹膜透析

　　腹膜透析就是通过腹膜来过滤血液。腹膜透析所用的透析液与血液透析用的透析液相同，经由一根小管子穿过皮肤植入腹腔。在接下来的几小时里，透析液会吸收血液废物，它们从腹膜内的许多小血管排出。患者必须每天清除4次"用过的"透析液，并重新导入新的透析液。这个过程可以在白天手动完成，也可以在夜间自动完成。腹膜透析较血液透析对身体的影响更小，不会限制患者的行动，使得他们可以照顾自己的日常生活。

肾移植

　　当两个肾都停止工作时，通过肾移植可替代透析治疗肾衰竭。从已故或活着的捐赠者身上取出健康的肾植入患病肾的下方。手术在全身麻醉的情况下进行，患者在术后须住院2周左右。患者还必须终身服用免疫抑制剂，防止免疫系统对新器官产生排异反应。

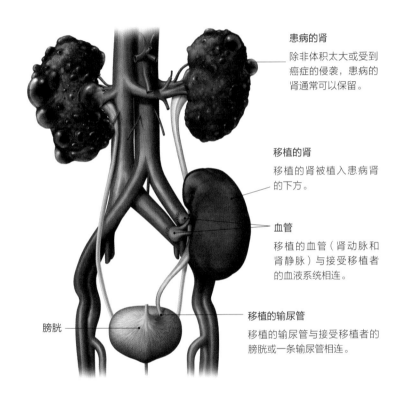

患病的肾
除非体积太大或受到癌症的侵袭，患病的肾通常可以保留。

移植的肾
移植的肾被植入患病肾的下方。

血管
移植的血管（肾动脉和肾静脉）与接受移植者的血液系统相连。

膀胱

移植的输尿管
移植的输尿管与接受移植者的膀胱或一条输尿管相连。

⊕ 肾衰竭

症状：
恶心，呕吐，显著疲劳，腰痛。慢性肾衰竭时常感到口渴、尿频或很少排尿（依衰竭的原因而定）。

治疗：
急性肾衰竭：治疗病因，暂时性透析。慢性肾衰竭：低蛋白、低盐饮食，服用降压药。晚期：透析和肾移植。

预防：
治疗肾疾病。

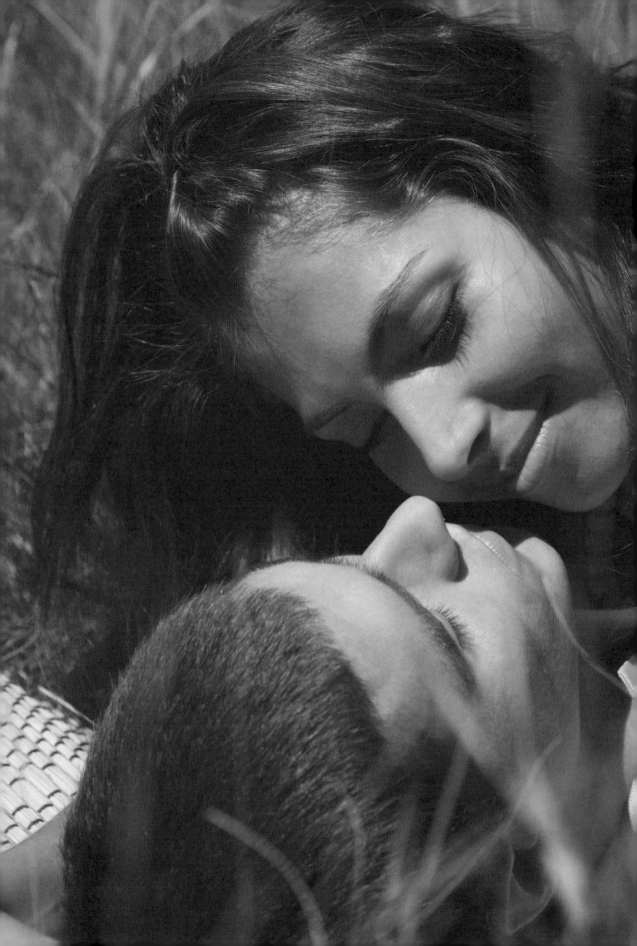

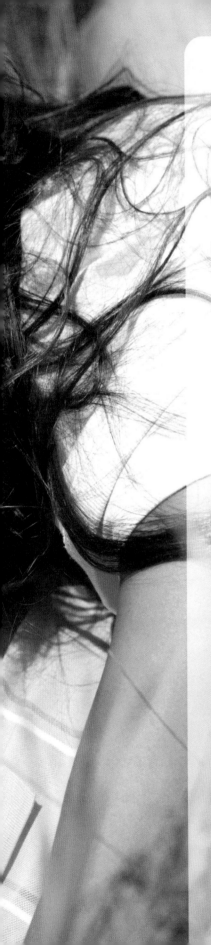

生殖系统 —————

  孕育一个孩子是一个复杂的过程，这个过程由组成生殖系统的生殖器来执行。男性和女性的生殖器存在差异，这些器官从出生起就存在体外或体内，而它们要在青春期发育成熟时才能发挥功能。女性的生育期受卵巢和月经周期的调节，并随着更年期而结束。男性则一生都能生育。

  生殖器受到许多感染的威胁。一些感染可能通过性传播引起。它们会引起受累器官的炎症，并可能导致不育。生殖器也可能会受到其他疾病的影响，如畸形或肿瘤。

■ 生殖器

　　生殖系统是由保证生殖功能的器官组成。生殖器因性别而异，包括性腺（睾丸、卵巢）、附属腺（前列腺、精囊腺、尿道球腺、前庭大腺）、生殖管（输精管、子宫、输卵管、阴道）和外部器官（阴茎、外阴）。生殖器必须在青春期发育成熟时才能发挥生殖功能。生殖主要由生殖细胞（精子细胞和卵子）产生，其独特性保证了人类的多样性。

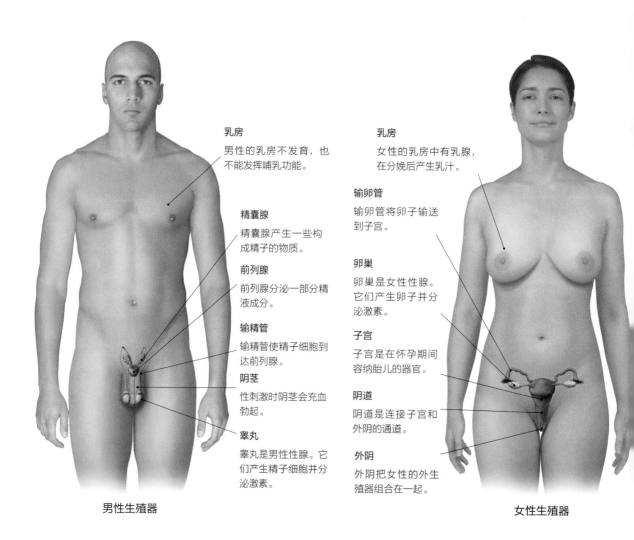

乳房
男性的乳房不发育，也不能发挥哺乳功能。

精囊腺
精囊腺产生一些构成精子的物质。

前列腺
前列腺分泌一部分精液成分。

输精管
输精管使精子细胞到达前列腺。

阴茎
性刺激时阴茎会充血勃起。

睾丸
睾丸是男性性腺。它们产生精子细胞并分泌激素。

男性生殖器

乳房
女性的乳房中有乳腺，在分娩后产生乳汁。

输卵管
输卵管将卵子输送到子宫。

卵巢
卵巢是女性性腺。它们产生卵子并分泌激素。

子宫
子宫是在怀孕期间容纳胎儿的器官。

阴道
阴道是连接子宫和外阴的通道。

外阴
外阴把女性的外生殖器组合在一起。

女性生殖器

👁 数百万个精子细胞和几百个卵子

　　从青春期开始，男性的睾丸每天会产生1亿到4亿个精子细胞。相比之下，在出生时卵巢中所含的几百万个卵母细胞中，只有大约400个会在女性成年后转化为卵子。

男性生殖器

构成男性生殖系统的生殖器确保了性功能和内分泌功能。有些男性生殖器位于身体外部，比如睾丸。它们被包裹在阴囊内，阴囊致密的皮肤支持并保护着它们。阴茎也位于体外，尿道从中穿过，阴茎止于阴茎头。它由三个圆柱形的部分组成：2个阴茎海绵体和1个尿道海绵体。当没有性刺激时，它会柔软地挂在阴囊前面。性刺激引起血液流入阴茎导致勃起，然后射精，精子会通过尿道排出。男性内部腺体（前列腺、精囊腺和尿道球腺）分泌精液。

▶ 内分泌腺和激素…第220页

 精子怕高温

　　睾丸位于体外，因为精子只能在低于人体温度2℃的条件下生成。

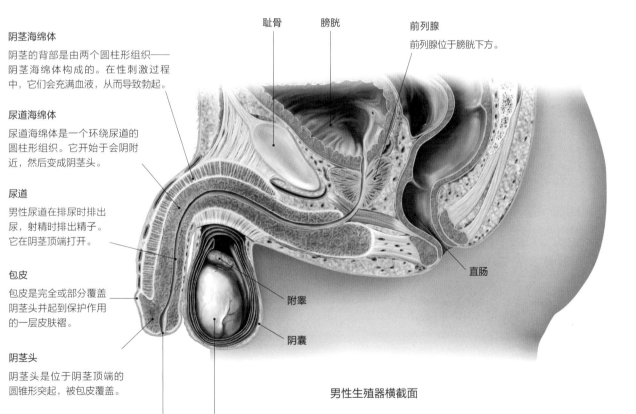

阴茎海绵体

阴茎的背部是由两个圆柱形组织——阴茎海绵体构成的。在性刺激过程中，它们会充满血液，从而导致勃起。

尿道海绵体

尿道海绵体是一个环绕尿道的圆柱形组织。它开始于会阴附近，然后变成阴茎头。

尿道

男性尿道在排尿时排出尿，射精时排出精子。它在阴茎顶端打开。

包皮

包皮是完全或部分覆盖阴茎头并起到保护作用的一层皮肤褶。

阴茎头

阴茎头是位于阴茎顶端的圆锥形突起，被包皮覆盖。

尿道口

尿液和精子通过位于阴茎顶端的尿道口排出。

耻骨　膀胱　前列腺

前列腺位于膀胱下方。

直肠

附睾

阴囊

男性生殖器横截面

睾丸

睾丸长4～5厘米，位于阴囊中。睾丸位于胎儿腹部，通常在胎儿出生前进入阴囊，延迟进入或部分进入可能导致不育。

睾丸

　　睾丸既是外分泌腺又是内分泌腺。它的外分泌活动是产生精子细胞，由一个复杂的导管网络（曲精小管、附睾、输精管）将精子细胞从睾丸引出。睾丸的内分泌活动主要是分泌睾丸素。

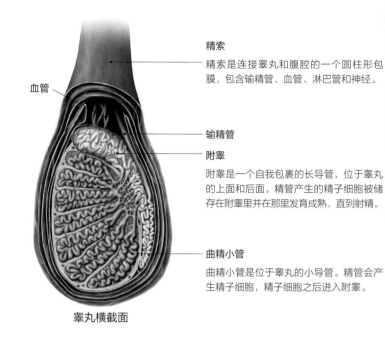

精索
精索是连接睾丸和腹腔的一个圆柱形包膜，包含输精管、血管、淋巴管和神经。

血管

输精管

附睾
附睾是一个自我包裹的长导管，位于睾丸的上面和后面。精管产生的精子细胞被储存在附睾里并在那里发育成熟，直到射精。

曲精小管
曲精小管是位于睾丸的小导管。精管会产生精子细胞，精子细胞之后进入附睾。

睾丸横截面

精液

　　精液是一种白色且稍有黏性的液体，由精子细胞（每毫升约6000万个）和分泌物（精浆）组成。后者含有矿物盐、糖和蛋白质等化学物质，在极大程度上保护精子细胞并促使其运动。

 射精···第453页

睾丸素

　　睾丸素是主要的雄激素。它主要由睾丸分泌，负责生殖器的发育、精子细胞的形成以及维持第二性征。肾上腺、卵巢和胎盘也会分泌睾丸素。

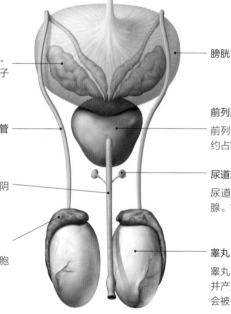

精囊腺
精囊腺位于前列腺的上方，膀胱的后面。精囊腺是男性附属腺，其分泌物约占精子的60%。

输精管

尿道
男性尿道的作用是排尿和射精。尿道在阴茎末端张开。

附睾
在射精过程中，储存在附睾中的精子细胞通过输精管进入前列腺。

膀胱

前列腺
前列腺包围着尿道并在那里释放分泌物，约占精子的30%。

尿道球腺
尿道球腺是位于前列腺下面的男性附属腺。它们将部分精子送入尿道。

睾丸
睾丸是男性性腺，主要负责分泌睾丸激素并产生精子细胞。一旦形成，精子细胞就会被引入附睾。

男性分泌管前视图

女性生殖器

女性的生殖系统主要由位于盆腔的内脏（卵巢、输卵管、子宫、阴道）组成，盆腔由骨盆界定。外阴代表女性所有的外部生殖器。外阴包括两个大阴唇，它们部分地覆盖两个小阴唇，保护阴蒂和阴道开口。乳房不是生殖器，但它们通过哺乳参与生殖过程，并通过性欲发生区域参与性行为。

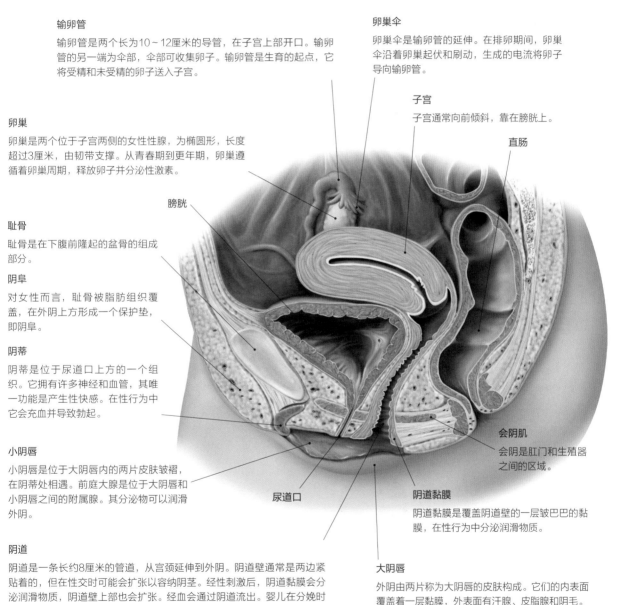

输卵管

输卵管是两个长为10~12厘米的导管，在子宫上部开口。输卵管的另一端为伞部，伞部可收集卵子。输卵管是生育的起点，它将受精和未受精的卵子送入子宫。

卵巢伞

卵巢伞是输卵管的延伸。在排卵期间，卵巢伞沿着卵巢起伏和刷动，生成的电流将卵子导向输卵管。

卵巢

卵巢是两个位于子宫两侧的女性性腺，为椭圆形，长度超过3厘米，由韧带支撑。从青春期到更年期，卵巢遵循着卵巢周期，释放卵子并分泌性激素。

子宫

子宫通常向前倾斜，靠在膀胱上。

直肠

膀胱

耻骨

耻骨是在下腹前隆起的盆骨的组成部分。

阴阜

对女性而言，耻骨被脂肪组织覆盖，在外阴上方形成一个保护垫，即阴阜。

阴蒂

阴蒂是位于尿道口上方的一个组织。它拥有许多神经和血管，其唯一功能是产生性快感。在性行为中它会充血并导致勃起。

会阴肌

会阴是肛门和生殖器之间的区域。

小阴唇

小阴唇是位于大阴唇内的两片皮肤皱褶，在阴蒂处相遇。前庭大腺是位于大阴唇和小阴唇之间的附属腺。其分泌物可以润滑外阴。

尿道口

阴道黏膜

阴道黏膜是覆盖阴道壁的一层皱巴巴的黏膜，在性行为中分泌润滑物质。

阴道

阴道是一条长约8厘米的管道，从宫颈延伸到外阴。阴道壁通常是两边紧贴着的，但在性交时可能会扩张以容纳阴茎。经性刺激后，阴道黏膜会分泌润滑物质，阴道壁上部也会扩张。经血会通过阴道流出。婴儿在分娩时也会通过阴道离开母体。

大阴唇

外阴由两片称为大阴唇的皮肤构成。它们的内表面覆盖着一层黏膜，外表面有汗腺、皮脂腺和阴毛。

女性生殖器横截面

子宫

子宫是一个位于膀胱和直肠之间的中空器官，胎儿在其中发育。它与输卵管和阴道相连。子宫是由致密的肌层构成，它被一层黏膜覆盖，即子宫内膜。子宫可以高度扩张，在怀孕期间可变为原来的30倍。

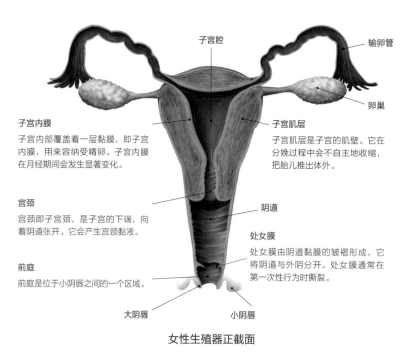

子宫腔

输卵管

卵巢

子宫内膜
子宫内部覆盖着一层黏膜，即子宫内膜，用来容纳受精卵。子宫内膜在月经期间会发生显著变化。

子宫肌层
子宫肌层是子宫的肌壁。它在分娩过程中会不自主地收缩，把胎儿推出体外。

宫颈
宫颈即子宫颈，是子宫的下端，向着阴道张开。它会产生宫颈黏液。

阴道

处女膜
处女膜由阴道黏膜的皱褶形成，它将阴道与外阴分开。处女膜通常在第一次性行为时撕裂。

前庭
前庭是位于小阴唇之间的一个区域。

大阴唇

小阴唇

女性生殖器正截面

宫颈黏液

宫颈黏液是由宫颈黏膜分泌的一种凝胶状物质。在非排卵期，它会形成厚厚的阻隔，阻止微生物进入子宫。在排卵期，它会以透明且有弹性的凝胶形式流动，推动精子向子宫前进。

乳房

乳房是两个覆盖在胸肌上的、富含脂肪组织的腺体器官。女性的每个乳房都有一个乳腺。在不同激素的作用下，这些腺体的体积在经期的前几天慢慢增大，而在怀孕期间，其体积会显著增大，为给新生儿哺乳做准备。更年期时乳房会萎缩。乳头和周围的色素区域即乳晕，是由肌肉组织组成的，当曝露在寒冷环境下或受性刺激时，这些肌肉组织会不自主地收缩。

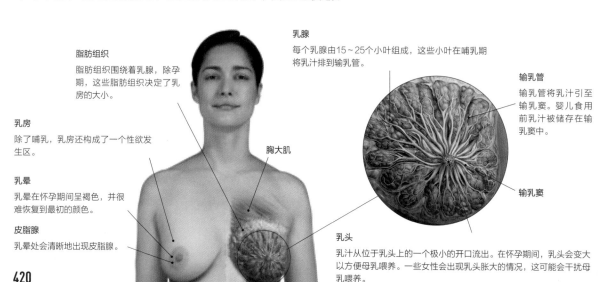

脂肪组织
脂肪组织围绕着乳腺，除孕期，这些脂肪组织决定了乳房的大小。

乳房
除了哺乳，乳房还构成了一个性欲发生区。

乳晕
乳晕在怀孕期间呈褐色，并很难恢复到最初的颜色。

皮脂腺
乳晕处也会清晰地出现皮脂腺。

乳腺
每个乳腺由15～25个小叶组成，这些小叶在哺乳期将乳汁排到输乳管。

胸大肌

输乳管
输乳管将乳汁引至输乳窦。婴儿食用前乳汁被储存在输乳窦中。

输乳窦

乳头
乳汁从位于乳头上的一个极小的开口流出。在怀孕期间，乳头会变大以方便母乳喂养。一些女性会出现乳头胀大的情况，这可能会干扰母乳喂养。

■ 生殖细胞

男性的生殖细胞称为精子，女性的生殖细胞称为卵子，它们由性腺（睾丸和卵巢）产生。生殖细胞是由一种特殊的细胞分裂机制——减数分裂形成的。生殖细胞只有23条染色体，但在基因上各不相同。

▶ 人体细胞…第46页

精子的形成

精子的产生始于青春期，直到死亡才会结束。这个过程从曲精小管（即生精小管）中的细胞分裂开始。即精原细胞产生精母细胞，精母细胞产生精细胞，精细胞随后发育成精子细胞。整个过程大约需要74天。精子细胞一旦生成，就进入附睾，在那里完成它们的成熟过程。有些因素可能会导致异常精子细胞的形成，比如曝露于辐射下或过度饮酒。

▶ 细胞分裂…第49页

▶ 睾丸…第418页

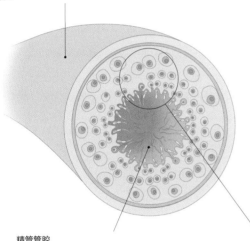

曲精小管
曲精小管位于睾丸。这是精子形成的地方。

精管管腔
在转化过程中，精子逐渐靠近精管的管腔，并通过它进入附睾。

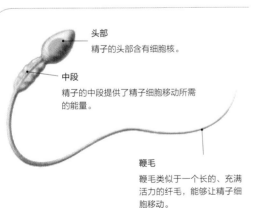

头部
精子的头部含有细胞核。

中段
精子的中段提供了精子细胞移动所需的能量。

鞭毛
鞭毛类似于一个长的、充满活力的纤毛，能够让精子细胞移动。

精子
精子具有到达和穿透卵子使其受精的作用。它们以每分钟1毫米的速度移动，在子宫内的寿命平均为72小时。

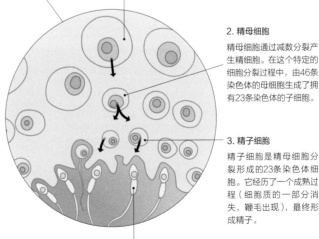

1. 精原细胞
精原细胞是精子细胞的前身。精原细胞通过细胞分裂以保证其更新，但有些精原细胞会转化为精母细胞。

2. 精母细胞
精母细胞通过减数分裂产生精细胞。在这个特定的细胞分裂过程中，由46条染色体的母细胞生成了拥有23条染色体的子细胞。

3. 精子细胞
精子细胞是精母细胞分裂形成的23条染色体细胞。它经历了一个成熟过程（细胞质的一部分消失，鞭毛出现），最终形成精子。

4. 精子
精管内产生的精子细胞并不具有完备的流动性和受精能力。它们在附睾内发育为成熟的精子。

卵子的形成

卵子在卵巢中产生。卵子的生成从胎儿时期开始到出生后中断，然后会在青春期重新开始并持续到更年期。一个卵子的生成周期大约需要28天，这个周期和月经周期同时开始。卵子从卵巢排出（即排卵），这发生在月经周期的第11天至第14天。这个过程会导致下腹部疼痛。几个卵子可能同时被排出，这会导致多胎妊娠。

▶ 多胎妊娠···第461页

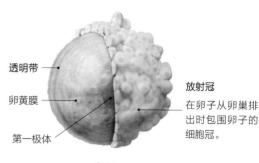

透明带

卵黄膜

第一极体

放射冠
在卵子从卵巢排出时包围卵子的细胞冠。

卵子

排卵后，卵子通过输卵管前往子宫，在那它可以与精子相遇而受精。如果没有受精，其寿命大约为24小时。

卵巢周期

卵巢周期是指周期性地干预卵巢以使其产生卵子和激素的一系列变化。卵巢周期与月经周期同步进行。卵巢周期从月经的第一天开始，持续大约28天。卵巢周期分为三个连续阶段（卵泡期、排卵期、黄体期），在此期间卵泡发育，排出卵子，然后转化为黄体。

1. 卵泡期
在卵巢周期的前10天，卵泡逐渐发育成熟。

卵泡
卵泡是卵巢的一个微型结构，在卵巢周期中卵母细胞在卵泡中发育。

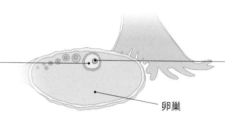

卵巢

卵母细胞
卵母细胞是发育中的生殖细胞。一个卵巢在诞生时包含有几百万个卵母细胞，但只有大约400个卵母细胞会转化为卵子（从青春期到更年期）。

2. 排卵期
排卵期发生在卵巢周期的中期阶段，当一个卵巢的卵巢壁在成熟卵泡形成的突起处被撕裂时，卵子就会从卵巢排出。

卵子
卵子是卵母细胞成熟后形成的生殖细胞。

成熟卵泡
成熟卵泡含有准备向输卵管排出的成熟卵母细胞（即卵子）。

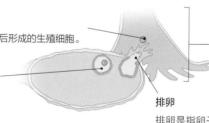

输卵管
从卵巢排出的卵子会在输卵管中行进，直到到达子宫。

排卵
排卵是指卵子从卵巢排出后被输卵管捕获的现象。

3.黄体期
黄体期的特征是成熟卵泡转化为分泌孕激素的黄体。

成熟卵泡
排出卵子后，成熟卵泡转化为黄体。

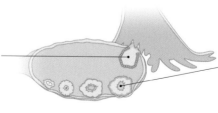

黄体
黄体是分泌孕激素的临时性内分泌腺。孕激素是一种激素，其主要功能是为妊娠做准备。它形成于卵巢，由在排卵期受到干扰的成熟卵泡发育而来。如果卵子没有受精，黄体就会在卵巢周期结束时退化。

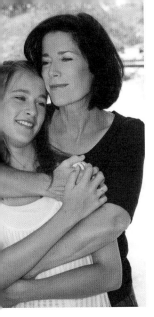

■ 月经周期

为了使受精卵附着在子宫内膜上，子宫周期性地经历一系列变化，这一变化称为月经周期。这个周期由卵巢和垂体产生的激素控制，与卵巢周期同时进行。所有健康的女性从青春期到更年期都会经历月经周期，但怀孕期除外。月经周期可能会伴有腹部痉挛，特别是在排卵期或经期。经前综合征是指在月经周期前几天影响部分女性的各种问题。

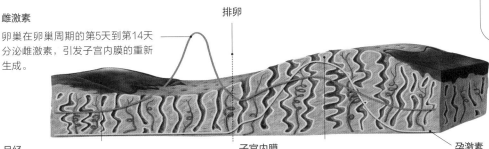

雌激素

卵巢在卵巢周期的第5天到第14天分泌雌激素，引发子宫内膜的重新生成。

排卵

■ 雌激素水平
■ 孕激素水平

月经

月经是指血液和子宫内膜碎片流经阴道的过程。月经会持续3~6天，女性的月经量因人而异。通常来说，月经的第一天标志着经期和卵巢周期的开始。

子宫内膜

在月经周期的第14天至第28天，黄体分泌孕激素导致子宫内膜增厚，血管形成增多。如果卵子受精，受精卵就会植入子宫内膜并开始发育。

孕激素

如果卵子没有受精，卵巢激素的分泌就会停止，这会引起子宫内膜破裂，随着经期排出体外。

月经周期的阶段

与卵巢周期一样，月经周期平均持续第28天。它由三个阶段组成：月经期，在此期间子宫内膜脱落并流经阴道（月经）；增生期，在此期间子宫内膜会重新生成；分泌期，在此期间子宫内膜变厚以容纳受精卵。这一周期的顺利进行与卵巢周期中卵巢分泌的激素（雌激素和孕激素）密切相关。

月经过多

当月经持续超过7天，并且由于月经量过多而迫使人频繁更换月经防护用品时，意味着患有月经过多。该症状可能伴随着轻微的腹部痉挛，并可能导致缺铁性贫血从而引发疲劳感和呼吸困难。月经过多在接近更年期和青春期开始时较为常见，这一时期明显的激素波动会导致子宫内膜过度发育。而较为罕见的情况是由子宫、子宫内膜、卵巢等器质性病变引起的月经过多。除经期外，宫外孕和流产也会引起大量的阴道出血。

▶ 缺铁性贫血···第242页

经前综合征

对一些女性而言，卵巢周期的激素变化可能会在经期前几天或是月经开始的时候引起一些生理和心理的问题。这种情况称为经前综合征（PMS），经前综合征影响了5%～10%的女性。尽管从青春期开始可能会出现一些类似于经前综合征的症状，但它一般在30岁左右出现，特别易发于有家族遗传史的，以及深受压力、焦虑或抑郁困扰的女性。有些女性在月经期间下腹会持续疼痛，这种情况称为痛经，多见于青春期。痛经一般会随着年龄的增长而减轻，尤其是在怀孕后。痛经通常是由激素因素引起的，但有时也可能是生殖器异常导致的，比如子宫内膜异位症、感染、肿瘤等。

闭经

当女性在16岁以后还没有经历月经时，一般认为这样的月经缺失或者说闭经是原发性的。闭经通常是由遗传或身体结构的异常引起的。如果女性连续3个周期在应来月经时没有来，这种闭经是继发性的，则可能是由怀孕、化疗或疾病引起的，如肺结核、肾衰竭、垂体腺瘤、厌食症等，也可能与过量的体育锻炼有关，或有心理问题。40岁以后，与其他体征相关的闭经会被诊断为更年期，可以通过测量血液中性激素水平进行确诊。在年轻女性中，继发性闭经也可能是过早绝经的征兆。

▶ 更年期…第426页

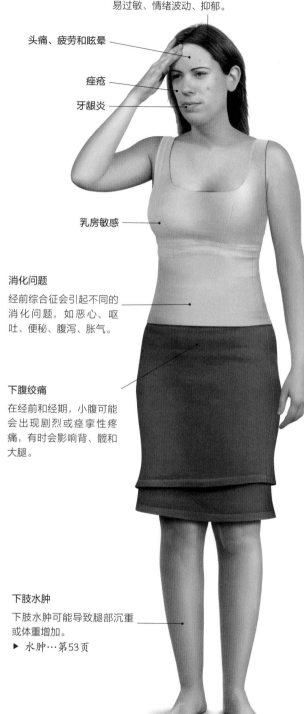

心理症状

心理症状包括易激惹、紧张、攻击性强、易过敏、情绪波动、抑郁。

头痛、疲劳和眩晕

痤疮

牙龈炎

乳房敏感

消化问题

经前综合征会引起不同的消化问题，如恶心、呕吐、便秘、腹泻、胀气。

下腹绞痛

在经前和经期，小腹可能会出现剧烈或痉挛性疼痛，有时会影响背、髋和大腿。

下肢水肿

下肢水肿可能导致腿部沉重或体重增加。

▶ 水肿…第53页

经前综合征的症状

缓解经期疼痛

有些措施可能有助于缓解经期前后出现的各种不适，尤其是下腹痛性痉挛、背部疼痛和下肢水肿。但是如果症状特别严重或不规律，则应该咨询医生。

■ 锻炼

经常锻炼（散步、游泳）对预防或缓解月经相关症状是很有益处的。为了尽量减轻腹部痛性痉挛，可以采用瑜伽姿势，如弓式或眼镜蛇式。

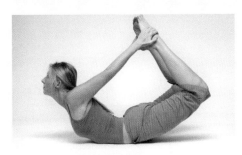

弓式

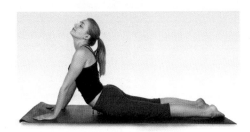

眼镜蛇式

注意！如果有任何健康问题，请在开始锻炼之前咨询医生。有些姿势可能是禁忌的。如果某个姿势或动作引起疼痛，请停止练习。

■ 注意保暖

保暖可以减少下腹痛性痉挛，洗个热水澡或在腹部进行热敷。如果这些方法没有效果，也可以在腹部敷15分钟冰袋。

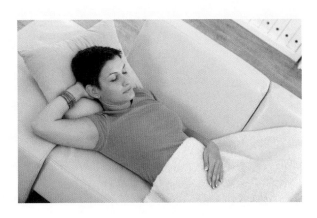

■ 休息和放松

经前和经期充分休息并做一些放松活动，如进行有规律的深呼吸、按摩疼痛部位等。

■ 调整饮食

饮食必须均衡，要富含水果和蔬菜。此外，鼓励食用富含不饱和脂肪酸的食物，如多脂鱼（三文鱼、鲭鱼等）、植物油、谷物等。补充优质钙，尤其是低脂奶制品中的钙，也是大有裨益的。限制摄入盐和兴奋剂，如酒精、咖啡、茶、香料和饱和脂肪（红肉、全脂奶制品等）。

▶ 营养…第12页

■ 必要时须服药

像布洛芬这样的非甾体抗炎药可以大大缓解与经期相关的疼痛和不适感。如果没有效果，医生可以开不同的药物阻止排卵，也可以根据不同的症状使用其他药物，如利尿剂、抗痉挛药、抗焦虑药等。

■ 更年期

更年期代表卵巢活动的停止，是女性生命的正常阶段。它标志着孕激素分泌和排卵的结束，以及生育能力和月经的终止。更年期一般发生在45~55岁。更年期前的激素波动会引起各种生理变化，并伴随着各种身体和心理疾病。这些激素波动也会导致骨质疏松和心血管疾病。为了尽可能减少更年期的不良影响，建议处于这个阶段的女性养成健康的生活方式，特别要遵循均衡饮食和定期锻炼的习惯。为了弥补激素不足而采取的激素替代治疗也可以作为处方。除了衰老的自然过程外，更年期还可能有遗传、自身免疫或医学原因，如卵巢切除或化疗。

▶ *骨质疏松症*···第106页

更年期的征兆

临近更年期时，80%的女性会经历生理和心理问题，包括潮热、盗汗、失眠、情绪波动和易激惹。更年期也会在不同程度上引起女性身体的变化：绝经；皮肤、指甲、头发和黏膜的变化；乳腺体积减小；更容易发生尿路感染，有时会尿失禁。在绝经前，会出现月经不调的情况。建议在绝经前继续采取避孕手段。

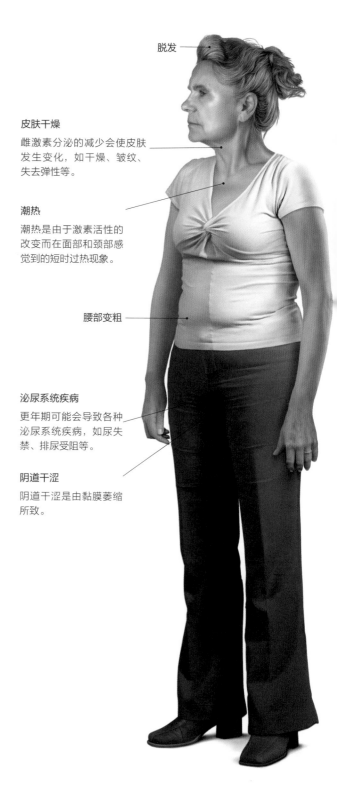

脱发

皮肤干燥
雌激素分泌的减少会使皮肤发生变化，如干燥、皱纹、失去弹性等。

潮热
潮热是由于激素活性的改变而在面部和颈部感觉到的短时过热现象。

腰部变粗

泌尿系统疾病
更年期可能会导致各种泌尿系统疾病，如尿失禁、排尿受阻等。

阴道干涩
阴道干涩是由黏膜萎缩所致。

激素替代治疗

为了尽量减少或消除与更年期有关的功能问题，医生可能会给一些女性开激素替代治疗（HRT）的处方。该治疗旨在替代更年期卵巢停止分泌的激素，通常会将雌激素和孕激素结合起来。不同类型的激素治疗会采用不同的给药剂量或使用方法（药丸、经皮贴片、凝胶、鼻腔溶液）。在一些情况下可能会禁止使用激素替代治疗，尤其是在患有肝脏疾病、原因不明的阴道出血、血栓形成或乳腺癌先兆。由于激素替代治疗不能阻止排卵，所以不能当作避孕药使用。

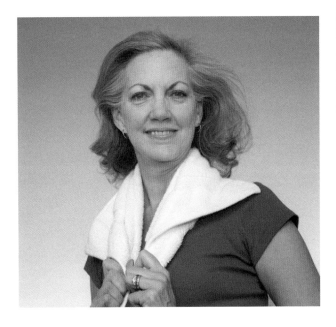

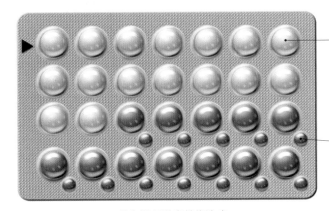

雌激素
使用雌激素可以减轻更年期的不适症状。

孕激素
激素替代治疗使用的孕激素可以抵消雌激素对子宫内膜的不良影响（致癌风险）。

用药丸进行激素替代治疗

关于激素替代治疗的争议

激素替代治疗可以减少女性在更年期的不良影响，如潮热、情绪波动、阴道干燥和盗汗。这种治疗还可以降低患结肠癌和骨质疏松的风险。然而，大量研究对激素替代治疗的有益效果提出了疑问，认为某些类型的激素替代治疗，特别是那些长期进行的激素替代治疗，会增加心血管疾病（如静脉血栓形成、心肌梗死、脑血管意外）的风险，也会增加患乳腺癌或卵巢癌的风险。确实需要更大规模的研究去证实这些论断，但在此期间，医生可以根据具体情况确定后续治疗的必要性以及存在的风险因素。采用适当的剂量和治疗时间，辅以定期医学监测（妇科检查、乳房X光检查、结肠镜检查等），可降低风险。

睾丸癌

　　睾丸癌是一种影响睾丸组织的恶性肿瘤，其类型多种多样。这是一种罕见的疾病，多见于年轻男性，尤其是存在隐睾或睾丸萎缩的情况下。治疗睾丸癌需要切除患病的睾丸。睾丸癌一般只影响一侧睾丸，但它也可能导致不育。因此一旦确诊，患者通常会储存一批精子作为预防措施。定期对睾丸进行自我检查可以做到早发现、早治疗，从而增加康复的机会。睾丸也可能长良性肿瘤或囊肿。

▶ 癌症…第55页

睾丸自检

　　为了及时发现睾丸癌，男性应该从青春期开始，每月进行一次睾丸自检，而且最好是在洗澡或泡完澡后，阴囊的皮肤变软时检查。检查方法是用双手仔细触摸检查每侧睾丸，将拇指放在睾丸上面，其他手指放在下面。正常情况下，睾丸应该是光滑和结实的，如果发现可疑肿块，应及时咨询医生。

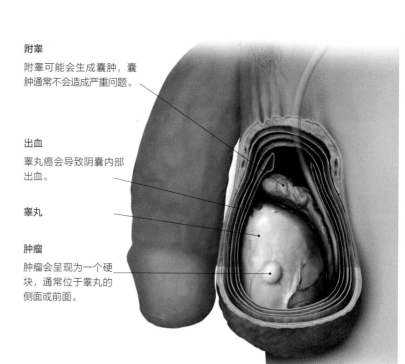

附睾
附睾可能会生成囊肿，囊肿通常不会造成严重问题。

出血
睾丸癌会导致阴囊内部出血。

睾丸

肿瘤
肿瘤会呈现为一个硬块，通常位于睾丸的侧面或前面。

睾丸癌

症状：
可触摸到硬块（结节），睾丸体积增大，影响生育力，偶尔出现单侧或双侧乳房体积增大。睾丸癌一般是无痛的。

治疗：
手术切除睾丸，后续进行放疗或化疗。出于美观考虑，可以用假体代替切除的睾丸。

一种罕见且可治愈的癌症

　　在工业化国家，每10万人中有3~6人患有睾丸癌，其治愈率超过95%。

■ 精索疾病

精索连接腹腔和睾丸，包含着确保睾丸内血液灌注的血管。精索可能会是不同疾病的发病部位，如自发性睾丸扭转或精索静脉曲张。这些疾病会导致血液循环障碍，并造成不育或睾丸坏死等不可逆的伤害。

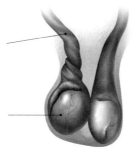

精索
精索会自我缠绕，导致血管受压。睾丸活动异常或精索过长都会导致精索扭转。

睾丸
缺血后，睾丸会肿胀、疼痛并会轻微隆凸。

睾丸扭转

精索疾病

症状：
睾丸扭转：下腹剧痛，睾丸肿胀。
精索静脉曲张：沉重感，但多数是无症状的。

治疗：
睾丸扭转：紧急手术治疗。
精索静脉曲张：结扎或阻断精索静脉。

预防：
睾丸扭转：当睾丸单独出现急性疼痛时，通过手术将睾丸固定到阴囊中，以避免睾丸扭转或疾病复发。

■ 前列腺腺瘤

前列腺腺瘤是一种形成于前列腺中心部位，围绕着尿道的良性肿瘤。前列腺的体积增加，进而压迫尿道，这会引起各种泌尿问题。前列腺腺瘤并不会导致性功能障碍，也不会发展为前列腺癌。它是一种常见疾病，近50%的60岁以上男性和约90%的80岁以上男性患有此病。

▶ 良性肿瘤…第54页

膀胱
当膀胱不能完全排空时，就容易受到尿路感染。

尿道
前列腺体积增大时会使尿道缩窄，导致排尿困难。

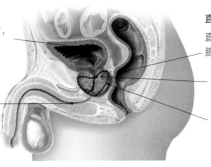

直肠
直肠检查是诊断前列腺腺瘤的第一步。

正常的前列腺

前列腺增生

前列腺腺瘤

症状：
尿频，有时无法控制尿意，排尿受阻，尿流减弱，尿中带血。初期通常没有症状。

治疗：
药物治疗，如果瘤体很大需手术切除，并在尿道内植入假体。

预防：
某些生活习惯可以预防前列腺腺瘤：避免辛辣食物、酒精饮料和碳酸饮料；定期锻炼。

■ 前列腺癌

前列腺癌是一种常见的恶性肿瘤，大约有四分之三的80岁以上男性都会患上前列腺癌。但是因为它较晚显现且发展缓慢，所以死亡人数相对较少（三分之一的患病男性会死亡）。前列腺癌由富含动物脂肪的饮食、吸烟、酗酒、家族遗传和硒缺乏引起。治疗前列腺癌取决于肿瘤的发展阶段，可能需要切除前列腺。手术需要住院5～10天，在尿道放置导尿管用来排尿。切除前列腺可能会导致不育，也可能造成性功能障碍，有时还会出现尿失禁。

▶ 癌症···第55页

直肠检查

为了检查结直肠癌、前列腺癌、前列腺腺瘤，医生可能会进行直肠检查。医生戴着手套并做好润滑后，将一根手指插入患者的直肠，对肛门、直肠和前列腺进行触诊，检查是否有任何可疑的异常。其他如血液分析或超声波检查等，可以形成对前列腺癌的完整诊断，但只有活检才能确诊。50岁以后的男性建议定期做直肠检查，在有家族病史的情况下检查更要提早进行。

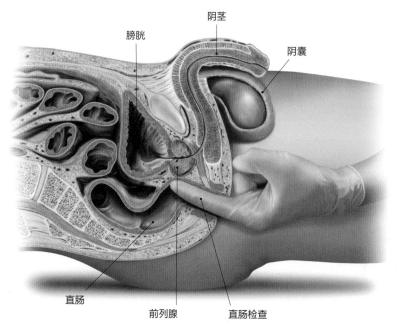

膀胱　　阴茎　　阴囊

直肠　　前列腺　　直肠检查

恶性肿瘤表现为一个硬的赘物，通常位于前列腺的边缘。

医生通过触摸直肠壁检查前列腺。如果有硬结，可能表明存在癌变。

✛ 前列腺癌

症状：

尿血，排尿困难，疲劳，贫血，体重减轻。前列腺癌通常是无症状的，偶然被发现。

治疗：

前列腺切除术、放疗、激素治疗、化疗、冷冻疗法、超声治疗。激素治疗旨在抑制睾丸素的生成，因为睾丸素会促进癌细胞发展。

预防：

低脂及富含维生素E（植物油、坚果、谷物）、硒（海鲜）和番茄红素（蔬果，特别是番茄）的饮食可以降低患病风险。在前列腺切除后，可以通过血液分析检查是否复发。

包茎

包茎是指包皮口狭窄，使包皮很难或者无法回缩到阴茎头的后面（阴茎头外露）。婴儿出现包茎现象是正常的，也多是暂时性的。然而，包茎可能会一直持续，甚至在反复感染、患某些疾病（糖尿病、梅毒、龟头癌）或损伤包皮口后发作。这时可能需要切除包皮（包皮环切术）。

先天性包茎

大多数男孩生来就有先天性包茎，这种包茎大多会随着生殖器的发育而自然消失。但是约有1%的患者，其包茎会持续到成年，并在勃起和发生性关系时引发感染和疼痛。阴茎背神经阻断术曾被推荐过，但现在人们强烈反对这种方法。事实上，它有撕破包皮尖端或导致阴茎头底部绞窄的风险。绞窄会使包皮出现痛性水肿，导致阴茎头和包皮的损伤或坏死，所以需要进行紧急治疗。

包皮环切术

手术切除包皮，即包皮环切术，是病理性包茎的主要治疗方法。但是大多数医疗机构反对患有先天性包茎的儿童做这个手术。如果一定要做，任何年龄段都可以做包皮环切术，但需要在全身麻醉或局部麻醉的状态下完成。完全愈合需要2~4周，在此之前必须避免性行为和手淫。一旦包皮被切除，阴茎头就会一直可见。随着时间的推移，衣物的持续摩擦会引起阴茎头表面增厚、干燥，从而导致敏感度丧失。

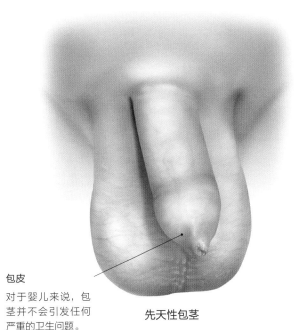

包皮
对于婴儿来说，包茎并不会引发任何严重的卫生问题。

先天性包茎

➕ **包茎**

症状：
包皮很难或无法回缩让阴茎头露出来。如果开口很小，会造成排尿困难。

治疗：
手术延展包皮；包皮环切术，但有复发的风险。当包茎不太紧时，一些医生建议使用皮质类固醇药膏。

预防：
注意个人卫生，避免强行加盖。

■ 子宫内膜异位症

子宫内膜异位症是一种妇科疾病，其特征是子宫外有子宫内膜细胞。大约有10%的25～45岁的女性会患上这种疾病，她们往往有家族病史。子宫内膜异位症导致不孕的病例约占三分之一，因为该病的确诊通常比较晚，可以通过激素或腹腔镜手术治疗。该病一般不会发展成癌症，而且由于激素的变化，会在更年期逐渐消失。

子宫内膜异位症带来的损害

子宫内膜细胞离开子宫后通常会被免疫系统破坏。对于患有子宫内膜异位症的女性而言，这些细胞会自行进入腹腔其他器官，如腹膜、卵巢、输卵管、韧带和子宫外壁、肠和膀胱等。它们会在那里形成特征性损害，也就是子宫内膜异位症植入物。这些子宫内膜碎片在卵巢激素的影响下发育。这些碎片受月经周期的支配，并在经期出血，造成腹部痛性痉挛和局部炎症，并可能导致结节、卵巢囊肿及患病器官之间的粘连。子宫内膜异位症经常造成子宫与卵巢或输卵管之间粘连，从而导致不孕（在某些情况下是可逆的）。

腹腔镜检查

腹腔镜检查是一种可以通过光学仪器，也就是从腹壁引入腹腔镜来观察腹部内部的技术。这种检查用于诊断子宫内膜异位症、卵巢囊肿、子宫肌瘤、前列腺癌、胆囊炎、阑尾炎等多种疾病以及对这些疾病进行手术治疗（腹腔镜手术）。它几乎没有侵害性，大大缩短了患者住院和恢复的时间。

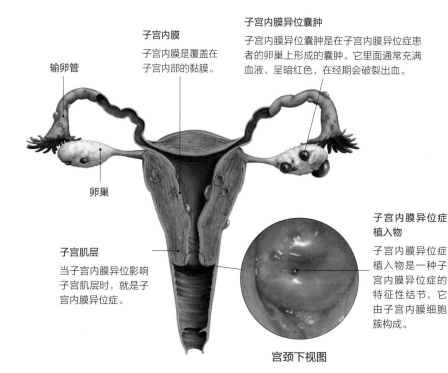

子宫内膜异位囊肿
子宫内膜异位囊肿是在子宫内膜异位症患者的卵巢上形成的囊肿。它里面通常充满血液，呈暗红色，在经期会破裂出血。

子宫内膜
子宫内膜是覆盖在子宫内部的黏膜。

输卵管

卵巢

子宫肌层
当子宫内膜异位影响子宫肌层时，就是子宫内膜异位症。

子宫内膜异位症植入物
子宫内膜异位症植入物是一种子宫内膜异位症的特征性结节，它由子宫内膜细胞簇构成。

宫颈下视图

➕ **子宫内膜异位症**

症状：
尤其在经期和性生活期间会出现腹痛，持续时间长、出血量大，月经不规律。这些症状在更年期消失。会导致育龄女性不孕。

治疗：
抑制卵巢激素分泌的激素治疗，腹腔镜手术，切除子宫。

生殖器脱垂

生殖器脱垂（或器官下移）指女性体内一个或几个盆腔器官的逐渐下滑，特别是子宫、膀胱、直肠或尿道。这是由支撑它们的韧带和肌肉松弛所致，大多出现在多次生育或是绝经之后。生殖器脱垂是一种相对常见的疾病，影响约40%的45岁以上女性。这一疾病可根据病情的发展阶段、患者年龄以及性行为水平，通过置入子宫托（插入阴道以支撑子宫的装置）或通过手术进行治疗。

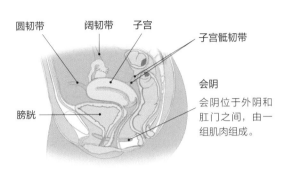

正常的子宫

在正常状态下，子宫由一系列韧带悬吊并由会阴作为支撑。子宫向前倾斜，依附在膀胱上。

会阴

会阴位于外阴和肛门之间，由一组肌肉组成。

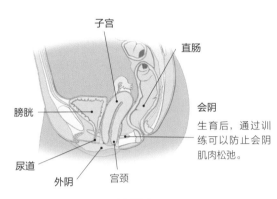

子宫脱垂

子宫脱垂指子宫逐渐向阴道位移。明显脱垂时，宫颈会从阴道口露出，子宫甚至会从外阴完全曝露出来。这种情况需手术干预。

会阴

生育后，通过训练可以防止会阴肌肉松弛。

子宫托

使用子宫托需要进行医疗监测，因为这种装置可能会导致损害或感染，必须定期清洁和更换。

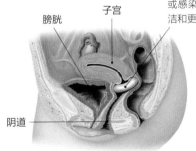

子宫托的使用

子宫托是一种柔性装置，在生殖器脱垂的情况下，将其放入阴道以支撑子宫或脱离阴道的其他器官。在中度脱垂情况下，使用子宫托可以作为手术治疗的替代方案。

膀胱脱垂

膀胱脱垂通常出现在更年期，尤其是经历过多次生育的女性更易患上此病。膀胱脱垂会使膀胱脱离阴道，由此导致疼痛以及难以完全排空膀胱的情况。

➕ 生殖器脱垂

症状：

有沉重感，腰痛，用力失禁，排尿或排便困难，宫颈从外阴露出。

治疗：

子宫托，手术（使用韧带或假体固定器官），切除子宫。

预防：

分娩后进行会阴训练。

▶ 产后···第474页

■ 子宫肿瘤

子宫可能患上不同种类的良性肿瘤，如子宫肌瘤和息肉；也可能患上恶性肿瘤，如宫颈癌或子宫内膜癌。定期进行妇科检查和细胞学检查可以尽早筛查并治疗子宫肿瘤。根据病情的不同，可以通过激素治疗、化疗或手术进行治疗。

子宫肌瘤

子宫肌肉可能是良性肿瘤生成的部位，也就是子宫纤维瘤或子宫肌瘤。子宫肌瘤通常没什么症状，而且发展缓慢，很少会癌变，一般会在更年期自愈或缓解。子宫肌瘤影响约70%的女性，但是引起它的原因和因素目前尚未明确。子宫纤维瘤的大小是可变的，它们的存在会引起疼痛或经期出血过多，甚至会干扰妊娠、生育和邻近器官的功能。

▶ 良性肿瘤···第54页

子宫癌

子宫癌是一种恶性肿瘤，它可以发生于宫颈或是覆盖子宫的黏膜，即子宫内膜上。宫颈癌是由HPV持续感染引起。免疫接种或在性生活中使用避孕套可以起到保护作用。在西方国家，子宫内膜癌比宫颈癌更为常见。子宫癌在40岁前较为罕见，但它会在雌激素影响下发展，早熟、更年期延迟、不孕不育尤其是肥胖都会促使子宫癌的发病。通过宫颈涂片或子宫内膜活检早期诊断子宫癌，可以及时治疗子宫癌并避免其恶化，从而大大增加治愈机会。

▶ 癌症···第55页

输卵管

子宫内膜

子宫腔

卵巢

肌层

恶性肿瘤

子宫内膜癌发生在子宫腔内，这就是患上子宫内膜癌并不一定会导致子宫体积增大的原因。恶性肿瘤表现为异常出血和腹部疼痛。

癌前病变

宫颈癌的发展特点体现在癌前病变的发生，可以通过细胞学和阴道镜检查发现这种病变。异常出血是宫颈癌的首要症状。

阴道

子宫前部横截面

宫颈下视图

妇科检查和细胞学检查

　　女性每年都应该接受常规的妇科检查，包括乳房触诊和阴道检查。这样可以发现一些潜在的异常现象，如感染、畸形、生殖器脱垂或子宫内膜和周围组织囊肿等。对于30岁以下的女性而言，应该每年进行妇科细胞学检查（巴氏涂片），即对从宫颈取样的细胞进行显微镜分析（宫颈涂片），在30岁以后每三年要进行一次检查。这项检查有可能检测出能够预示癌前病变的异常细胞。为了保证结果的真实性，取样前不得进行阴道冲洗、性生活或局部治疗，检查也不能在经期进行。当涂片结果异常时，需要进行阴道镜检查，这样就可以定位病变位置进行活检。也可以通过子宫检查、宫腔镜检查来诊断或治疗子宫肌瘤或子宫内膜癌等疾病。

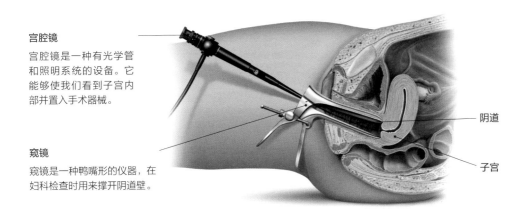

宫腔镜
宫腔镜是一种有光学管和照明系统的设备。它能够使我们看到子宫内部并置入手术器械。

窥镜
窥镜是一种鸭嘴形的仪器，在妇科检查时用来撑开阴道壁。

阴道

子宫

宫腔镜检查

子宫切除术

　　子宫切除术可用于治疗不同的妇科疾病，包括子宫内膜异位症、子宫肌瘤、子宫内膜癌、子宫脱垂等。子宫切除术会终止经期并导致不可逆转的不孕不育症。因此，子宫切除术主要适用于那些经历了更年期或者不想生育的女性。对于育龄女性，只有在其他治疗失败后才会进行子宫切除术。如果宫颈仍在原位，可以对子宫进行部分切除；子宫全切除术是指子宫体和宫颈完全切除，极端情况下连上阴道的一小部分和一些盆腔淋巴也需要切除。子宫切除术还可能伴随切除卵巢和输卵管，这个手术经由腹部或阴道来完成。

 子宫肿瘤

症状：

子宫肌瘤：月经过多，经期间隔期出血，下腹痛性痉挛，有沉重感，泌尿问题，便秘。

宫颈癌：通常无症状，性生活时会偶尔出血，有带血的白色分泌物。

子宫内膜癌：经期出血量大，经期间隔期或更年期后出血，腹痛，有白色分泌物，排尿困难。

治疗：

子宫肌瘤：激素治疗，手术。

子宫癌：手术，放疗，化疗。

预防：

宫颈癌：性生活时使用避孕套，接种疫苗，定期进行妇科检查。

■ 卵巢囊肿

卵巢功能低下会导致卵巢功能性囊肿的形成，在青春期和怀孕初期这种情况尤其常见。卵巢囊肿大多数是良性的，会自然消失。比较罕见的情况是，卵巢结构的改变导致了器质性囊肿，后者有发展为卵巢癌的风险。有时卵巢囊肿会分泌过多的雄激素，通常会导致毛发异常增多、痤疮和肥胖。尤其当卵巢出现大量囊肿（即多囊卵巢综合征）时，这种情况更为常见。多囊卵巢综合征也常导致不孕不育，并会增加患糖尿病和心肌梗死的风险。

▶ 囊肿⋯第52页

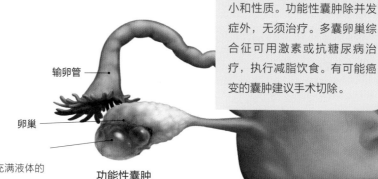

输卵管

卵巢

囊肿
囊肿是一种外壁闭合并充满液体的腔体。

功能性囊肿

➕ 卵巢囊肿

症状：
患者感觉身体沉重，性生活时会出现疼痛，闭经，阴道出血，排尿困难。囊肿部位扭转、破裂或感染时会导致剧烈疼痛，有时伴有发热症状。

治疗：
通过超声和X射线诊断囊肿大小和性质。功能性囊肿除并发症外，无须治疗。多囊卵巢综合征可用激素或抗糖尿病治疗，执行减脂饮食。有可能癌变的囊肿建议手术切除。

■ 卵巢癌

卵巢癌是一种在卵巢发展的恶性肿瘤。卵巢癌并不常见，一般发生在更年期后，有家族遗传史者更易发生。由于卵巢癌的症状不是很明显，这种疾病往往在扩散到腹腔其他器官后才会被发现，这也在很大程度上降低了康复机会。诊断卵巢癌依赖于超声和腹腔镜探查，血液分析和辅助检查可以监测病情的发展。

▶ 癌症⋯第55页

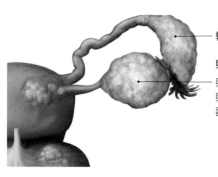

输卵管

卵巢
卵巢恶性肿瘤可能发生在卵巢内部或卵巢表面，且会扩散至输卵管及邻近器官（子宫、膀胱）。

➕ 卵巢癌

症状：
腹痛，腹部肿胀（腹水），排便次数或粪便形状发生变化，疲劳，体重减少，贫血。

治疗：
切除卵巢及周围脂肪组织、输卵管、子宫、部分腹膜和局部淋巴。采用辅助化疗。

预防：
定期进行妇科检查以尽早筛查。口服避孕药以及多次分娩也可能是保护性因素。

■ 乳腺良性肿瘤

乳腺良性肿瘤是乳腺形成的单个或多个可触及的肿块，可引起肿胀或疼痛。在妇科检查、乳房X光检查或乳房自检中发现的肿瘤大约80%是良性的。但是当发现可疑的肿块时一定要咨询医生，因为良性肿瘤和乳腺癌的区别只能通过穿刺活检确定。此外，因为一些良性的乳腺肿瘤可能会癌变，所以必须切除。

▶ 良性肿瘤···第54页

不同类型的乳腺良性肿瘤

最常见的是纤维瘤和囊肿。一般情况下，乳腺良性肿瘤并不严重，往往不会发生转移，并通过定期监测就能发现。乳腺纤维瘤主要影响40岁以下的女性，而乳腺囊肿最常发生于40~50岁的女性。囊肿可以通过手术切除或穿刺来治疗。它们不会发展成癌症，有时会自然消失。在乳腺管内发育的导管内乳头状瘤以及体积大且发展迅速的叶状肿瘤需要系统性切除，因为它们有发展成癌症的可能。

▶ 囊肿···第52页

乳腺纤维瘤
乳腺纤维瘤发生于乳腺，通常为一个坚硬、光滑、可移动的球体，一般没有痛感。如果瘤体不太大，而且不存在癌变风险，则可以将其保留在原位。

乳管
乳头状瘤在乳管（即排出乳汁的导管）内生成。它会致使乳头出血。多发性乳头状瘤是引发乳腺癌的危险因素之一。

➕ **乳腺良性肿瘤**

症状：
单个或多个肿块，肿胀，疼痛，乳头出血（导管内乳头状瘤）。

治疗：
囊肿：穿刺或切除。
纤维瘤：手术切除或进行监测。
叶状肿瘤和导管内乳头状瘤：手术切除。对样本进行系统性分析，以确保肿瘤保持良性状态。

预防：
乳房自检和定期监测有助于快速发现肿瘤并确保其为良性。

■ 乳腺癌

乳腺癌是一种发生于乳腺的恶性肿瘤。这些肿瘤主要位于乳房的外上限或者乳头。尽管在一些罕见的情况下，两个乳房都会患乳腺癌，但一般情况下左乳房比右乳房患病率更高。有些肿瘤发展得非常缓慢，而有些会迅速扩散到邻近组织，发生癌细胞转移，这种情况尤其会发生在年轻女性身上。乳腺癌是很常见的癌症类型，也是西方女性的"重要杀手"之一。乳房自检和乳房X射线检查等常规筛查，可以做到早发现，从而增加康复的机会。

▶ 癌症···第55页

影响乳腺癌的危险因素

有些因素会增加患乳腺癌的风险，其中最重要的是衰老和遗传因素。事实上，如果家庭成员（母亲、姐妹、女儿等）中有人患有乳腺癌，这样的女性尤其在50岁之前患上乳腺癌的风险更高。早熟、晚孕或更年期推迟的女性以及从未怀过孕的女性有更高的患病概率。长期服用避孕药会稍稍提高乳腺癌的发生率，而一些更年期激素替代治疗则会显著增加患乳腺癌的风险。肥胖和久坐不动的生活方式也会增加患病风险。

乳腺癌的类型

近95%的乳腺癌出现在乳腺管（导管癌）或乳腺小叶（小叶癌）中。导管癌是最常见的乳腺癌，80%的病例都是这种类型。大多数情况下，它是一种侵入性癌症，能够转移到腋窝淋巴结、周围器官甚至较远处的器官。相比于导管癌，小叶癌较少见，其侵入性也更小，有时是无症状的，但它可能影响两侧乳房。

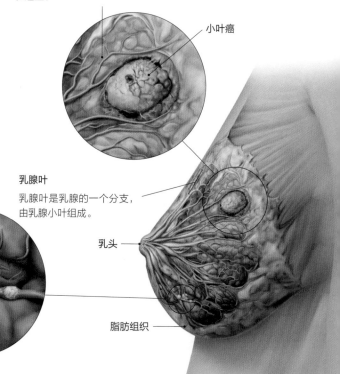

乳腺小叶
乳腺小叶是乳腺中最小的分支，腺泡细胞聚集在这里。

小叶癌

乳腺叶
乳腺叶是乳腺的一个分支，由乳腺小叶组成。

乳头

导管癌

乳腺管
乳腺管是乳汁排出的管道。

脂肪组织

乳房X射线检查

对乳腺进行X射线造影检查又称乳房X射线检查，旨在筛查乳腺癌或对临床乳腺检查时发现的异常情况进行明确诊断。然而，约20%的癌症无法通过这项检查发现。该检查应从50岁开始每两年进行一次，而对于有较高患病风险（有家族史）的女性，要从40岁或40岁之前开始定期检查。

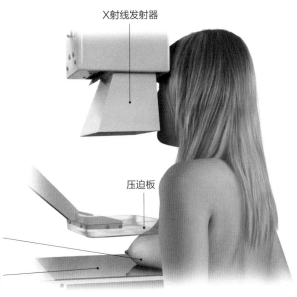

X射线发射器

乳房
每侧乳房都要用X射线进行不同角度的检查。因为乳房被挤压在两块压迫板之间，检查可能会造成令人不快的感觉，其程度取决于患者乳房的敏感程度。

压迫板
乳房被两块压迫板挤压固定。下板上有一层X光感光胶片。

压迫板

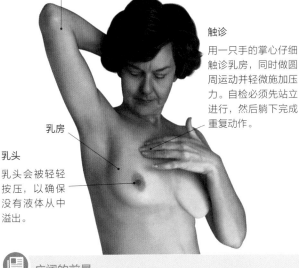

抬起的手臂
位于被检查乳房同侧的手臂需抬起。

触诊
用一只手的掌心仔细触诊乳房，同时做圆周运动并轻微施加压力。自检必须先站立进行，然后躺下完成重复动作。

乳房

乳头
乳头会被轻轻按压，以确保没有液体从中溢出。

乳房自检

乳房自检是一种筛查项目，包括观察并触摸自己的乳房，以发现可能表明癌症存在的异常现象。观察到的任何变化都应该告知医生。这些变化可能是触摸到的肿块，乳房皮肤增厚，形状、大小或者皮肤颜色的变化，还可能是乳头自发性出血，腋窝隆起，乳头回缩或者持续性发红。从25岁起，建议女性除了医生的定期检查外，每个月进行一次乳房自检，可以在月经开始后的5~7天内进行。

广阔的前景

从1980年到2000年，由于筛查的普及，乳腺癌的发病率急剧上升，使得专家们宣称乳腺癌成为一种真正的流行病。但自那以后，这个数字显著下降，主要因为更年期女性减少使用激素替代治疗。根据目前的统计数字，大约九分之一的女性在其一生中会受到乳腺癌的侵扰，约3.7%的乳腺癌患者会死亡。然而，乳腺癌的死亡率正在稳步下降。更加频繁和有效的筛查能使患者获得尽早诊断和更好的预后。乳腺癌的治疗手段也有所改善，如今的治疗手段更具针对性，也减少了不良反应。此外，正在研发新的有前景的治疗路径，比如抗血管生成疗法，其目的是阻止那些为癌细胞供血的血管发育。对高危女性进行基因筛查和磁共振成像也是重大进步。

乳腺癌的治疗

治疗乳腺癌的主要方法是手术。根据肿瘤的大小可以采用乳房切除术切除部分乳房或全乳。手术通常会摘除腋窝淋巴，有时还伴有放疗。术后可以计划进行乳房重塑。除激素替代治疗外，化疗在乳腺癌的治疗方面也取得了显著进展。

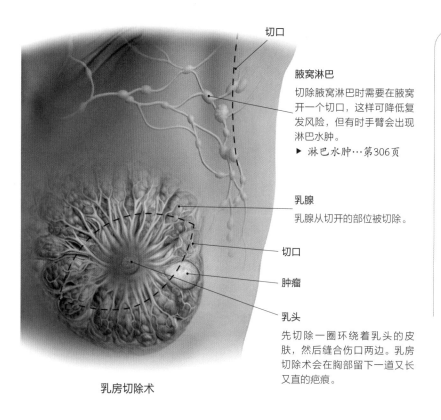

切口

腋窝淋巴
切除腋窝淋巴时需要在腋窝开一个切口，这样可降低复发风险，但有时手臂会出现淋巴水肿。
▶ 淋巴水肿…第306页

乳腺
乳腺从切开的部位被切除。

切口

肿瘤

乳头
先切除一圈环绕着乳头的皮肤，然后缝合伤口两边。乳房切除术会在胸部留下一道又长又直的疤痕。

乳房切除术

■ 乳房重塑

乳房重塑是一种修复性的手术技术，可以在切除乳房和乳头后重塑乳房和乳头。乳房弯曲的轮廓可以用肌肉瓣和从背部或胃提取的皮肤进行重塑，有时会植入乳房假体作为辅助。三个月后，可以通过从大腿内侧、外阴或另一侧乳房的乳晕取得皮肤样本进行移植以重塑乳头和乳晕。但有时乳房重塑的后遗症会令人非常痛苦。

 乳腺癌

症状：
肿块，肿胀，皮肤增厚，从乳头流出透明的或带血的分泌物，乳头回缩，乳房轮廓发生改变。极少有疼痛感。乳腺癌有时是无症状的。

治疗：
手术切除乳房（部分或全部），放疗，化疗。如果癌症是激素依赖性的，也可以采用激素替代治疗。

预防：
早期筛查：乳房自检，医生定期检查，乳房X射线检查。

男性乳腺癌

男性患乳腺癌的概率很低，且确诊往往较晚，这使乳腺癌变得更加危险。通常表现为一个小而坚固、没有疼痛感的肿块，可以采用手术或激素替代治疗。男性乳腺癌与激素紊乱或睾丸疾病有关。

■ 生殖器感染

　　细菌、病毒、真菌或寄生虫都可能导致生殖器感染。这些感染会引起炎症，表现为发红、疼痛、肿胀或烧灼感，以及出现分泌物、瘙痒等症状，有时还会形成脓肿。治疗生殖器感染通常会使用抗生素，但取决于受感染的器官以及被感染的原因。一些生殖器感染如睾丸炎、附睾炎和输卵管炎，可导致不孕不育。

前列腺炎

　　前列腺炎是前列腺的炎症，可由感染引起，也可以是非感染的。这是一种常见的疾病，发病率随着年龄的增长而增加。急性细菌性前列腺炎有时与泌尿系统感染有关，表现为发热、寒战和排尿困难。如果治疗不当，会发展成慢性细菌性前列腺炎，尤其是在射精时引起疼痛。非细菌性前列腺炎是最常见的形式。其病因尚不清楚，治疗方法主要包括饮食措施（避免辛辣食物和酒精）和卫生措施。

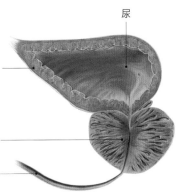

尿

膀胱
急性前列腺炎会导致尿液潴留在膀胱内，需要住院治疗。

前列腺肿大
直肠检查时会显现前列腺肿大，有疼痛感。

尿道
前列腺肿大压迫尿道，导致排尿困难。

急性前列腺炎

睾丸感染

　　泌尿系统感染、性传播疾病（衣原体、淋病）或腮腺炎都可能引起睾丸感染。它们会引起睾丸（睾丸炎）、附睾（附睾炎）发炎或两种组织同时发炎（睾丸附睾炎）。症状主要为疼痛和睾丸肿胀。

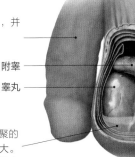

阴茎
脓液可能会从阴茎排出，并由此观察到排尿问题。

附睾

睾丸

鞘膜积液
鞘膜积液是睾丸周围积聚的浆液，会使阴囊体积增大。这可能是由睾丸附睾炎的炎症反应引起的。

睾丸附睾炎

阴茎感染

　　阴茎感染主要影响阴茎头（龟头炎）和尿道（尿道炎）。念珠菌、衣原体、生殖器疱疹、梅毒等可能引起龟头炎，它也可能由皮炎引起，还有可能是由于不注意卫生，或者由某些卫生用品或避孕套的刺激引起。龟头炎会使阴茎头出现疼痛性红斑或剧烈瘙痒。而尿道炎则极易影响年轻男性，一般由性传播疾病（淋病、衣原体感染）引起。它会导致分泌物、小便时加重的烧灼感、发热等症状。

阴道炎

阴道炎是一种阴道壁的炎症，通常表现为分泌物（白带）增多、烧灼感、瘙痒和发生性关系时疼痛。它一般与外阴炎有关。感染性阴道炎可能是由阴道菌群失衡或病原体入侵（念珠菌、链球菌）引起的。对阴道炎的治疗通常是局部性，但有时也需要口服抗生素。阴道炎也可能是因为一些被遗忘的异物（尤其是卫生棉条）或者对卫生用品过敏引起的，有时也会由更年期时阴道黏膜萎缩引起。

■ 阴道菌群

阴道菌群是一群存在于阴道黏膜表面的微生物，用于抵御感染。抗生素、糖尿病、激素紊乱、某些卫生用品、某些避孕方法、穿着化纤内衣或紧身裤都是导致阴道菌群失衡的因素，会造成细菌性或真菌性阴道病，而这两种疾病都会引起阴道炎。

生殖道感染

生殖道感染，也叫盆腔炎，是女性内部生殖器的感染，有可能导致不育。这种感染从宫颈（宫颈炎）累及子宫内膜（子宫内膜炎），然后影响输卵管（输卵管炎）和卵巢。它也可扩散到腹膜。生殖道感染通常是由衣原体引起的，也可由淋球菌引起。诊断生殖道感染很困难，因为其症状并不典型（下腹疼痛、白带异常、经期和发生性关系时有疼痛感），而且即使有具体的症状也经常被忽视。

输卵管炎

输卵管炎是输卵管的炎症。它会形成瘢痕组织，阻塞输卵管，从而引起异位妊娠和不孕的风险。

■ 白带

白带又称阴道分泌物。白带异常是指比正常阴道分泌物的量更多且质有不同。白带异常是生殖器感染的症状。白带量或多或少，呈现水状或比较浓稠的状态，有时呈粉状，颜色多变（白色、黄色或绿色），有时带有恶臭。其外观有助于提示感染的原因。

卵巢

子宫内膜炎

宫颈炎

阴道

生殖道感染

预防阴道炎

阴道炎由不同因素引起且容易复发。以下是一些预防阴道炎的措施。

■ 养成良好的卫生习惯

个人卫生应该规律且适度。从前到后清洁外阴部，并使其充分干燥。不要使用有香味的或酸性的产品，避免阴道过度冲洗以防破坏阴道菌群。月经期间要定期更换卫生棉条或卫生巾。

■ 避免潮湿

潮湿的环境会促使感染性阴道炎的发生。因此，建议穿纯棉质地的内衣而不是化纤产品，每天更换一次，并用温水清洗，也可以加一点漂白剂。避免穿紧身裤。公共游泳池、桑拿房等场所会促进真菌滋生，如果你很容易患上阴道炎，尽量避免去这些场所。泡完澡或蒸完桑拿后，立即用清水将身体冲洗干净，湿泳衣不要穿太久。

■ 调整饮食

为了防止阴道炎复发，需要均衡膳食。一方面，要控制糖分的摄入，因为糖分会加速与阴道真菌病相关的真菌的繁殖。另一方面，可以食用发酵奶制品，如酸奶、开菲尔发酵乳饮料、益生菌强化产品等。

▶ 营养…第12页

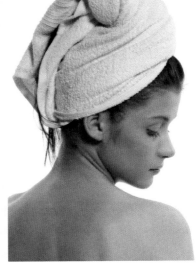

 生殖器感染

症状：
发热，受感染器官发炎（疼痛、肿胀、发红、瘙痒），排尿困难，发生性关系时有疼痛感，带血、带脓和有臭味的分泌物。

治疗：
抗生素，抗真菌药，镇痛剂。有时伴侣也要接受治疗。

预防：
发生性关系时使用避孕套。使用合适的卫生用品。

慢性前列腺炎：避免食用辛辣食物和酒精。

阴道炎：避免潮湿的环境，不要摄入过量的糖分和食物，不要穿化纤内衣和紧身裤。

▶ 避孕套…第454页

■ 性传播疾病

　　性传播疾病是一种传染病，通常通过性行为传播。它可能由病毒、细菌、真菌或寄生虫引起。这些感染可能表现为烧灼感或瘙痒感、排泄异常、排尿问题、下腹疼痛，有时还表现为皮肤或黏膜损伤。其中一些感染可能会造成严重后果如不孕、慢性疼痛、癌症、早产、宫外孕，或在母亲分娩前或分娩时把疾病传播给胎儿从而导致胎儿出现先天畸形等。此外，许多性传播疾病增加了感染艾滋病在内的其他类似疾病的风险。诊断性传播疾病可以通过临床检查、分泌物显微镜检查或血液分析来完成。

▶ 艾滋病···第292页

预防性传播疾病

　　性传播疾病通常具有很强的传染性。保护自己的最好方法是明白性传播疾病是如何传播的，并遵循以下建议。

■ 谈论性传播疾病

　　不要犹豫是否询问伴侣有没有性传播疾病，也不要犹豫要不要告诉对方你的健康状况。你们应该讨论如何保护自己免受性传播疾病的侵袭。

■ 保护自己

　　不要错误地认为服用避孕药、体外射精等不会感染性传播疾病。只有合理正确地使用避孕套，才能防止感染。

▶ 避孕套···第454页

■ 筛查

　　如果你和伴侣没有保护措施地发生性关系，建议定期进行筛查。事实上，有可能你是一个疾病携带者而不自知，因为有些性传播疾病是没有症状的。

■ 如果你患病

　　对个人卫生要采取细致的措施，以防感染扩散。严格遵守治疗直到结束。同样重要的是，你的伴侣也要接受治疗以避免复发。

■ 小心针头

　　确保在任何医学治疗中都使用无菌针头，在身体某些部位穿孔和纹身时也要如此。

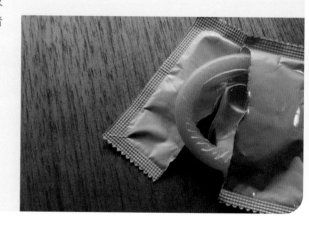

梅毒

梅毒是由一种名为梅毒螺旋体的微生物引起的严重且具有很强传染性的性传播疾病。该病原体通常通过受损的皮肤或黏膜进入人体，在发生性关系时可以使用避孕套避免感染。梅毒可能会从怀孕的第四个月开始传染给胎儿，并会导致胎儿先天畸形。

梅毒的演变

经过2～6周的潜伏期后，梅毒会演变为三个症状各不相同的阶段，在症状消失的过程中有不同的潜伏期。人免疫缺陷病毒血清抗体阳性或身患艾滋病时可能会加剧梅毒病情的发展。

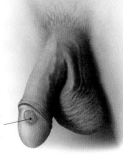

下疳（硬下疳）
梅毒性下疳中含有大量的梅毒螺旋体，具有很强的传染性。

第一阶段
第一阶段的症状是在感染处（生殖器、口腔、舌）出现摸起来发硬的溃疡，通常情况下是无痛的，这种溃疡被称为下疳。出现下疳的同一区域还会伴有淋巴结肿大。

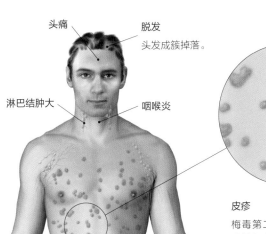

头痛

脱发
头发成簇掉落。

淋巴结肿大

咽喉炎

皮疹
梅毒第二阶段的标志是皮肤出现粉红色且不太明显的斑点。梅毒疹是位于面部皱褶、手掌、足底、口腔和肛门周围的小损伤。

第二阶段
第二阶段开始于感染后第一至第三个月，平均持续2年时间。在这一阶段，细菌在体内扩散传播。第二阶段的症状为皮疹（先是红点，然后出现梅毒疹），伴有流感样症状和全身淋巴结肿大。
▶ 流感样症状…第320页

梅毒性树胶样肿
梅毒性树胶样肿是一个大结节，逐渐软化、溃疡，留下一个圆形疤痕。

第三阶段
第三阶段出现在一段潜伏期之后，潜伏期可能持续数年之久。其主要症状为皮肤（梅毒性树胶样肿）、黏膜和某些内脏器官（骨骼、肝、胃、喉、肾、心血管系统、中枢神经系统）出现病变，有时会引起严重的问题如失明、瘫痪、痴呆、心脏病等。

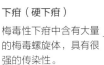

梅毒

症状：
第一阶段：下疳，淋巴结肿大。第二阶段：流感样症状，皮肤和黏膜损害（红点、梅毒疹）。第三阶段：皮肤病变，大量器官病变（神经系统、骨骼、肝、胃、肾等）。

治疗：
一般根据病情的不同阶段，使用抗生素（尤其是青霉素）治疗。伴侣也必须接受治疗。

预防：
发生性关系时使用避孕套。

■ 衣原体感染

衣原体感染是由衣原体引起的感染性疾病，包括一些性传播疾病，如生殖道衣原体感染和性病淋巴肉芽肿等。它也可能引起眼睛感染，导致结膜炎或沙眼；也可能会影响肺，引起肺炎或鹦鹉热。衣原体感染可引起严重的并发症，如不孕、宫外孕、失明等。

沙眼

沙眼是一种由沙眼衣原体引起的传染病，可感染结膜和角膜。沙眼会造成上眼睑变形和角膜混浊，可以通过直接或间接接触眼睛的分泌物或通过某些苍蝇传播。它是导致可预防性失明的主要原因。

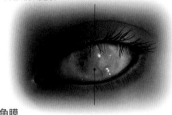

上眼睑

眼睑内侧变厚、硬化变形，致使睫毛摩擦并损伤角膜。

角膜

角膜因连续不断的损伤而混浊，逐渐遮蔽瞳孔，导致失明。

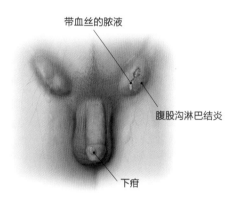

带血丝的脓液

腹股沟淋巴结炎

下疳

性病淋巴肉芽肿

性病淋巴肉芽肿也称为腹股沟淋巴肉芽肿，是一种由沙眼衣原体引起的、主要影响淋巴系统的疾病。它可能会引起阴茎下疳、腹股沟淋巴结疼痛性肿大（腹股沟淋巴结炎），并会流出带血的脓液。

➕ 衣原体

症状：

生殖道衣原体感染：通常情况下没有症状。女性表现为阴道分泌物发黄且发臭、下腹疼痛、阴道出血、发热；男性表现为尿道炎伴有分泌物，排尿时有烧灼感。

性病淋巴肉芽肿：下疳，腹股沟淋巴结炎，肛门受污染会引起直肠炎。

沙眼：结膜发炎，角膜混浊。

治疗：

使用抗生素。伴侣也必须接受治疗。有再次感染的可能。

预防：

在发生性关系时，使用避孕套进行保护。对于在性行为中没有防护措施或有多个性伴侣的高危人群而言，建议做筛查检测进行预防。

▶ 避孕套…第454页

生殖道衣原体感染

生殖道衣原体感染是一种由沙眼衣原体引起的，非常常见且传染性很强的性传播疾病。它在女性中更为常见，通常会影响宫颈，且无症状表现。对于男性来说，这种疾病会影响尿道，并可能蔓延到附睾。由于经常较晚才被诊断出来，生殖道衣原体感染是当今女性不孕的主要原因。

■ 生殖器疱疹

生殖器疱疹是一种由单纯疱疹病毒引起的性传播疾病。它表现为生殖器或生殖器附近出现透明的小水疱或水疱型疱疹。因为病毒潜伏在淋巴结中，所以病情会周期性复发。患者一生都将是病毒携带者。生殖器疱疹是一种常见疾病，它可以通过直接接触损害部位进行传播，具有很强的传染性。治疗生殖器疱疹的目的是缓解发作，而且必须在刚出现症状时就加以治疗，这样可以缩短症状持续时间。生殖器疱疹如果传染了眼或脑，有可能导致失明、脑炎或脑膜炎。新生儿如果在分娩过程中被感染会损伤大脑甚至死亡。

▶ 口唇疱疹⋯第86页

生殖器疱疹的症状

生殖器疱疹急性发作时，生殖器上会出现水疱型疱疹，并伴有烧灼感、瘙痒感，有时伴有发热、头痛和胃痛等症状。几天后，小水疱破裂引起溃疡，然后结痂、消失。生殖器疱疹的初次发作通常是很疼的，会持续2～3周。这种疼痛非常剧烈，接触到尿时还会加剧。生殖器疱疹出现复发的原因有情感冲击、疲劳、压力、月经、怀孕、穿紧身裤等，复发持续的时间较短且疼痛感也不会像初次发作时那么强烈。一些人在发作开始之前的几小时到几天内都会感觉到疱疹发作的警示信号（刺痛、瘙痒感、烧灼感）。有些人可能是病毒携带者，可以在没有表现出任何症状的情况下传播病毒。因此，必须系统使用避孕套。

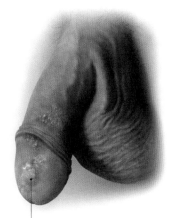

男性生殖器疱疹

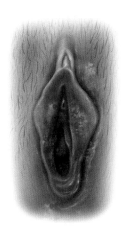

女性生殖器疱疹

水疱型疱疹

水疱型疱疹是一种充满液体的、成团的小水疱。男性的生殖器疱疹通常在阴茎，有时也会出现在睾丸。女性的生殖器疱疹位于外阴，也可以在阴道甚至宫颈。无论男性还是女性，都有可能在肛门、臀部和大腿上部出现水疱型疱疹。

✚ 生殖器疱疹

症状：
有疼痛感的水疱型疱疹，开放性伤口，结痂，有烧灼感、刺痛感、瘙痒感。

治疗：
使用抗病毒药（阿昔洛韦）。有时可以采用静脉注射，以缩短症状持续时间，减缓病毒增殖的速度。

预防：
即使没有表现出任何症状，也要在性行为中采取保护措施。在疱疹发作时避免发生性行为。注重个人卫生，防止病毒传播。

■ 尖锐湿疣

尖锐湿疣是由人类乳头瘤病毒（HPV）引起的良性且无痛的赘生物，它出现在生殖器和肛门的皮肤及黏膜上。这些损害会成倍扩大，速度因个体而异。在发生性关系或排便时，有时会引起刺激，出现瘙痒和疼痛感。尖锐湿疣是常见的性传播疾病，受感染者终身都是携带者。一般是通过性接触进行传播，潜伏期3周到8个月。这种疾病通常在一开始不太引人注意，从而促进了病毒的传播。

尖锐湿疣的位置

男性尖锐湿疣可见于阴茎、睾丸、尿道和肛门。女性尖锐湿疣则多见于外阴，有时在阴道和宫颈处。尖锐湿疣有扁平的，也有凸起的，颜色上有粉红色、灰色或白色。可以快速扩散、增大，呈现出菜花样。虽然非常罕见，但损害也可能外渗，并散发出恶臭。

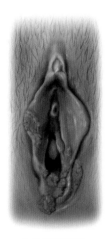

女性尖锐湿疣

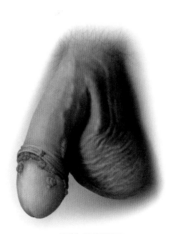

男性尖锐湿疣

 尖锐湿疣

症状：
皮肤及黏膜上的赘生物，能够长到很大的菜花状（特别是免疫缺陷者）。尖锐湿疣可能令人心烦，但很少有疼痛感。有时是无症状的。

治疗：
用各种方式切除（冷冻、电凝、激光、手术）。使用抗病毒软膏。伴侣也必须接受治疗。尖锐湿疣很难治愈，尤其在免疫系统较弱时会频繁复发。

预防：
使用避孕套作为保护措施。
▶ 避孕套…第454页

人类乳头瘤病毒

人类乳头瘤病毒的某些类型会导致皮肤或生殖器生成良性肿瘤。它有可能促进某些恶性肿瘤特别是宫颈癌的发展。如果伴侣中的一方感染了尖锐湿疣，建议女方定期筛查宫颈癌（巴氏试验）。人类乳头瘤病毒经常会给免疫缺陷者，特别是艾滋病患者带来广泛而持续的损害。

▶ 疣…第75页

■ 淋病

淋病是一种由淋病奈瑟菌引起的性传播疾病。它通常在性生活中通过直接接触传播，是常见疾病。它一般与生殖器衣原体有关。如果未经治疗，感染会扩散到女性的子宫、输卵管、卵巢及男性的附睾，并可能导致宫外孕或不孕。（尤其对于女性）淋病通常是无症状的，可能出现的症状有阴道或尿道分泌物异常（男性是脓性分泌物）、排尿时有烧灼感、被感染器官（女性为宫颈，男性为尿道）出现炎症。在某些情况下，淋病会表现出一些非典型症状，可能导致口腔或咽喉感染。

 淋病

症状：
在男性中会出现尿道炎（脓状、淡黄色分泌物，排尿时有烧灼感）的症状。淋病通常是没有症状的，对于女性更是如此。

治疗：
使用抗生素。伴侣必须接受治疗。有再次感染的可能性。

预防：
在性行为中使用避孕套作为保护措施。推荐那些在发生性行为时不采取保护措施或有多个性伴侣的高危人群做筛查检测。
▶ 避孕套⋯第454页

■ 滴虫病

滴虫病是由阴道毛滴虫引起的性传播疾病。这种病很常见，在女性群体中表现为阴道炎，伴有强烈的瘙痒感和大量的、常带有恶臭的阴道分泌物。对男性来说，滴虫病可能会引起尿道炎，但通常是无症状的。滴虫病主要通过性传播，但也有可能通过接触受污染的物体如毛巾、泳衣、桑拿椅等传播。女性阴道菌群失调和阴道自然酸度降低会增加滴虫病的发生概率。

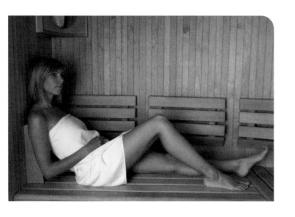

 滴虫病

症状：
通常没有症状，尤其是男性。女性会表现为阴道炎，症状为阴道分泌物量多、呈绿色且带有恶臭，强烈的瘙痒感，排尿困难等症状。男性主要表现为尿道炎。

治疗：
使用抗生素。伴侣必须接受治疗。有再次感染的可能性。

预防：
在性行为中使用避孕套作为保护措施。
▶ 避孕套⋯第454页

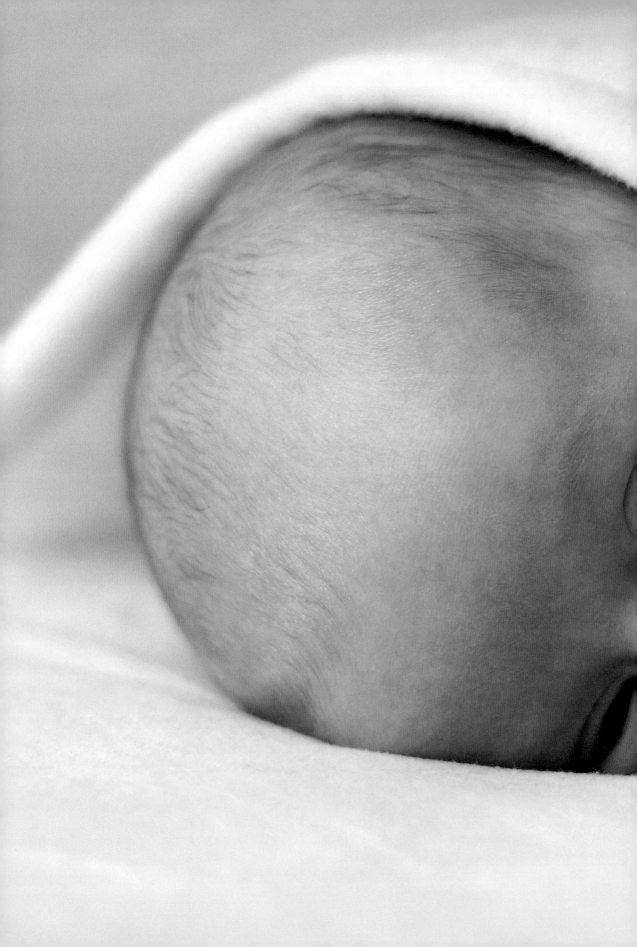

生殖

　　生殖是指生物为了繁衍后代而进行的所有活动。对于人类而言，精子和卵子的受精，通常是由男性与女性之间的性行为引起的。精子和卵子结合形成胚胎，胚胎将自己植入母亲的子宫中。胚胎逐渐发育成胎儿，胎盘起着屏障作用，使胎儿和母体之间能够交换气体、激素、抗体和营养物质。当怀孕九个月后，胎儿器官发育成熟使其能够在子宫外存活时，就会分娩。

　　胚胎或胎儿的发育可能会被各种因素影响。根据具体情况，可能出现胎儿宫内窘迫、生长迟缓、早产、畸形或流产等问题。孕期必须加强监测，有时需要行剖宫产。一些影响育龄男女的不同因素也可能影响受精，导致不育。

■ 性

性是所有与生殖和获取性快感有关的行为，这些行为一部分是出于本能。性主要伴随青春期发展，同时也会出现心理（爱情，性欲）和生理（勃起，射精，高潮）现象。这些现象都是通过性行为具体表现出来的。发生性关系通常指伴侣之间在性欲的引导下度过一段兴奋期。在性行为中，伴侣会因性敏感区受到刺激而感到兴奋和愉悦，这种快感最终可能会随着高潮的到来而结束。性有助于提升幸福感。

性交

性交指男性和女性之间的性行为，即勃起的阴茎插入阴道的过程。阴茎和阴道之间的重复运动一般以高潮和射精而告终。性交还可能导致受精，从而孕育新的生命。

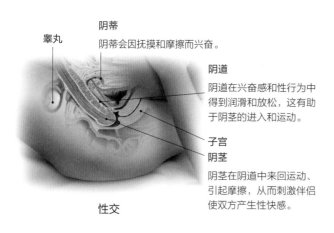

睾丸

阴蒂
阴蒂会因抚摸和摩擦而兴奋。

阴道
阴道在兴奋感和性行为中得到润滑和放松，这有助于阴茎的进入和运动。

子宫

阴茎
阴茎在阴道中来回运动、引起摩擦，从而刺激伴侣使双方产生性快感。

性交

性欲

性欲，是性刺激激发下的心理本能欲望。它是视觉、化学（激素）和精神（幻想）刺激的结果。男性的性欲会触发分泌雄激素（睾丸素），进而刺激欲望。女性的性欲在排卵期最强烈，此时会分泌大量的雌激素。

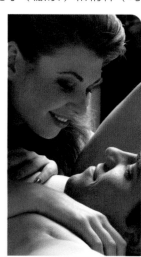

性高潮

性高潮是一种在性行为或手淫期间产生的性兴奋结束时带来的强烈快感。这种快感由对性器官和性敏感区的反复刺激引起。男性的性高潮引发射精，女性的性高潮则导致阴道收缩和阴道分泌物的增加。性高潮之后，肌肉和心理的放松导致性兴奋下降，男性经历这个过程的时间会比女性更长。

性敏感区

性敏感区指对触觉刺激可能产生性兴奋和快感的人体非常敏感的部位。男性的阴茎、阴茎头和包皮，女性的阴蒂和阴道都是性敏感区。还有很多其他部位，特别是生殖器周围、乳房、臀部、嘴唇等都是性敏感区。

勃起

勃起是某些器官和组织如阴茎、阴蒂、乳头发生肿胀和变硬的现象。阴茎勃起与血液突然涌入阴茎并滞留在海绵体有关。勃起由神经反射控制，通常由性刺激引起。在性交中，勃起是必不可少的。无法勃起以及无法勃起足够长的时间达到射精的情况可能是偶尔发生的，也可能是慢性的，特别是随着年龄的增长或糖尿病等疾病而导致。吸烟和酗酒也可能影响勃起。

▶ 不孕不育···第486页

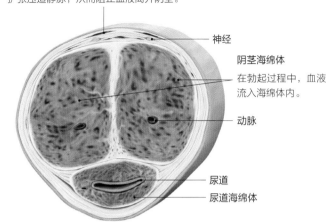

静脉
在勃起过程中，尿道海绵体和阴茎海绵体扩张压迫静脉，从而阻止血液离开阴茎。

神经

阴茎海绵体
在勃起过程中，血液流入海绵体内。

动脉

尿道

尿道海绵体

勃起时的阴茎横截面
勃起时的阴茎会变硬、变大、变长，呈横直状。

射精

射精指男性高潮时由尿道排出精液的现象。在发生性关系或手淫时，反复刺激阴茎后会发生射精。神经反射首先引起输精管和相关腺体（精囊腺、前列腺、尿道球腺）收缩，然后腺体将分泌物（精子和精浆）排入尿道。通过会阴的痉挛性收缩，2~5毫升的精液被排到阴茎。射精后勃起状态会迅速消失。

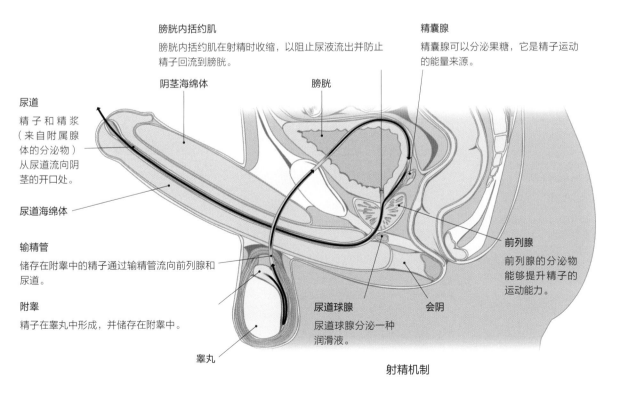

膀胱内括约肌
膀胱内括约肌在射精时收缩，以阻止尿液流出并防止精子回流到膀胱。

阴茎海绵体

膀胱

精囊腺
精囊腺可以分泌果糖，它是精子运动的能量来源。

尿道
精子和精浆（来自附属腺体的分泌物）从尿道流向阴茎的开口处。

尿道海绵体

输精管
储存在附睾中的精子通过输精管流向前列腺和尿道。

附睾
精子在睾丸中形成，并储存在附睾中。

睾丸

尿道球腺
尿道球腺分泌一种润滑液。

会阴

前列腺
前列腺的分泌物能够提升精子的运动能力。

射精机制

■ 避孕

避孕是一种阻止怀孕的方法，它能够让生育变得有计划性，也可以减少非计划妊娠。避孕可以采用工具避孕（避孕套、节育环、子宫帽）、激素避孕（口服避孕药、经皮贴片、阴道环、皮下埋植）或手术避孕（输卵管结扎、输精管结扎）的方法。在许多国家，对于计划外妊娠，可以考虑人工流产。

避孕套

避孕套可以避孕并防止性传播疾病。它是一种由乳胶或不渗透的聚氨酯制成的保护套，在性交前将其覆盖在勃起的阴茎上。合理正确使用避孕套，是非常有效的避孕方法。避孕套易于购买和使用，除了罕见的乳胶过敏外几乎没有不良反应。但是它会影响双方的触感刺激，佩戴过程会短时打断性生活。

▶ 性传播疾病⋯第444页

■ 女用避孕套

从20世纪90年代开始，女用避孕套就已经出现了。女用避孕套是根据男用避孕套的原理并结合女性的生理结构设计的，需要把它放置在阴道内。

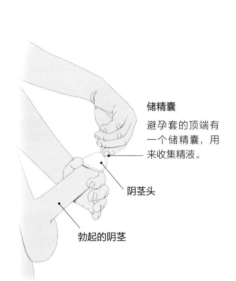

储精囊
避孕套的顶端有一个储精囊，用来收集精液。

阴茎头

勃起的阴茎

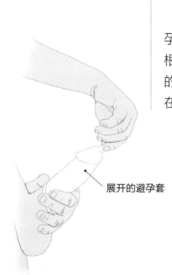

展开的避孕套

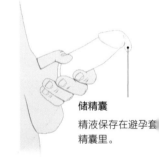

储精囊
精液保存在避孕套精囊里。

1. 使用
打开包装时不能使用切割工具、指甲或牙齿，以免刺穿避孕套。把它套在勃起的阴茎末端（阴茎头），轻轻捏住储精囊以排出空气。

2. 展开
把避孕套展开至阴茎根部，注意不要有空气进去。

3. 抽出
射精后，男性必须在勃起状态消失前将阴茎迅速自阴道抽出，抽离过程中保持阴茎根部固定住避孕套。

自然避孕法

在射精前抽出阴茎，或根据女性的月经周期选择定期禁欲，这种方法被称为自然避孕法。这种方法作用有限，失败率很高。

避孕药

　　避孕药可以通过口服的性激素来控制月经周期。最常用和最有效的药片是含有雌激素和孕激素的复方制剂。这种药物能够抑制排卵，改变宫颈黏液并阻止子宫内膜着床。如果存在雌激素使用禁忌，医生可能会开孕激素单相避孕药，但这种药的效果较差。避孕药需要处方和定期随诊。使用避孕药可能会出现不良反应，如疲劳、体重增加、乳房疼痛、偏头痛或恶心。避孕药也有积极作用，如减少生理性卵巢囊肿、痤疮和卵巢癌的风险。

▶ 月经周期…第423页
▶ 着床…第459页

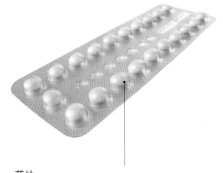

药片
避孕药通常是每盒21片。第一片药必须在经期的第一天服用，之后的每天都要在同一时间服药。到下一个月经周期前有七天的停药期，在此期间月经来潮。一盒药里有28片药时，则不用停药。

节育环（宫内节育器）

　　节育环是一种为了避孕而置入子宫腔的可拆卸的医疗器械。通过与宫腔接触产生轻微炎症，有效阻止受精卵着床。在排除禁忌证后，置入节育环。使用节育环的女性必须定期检查环的位置。置入初期，可能会引起子宫痉挛、出血，月经量增多、经期延长，也可能增加宫外孕和盆腔感染的风险。

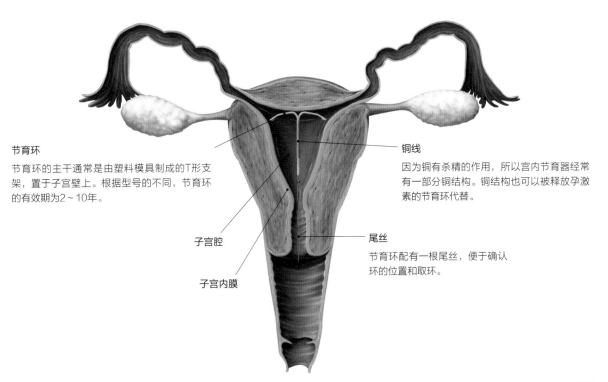

节育环
节育环的主干通常是由塑料模具制成的T形支架，置于子宫壁上。根据型号的不同，节育环的有效期为2～10年。

铜线
因为铜有杀精的作用，所以宫内节育器经常有一部分铜结构。铜结构也可以被释放孕激素的节育环代替。

子宫腔

尾丝
节育环配有一根尾丝，便于确认环的位置和取环。

子宫内膜

绝育

绝育是通过手术达到永久性避孕的方法，大多是不可逆的。选择绝育可能是出于医学原因，特别是当怀孕会带来重大风险时。在这种情况下，一般要遵守不同国家的规定和评估标准，如告知相关绝育信息、等待期观察、已育子女的数量和年龄等。

■ 输精管结扎术

男性可选择做输精管结扎术，即阻断精子的输送通道，通常是直接切断输精管。手术在局部麻醉下进行，持续不到30分钟，可能有三四天的不适感，术后回到家中可进行正常的活动。输精管结扎术并不影响勃起和射精。术后2~3个月才能完全达到绝育效果，在此期间精液中仍然会含有精子。这种手术大约25%是可逆的。

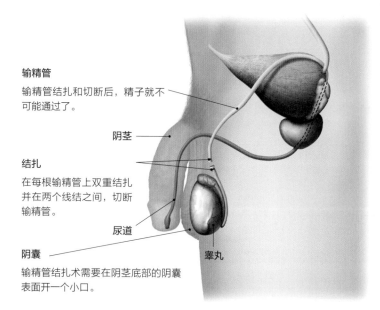

输精管
输精管结扎和切断后，精子就不可能通过了。

阴茎

结扎
在每根输精管上双重结扎并在两个线结之间，切断输精管。

尿道

阴囊
输精管结扎术需要在阴茎底部的阴囊表面开一个小口。

睾丸

输精管结扎术

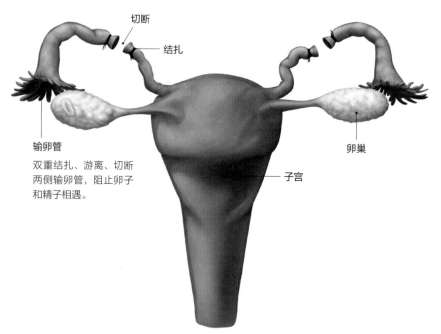

切断

结扎

输卵管
双重结扎、游离、切断两侧输卵管，阻止卵子和精子相遇。

卵巢

子宫

输卵管结扎术

■ 输卵管结扎术

为了阻止卵子通过输卵管，女性可以选择进行输卵管结扎术。可以采用切断输卵管或用夹子将其闭合的方法。手术最多需要住院一天，大多数人在全身麻醉的情况下，从腹壁开一个小切口。输卵管结扎术也可以不做腹壁切口，在输卵管内放置一个装置，阻塞输卵管。输卵管结扎术是一种不改变月经周期的有效的绝育方法，一般是不可逆的。

人工流产

　　人工流产就是应孕妇的要求终止妊娠。可以通过药物终止妊娠，这些药物能够阻止孕囊着床并诱发子宫收缩，促使子宫内容物自然排出；也可以通过外科手术终止妊娠，这种情况需要住院一天。主要的手术方法是进行负压吸引，经阴道吸引清除宫腔内容物。自然流产后有的也需要进行这项操作。在扩张宫颈后，在局部或全身麻醉的情况下进行手术。后可能会导致数天的出血，但极少引起并发症。在有些国家人工流产是合法的，但受到法律的严格限制，如等待期、年龄、适应证等。

治疗性流产

　　因医学原因而终止妊娠被称为治疗性流产。在许多国家，在夫妻双方及医生沟通知情后，怀孕期间的任何阶段进行。尤其适合于孕妇患有严重疾病如心脏、肾或呼吸衰竭、艾滋病、癌症等，需要特别考虑进行治疗性流产。如果产检发现胎儿有严重异常，如唐氏综合征、脊柱裂等，也可以进行治疗性流产。

紧急避孕药

　　紧急避孕药不是流产药物，而是一种用于避免怀孕风险，在发生没有避孕措施的性行为或避孕套破损、节育环脱落、忘记服用常规避孕药等情况时采用的紧急避孕措施。为阻止受精或受精卵着床，必须在性交后尽早服用紧急避孕药。这种药可能有短时期轻微不良反应，如恶心、头痛、胃痛或少量阴道出血等。

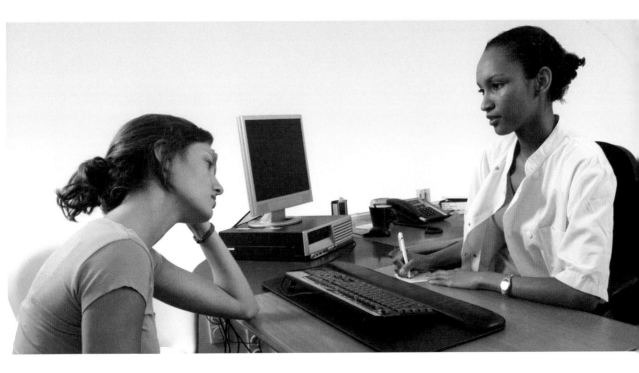

■ 受精

受精指卵子和精子的结合过程。受精过程发生在女性的排卵期。男性在性交后将精液射入女性的阴道，受精在输卵管发生。此后受精卵进入子宫，在那里受精卵着床于子宫内膜。

受精的阶段

射精后，数以百万计的精子排入阴道顶端，并通过子宫进入输卵管。但只有几百个能够到达卵子周围。其中只有一个精子能够穿透进入卵子内完成受精。受精卵，又叫合子，通过输卵管输送到子宫，通过细胞分裂形成胚胎或胚泡，然后植入子宫内膜（着床）。

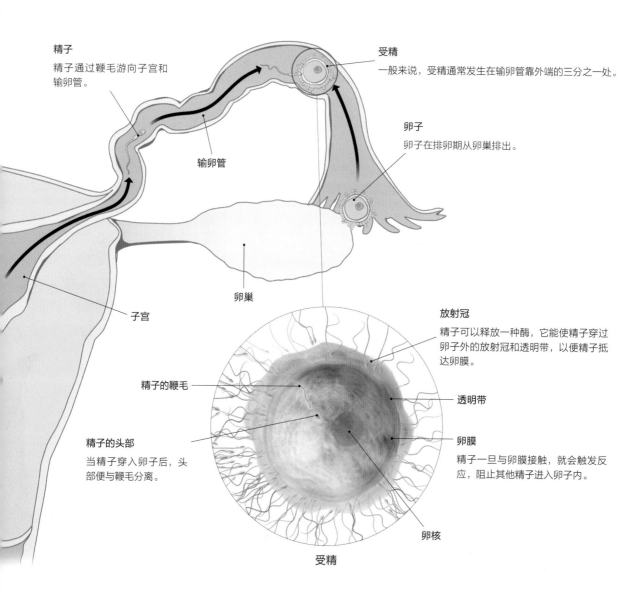

精子
精子通过鞭毛游向子宫和输卵管。

受精
一般来说，受精通常发生在输卵管靠外端的三分之一处。

输卵管

卵子
卵子在排卵期从卵巢排出。

卵巢

子宫

放射冠
精子可以释放一种酶，它能使精子穿过卵子外的放射冠和透明带，以便精子抵达卵膜。

精子的鞭毛

透明带

精子的头部
当精子穿入卵子后，头部便与鞭毛分离。

卵膜
精子一旦与卵膜接触，就会触发反应，阻止其他精子进入卵子内。

卵核

受精

■ 着床

着床是指受精卵在受精后的6～7天植入子宫内膜的过程。胚泡外层（滋养层）细胞不断增殖并侵入子宫内膜，使胚泡能够在那里植入。着床大约需要一周时间。

受精卵

受精卵是因受精而形成的细胞。它包含46条染色体，其中一半由卵子提供，另一半由精子提供。受精约24小时之后，受精卵分裂成两个完全相同的细胞，这两个细胞会继续分裂3～4天，然后向宫腔移动。

输卵管

子宫内膜

子宫内膜通过在月经周期内分泌激素为受精卵着床做准备。它还为胚泡提供继续发育所需的营养。

受精

卵巢

子宫内膜

内细胞群

胚泡中有一个细胞团，它可以发育成胚胎。

子宫

滋养层

滋养层是覆盖在胚泡外部的细胞层。

胚泡

胚泡是受精后5～7天的胚胎。它由一个中心胚泡腔和两个不同类型的细胞组成，即滋养层和内细胞群。

459

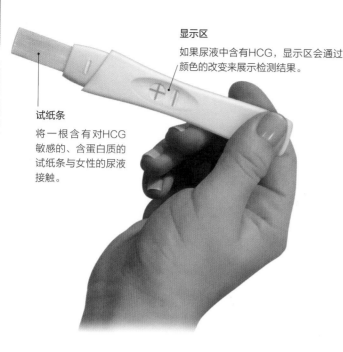

显示区
如果尿液中含有HCG，显示区会通过颜色的改变来展示检测结果。

试纸条
将一根含有对HCG敏感的、含蛋白质的试纸条与女性的尿液接触。

验孕测试

验孕测试能够确定女性是否怀孕。它的原理是检测在尿液或血液中是否有一种叫人绒毛膜促性腺激素（HCG）的物质。在受精后一周，胚胎开始分泌HCG，而HCG可以延长性激素（孕激素、雌激素）的分泌，并在着床期间阻止月经来临。HCG水平会在怀孕的第二个月时达到高峰，此后逐渐下降。女性自己在家做尿检可能很容易，但是血液分析必须在实验室进行。

确定性别

生殖细胞（卵子和精子）是单倍体，它们各自含有23条染色体，其中只有一条参与决定未出生婴儿的性别，这一条就是性染色体。在受精过程中，卵子和精子结合形成二倍体，也就是受精卵。受精卵包含46条染色体，其中2条为性染色体。每个孩子都会继承来自母亲的两条X染色体中的一条及来自父亲的一条X染色体或Y染色体。

▶ DNA和基因···第48页

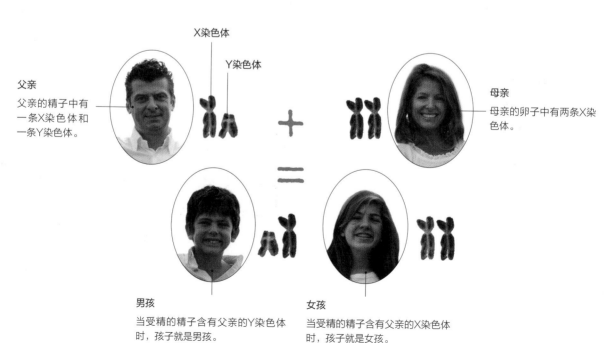

X染色体

Y染色体

父亲
父亲的精子中有一条X染色体和一条Y染色体。

母亲
母亲的卵子中有两条X染色体。

男孩
当受精的精子含有父亲的Y染色体时，孩子就是男孩。

女孩
当受精的精子含有父亲的X染色体时，孩子就是女孩。

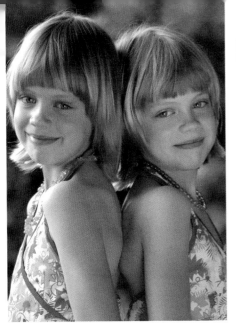

■ 多胎妊娠

多个胎儿同时在子宫内发育的情况,被称为多胎妊娠。多胎妊娠中最常见的是两个胎儿,也就是双胞胎,但有时胎儿的数量会更多。由于受精过程不同,多胎妊娠包括两种类型。同卵双胞胎来自同一个受精卵,异卵双胞胎来自两个不同的受精卵。多胎妊娠必须要密切监测,经常会早产。

▶ 卵子的形成…第422页

同卵双胞胎

同卵双胞胎,指两个胎儿由同一个受精卵分裂形成。这种分裂的原因尚不明确,但一般发生在受精后的前14天里。如果分裂发生得足够早,两个胚胎就会有各自独立的胎盘。但一般来说同卵双胞胎会共用一个胎盘。同卵双胞胎的性别相同,遗传密码相同,并且彼此长得非常相似。

异卵双胞胎

异卵双胞胎,指两个胎儿因同一次妊娠而出生,但是由两个不同的受精卵发育而来。受精于不同精子的卵子产生了两个受精卵。异卵双胞胎可能性别不同,具有他们各自不同的遗传密码。由于人工授精等促生育治疗的发展,异卵双胞胎的发生率在增加。在某些种族和30岁以上的群体中,异卵双胞胎妊娠的发生率相对高。

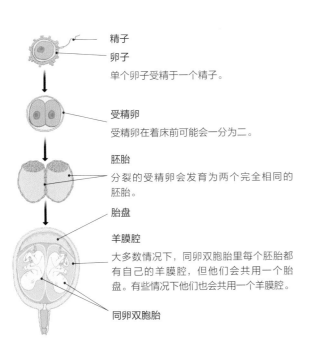

精子
卵子
单个卵子受精于一个精子。

受精卵
受精卵在着床前可能会一分为二。

胚胎
分裂的受精卵会发育为两个完全相同的胚胎。

胎盘

羊膜腔
大多数情况下,同卵双胞胎里每个胚胎都有自己的羊膜腔,但他们会共用一个胎盘。有些情况下他们也会共用一个羊膜腔。

同卵双胞胎

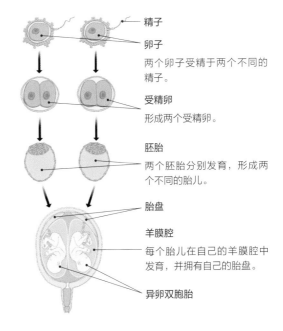

精子
卵子
两个卵子受精于两个不同的精子。

受精卵
形成两个受精卵。

胚胎
两个胚胎分别发育,形成两个不同的胎儿。

胎盘

羊膜腔
每个胎儿在自己的羊膜腔中发育,并拥有自己的胎盘。

异卵双胞胎

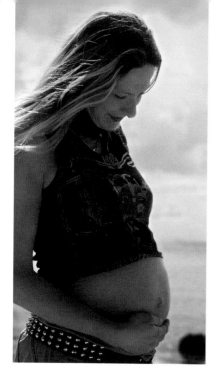

■ 妊娠

妊娠指孕妇从受孕到分娩的生理状态。这个过程通常从末次月经开始，持续38～42周。在受精之后，受精卵分裂从而形成胚胎，胚胎着床于子宫内膜，之后逐渐发育成胎儿。在妊娠期间，女性会经历一系列的生理变化。在某些情况下，妊娠受到影响，发生早产或流产。在很多国家，孕妇能够受益于产前检查，检测出可能出现的并发症。

胚胎

胚胎指从受精到妊娠的第8周，受精卵着床于子宫内膜并逐渐发育的阶段。一部分滋养细胞参与组成为胎盘、脐带和羊膜囊，另一部分则形成不同的器官。第3周之后，胚胎就有了神经系统的轮廓。心脏开始跳动，血液循环步入正轨，同时消化系统和泌尿系统也初步形成。此后，胚胎的器官不断发育，骨骼形成。8周末，胚胎发育初具人形，四肢可见，此时可称为胎儿。

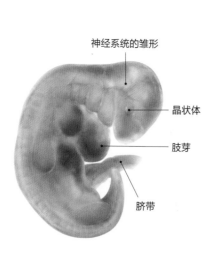

神经系统的雏形

晶状体

肢芽

脐带

4周的胚胎

4周的胚胎会呈C形弯曲，长约5毫米。这时的胚胎长出肢芽，晶状体也开始形成。

▶ 眼···第190页

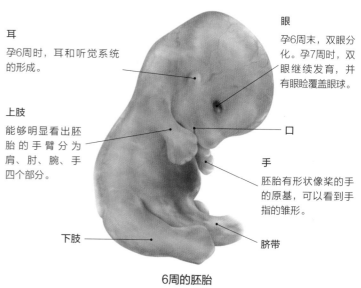

耳
孕6周时，耳和听觉系统的形成。

上肢
能够明显看出胚胎的手臂分为肩、肘、腕、手四个部分。

下肢

眼
孕6周末，双眼分化。孕7周时，双眼继续发育，并有眼睑覆盖眼球。

口

手
胚胎有形状像桨的手的原基，可以看到手指的雏形。

脐带

6周的胚胎

6周的胚胎长约13毫米，重约1.5克。四肢已经完成分化，面部也开始有了人类的样貌。

胎儿

　　胎儿是指从妊娠第8周到出生前在子宫发育的阶段。胎儿发育显著期，特别是在妊娠中期，身长从3厘米长到50厘米，体重从8克长到3.2千克，样貌特征也变得更加显著。从第12周开始，胎儿肾脏开始工作，尿液排入羊水。心血管系统和消化系统不断发育。从第4个月开始胎儿便能感知触觉刺激，7个月时开始能感知外界的声音。在出生时，骨骼已经形成，但仍有部分软骨。骨骼以及其他器官如大脑、小脑、肺和生殖器在出生后将继续发育直至成熟。

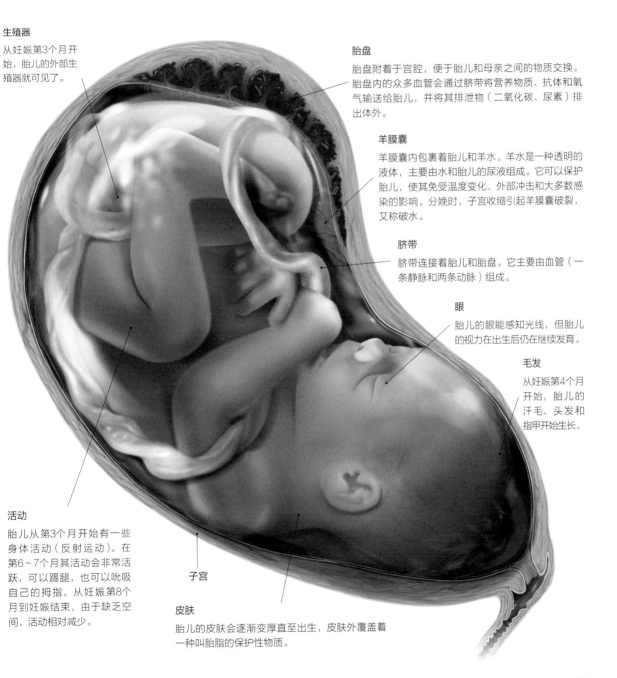

生殖器

从妊娠第3个月开始，胎儿的外部生殖器就可见了。

胎盘

胎盘附着于宫腔，便于胎儿和母亲之间的物质交换。胎盘内的众多血管会通过脐带将营养物质、抗体和氧气输送给胎儿，并将其排泄物（二氧化碳、尿素）排出体外。

羊膜囊

羊膜囊内包裹着胎儿和羊水。羊水是一种透明的液体，主要由水和胎儿的尿液组成。它可以保护胎儿，使其免受温度变化、外部冲击和大多数感染的影响。分娩时，子宫收缩引起羊膜囊破裂，又称破水。

脐带

脐带连接着胎儿和胎盘。它主要由血管（一条静脉和两条动脉）组成。

眼

胎儿的眼能感知光线，但胎儿的视力在出生后仍在继续发育。

毛发

从妊娠第4个月开始，胎儿的汗毛、头发和指甲开始生长。

活动

胎儿从第3个月开始有一些身体活动（反射运动）。在第6~7个月其活动会非常活跃，可以踢腿，也可以吮吸自己的拇指。从妊娠第8个月到妊娠结束，由于缺乏空间，活动相对减少。

子宫

皮肤

胎儿的皮肤会逐渐变厚直至出生，皮肤外覆盖着一种叫胎脂的保护性物质。

在妊娠期间，孕妇将经历一系列生理变化，并且经常会感到轻微不适。孕妇体重增加（妊娠期平均增加12千克），腹部和子宫随着胎儿的生长而膨隆，乳房也会变大。这些变化也会引起乳房、腹股沟、耻骨和背部的疼痛，以及呼吸短促。孕妇常患贫血，表现为全身无力（疲劳、困倦、全身不适），尤其是在妊娠早期，这种情况更为显著。妊娠期间更易被感染，泌尿系统感染（膀胱炎）尤为常见；消化系统也会发生紊乱，出现恶心、呕吐、便秘等不适。因为血容量增加、心率加快，循环系统方面的问题如静脉曲张、痔疮、水肿等也很常见。阴道分泌物、唾液和汗液也会增多。除了这些生理问题之外，孕妇有时还会出现一些心理问题，表现为紧张、易激惹、情绪化、失眠、食欲旺盛或厌食等。

■ 妊娠的征兆

最有说服力的征兆就是经期推迟，但这并不绝对。因为许多女性的月经周期并不规律，而且妊娠期间也可能会有少量出血的情况。除此之外还有许多与妊娠相关的变化，最明显的就是乳房的变化、心理和消化方面的问题以及严重的疲劳感。验孕则可以消除所有关于是否怀孕的疑问。

妊娠斑
孕妇的皮肤上会出现一种特殊的色素沉着，特别是在面部（妊娠斑）和腹部中线上。

鼻
嗅觉变得更敏感。

牙龈
牙龈更易发生炎症（牙龈炎）。

乳房
从开始妊娠，乳房体积增大、变重，为哺乳做准备。乳头肿胀伴色素沉着。

胃
增大的子宫压迫消化器官，将胃向上推移，导致频繁的胃食管反流。

皮肤
皮肤的拉伸有时会引起弹性纤维的变化，在乳房、臀部和腹部出现妊娠纹。

子宫
正常子宫的长径通常为8厘米，在妊娠末期会达到35厘米。

膀胱
增大的子宫压迫膀胱，导致尿频。

下肢
下肢会因为血液循环不畅而发生痛性痉挛、静脉曲张和水肿等。
▶ 水肿…第53页

妊娠期的生理变化

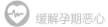 缓解孕期恶心

在妊娠的前三个月，孕妇经常感到恶心。以下建议有助于缓解这种情况。

- 睡醒后就进食，如果可能的话在起床之前吃，并且在早上不要吃太多。
- 少食多餐——每天三顿正餐加两次加餐。
- 吃饭时不要喝酒。
- 想吃什么就吃什么，但不要吃味道重、气味重的食物。
- 闻一闻切好的柠檬或者吃一片柠檬。
- 呼吸新鲜空气。

▶ 健康的妊娠和健康的孩子⋯第466页

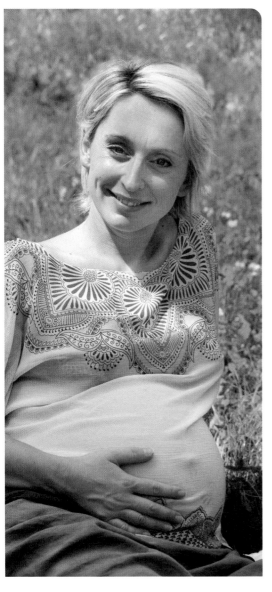

高龄妊娠

　　女性的生育能力在35岁时开始大幅下降，并会逐渐下降至更年期（45~55岁）。在35岁以后甚至40岁以后生育都是完全有可能的，但是妊娠风险会更大，如妊娠期糖尿病、妊娠期高血压、子宫肌瘤、子痫前期等；35岁以上的孕妇会感到更累，也更容易出现流产、早产甚至剖宫产。随着孕妇年龄的增长，胎儿畸形的风险略有增加，唐氏综合征成倍增加（在产检中可能会检测出来）。尽管如此，如果孕妇的健康状况良好，并且定期产检，高龄妊娠也会很顺利。

▶ 妊娠期糖尿病⋯第229页
▶ 更年期⋯第426页

 妊娠的持续时间

　　第一次做超声波检查确定的受孕日期算，妊娠时长为38~40周。末次月经第1天常被当作基准日期，从停经之日起平均40~42周。这两种计算方法都是有效的，重要的是要知道在建档时或在问诊中使用了哪一种方法。为了更方便地估计预产期，常用日期"加7"，末次月经第1日所在月份"减3"或"加9"推算。

妊娠期间遵循健康指导很重要。这样可以避免出现某些问题，这些问题有时会非常严重，如流产和胎儿先天性疾病等。

■ 不要摄入有害物质，也不要接触危险物质

烟草、酒精和药物可能会影响胎儿发育，致使出现某些疾病、身体畸形或智力障碍。食用有害产品还会增加早产和婴儿猝死综合征的风险。在孕早期，要避免接触油漆和某些清洁剂等有毒产品。

▶ 胎儿酒精综合征…第479页

■ 避免长途旅行

长途汽车旅行时，孕妇应每隔1小时就停下来适当活动。如果路程超过300千米，最好搭乘火车。坐飞机出行，要适当走动、补充水分，以防出现静脉炎或血栓。孕晚期应避免长途旅行和长途飞行。

■ 休息

孕妇经常会有疲劳感，尤其是在孕早期和孕晚期。要注意多休息。妊娠期间特别是孕晚期，要注意避免压力过大、劳累过度、过于剧烈的体力活动和搬运重物等情况。

▶ 压力管理…第28页

■ 坚持锻炼，但要避免高强度剧烈运动

建议孕妇在妊娠期间进行适度运动，如散步、游泳或瑜伽等。瑜伽有助于缓解分娩痛。要避免那些引起颠簸、摇晃的运动（骑马、网球等）、竞技类运动（格斗、团体运动等）以及极限运动（登山、潜水等）。

■ 监测异常迹象

如果出现流产迹象（阴道出血、子宫收缩等），要停止一切活动并尽快就医。

▶ 流产…第476页

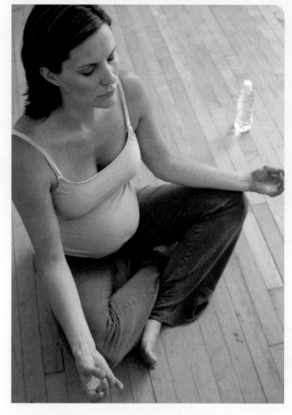

■ 避免过热

孕妇体温过高可能会引起不适，并对胎儿造成危险。特别要注意避免用很热的水洗澡和高温下的体育活动。

■ 保持良好的卫生习惯

良好的卫生习惯可以预防可能危及胎儿的感染。要勤洗手，蔬果清洗后再食用。避免接触猫的排泄物，以减少感染弓形虫的风险。

▶ 弓形虫病…第478页

■ 注意营养均衡

营养不良会导致胎儿畸形和流产。每天要吃三顿正餐，早餐尤为重要，可以有两次加餐。饮食要多样且均衡，根据自己的口味选择食物，但不要摄入过多的脂肪或糖分。为了保持水分充足，孕妇每天至少要喝1.7升的液体，水、花草茶、牛奶等都可以。建议孕妇经常食用一些汞含量较低的鱼类。

▶ 营养···第12页

■ 需要避免的几类食物

某些食物可能会威胁到胎儿，这种威胁在胎儿发育的最初几周更为显著。像未经处理的奶制品、未经烹饪的或未煮熟的畜禽肉和鱼、未风干的香肠和火腿等都会影响胎儿，引发李斯特菌病、弓形虫病等疾病。孕妇应避免食用这些食物，即使食用也要正确烹调，将生吃的蔬果清洗干净。要限制对甜味剂（如阿斯巴甜）、富含咖啡因的产品（咖啡、茶等）和食肉鱼类如金枪鱼、箭鱼和鲷鱼（通常含有大量汞）等的摄入。

▶ 李斯特菌病···第302页

■ 监测水质

一般来说，饮用自来水并不存在危险，但不宜饮用久沸和保存时间过长的水。井水则必须进行定期检测。无论是饮用、刷牙、洗碗还是冲洗蔬果，都不要使用未经处理的水。不要直接饮用水龙头里的热水，在长时间不用后又重新使用时（早晨或旅行归来后）要让水流淌一会儿再使用。

■ 服用膳食补充剂

女性在妊娠期间对能量的需求增加，均衡的饮食可满足她们的需求。为了增加铁、碘、钙、维生素D和叶酸的摄入量，有时也会建议孕妇服用一些补充剂。叶酸存在于绿叶菜（生菜、菠菜、圆白菜）、坚果和鸡蛋等食物中，但单纯从食物中摄入很难达到每日推荐量，所以孕妇最好从妊娠前三个月开始服用叶酸补充剂直至整个孕期。

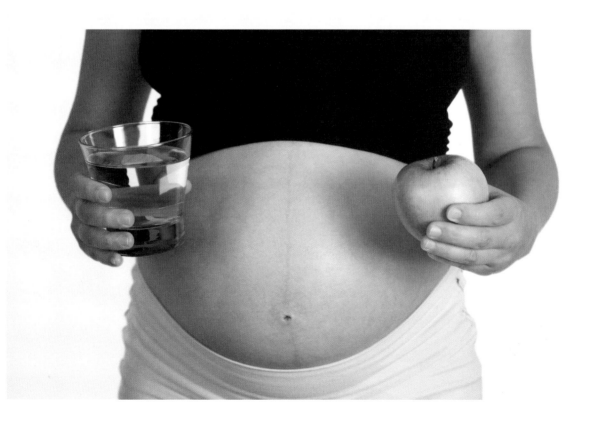

■ 产前检查

产前检查（产检）是用于监测孕期变化的医疗措施。在工业化国家，产前检查非常普及，可以监测胎，及时发现疾病或异常。孕妇会定期测量体重、进行检查。孕妇也需要进行一系列尿液和血液分析，以检测出任何对自身或胎儿健康有害的感染或疾病，如妊娠期糖尿病、风疹、弓形虫病、梅毒等。血液检测还能够检测出母胎之间可能存在的Rh血型不合。利用产前超声检查，可以观察胎儿的形态、发育、活力以及胎盘位置。

▶ 妊娠期糖尿病…第229页

▶ Rh血型不合…第480页

产前超声检查

产前超声检查，可以检查包括胎儿在内的孕妇宫内情况。其原理为将超声探头放置在孕妇腹部，探头发射能够透过组织的超声波。穿透不同密度的组织后，会发回不同回声，这些回声转换成一个相当精确的图像，这就是超声波扫描检查。这项检查便捷无痛，通常在闭经后的第12、第22和第32周进行。第一次超声检查可以确定受孕日期，并核对预产期，也能检测畸形、测量颈后透明层。第二次检查是为了发现可能存在的胎儿形态异常。这次检查通常可以确定孩子的性别。在最后一次检查中，医生会检查胎儿的位置、大小和活力，以及羊水量和胎盘位置。如果发现有胎位不正、胎儿宫内窘迫等异常情况，根据情况决定是否采取特殊方式分娩。

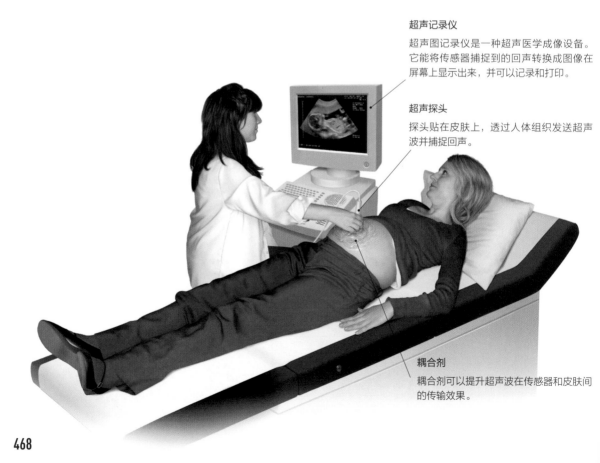

超声记录仪
超声图记录仪是一种超声医学成像设备。它能将传感器捕捉到的回声转换成图像在屏幕上显示出来，并可以记录和打印。

超声探头
探头贴在皮肤上，透过人体组织发送超声波并捕捉回声。

耦合剂
耦合剂可以提升超声波在传感器和皮肤间的传输效果。

超声检查

超声图像颜色可以介于黑色与白色之间，根据其穿透不同介质产生的回声，将信号转换为不同明暗度的图像。通过测量胎儿器官的大小，监测胎儿的生长情况，并诊断可能存在的畸形。

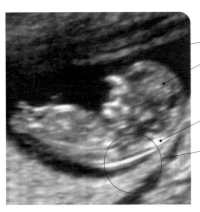

羊水
羊水显现为黑色，它能够让超声波通过并产生很少的回声。

胎儿的头

骨
骨等结构会反射大量的回声，因此呈现为白色。

超声波

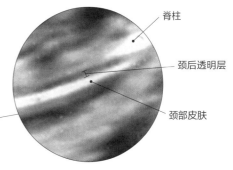

脊柱

颈后透明层

颈部皮肤

颈后透明层

颈后透明层是位于胎儿颈后形成的液体，其厚度可以在第一次产前超声检查时检测出来。当颈后透明层的厚度大于3毫米时，胎儿出现染色体异常（如唐氏综合征）的风险较大。

 四维超声

目前可以用四维超声获得更精确的胎儿图像。使用这项检查主要是出于感情因素，作为对标准超声波检查的补充。

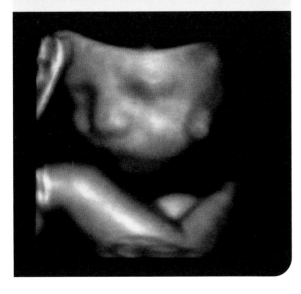

羊膜穿刺术

当胎儿存在染色体异常或宫内感染风险时（或是孕妇超过35岁），超声检测发现异常，或者夫妻一方或双方是染色体异常携带者时，穿透孕妇的腹壁对羊水进行取样分析，可以在停经第14～18周进行。通过分析羊水中的胎儿细胞，可以建立染色体图谱，从而检测胎儿是否存在染色体异常和遗传病。这项检查还可用于确认胎儿的成熟度，诊断神经或消化系统畸形，甚至是否感染弓形虫病或巨细胞病毒等疾病。羊膜穿刺术对胎儿有一定的风险，特别是在Rh血型不合的情况下。它还可能导致羊水渗漏、羊膜囊破裂或者将母亲的传染病（艾滋病、乙型肝炎）传染给孩子。在全部穿刺病例中，流产率不到1%。

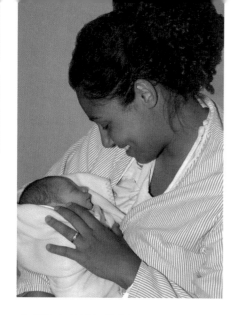

分娩

分娩包括胎儿出生时孕妇体内发生的一系列生理过程。分娩一般发生在妊娠第37～42周。不足37周分娩被认为是早产。如果比预产期晚14天，则被称为过期妊娠。一般情况下孕妇是自然分娩的，但有时因为某些原因不得不进行剖宫产分娩。

在医疗机构分娩

在工业化国家，为防止并发症，大多数的分娩是在医疗机构进行的。护士或助产士通过定时评估宫颈的扩张程度、监测子宫的收缩程度来确定分娩的进展，也会通过放置在母亲腹部的超声波传感器监测胎儿的心跳（胎心监护）。助产士有资质接生婴儿的，但如果出现了并发症或者分娩过程存在一定的风险，尤其是孕妇早产或多胎妊娠的情况时，就需要医生进行干预。此外，硬膜外麻醉可以减轻产妇的疼痛，这一技术在剖宫产时也会使用。

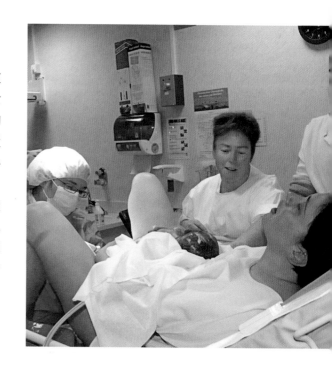

家中分娩

在世界范围内，大多数孕妇都是在家中分娩。在工业化国家，在医疗机构分娩已成为常态。如果孕妇的妊娠情况没有显示出任何风险（单胎状况正常、胎盘位置正确等），那么她可以计划在家中分娩。但是，在家中分娩需要采取一定的预防措施，陪产的医生必须携带医疗设备以处理可能出现的并发症。

第一次宫缩

在妊娠的最后几周，孕妇可能会出现轻微的疼痛感和不规则的宫缩，但这些并不一定意味着要开始分娩了。第一次"真正的"宫缩会引起阵痛，它会使子宫变硬，有痛经的感觉。宫缩是有规律的，之后每次宫缩时间逐渐变长、间隔缩短、疼痛加剧，可能会影响呼吸。

分娩过程

在妊娠的最后几周，胎儿的头通常朝着宫颈的方向。当一种叫催产素的激素引发宫颈扩张和子宫平滑肌痉挛性收缩时，分娩就开始了。羊膜囊可能会破裂、释放羊水（破水），宫缩也变得更加频繁和剧烈，这就是阵痛。平均来说，分娩过程持续10小时后。但是对于经产妇来说，分娩需要的时间往往更短。当胎盘被娩出后，分娩就结束了。

胎儿

在出生之前，胎儿的头通常朝向宫颈，背转向母亲身体的一侧。

宫颈

在宫缩作用下，宫颈口会扩张至直径10厘米。

黏液栓

黏液栓是一种在妊娠期间形成的位于宫颈口的凝胶块。通常在阵痛开始前数小时自阴道排出。

羊水

当羊膜囊因宫缩而破裂时，羊水便从阴道流出，这就是破水。

子宫

在产程的最后阶段，每次宫缩持续1分钟左右，两次宫缩之间间歇2~3分钟。

阴道

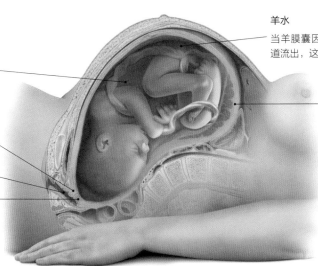

阵痛

阵痛是分娩的主要阶段，伴随着接连不断的强烈宫缩和宫颈扩张。在宫缩作用下，胎儿逐渐被推向骨盆，头部向下进入阴道。

胎儿

为了进入阴道，胎儿必须把头转向前，把背对着母亲的胃。

宫颈

阴道

在胎儿被娩出的那一刻，阴道和宫颈形成了一条通路。

胎盘

胎儿娩出后的半小时内，胎盘会娩出，可能伴有暂时性出血。子宫内不应有胎盘残留物，以免造成感染或产后出血。

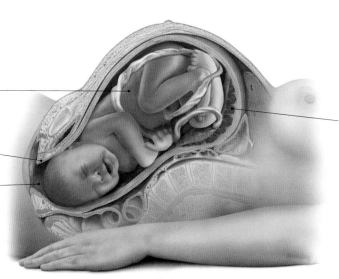

娩出

产妇发生阵痛时，宫颈会充分扩张使胎儿能够通过，进而使其被娩出。在宫缩和产妇自主性收缩腹部的推动下，娩出过程平均会持续半小时。

在分娩过程中会使用到许多诱发或促进宫缩的干预措施。人工破膜或注射催产素（一种刺激宫缩的激素）都可以用来促进产程。在难产情况下，可以使用产钳（一种大钳子形状的医疗器械）或利用胎头负压吸引装置将胎儿拉出阴道。医生一般会在宫缩不充分、产妇疲劳或胎心减慢（胎儿窘迫）时使用这些方法。需要在硬膜外麻醉下进行这些操作，而且，通常会进行预防性会阴切开术（即侧切）。

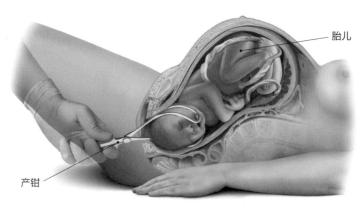

产钳助产

宫颈必须全开，羊膜囊也已经破裂，胎头必须已经进入产妇的骨盆内部。产钳的两个叶片放在胎头的两侧。利用宫缩期医生小心翼翼地将胎儿拉出来。

■ 会阴切开术

会阴切开术指通过手术切开外阴和阴道壁，以便胎儿尽快娩出。尤其在胎儿窘迫、体形过大或胎位不正的情况下需要这种操作。胎儿被娩出体外时，产妇的会阴将大幅扩张，所以在使用产钳时也会采用会阴切开术以防撕裂。在局部麻醉条件下，随着子宫收缩和阴道挤压的过程被切开，长度为2.5～5厘米。切口可以是侧切，也可以在会阴正中切开，在胎儿娩出后把切口缝合上。会阴切开术的愈合时间比自然裂口要长，因此一般只在必要时才会使用。

■ 硬膜外麻醉

分娩时进行硬膜外麻醉的目的是在让产妇保持意识清醒的情况下，局部缓解宫缩带来的疼痛。麻药通常从下背部的第三和第四腰椎之间的硬膜外腔注射进去。硬膜外麻醉可能会使产妇出现如眩晕、头痛、腰痛、排尿困难、腿部感知障碍等不良反应，但对胎儿没有任何危害。如果分娩时间过长，硬膜外麻醉可能失效。

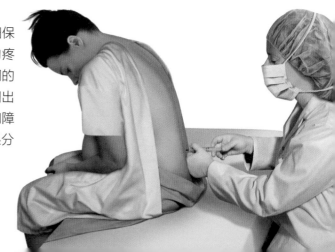

剖宫产分娩

剖宫产是通过切开腹壁和子宫壁娩出胎儿的手术。手术在手术室进行，需要全身麻醉或硬膜外麻醉，持续时间约 1 小时。如果自然分娩对母亲或孩子有危险，特别是存在宫颈扩张不充分、骨盆过窄、胎盘位置不正确、胎儿臀位、胎儿过大或身体脆弱、胎儿窘迫等情况时，应当进行剖宫产。通常剖宫产会在下腹壁留下一个长约10厘米的不太明显的疤痕。产后恢复阶段会面临比自然分娩更多的困难，如开始泌乳较晚、疲劳感、腹痛和恢复时间更长。因此剖宫产分娩的产妇需要住几天院。硬膜外麻醉下的剖宫产能使母亲在分娩期间保持清醒，并在孩子出生时看到自己的孩子。

臀位分娩

在分娩发动前，有时会出现胎儿臀部朝向宫颈的情况，这就是臀位分娩（占出生人数的3%）。某些方法可以使胎儿扭转过来，使其头转到下方至母亲的骨盆中。即使转位没有成功，如果产妇的骨盆足够大而胎儿不太大，同时保证羊水量足够、脐带和胎儿头的位置正确，还是有可能自然分娩的。如果不能满足这些条件，就要进行剖宫产。有时，胎儿可能先露出肩部，这种情况无法自然分娩。

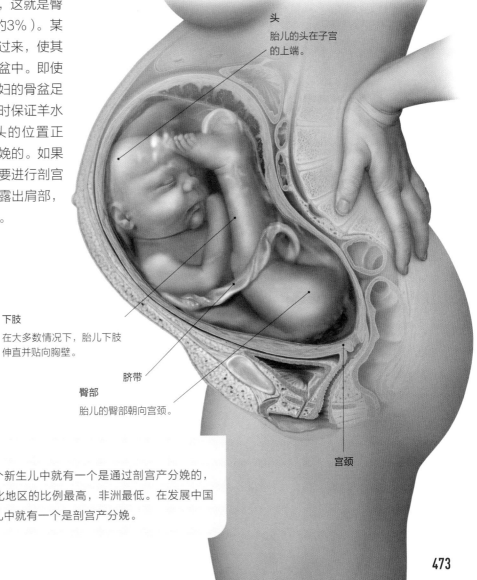

头
胎儿的头在子宫的上端。

下肢
在大多数情况下，胎儿下肢伸直并贴向胸壁。

脐带

臀部
胎儿的臀部朝向宫颈。

宫颈

👁 接受剖宫产的人数

全世界大约每七个新生儿中就有一个是通过剖宫产分娩的，其中拉丁美洲和加勒比地区的比例最高，非洲最低。在发展中国家，大约每五个新生儿中就有一个是剖宫产分娩。

■ 产后

　　分娩之后直至月经恢复的这段时间被称为产后期，一般会持续到哺乳期结束。对于不哺乳的女性，产后期会持续到孩子出生后的4～9周。分娩之后的产妇经历了一系列生理变化，并逐渐恢复至正常。

产后的母体变化

　　产妇在产后体重减少约5千克，此后还会逐渐减少2～3千克。腹部、子宫和阴道逐渐恢复到产前状态。乳房变得非常敏感，子宫收缩并伴有痛感。消化功能会减弱，几天后才能恢复正常。阴道排出带血的分泌物（即恶露），持续数周。

妊娠纹

在妊娠期间，皮肤的过度拉伸通常会导致乳房、臀部和腹部出现妊娠纹。定期使用软化肌肤纤维的乳霜可能缓解妊娠纹，但效果不确定。

乳房

分娩后，分泌乳汁会使乳房变得敏感，伴有疼痛感。

腹部

分娩后，腹部容积大幅度减小，但因为腹肌较为膨胀，腹部仍然是松弛的。

子宫

在分娩后的几天里，子宫平滑肌会强烈收缩以排出恶露。带血的阴道分泌物中包含着大量的子宫内膜碎片。

阴道

恶露从阴道不断排出。在产后初期呈鲜红色，然后变为粉红色，再到褐色，几周后停止分泌。

会阴

会阴是位于肛门和生殖器之间的区域。因为会阴在分娩时肿胀得较为严重，所以可能需要借助会阴理疗来逐渐恢复肌张力。会阴理疗指女性做自主性收缩练习或通过低强度的电刺激来增强会阴的肌肉弹性。会阴理疗可以避免漏尿，也有助于防止生殖器脱垂。

▶ 尿失禁…第404页

▶ 生殖器脱垂…第433页

产后抑郁

　　分娩后激素的显著波动可能会引起情绪问题，即产后抑郁，它是良性的也是暂时性的，大多数产妇都会存在产后抑郁。产后抑郁表现为明显的情绪变化（狂喜和哭泣）、焦虑、悲伤、失眠和食欲不振。如果这种情况持续时间过长，则需要医疗监测。家人的支持对是十分重要的。

肛门

对于刚生完孩子的女性来说，肛周血管会扩张，出现痔疮、便秘等。

■ 产褥感染

产褥感染指产褥期受病原体感染引起的局部或全部感染。其最常见的是子宫、尿道、阴道、乳腺的细菌感染，或是手术（剖宫产、会阴切开术）后的继发伤口感染。如果子宫内有胎盘残留物或者分娩期间不当操作（院内感染），产妇可能会感染链球菌、葡萄球菌、艰难梭状芽孢杆菌或大肠杆菌等。

产褥感染的危害

产褥感染的严重程度各不相同，主要表现为发热、疼痛以及带有恶臭的脓性阴道分泌物。在没有抗生素治疗的情况下，感染会扩散并引起严重的并发症，如盆腔粘连、全身感染、腹膜炎、栓塞、不孕等。

院内感染

在医院内感染的感染性疾病叫院内感染，一些体弱者，如新生儿、老年人和免疫缺陷者尤其会发生这种感染。院内感染是由病原体集聚和侵入性的医疗技术（如静脉输液、假体植入、穿刺等）引起的。最常感染的细菌（金黄色葡萄球菌、艰难梭状芽孢杆菌和大肠杆菌）来自患者本人、其他患者或外部人员。卫生条件不良或抗生素耐药增加，也可能加重院内感染的播散。

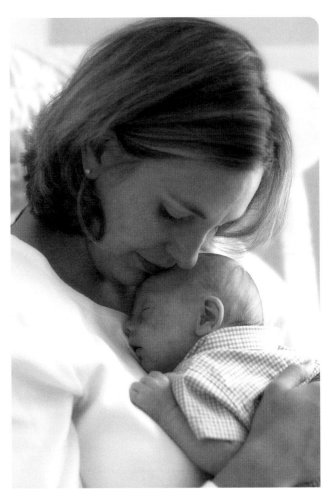

产褥感染

症状：
发热，盆腔疼痛，带有恶臭的脓性阴道分泌物。

治疗：
使用抗生素。如有胎盘残留，进行清宫术。

预防：
在分娩期间和产后都要确保良好的卫生条件。

■ 流产

自然流产指在胎儿尚未具有生存能力而妊娠终止。这种流产病因不明，可能与多种因素有关，如胎儿染色体异常、感染、羊水过多或不足、多胎妊娠、高热、子宫畸形或子宫肌瘤、贫血、缺乏营养、内分泌功能不全、妊娠期糖尿病外伤等。流产越早发生，孕妇的风险（严重出血、感染）就越少。流产后，建议患者进行妇科检查，必要时进行清宫术（刮宫术）。

先兆症状

妊娠早期的在胚胎阶段，流产可能会被忽视。发生流产之前往往会出现先兆症状，如阴道大量出血和类似于痛经的轻微宫缩。妊娠初期的轻微出血并不一定会流产。妇科检查有助于确定出血的原因，并及时发现流产风险。由于宫外孕有时会表现出与流产类似的症状，所以需要进行腹部超声检查确认胎儿及其位置。

预防流产

为了预防流产，孕妇必须戒烟、戒酒、戒毒，避免接触危险物品，避免长途旅行和剧烈运动。饮食要均衡，避免可能诱发疾病的食物（未经处理的奶制品和生肉等）。有先兆流产时，孕妇需要充分休息，必要时使用一些药物保胎治疗。如果宫颈过早扩张，可以实施宫颈环扎术。

▶ 健康的妊娠和健康的孩子⋯第466页

流产

症状：
阴道出血，较为明显的宫缩，妊娠相关症状消失。

治疗：
出现流产危险时：充分休息，采用药物治疗。流产后：如果妊娠组织未完全排出，则需实施刮宫术。

预防：
避免吸烟、饮酒、接触危险品、长途旅行、剧烈运动，避免食用未经处理的奶制品和生肉。保持个人卫生。

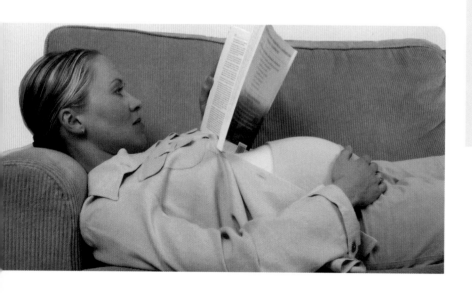

■ 宫外孕

　　宫外孕指胚胎在子宫以外的地方生长发育。大多数宫外孕都是受精卵未进入子宫腔，着床于输卵管（输卵管妊娠）。罕见的情况则是受精卵在卵巢、腹腔内植入。宫外孕患者可能会有腹痛和子宫出血的症状。需要密切监测病情，警惕输卵管破裂，引发一系列严重后果。一般来说，宫外孕需要进行药物或手术治疗。

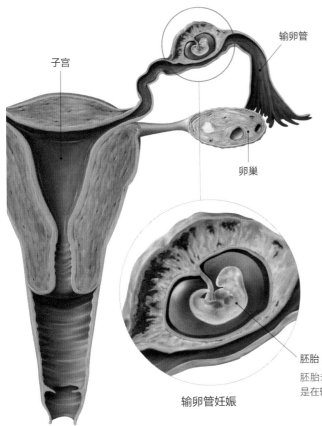

子宫

输卵管

卵巢

胚胎
胚胎未在子宫内着床，而是在输卵管中发育。

输卵管妊娠

输卵管妊娠

　　输卵管妊娠是宫外孕的一种，胚胎在输卵管内发育。常见的病因是输卵管畸形或损伤影响了受精卵的通过。输卵管损伤的主要原因包括感染（输卵管炎）、子宫内膜异位症、手术或之前发生过输卵管妊娠等。吸烟、高龄和辅助生育等也可能导致输卵管妊娠。胚胎着床于输卵管后，一般会发育6~7周，之后由于缺乏空间和营养可能与管壁分离进而流产，也可能发生输卵管破裂，引发大出血。

■ 输卵管妊娠的风险

　　如果不及时诊断和治疗输卵管妊娠，可能会导致输卵管破裂。由此引发的大出血往往会造成不可逆转的损伤甚至导致孕妇死亡。宫外孕相关的死亡占孕妇总死亡数的10%。此外，输卵管妊娠导致的输卵管损伤也是继发不孕的重要原因。

 宫外孕

症状：
下腹疼痛，褐色阴道出血。

治疗：
药物注射以破坏胚胎；手术治疗。

■ 弓形虫病

　　弓形虫病是由弓形虫引起的感染性疾病。它对正常人来说通常是无害的，而且一般不会引起注意。但是，如果孕妇感染弓形虫，可能对胎儿的发育造成严重影响。在妊娠的前三个月，弓形虫病可能会导致胎儿死亡。之后的阶段，它可能会对胎儿的眼、脑和肝造成损伤，而这些损伤可能在胎儿出生后才表现出来。通过血液分析可以确定孕妇是否对弓形虫病产生免疫反应。

弓形虫病的感染源

　　弓形虫主要存在于猫的肠道内，它的卵藏匿在猫粪中并随着排泄散播出去，可能会污染水源、土壤、蔬菜以及食用这些蔬菜的动物。人类如果食用未煮熟的肉类或接触到寄生虫载体（如手、猫粪、果园蔬菜、水等）而摄入弓形虫卵，则会感染弓形虫。

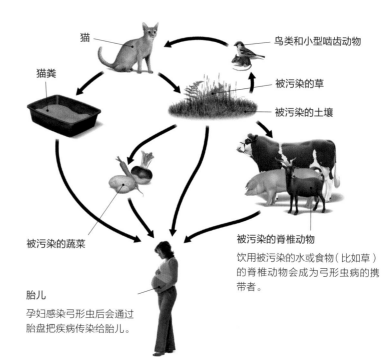

猫

鸟类和小型啮齿动物

猫粪

被污染的草

被污染的土壤

被污染的蔬菜

被污染的脊椎动物
饮用被污染的水或食物（比如草）的脊椎动物会成为弓形虫病的携带者。

胎儿
孕妇感染弓形虫后会通过胎盘把疾病传染给胎儿。

 预防弓形虫病

　　如果孕妇没有接种预防弓形虫病的疫苗，就必须在整个孕期采取如下预防措施。

- 避免接触猫（特别是流浪猫）和猫粪。
- 吃煮熟的畜禽肉和鱼，避免食用生鸡蛋以及生的或未经高温消毒的奶制品。
- 去花园、换猫砂、清洁鞋子时要戴上手套。
- 彻底清洗蔬果。
- 勤洗手，尤其在处理完生肉、水果、蔬菜，以及接触泥土后更要认真洗手。

 弓形虫病

症状：
一般是无症状的。有时会出现发热、淋巴结发炎、身体明显虚弱等症状。

治疗：
可以等待自然治愈，或使用抗生素和皮质激素治疗。

预防：
妊娠之前采取自然免疫。未接种疫苗的孕妇不要吃生肉、避免接触猫粪、接触泥土或蔬菜后要仔细洗手。

■ 胎儿酒精综合征

胎儿酒精综合征是指孕妇在妊娠期间饮酒致使胚胎或胎儿中毒而引起的一系列问题。约有1%的新生儿会患上这种疾病。孕妇摄入的酒精通过胎盘传递给胎儿，并扰乱其器官的发育。即使是适度饮酒，也会对胎儿造成危险。因此，建议孕妇在妊娠期间避免饮酒。

胎儿酒精中毒的后果

胎儿酒精中毒的后果与孕妇摄入的酒精量和妊娠阶段相关。如果孕早期中毒，胎儿生长可能变缓，心脏、生殖器、关节、泌尿系统或消化系统也可能发生畸形，常表现为头较小、上唇较薄、鼻口间无缝隙等特点。胎儿在妊娠三个月后发生酒精中毒时，酒精对胎儿的神经元产生的毒性作用可能导致神经系统畸形以及运动和行为问题（如多动症、学习障碍）。胎儿酒精中毒是导致非遗传性智力障碍的主要原因。另外，过量饮酒可能造成流产或早产。

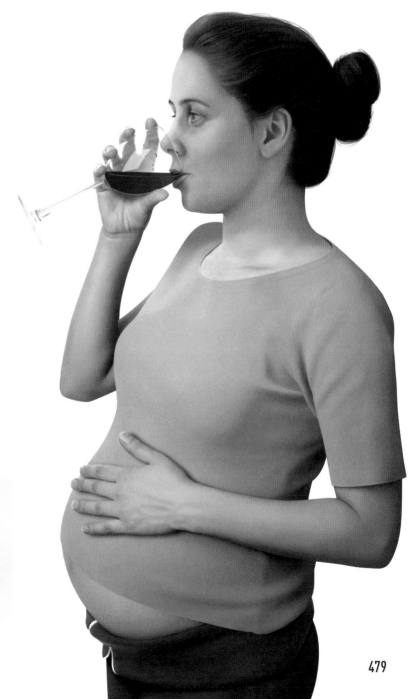

➕ 胎儿酒精综合征

症状：
典型的面部特征，畸形，神经系统问题。

预防：
孕期避免饮酒。

■ Rh血型不合

　　当夫妻双方Rh血型不一致时，血液中可能含有拮抗物。如果在输血或妊娠过程中接受对方的抗原，Rh阴性（Rh-）的人就会生成针对Rh阳性（Rh+）血液的抗体，产生免疫反应，这就是Rh血型不合。对于Rh阴性的孕妇来说，如果胎儿是Rh阳性，那么Rh血型不合将伴随着妊娠过程不断发展。它会导致胎儿严重贫血，也就是新生儿溶血病。可以通过给母亲注射抗Rh抗体来预防这种情况的发生。

▶ 血型···第237页

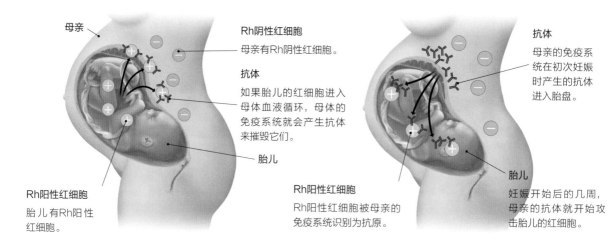

母亲

Rh阴性红细胞
母亲有Rh阴性红细胞。

抗体
如果胎儿的红细胞进入母体血液循环，母体的免疫系统就会产生抗体来摧毁它们。

胎儿

Rh阳性红细胞
胎儿有Rh阳性红细胞。

Rh阳性红细胞
Rh阳性红细胞被母亲的免疫系统识别为抗原。

抗体
母亲的免疫系统在初次妊娠时产生的抗体进入胎盘。

胎儿
妊娠开始后的几周，母亲的抗体就开始攻击胎儿的红细胞。

初次妊娠

当一个Rh阴性的女性和一个Rh阳性的男性孕育孩子时，这个孩子可能是Rh阳性。如果胎儿的红细胞进入母亲的血液，例如分娩时胎儿的红细胞进入母亲血液中，母亲的免疫系统就会产生抗体去破坏这些红细胞。

再次妊娠

再次妊娠时，如果胎儿也是Rh阳性，母亲的抗体仍会攻击胎儿的红细胞。红细胞溶解会引起严重贫血，也可能导致胎儿心力衰竭、水肿甚至死亡。新生儿贫血伴有明显的黄疸，可能会造成不可逆的脑损伤。

▶ 免疫系统···第278页

⊕ Rh血型不合

症状：
新生儿贫血和黄疸。

治疗：
如果存在胎儿血液进入母体血液循环的风险，建议孕期和产后分别给母亲注射抗Rh抗体。对于胎儿和新生儿，如果来自母亲的抗体造成严重攻击就进行输血。

预防：
夫妻双方孕前检测血型。如果Rh血型不同，孕期常规测量抗体滴度，进行恰当干预，以防出现流产或新生儿溶血。

■ 双胎输血综合征

　　双胎输血综合征，又称胎儿输血综合征，指多胎妊娠时胎儿共享同一胎盘所引发的一种严重并发症。胎儿之间的血管连通会使血液从双胞胎中的一个（输血者）转移到另一个（被输血者）。双胎输血综合征会对胎儿造成严重的损害（心血管和神经系统问题），甚至导致胎儿死亡。激光凝固血管交通支至少可以挽救一个胎儿，但这种治疗方法还未经广泛使用。

▶ 多胎妊娠…第461页

多胎妊娠共用胎盘

　　多胎妊娠共用胎盘（多胎妊娠中胎儿共用同一个胎盘）的情况下，胎儿血管通常是通过胎盘相互交通的。根据连接的血管的数量和类型，胎儿之间可能会发生血液转移。输血的一方血容量减少，发育会变缓，尿液和羊水也会减少。被输血的一方获得过多的血液，从而产生过多的尿液和羊水。

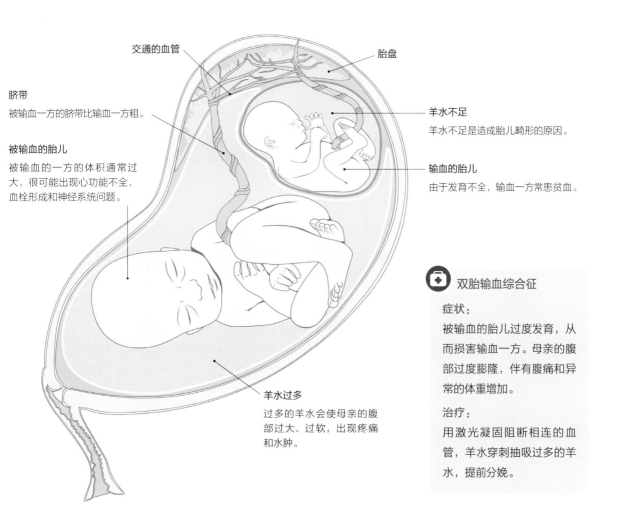

交通的血管　　　　　　胎盘

脐带
被输血一方的脐带比输血一方粗。

被输血的胎儿
被输血的一方的体积通常过大，很可能出现心功能不全、血栓形成和神经系统问题。

羊水不足
羊水不足是造成胎儿畸形的原因。

输血的胎儿
由于发育不全，输血一方常患贫血。

羊水过多
过多的羊水会使母亲的腹部过大、过软，出现疼痛和水肿。

🧰 双胎输血综合征

症状：
被输血的胎儿过度发育，从而损害输血一方。母亲的腹部过度膨隆，伴有腹痛和异常的体重增加。

治疗：
用激光凝固阻断相连的血管，羊水穿刺抽吸过多的羊水，提前分娩。

胎盘前置

　　胎盘前置指胎盘位置异常，是一种妊娠并发症，表现为胎盘在子宫内的位置过低、部分或全部覆盖宫颈内口。胎盘前置通常是由子宫内的异常情况（畸形、疤痕、子宫肌瘤）引起的，这些异常情况会干扰受精卵着床。对于经历过多次妊娠的高龄产妇来说更为常见。胎盘前置通常没有症状，有时会导致孕晚期阴道出血和宫缩提前的现象。最严重的情况就是大出血和早产，这对母亲和孩子来说可能是致命的。

胎盘前置的类型

胎盘
胎盘通常位于子宫上部。

胎儿

正常位置的胎盘

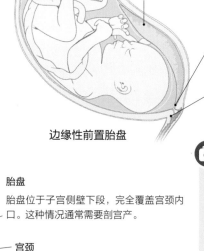

　　根据胎盘下缘与宫颈内口关系，将前置胎盘分为边缘性前置胎盘（未覆盖）、部分性前置胎盘（部分覆盖）和完全性前置胎盘（完全覆盖）。最后一种情况会造成更为严重的出血，给胎儿和孕妇带来很高的死亡风险。如果孕妇合并有胎盘前置，需要加强孕期监护，并注重休息。在孕晚期，胎盘会逐渐向子宫底部相对移动，可能会自然分娩。然而，大多数胎盘前置的孕妇在分娩时会采用较多的药物治疗或选择剖宫产。

胎盘
胎盘位于子宫侧壁，未覆盖宫颈内口。

宫颈

出血
出血量可能较大，表现为浅红色的分泌物。

边缘性前置胎盘

胎盘
胎盘位于子宫侧壁下段，完全覆盖宫颈内口。这种情况通常需要剖宫产。

宫颈

出血
完全性前置胎盘常导致严重的出血。

完全性前置胎盘

🩺 胎盘前置

症状：
孕晚期出现子宫出血和宫缩提前发动。

治疗：
注意休息。多数情况下，胎盘可能转为正常位置。如有必要，进行剖宫产。如果出现大量出血，需要进行输血。

■ 胎儿窘迫

胎儿窘迫是指在妊娠期间胎儿慢性缺氧或分娩过程中胎儿急性缺氧。这是一个严重的问题，可导致胎儿生长迟缓、脑损伤甚至死亡。胎儿窘迫可通过胎心监护或产前超声（测量胎儿大小）进行诊断。

急性或慢性胎儿窘迫

急性胎儿窘迫常发生在分娩期间，最常见的原因是胎儿脐带受压或宫缩间隔过短，比较少见的原因是胎盘后血肿。情况严重的话，可能需要实施剖宫产。慢性胎儿窘迫发生在妊娠期间，可能由母亲所患的疾病（心血管疾病、妊娠期高血压、贫血、妊娠期糖尿病）、脐带或胎盘异常（胎盘前置、胎盘后血肿）或胎儿的问题（感染、畸形、身体创伤）引起。胎儿窘迫常导致胎儿生长迟缓，可能需要提前分娩。

▶ 子痫前期…第484页

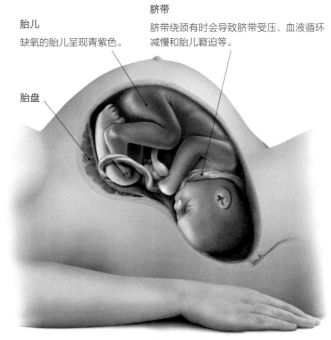

胎儿
缺氧的胎儿呈现青紫色。

脐带
脐带绕颈有时会导致脐带受压、血液循环减慢和胎儿窘迫等。

胎盘

脐带受到压迫

大脑功能损伤

在分娩前、分娩中或分娩后不久，胎儿/新生儿可能会经历一些导致大脑运动功能减退的脑损伤，通常称之为脑瘫。这会造成不同程度的运动问题（缓慢笨拙的动作、缺乏协调性、瘫痪），这些问题可能会进一步引起听力和视力障碍，也可能导致智力障碍。其诱因包括影响胎儿或新生儿脑组织的多个因素，如胎儿窘迫（缺氧）、炎症、感染、中毒（药物、毒品、酒精）、颅脑损伤等。大脑运动功能减退是无法治愈的，但一些干预措施（如关于运动和语言的物理治疗）可以缓解症状。

✚ 胎儿窘迫

症状：

慢性胎儿窘迫：孕妇的子宫大小小于孕周。

急性胎儿窘迫：胎心率出现异常。

治疗：

治疗原发病因；促进胎儿成熟；提前终止妊娠（自然分娩或剖宫产）。

■ 子痫前期

大约有5%的孕妇在妊娠期间患有子痫前期（即先兆子痫）。这种并发症通常发生于妊娠晚期，其显著特征是高血压和蛋白尿。子痫前期多见于初次妊娠和多胎妊娠中，也可能由肾功能衰竭、凝血障碍、红斑狼疮、肥胖和糖尿病引发。可以表现为皮肤水肿、体重增加、头痛、腹痛、视物模糊（出现飞蚊症）、耳鸣、恶心和呕吐等。这种疾病会造成如子痫或胎盘后血肿的严重后果，也可能引起胎儿窘迫甚至母胎双亡。治疗子痫前期的方法有彻底休息和监测血压。如果情况极其严重，有必要在预产期前进行引产。

妊娠期高血压

在工业化国家，妊娠期高血压是孕妇常见死亡原因之一。15岁以下或35岁以上的女性，患有肾病、高血压、糖尿病、红斑狼疮、肥胖，患上妊娠期高血压的风险更大。妊娠期高血压患者一般会在分娩后血压恢复正常，但其并发症可能很严重，如子痫前期、子痫、胎盘后血肿、脑血管意外等。

蛋白尿

蛋白尿是指尿液中检测到白蛋白。它常合并水肿，是子痫前期、肾病综合征、肾小球肾炎和糖尿病等疾病的表现之一。可以通过尿检来检测是否有蛋白尿。

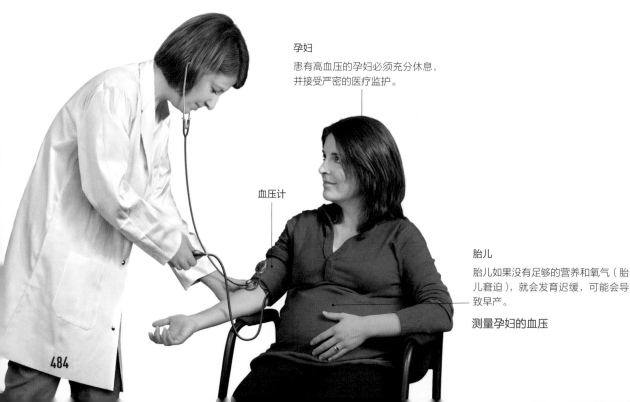

孕妇
患有高血压的孕妇必须充分休息，并接受严密的医疗监护。

血压计

胎儿
胎儿如果没有足够的营养和氧气（胎儿窘迫），就会发育迟缓，可能会导致早产。

测量孕妇的血压

胎盘后血肿

　　胎盘后血肿指子宫和胎盘之间有血液积聚（血肿），是一种和妊娠有关的严重并发症，可能导致胎儿和母亲死亡。胎盘后血肿常由妊娠期高血压引起。如果腹部受到击打或者滥用有毒物质（烟草、酒精、可卡因等），也会出现胎盘后血肿。这种疾病的诱因可能有高龄妊娠、多胎妊娠、羊水过多和糖尿病。患者会感到子宫出血和剧烈的腹痛。它使胎儿的氧气供给减少，从而引发急性胎儿窘迫。此外，出血可能使母亲出现低血容量性休克，这时需要进行紧急输血和剖宫产。

▶ 低血容量性休克…第239页

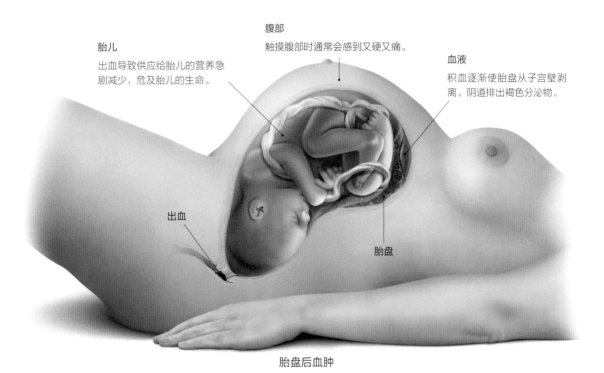

胎儿
出血导致供应给胎儿的营养急剧减少，危及胎儿的生命。

腹部
触摸腹部时通常会感到又硬又痛。

血液
积血逐渐使胎盘从子宫壁剥离。阴道排出褐色分泌物。

出血

胎盘

胎盘后血肿

子痫

　　子痫是一种严重的妊娠并发症，其症状是抽搐和暂时失去意识。这些症状一般紧随子痫前期，在分娩的任何阶段都有可能发生，还会伴有严重的水肿和突然升高的血压。子痫会危及母亲和胎儿的生命，因此需要立即住院并终止妊娠。因为子痫前期多会导致子痫发作，需要治疗子痫前期，以预防子痫的发生。

子痫前期

症状：
高血压，四肢水肿，体重过度增加，头痛，视物模糊，耳鸣，腹痛，恶心，呕吐。

治疗：
住院并彻底休息。治疗高血压并对母胎进行监护。有时需要提前引产。

预防：
密切监测有患病风险的女性。

485

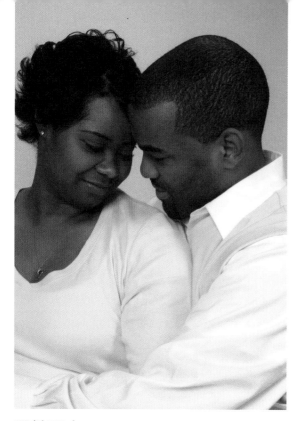

■ 不孕不育

如果一对夫妇在没有避孕措施的情况下，进行了两年的正常性生活而没有怀孕，则被认为不孕不育。不孕不育既可以是男方原因也可以是女方原因，可能与生殖器异常、心理障碍、服用药物、吸烟、酗酒、吸毒有关。然而，有10%的不孕不育病因不明。不孕不育可以通过药物或手术进行治疗。如果治疗失败，还可以借助辅助生殖（人工授精、体外受精）。

男性不育

男性不育很可能与精子异常有关，然而勃起问题或射精问题也可能妨碍生育，需要干预治疗。

■ 精子异常

精子异常是导致男性不育的常见原因之一。少精或弱精，或精子活力不足，无法使卵子受精。这些问题可由多种原因引起，如感染、内分泌疾病、过热、压力，摄入毒品、酒精、烟草或某些药物，解剖学因素（超重、生殖道畸形或堵塞）或免疫因素（产生了对抗精子细胞的抗体）。实验室精液分析可以通过确定精子的数量、活性、形态等检测精子的异常情况。

■ 逆向射精

逆向射精是射精过程中发生的一种异常现象，其症状是精子没有射出体外而是被射入膀胱。逆向射精通常发生在前列腺手术之后，因膀胱内的括约肌功能低下而引发。它也可能源于某些疾病（糖尿病、神经病变等）或使用某些药物。

▶ 射精···第453页

■ 勃起功能障碍

勃起功能障碍也称阳痿，指一直无法达到或维持阴茎正常勃起的状态，也无法获得满意的性生活。40岁以上的男性常受这种疾病的困扰。勃起功能障碍通常由心理因素（焦虑）引起，也可能由血管、神经或内分泌失调所致，这些失调与年龄、疾病（如糖尿病和高血压）、吸烟、饮酒和使用药物有关。脊髓损伤及手术切除前列腺、膀胱或直肠也可能导致阳痿。

女性不孕

女性不孕通常由排卵问题、宫颈黏液异常或输卵管阻塞所致。

■ 排卵障碍

女性不孕的主要原因是排卵异常或不排卵，表现为排卵期不规则或没有排卵期。这些排卵障碍可能是由发出排卵指令的内分泌中心（下丘脑和垂体）异常引起的，包括先天性疾病、肿瘤、心理打击、厌食症等。排卵障碍也可能与卵巢的解剖功能障碍（损伤、先天性异常、卵巢囊肿等）有关，或与一些疾病（甲状腺功能减退、糖尿病等）有关。有时通过药物治疗可以恢复排卵。

■ 宫颈黏液异常

女性不孕可能是由宫颈黏液异常引起的。宫颈黏液是一种由宫颈分泌的凝胶状物质，它可以在排卵时促使精子向子宫移动。对性交后的宫颈黏液进行显微镜分析（性交后试验）可以显示其黏度、数量和酸度的异常，这些异常是由排卵障碍、感染或产生黏液的腺体功能紊乱引起的。这项试验还可以检查出与伴侣的精子不相容的情况，这种不相容是由于精子不能通过黏液或存在对抗精子的抗体而引起的，它将阻碍受精过程。

■ 输卵管阻塞

输卵管阻塞是致使女性不孕的第二大诱因。它可能是由疾病引起的，如子宫内膜异位症，也可能由一些与性传播疾病、节育环的使用、分娩或人工流产有关的感染（输卵管炎）引起。这种阻塞会出现浆液或疤痕组织的粘连，可以通过X光或腹腔镜检查确诊。

■ 阴道痉挛

阴道痉挛表现为阴茎插入阴道时，阴道壁的肌肉出现疼痛和不自主收缩的现象。这种疾病不仅阻碍性生活，也可能是导致不孕的原因之一。阴道痉挛通常是心理性的，但有时也会是生理性的，后者由畸形、刺激或感染引起。治疗阴道痉挛的手段因具体病因而异，可以采取心理治疗、手术治疗和抗生素治疗等方法。

心理障碍

许多心理障碍也会导致不孕不育、破坏性关系，如欲望缺失、创伤性记忆、焦虑、压力、愤怒等。这些心理障碍常导致男性勃起功能障碍和女性阴道痉挛。治疗心理障碍应在心理医生或性学家的监测下进行。

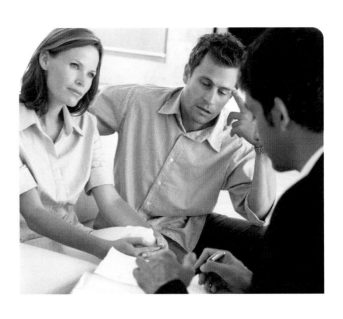

勃起功能障碍的治疗

　　心理勃起功能障碍可以通过精神疗法进行治疗。在一些情况下，也可以进行药物治疗或机械治疗（阴茎植入物或使用真空泵）。药物治疗常见的是激素类药物和非激素类两种形式。阴茎植入物是一种由两个圆柱体组成的装置，将它植入阴茎的海绵体内，可以使阴茎变得坚挺。真空泵则是在阴茎周围放置一根管子，将空气吸入到管中以刺激勃起。这些治疗勃起功能障碍的方法可能会引起不良反应，也要考虑相关的禁忌证。

人工授精

　　人工授精是一种用医学手段辅助生殖的技术，也就是通过外界手段将精子植入女性生殖系统中。许多工业化国家都使用人工授精治疗不孕不育，尤其是精子和宫颈黏液异常所致的不孕不育。要使人工授精成功，女性的生殖器必须未经改变，且要明确排卵期。人工授精可以使用伴侣的精子，如果伴侣的精子存在异常，也可以使用精子库中捐赠的精子。每个周期人工授精的成功率约为10%。

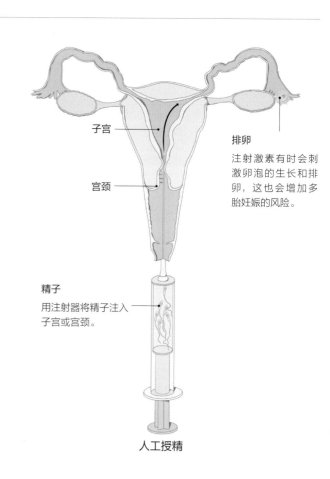

子宫

宫颈

排卵
注射激素有时会刺激卵泡的生长和排卵，这也会增加多胎妊娠的风险。

精子
用注射器将精子注入子宫或宫颈。

人工授精

  不孕不育

症状：
经过至少2年的定期尝试后仍无法怀孕则被认为不孕不育。

治疗：
可以进行激素治疗以刺激排卵或生成卵母细胞和精子细胞，也可以对男性和女性的生殖道实施外科手术。医学辅助生殖的方法包括人工授精和体外受精。

预防：
预防性传播疾病，定期进行妇科检查，保持健康的生活方式。

■ 精子库

　　精子库是用于收集和储存精子的地方。捐献者可能是匿名的，也可能不是匿名的，他们在捐赠前会接受检查以确认身体健康。他们的精子会被储存在液氮罐中，有时可以保存数年。这些精子之后被用于帮助不孕不育的夫妇实施人工授精或体外受精。

体外受精

　　体外受精是一种用医学手段辅助生殖的技术：先采集精子和卵子，在实验室进行人工授精，再将胚胎移植到母亲的子宫内。这种方法很复杂，需要定期跟踪观察，建议那些输卵管阻塞或缺失的女性以及不育的男性尝试这种方法。体外受精的成功率约为25%。同时植入多个胚胎能够增加成功率，但也会增加多胎妊娠的风险。

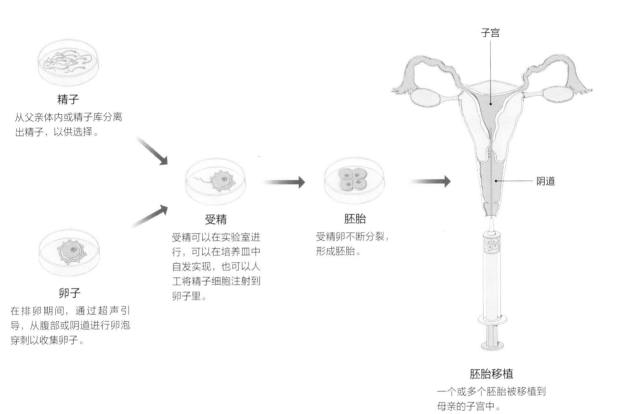

精子
从父亲体内或精子库分离出精子，以供选择。

卵子
在排卵期间，通过超声引导，从腹部或阴道进行卵泡穿刺以收集卵子。

受精
受精可以在实验室进行，可以在培养皿中自发实现，也可以人工将精子细胞注射到卵子里。

胚胎
受精卵不断分裂，形成胚胎。

子宫

阴道

胚胎移植
一个或多个胚胎被移植到母亲的子宫中。

 可以提高生育能力的健康生活方式

　　不良的生活方式会对生育产生一定的影响，因为它会使激素失衡或使生殖器受到损害。

- 保持健康体重，保持多样化且均衡的饮食习惯。避免过激的减重节食，避免甜食和有害脂肪。
- 限制酒精和咖啡因的摄入量，避免吸烟和吸毒。
- 控制压力，定期进行适度锻炼。
- 保护自己免受性传播疾病感染，定期体检。
- 避免使用洗液和润滑剂。男性应避免睾丸温度过高（如长期洗热水澡、穿紧身内衣、用电热毯等）。

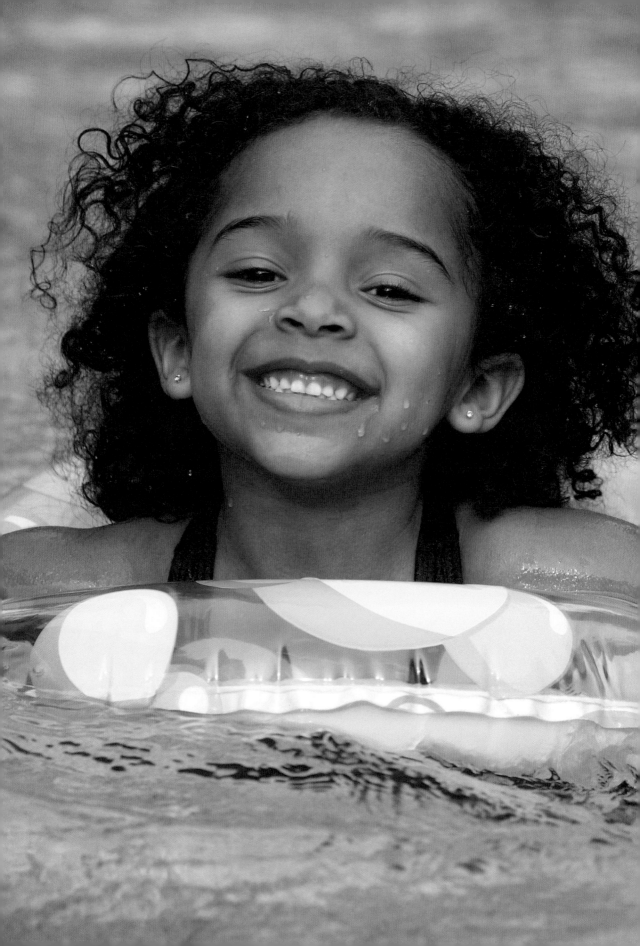

儿童期和青春期 —

儿童期和青春期是身体和心理发生重大变化的时期。从出生到青春期，不断成长、发展动作协调能力并提升智力和社会技能。学会走路、说话、思考、阅读、写作，并与周围的人建立起情感联系。人体在青春期达到成熟，会出现第二性征，具有生殖能力。

儿童的饮食、睡眠、社交和情感体验是顺利完成这些阶段的关键因素。然而，妊娠或分娩期间的并发症以及遗传疾病都可能阻碍儿童的发育。因此从出生起就必须对儿童进行特别的医疗监护，以发现先天性疾病并对任何可能有害于儿童发育的疾病进行治疗。

■ 人体发育过程

从出生到成年，人体经历几个连续的发展阶段，每个阶段的时长因遗传和环境因素而异。下列指标均代表平均值。

新生儿

新生儿在初生的第一个月每天的睡眠时间有14～20小时。他们的感官具有功能性，注意力也会受动作和声音的吸引。他们自身做出的动作主要是反射性的，如哺乳反射、抓握反射、被扶作站立姿态时的前进反射等。

婴幼儿

出生1个月到2岁的婴幼儿发育以快速增长为特征。婴儿在出生4个月时，其体重就达到了出生体重的2倍，12个月时可以达到出生体重的3倍。他们的身体比例也会改变。学会控制用手并能够从一个地方移动到另一个地方，也在学习如何在自然环境和社会环境中更好生活。同时，这个时期的婴幼儿开始说话。

2～6岁的儿童

在2～6岁，孩子们会变得独立。他们会不断丰富自己的语言，动作更加协调，并发展与他人的社会关系。

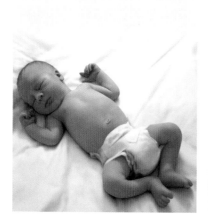
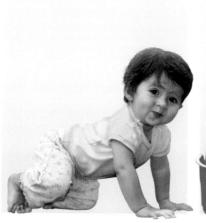
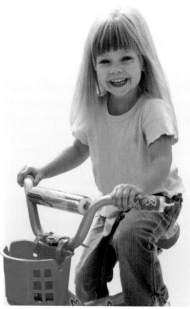

出生	1个月	2个月	3个月	4个月	5个月	6个月	7个月	8个月	9个月

第一次微笑   延长夜间睡眠的时间   抓握物体   保持坐姿   更准确地控制物体

抬头   头部和上半身运动   出第一颗牙   爬行

6～12岁的儿童

对许多孩子来说，6岁要开始上学了。这是获得知识和技能（阅读、逻辑等）的阶段，也是学习在社会中生活的阶段。

青少年

青少年处于身体变化期（发育、生殖器成熟、第二性征出现等），这个时期将在达到性成熟时结束。这些生理上的改变和对成年的期望伴随着责任，使青少年难以应对。

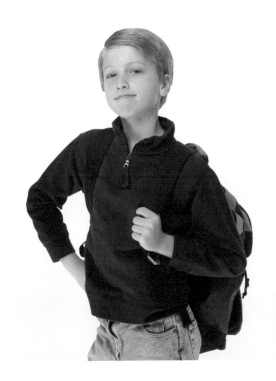
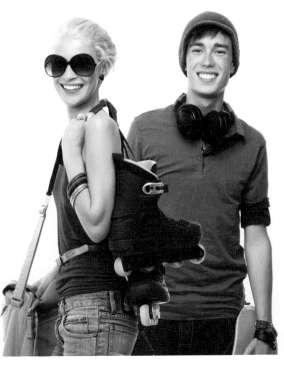

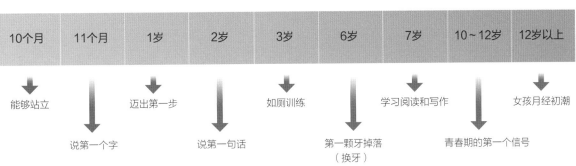

10个月	11个月	1岁	2岁	3岁	6岁	7岁	10～12岁	12岁以上
能够站立		迈出第一步		如厕训练		学习阅读和写作		女孩月经初潮
	说第一个字		说第一句话		第一颗牙掉落（换牙）		青春期的第一个信号	

■ 新生儿

新生儿指出生后28天内的婴儿。他们从出生时就开始呼吸，切断脐带后就不再依赖母亲的胎盘去获取食物和氧气。如果分娩时有医务人员在场，婴儿会接受各种新生儿检查，以评估其健康状况。由于早产儿发育不成熟，需要特别注意他们的状况。

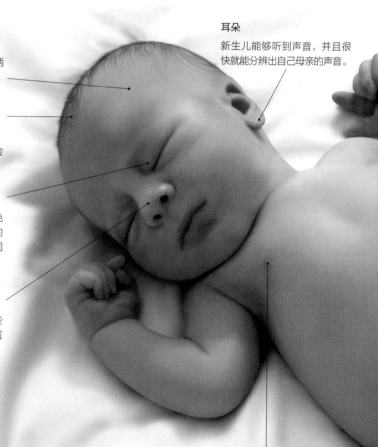

颅骨

新生儿的颅骨并不坚硬，因为他们的颅骨会有两处暂时未闭合的囟门。

头发

新生儿可能没有头发，也可能有着柔顺的头发。这些头发会脱落，不过会重新长出来，有时还会变成不同的颜色。

眼睛

新生儿的眼睛可能比较肿胀，他们对光线和颜色很敏感，但只能清楚地看到距离20厘米左右的物体。在3~6个月，婴儿眼睛的颜色就基本固定了。

鼻子

新生儿的脸上，尤其是鼻子上，可能会出现一些白色的小丘疹，这些小丘疹叫粟粒疹，充满角蛋白，无须治疗就会消失。

耳朵

新生儿能够听到声音，并且很快就能分辨出自己母亲的声音。

乳头

新生儿的乳头在母体激素的作用下可能会变得肿胀，有时甚至男婴也会分泌乳汁。

腹部

新生儿的腹部通常都很突出。

出生

胎儿一般在母亲妊娠九个月后出生。新生儿从出生就开始自主呼吸，其最常见的呼吸方式就是号啕大哭。突然扩张的肺部和由切断脐带引起的胎盘内血液输送的中断，使婴儿自身的血液循环迅速启动。出生时的新生儿体温会急剧下降，然后逐渐回升至37℃。在这段时间里，必须使新生儿保持身体温暖。在经过清洗和检查后，新生儿会交由母亲进行第一次喂养。

▶ 儿童营养…第503页

新生儿的身体

　　新生儿的体重通常为2.6～4千克，身长45～54厘米。他们的感官已经发育良好，但将会继续发育使其变得更加敏锐。出生后的最初几周，新生儿的消化系统在摄入的奶水的刺激下会继续发育成熟。新生儿的生殖器看起来有些肿胀。男宝宝阴囊的颜色可能比较暗；女宝宝的阴道可能会渗出一些奶白色的液体，有时还带有血丝。

剪断脐带

　　在新生儿出生后的几分钟后，将两个夹钳置于脐带上，在离腹部约2.5厘米的位置切断孩子与母亲胎盘之间的血液流动，然后用剪刀剪断夹钳之间的脐带。大约2周后，残余的部分会干燥脱落，留下的疤痕就是肚脐。

皮肤
新生儿的皮肤十分柔软，常被保护性物质（胎脂）覆盖，有时其背部和肩部会有绒毛。出生时，新生儿的皮肤可能因黄疸而发黄，也可能因发绀而呈现蓝紫色。

肚脐
肚脐是残留的脐带脱落之后留下的疤痕。

四肢
新生儿的手臂、手指和腿在最初的几周内仍然是弯曲姿态，因为这时他们的中枢神经系统尚未完全成熟。

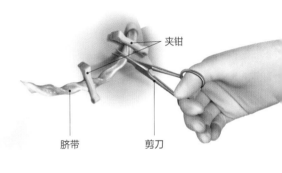

夹钳

脐带　　　　剪刀

胎粪

　　出生后的一天内，新生儿会排出胎粪。这种棕绿色的物质是由胆汁、消化分泌物以及从消化道脱落的细胞组成。如果在出生后的24小时内没有排出胎粪，就可能表示新生儿患有肠梗阻。如果羊水中出现胎粪则是胎儿窘迫的征兆。

在工业化国家，大约有7%的婴儿是早产的，这意味着他们在母亲妊娠不到37周就出生了。早产可以是自发性的、医学引产导致的，也可能是子痫前期、胎盘前置或胎儿窘迫等妊娠并发症导致的。如果是多胎妊娠，或者孕妇年龄在18岁以下、35岁以上，早产发生更常见。创伤、过度劳累或心理压力过大也会导致早产。

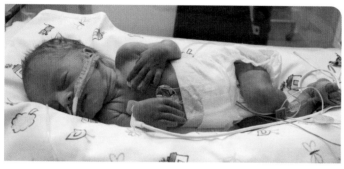

■ 早产儿

早产儿的身体比例比较匀称，但是体形比足月出生的婴儿小，体重也更轻。早产儿的神经系统、呼吸系统、心血管系统、消化系统和免疫系统还未发育成熟。他们的皮肤很薄、透着红色，皮肤上仍覆盖着一层细密的绒毛，也就是胎毛。早产儿的胸廓比较狭窄，四肢细长而瘦弱。因为几乎没有什么能量储备，所以他们对温度的变化非常敏感。他们的脉搏和呼吸也更为急促。

与早产有关的风险

早产儿的器官未发育成熟，这会导致各种并发症，甚至可能危及生命。有可能呼吸暂停或者发展成阻碍呼吸的肺部疾病。脆弱的血管增加了颅内出血的风险，未发育成熟的心脏会出现杂音。脆弱的免疫系统也使他们更容易受到感染。尽管如此，32～37周出生的早产儿还是有很大机会过上健康的生活，而在32周前出生的婴儿可能会留下神经系统和精神运动的后遗症。无论何种情况，早产儿都会经历一段恒温箱观察期。

■ 恒温箱

脆弱的新生儿（体重较轻或早产）会被放在恒温箱里。这个封闭的空间能够使孩子处于一个与子宫相似的状态。通过这种方法，他们可以在温度、湿度、氧气水平都得到控制的环境中继续发育，且不会受到感染。新生儿将被持续监测，医护人员会把手伸入狭口对其进行护理。可以通过胃管或静脉注射喂养新生儿。如果其患有黄疸，可以进行光疗、使用呼吸辅助器。

婴儿
当婴儿的体重达到2千克时，一般会将其从恒温箱中移出。

狭口
配有手套的狭口是用来护理婴儿的，以避免任何病理性细菌进入恒温箱中。

监测
监测系统会监测婴儿的呼吸、心率、血液含氧量和血压。

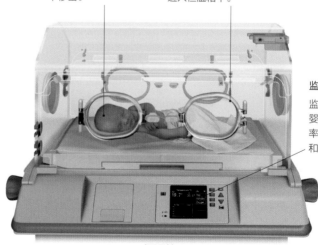

恒温箱

新生儿检查

如果新生儿是在医疗机构出生的，那么很快就会接受众多检查。通过观察新生儿的生命功能（阿普加评分）来评估其在子宫外生活的适应能力。新生儿发育的成熟度是根据身长、体重和头围测量值，皮肤的外观（弹性、厚度等）及其自发运动（基本条件反射）进行评估的。此外，还会对新生儿的身体进行观察，以便发现损伤、畸形或先天性髋关节脱位等先天性异常。最后，会进行血液检查筛查罕见疾病，这样能够在出现症状之前对新生儿进行干预治疗。

■ 基本条件反射

基本条件反射是新生儿对刺激做出的反应。例如，新生儿会把头转向任何接触到他们脸颊或嘴巴的物体（觅食反射）；如果放在嘴里，会试图吮吸（吮吸反射）。当保持站立姿势时，新生儿会开始走几步（踏步反射）。当把手指放在新生儿的手上时，他会紧紧地攥住它（抓握反射）。新生儿还有一种叫作惊跳反射的防御性反射，即当他们突然受到噪声、光线或震动的刺激时，会张开双臂和双手抱于胸前，并发出一声哭号。

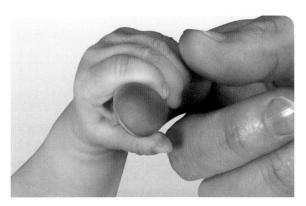

抓握反射

■ 阿普加评分

阿普加评分是从五项检查中计算得出的，这些检查旨在评估新生儿从出生第一分钟起的生命力，包括心率、呼吸、肌张力、对刺激的反应性以及肤色。每一项检查的评分都在0～2分。如果几项检查的得总评分在7分以上，就认为这个新生儿是健康的；如果评分在4～7分，就会疏通孩子的呼吸道，并使用人工呼吸；如果评分低于4分，则说明这个新生儿需要进行更多的医疗护理（心肺复苏）。这几项检查会在5分钟后重复进行。

阿普加评分

检查 ＼ 分数	0	1	2
脉搏	<80	80～100	>100
呼吸	缺失	缓慢且不规则	哭声洪亮且频率正常
肌张力	低	中	正常
反应度	缺失	面部扭动	活跃
肤色	苍白或发绀	肤色不均	粉红色

新生儿的睡眠

新生儿是区分不出白天和晚上的。他们每天会睡14～20小时，每次睡2～3小时，在4个月大时才会连续睡5小时以上。新生儿刚开始睡觉时表现得很不安，然后会平静地沉睡过去。各种各样的问题都可能打断他们的睡眠，如胃食管反流和呼吸暂停等。睡眠是大脑发育、消化和分泌生长激素的重要时间段，所以必须保证良好的睡眠。

 良好的睡眠条件

■ 使用合适的婴儿床

为避免婴儿掉落，可以将其放在摇篮里或婴儿床上。婴儿床必须有间隔5～6厘米的栏杆、平坦且坚固的床面以及保险杠护板，但是不用放置枕头和棉被。为确保婴儿安全又温暖，可以用襁褓包裹住他或者把他放在婴儿舱里。婴儿所处的室内温度应在19℃左右。

■ 调整一个恰当的姿势

当把婴儿放在床上时要让他仰面躺下，使他的脸不会接触到任何物体，这样可以减少婴儿窒息或猝死的风险。婴儿在6个月左右时基本就能自己翻身了。

■ 建立常规流程

按照规律的时间把婴儿放到床上睡觉，在他有疲劳迹象时（眼睑下垂、打哈欠或无缘无故地开始哭泣和呜咽），立即让他睡觉。通过建立睡前常规流程（如最后一次喂食、安静的环境、一个故事或一首歌、拥抱等），能使其感到安心。家长可以在婴儿睡着之前离开房间，让他自己自然入睡。

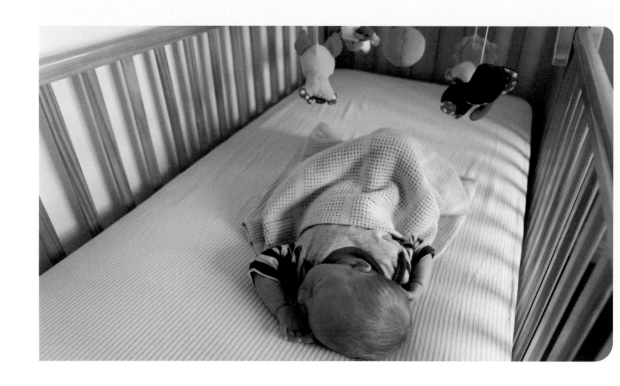

儿童期

儿童期的发育是一个逐步的、全面的发展过程。这一时期最突出的表现是骨骼发育、出牙和器官成熟（包括脑、生殖器等）。这一阶段还伴随着心智及运动的发展，包括运动协调性与感官、智力、情感和社会发展。

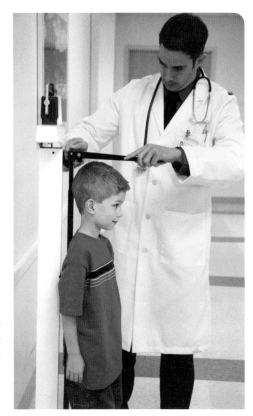

生长曲线

儿童在出生后的头几年和青春期生长得格外迅速。一个孩子的发育情况取决于饮食、遗传（种族、家庭等）和激素（生长激素）等因素。想要追踪其一段时期的生长发育情况，可以把他的身高和体重记录在图表上，形成一条生长曲线。这种做法可以将儿童的生长情况与基准曲线所代表的平均值（因国家和性别而异）相比较。如果严重偏离平均值或者生长曲线不规则，可能表明缺乏营养或患有某些疾病。生长发育在18～20岁结束。

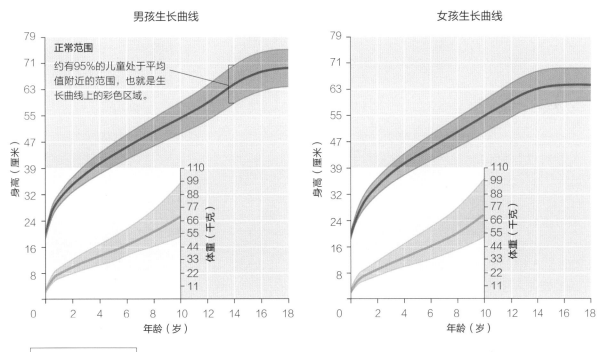

资料来源：基于世界卫生组织的数据，参考了世界卫生组织多中心生长参照研究（0～5岁）和2007年世界卫生组织生长参照（5～18岁），网址详情为www.who.int/childgrowth/standards/en和www.who.int/growthref/en/。

头围

头围指的是绕颅骨一周的距离。在4～5岁以前，医生会定期用卷尺测量孩子颅骨的周长。在出生后的两年里脑部迅速生长，并在5岁左右达到最大尺寸。监测头围有助于及早发现脑积水或脑发育缺陷。

囟门

幼童的颅骨之间有空隙，叫囟门。每个孩子都有六个大小不一的囟门，其中最主要的就是位于头顶的前囟。囟门使颅骨保持可塑性，能够在出生后的前两年适应脑的快速生长。当颅骨最终合到一起时，会通过纤维连接，也就是骨缝。前囟如果凹陷，可能是脱水的征兆；如果凸出，可能表示患有脑膜炎。

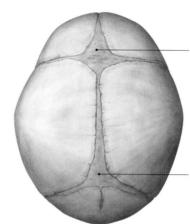

前囟
前囟呈菱形，宽度为3～4厘米。前囟会在婴儿出生后的8～18个月内闭合。

后囟
后囟在婴儿出生后2个月左右闭合。

新生儿头骨俯视图

骨形成

骨形成（骨化）从胚胎发育的第6周开始，这个过程从软骨组织构成骨开始。因为一种叫成骨细胞的特殊细胞，软骨会逐渐被骨组织取代。婴儿出生时，其长骨的骨骺（四肢）仍由软骨组织构成，骨膜毛细血管长入钙化的软骨并为其提供营养，就会依次开始骨化。留在骨骺和骨干之间的软骨叫骺板，它可以使骨在整个儿童期持续进行骨化和生长。

▶ 骨…第94页

动脉
骨骺一旦有毛细血管为其提供营养，软骨组织就会被骨组织取代。

软骨组织
骨骺是由软骨组织构成的。

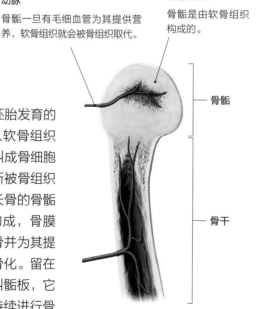

骨骺

骨干

婴儿出生时的长骨横截面

骺板
骺板是儿童期留在长骨骨干和骨骺之间的软骨组织，它可以使长骨增长。

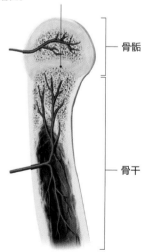

骨骺

骨干

7岁儿童的长骨横截面

牙齿的形成

牙从胎儿生命的最初几周开始形成，并一直持续到成年。新生儿已经长出了牙蕾，从6个月大开始牙蕾就会刺穿牙龈，并在出生后的三年内长出20颗乳牙，包括8颗切牙、4颗尖牙和8颗前磨牙。这些乳牙比恒牙更白，也更容易长龋齿。6～12岁，乳牙会被28～32颗恒牙慢慢取代，变为8颗切牙、4颗尖牙、8颗前磨牙和8～12颗磨牙。

▶ 牙…第344页

磨牙

第一磨牙会在6岁左右长出，第二磨牙在12岁左右长出。第三磨牙（智齿）很少在18岁之前长出，有些人可能永远不会长智齿。

前磨牙

当孩子处于12～30个月，8颗前磨牙会刺穿牙龈长出来。到了9岁左右，这些乳牙就会被恒牙中的第一前磨牙所取代。

尖牙

4颗尖牙会在孩子16～20个月时刺穿牙龈。恒牙中的尖牙出现在11岁或12岁左右。

切牙

6～12个月时会长出8颗切牙，6～7岁时长出恒牙切牙。

恒牙

牙根

当恒牙在颌骨中发育时，乳牙的牙根会被重新吸收。

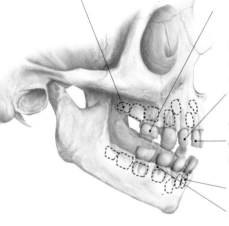

5岁儿童颌骨侧视图

 缓解出牙时的疼痛

当乳牙向外生长时，常常会带来疼痛，也可能出现各种各样的不适，如腹泻、脸颊发红、牙龈肿胀、唾液分泌过多等。让出牙的儿童戴上冷藏过的牙环（如塑料磨牙圈）可以减轻疼痛，也可以使用一些适用于儿童的镇痛药。

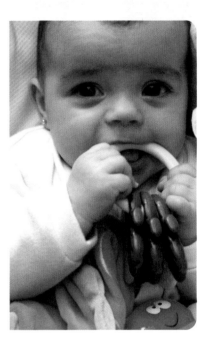

拇指和安抚奶嘴

对于婴儿来说，吮吸是一种自然需求，具有镇静、安抚的作用。喂养并不会总能满足这种需求。因为这种需求，许多婴儿都会吮吸手指。很多专家指出吸吮拇指和安抚奶嘴的弊端，尤其是过度吸吮时。这不仅会破坏颌骨和牙齿的生长，而且过度使用安抚奶嘴还会延缓儿童语言的发展。所以限制婴儿吮吸拇指或安抚奶嘴是非常重要的，要让孩子在大约3岁逐渐停止这一行为。

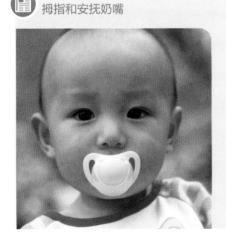

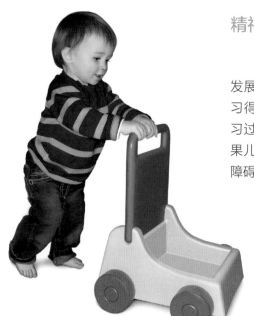

精神运动的发育

    神经系统和学习过程的成熟使儿童的心理和运动能力逐渐发展。精神运动的发育在儿童刚出生的几年非常重要。它包括习得运动协调能力，使儿童能够有效地进行自主运动。这个学习过程与孩子的智力、感官、情感和社会发展都密切相关。如果儿童遭遇情感剥夺、患有营养不良或者存在运动和感官神经障碍（耳聋或眼盲），这样的儿童常患有运动障碍。

运动

儿童在出生时已经有了基本的条件反射。随着年龄的增长，这些反射运动会逐渐被趋于完善的自主运动（姿势、运动、抓握等）所取代。

如厕训练

    如厕训练一般在2~4岁时进行。一旦儿童有了心理准备，且身体能够控制膀胱和肠道时，就会自然发生。如厕训练通常会持续几个月，且必须在儿童比较稳定的阶段进行。可以通过建立常规日程的方法进行训练，比如在起床后、睡觉前和饭后，让儿童坐在便盆上，同时给予鼓励。儿童如厕训练通常从白天开始，然后过渡到晚上，但他们经常不会同时掌握排尿和排便的能力。4岁后的儿童如果没有接受过如厕训练很可能会尿床。

▶ 尿床…第178页

言语发展

    言语发展（对语言的理解和表达）是每个人与生俱来的能力，也是社会交往的结果。言语能力的发展从出生开始并延续至整个成年阶段。婴儿最初通过啼哭进行交流。在4~18个月时，他们学习发出声音（咿咿呀呀的话），然后说出词语。2岁大的孩子就可以用简单的短语来表达自己了。他们的词汇量和语法知识在4岁时会迅猛增加，表达水平也会提高。5岁时，他们就可以开始学习书面语言了。患有发育障碍（自闭症、神经缺陷等）或神经系统疾病（如脑损伤、癫痫）的儿童可能会面临理解和谈话方面的困难。情感剥夺、心理创伤、耳聋、言语障碍、诵读困难等问题也可能会干扰语言习得。

▶ 学习障碍…第532页

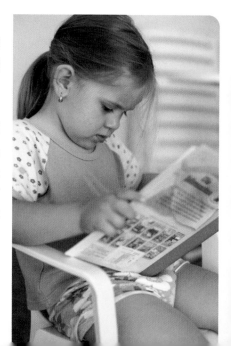

■ 儿童营养

婴儿在出生后的头几个月只能喝奶，可以是母乳也可以是婴儿配方奶。从第7个月开始，就可以在饮食中添加其他食物了。随着孩子不断长大，他们的饮食逐渐和成年人一样，但是要避免食用整粒花生米、核桃等可能导致窒息的食物。孩子的营养需求也会随着时间的推移而改变，为了确保其健康成长，应该保证多样和均衡的饮食。

母乳喂养

母乳喂养好处很多，不仅能为孩子提供所需营养，起到免疫保护的作用，还能促进母婴之间的情感联系。从孩子出生就可以开始母乳喂养。初乳指的是母亲在孩子出生后的几天里分泌的一种黏稠的黄色乳汁，这种乳汁含有丰富的营养物质和抗体，对新生儿非常有益。母乳喂养可以持续数月甚至更长时间。

■ 泌乳

泌乳指乳腺分泌乳汁和排出乳汁的过程。在激素的控制下，母亲从分娩后开始泌乳，一直持续到婴儿断奶才会停止。在整个妊娠期间，胎盘分泌的激素（雌激素和孕激素）使乳腺为哺乳做好准备。分娩会导致孕激素水平下降，却通过另一种激素——催乳素刺激乳汁分泌。婴儿通过吸吮母亲的乳头和乳晕，刺激催产素的生成，使乳汁能够反复喷出。

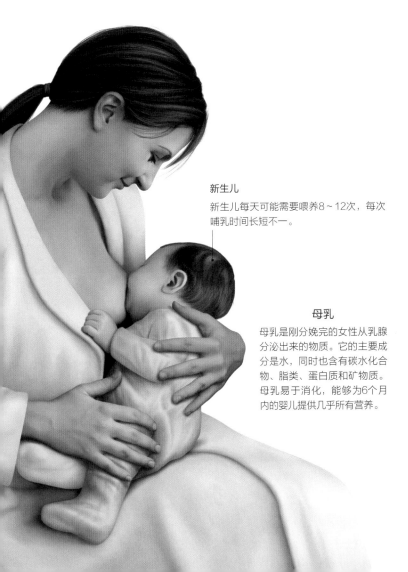

新生儿
新生儿每天可能需要喂养8～12次，每次哺乳时间长短不一。

母乳
母乳是刚分娩完的女性从乳腺分泌出来的物质。它的主要成分是水，同时也含有碳水化合物、脂类、蛋白质和矿物质。母乳易于消化，能够为6个月内的婴儿提供几乎所有营养。

■ 断奶

断奶意味着不再进行母乳喂养。根据孩子年龄的不同，母乳可以被替换为婴儿配方奶，也可以被替换为固体食物。断奶需要循序渐进，让孩子习惯配方奶或其他食物的味道，同时要防止母亲出现乳腺炎等。

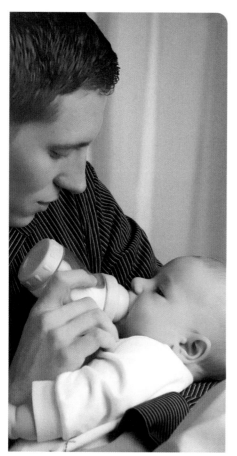

婴儿配方奶

　　婴儿配方奶是一种为婴儿准备的奶制品，由牛奶加工而成，成分类似母乳。婴儿配方奶适用于各个年龄段，当母亲无法进行或不想进行母乳喂养时，就可以用它喂养孩子。婴儿配方奶没有母乳的营养全面，且更难消化。它还可能引起过敏、乳糖不耐症等问题。但是，婴儿配方奶的种类十分丰富，可以选择最适合孩子的产品。

溢奶

　　溢奶指的是婴儿把未消化的奶打嗝吐出来，是一种常见现象，一般不会对身体造成危害。发生这种现象的原因主要是食管下括约肌发育不成熟。如果婴儿喝奶太多或太快，在喂食时吞下太多空气，或是在进食后立即躺下，就会引起溢奶。想要避免溢奶，就需要让其保持一个合适的姿势，安静进食，进食过程中和进食后要轻轻拍打孩子的背部（帮助其打嗝）。当孩子括约肌发育成熟或者改吃固体食物时，一般就不会溢奶了。

⏻ 关于喂养的建议

　　无论是选择母乳喂养还是人工喂养，都可以遵照下列建议以保证最佳的喂养状态。

■ 母亲在哺乳期的饮食

　　当选择母乳喂养，只要保证健康均衡的饮食，就可以吃自己想吃的食物。母乳已经提供了婴儿所需的一切营养，所以如果你不觉得饿，就不需要因为责任感而吃得太多。不过，在哺乳期间一定要多喝水，咖啡和茶的摄入要适量。烟草、酒精和一些药物会渗入母乳中，可能会伤害婴儿的健康，应避免。

▶ 营养…第12页

■ 恰当的姿势

　　在喂养过程中，将孩子调整为恰当的姿势不仅可以确保成功喂奶，还可以防止乳房疼痛。比如，坐着时用一只胳膊抱着孩子，或者把孩子放在垫子上，用另一只胳膊或两只胳膊抱着孩子，也可以选择侧卧。在这个过程中最重要的是使孩子的身体伸直并面向母亲，以便靠近乳头。

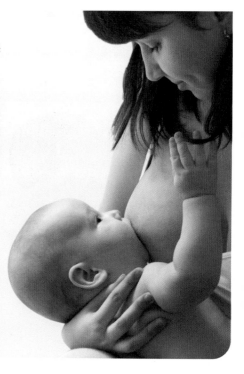

■ 乳房疼痛

母乳喂养会引起乳房疼痛。刚开始哺乳时这种暂时性的疼痛十分常见，这种感觉会持续并造成严重不适。乳房疼痛可能是由于喂奶姿势不正确或者婴儿吮吸不当等引起，在某些情况下有感染的可能性。乳房疼痛通常可以缓解，也可以继续母乳喂养，不会引发进一步的问题。

● 缓解因乳房肿胀而产生的疼痛

为了减少乳房疼痛，要从分娩后不久就开始给孩子经常性地喂奶。如果乳房过于肿胀，可以先挤出一些乳汁。也可以用毛巾包上冰块冷敷乳房以消肿。

● 乳腺损害的治疗方法

乳头在喂养后可能会出现小裂纹、水疱等损害。要治疗这些问题，就需要在喂奶时调整孩子的姿势，或者试着重新训练孩子的吮吸动作（如轻轻按压孩子的下巴，帮助舌头伸出口腔）。然后在每次喂奶之后，都在乳头上涂抹药膏或者保湿乳。

● 乳腺感染

乳头损伤或者乳腺管堵塞都会使病原体进入乳房，由此引起的感染可能会引起发热、疼痛、红肿。如果症状不能自行消失，就需要就医。

■ 吸奶

可以通过挤奶或使用吸奶器把乳汁吸出来装入奶瓶喂孩子。当孩子吃奶出现问题，或者母亲必须和孩子分开几小时，抑或是想舒缓肿胀的乳房时，使用吸奶器吸奶是非常好的方法。最佳的吸奶时间是在喂奶之后把乳汁吸出来，然后倒入瓶中，也可以装入专用储奶袋里。

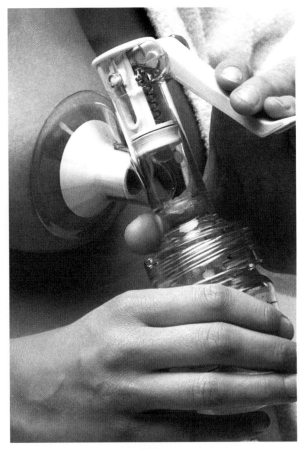

吸奶器

■ 母乳或配方奶的储存方法以及重新加热的方法

母乳可以在室温下保存几小时，在冷藏条件下保存8天，在冷冻条件下保存2周（甚至更长，这取决于冰柜的类型）。解冻后的母乳可以在冰箱中储存24小时，在室温下储存1小时，配方奶也是如此。喂给孩子的奶水必须是温热的（可以在前臂内侧滴上几滴检查温度是否合适）。重新加热时，要把奶隔热水加热，而不要用微波炉加热。如果奶水是冷冻的，要先放在凉水里，再用热水解冻。

饮食多样化

　　婴儿长到6个月左右不仅可以喝奶，还能逐渐开始摄入新的食物。刚开始时可以吃糊状的，在长出牙齿后可以把食物切成小块喂给孩子。1~3岁的孩子通过学习吃各种食物来发育味觉。从4岁开始，他们就可以吃和成人一样的食物了，只不过要根据不同的需求调整食物的数量、大小和口感。各类营养素都源自多样且均衡的饮食，这样可以避免营养不良，促进孩子健康成长。孩子的每顿饭中都应含有主食（土豆、意大利面、米饭、面包等）、奶制品和蔬果。孩子在午餐和晚餐要吃新鲜的蔬菜，至少一天吃一顿畜禽肉、鱼、豆腐或鸡蛋。盐和糖的摄入要适量，特别是1岁前。青少年会吃得更多，因为他们需要更多能量。但是，他们的饮食同样要保持均衡。

▶ 营养⋯第12页

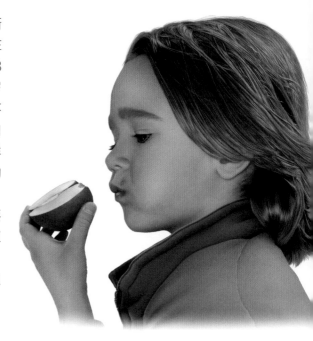

 食物过敏

　　食物过敏在工业化国家的发生率呈上升趋势。这种上升趋势可能与饮食习惯的改变、过早食用多样化的食物、食品中存在的添加剂或在生活中过度消毒有关。儿童更易发生食物过敏，尤其会对牛奶、大豆、鸡蛋、小麦、核桃、芝麻、花生、进口水果、鱼贝类过敏。虽然大多数过敏症状会在5岁之前消失，但是在开始让孩子的饮食变得多样化时，一定要采取相应的预防措施。如果孩子以前发生过过敏反应（如荨麻疹、湿疹、哮喘等）或者父母有过敏反应，就说明孩子有过敏风险，需要格外注意。

　　对于有过敏风险的孩子来说要注意以下几点。

- 在6个月大之前不要摄入固体食物。
- 1岁左右可以开始喝牛奶。
- 每次只给孩子吃一种新食物，3~7天后再吃另一种。注意观察是否出现过敏症状。

　　延后食用食物变应原并不一定能使孩子免受过敏的侵扰，但是最好等孩子长大一点儿可以自己告诉你不良反应（嘴里有刺痛感或其他反应）时，再开始摄入一些容易引起过敏的食物，如大豆、鸡蛋、豆类、花生制品、核桃制品、芝麻制品、猕猴桃、鱼贝类等。

▶ 过敏反应⋯第288页

儿童食谱添加表

食物 \ 年龄	6个月	7个月	8个月	9个月	10个月	11个月	12个月及以上
奶	母乳或配方奶			母乳或婴儿配方奶会逐步被全脂牛奶（3.25%的脂肪含量）代替			
果汁	孩子发热时给他喝白开水	水，或者是灭菌处理过的稀释的果汁					
谷类	简单的谷类食品，并将其捣碎	混合谷类		面条、米饭、面包等			全谷物等
水果	煮过的、糊状的或者非常软烂的水果			煮过的或者生的（且柔软的）水果，切成小块吃			整个水果咬着吃（要削皮）
蔬菜	煮熟，呈细腻的糊状	煮熟，大致呈糊状		煮熟，切成小块吃			生吃或煮熟吃都可以，切成块吃
豆类及其制品				糊状或切成小块			
坚果种子							打成细腻的糊状
畜禽类	全熟；尽量不吃加工肉制品						
		糊状		肉末		切成小块	
蛋类		煮熟的蛋黄					全蛋
鱼类		限制食用梭子鱼、剑鱼、新鲜的金枪鱼等食肉性鱼类，并且一定要把骨刺去掉					
		煮熟，捣成糊状			煮熟，切成小块		
贝类							切成块吃
奶及奶制品				全脂（3.25%的脂肪含量）牛奶、全脂奶酪和酸奶。上述奶制品可以原味食用，也可以添加一些块状或糊状的新鲜水果			
盐	1岁前尽量不添加						
甜食	限制食用						

■ 青春期

　　青春期是指每个人在儿童期和成人期之间生理、社会行为和心理的过渡期。由于文化背景和个体差异，青春期的长短不一，多为10～19岁。青春期的特点是，身体生长发育迅速，以及随着性激素分泌的增加而产生的一系列生理变化。它可能带来一些身体疾病（痤疮、脊柱侧弯）和行为问题，出现情绪波动、抑郁和饮食障碍。青春期也是一个重点关注性的时期。第一次恋爱、确定性取向等都在这个时期发生。性教育有助于预防性传播疾病和意外怀孕。

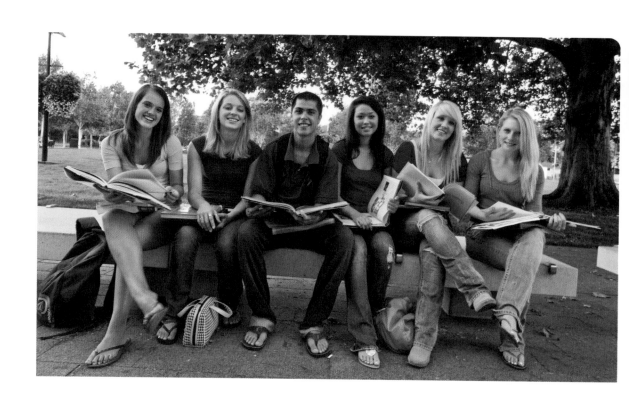

青春期

　　青春期是儿童性成熟的时期，他们开始具有生殖能力。青春期开始的年龄不尽相同，取决于不同因素，特别是遗传因素，但通常女孩比男孩开始得早。当脑垂体开始产生促性腺激素，刺激性腺（卵巢或睾丸）生长和性激素（雌激素或睾丸素）分泌时，青春期就开始了。性激素促进生殖器的发育和第二性征的出现，第二性征区分两性的形态和行为特征，但不属于生殖系统的一部分。第二性征在不同的人身上体现程度不同。具体来说，包括身高、声音、皮肤厚度以及体毛、肌肉和皮下脂肪组织的数量和分布。

▶ 内分泌腺和激素···第220页

 性早熟

　　性早熟的现象越来越普遍：女孩青春期在8岁之前，男孩在10岁之前则为性早熟。其原因很难确定，如果性早熟不是病理性的（由脑损伤、肿瘤等引发），则有可能是遗传或环境原因导致的，包括高脂饮食、久坐不动的生活方式、化妆品、塑料和化学品中的激素（雌激素）等。

■ 女性青春期

　　女性青春期一般开始于10～13岁。其特点有乳房增大、生殖器发育、体毛增加（阴毛和腋毛）以及月经初潮。生长速度突增（每年长7厘米），一般在月经初潮两年后大幅减缓。脂肪主要分布在臀部、乳房和大腿处。皮肤变得更油。

▶ 月经周期…第423页

■ 男性青春期

　　男性青春期多在12～15岁开始。生殖器（睾丸和阴茎）发育，全身体毛增加，特别是阴部、面部、腋窝、躯干、腹部和腿部。青春期男孩的生长速度非常快（一年约7.5厘米），尤其是在青春期的头12～18个月。肌肉量增加，骨变粗，同时皮肤变得更油，声音变得更深沉。首次遗精通常在14岁左右，此时的精子几本无受精能力。

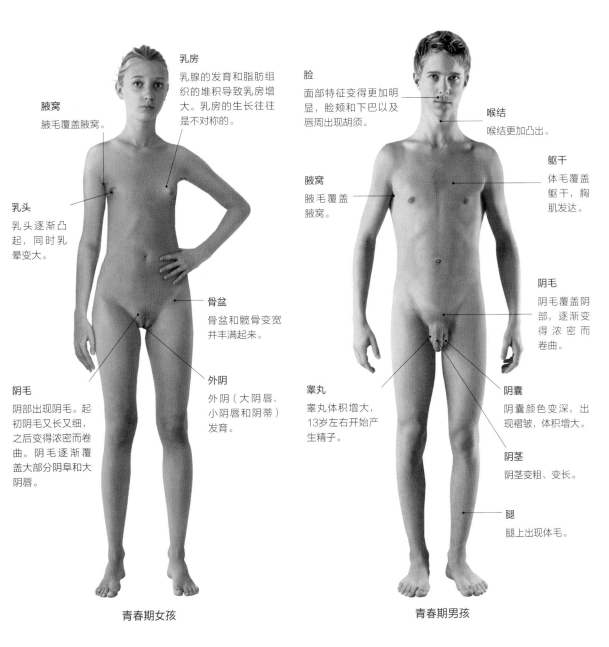

腋窝
腋毛覆盖腋窝。

乳房
乳腺的发育和脂肪组织的堆积导致乳房增大。乳房的生长往往是不对称的。

乳头
乳头逐渐凸起，同时乳晕变大。

骨盆
骨盆和髋骨变宽并丰满起来。

阴毛
阴部出现阴毛。起初阴毛又长又细，之后变得浓密而卷曲。阴毛逐渐覆盖大部分阴阜和大阴唇。

外阴
外阴（大阴唇、小阴唇和阴蒂）发育。

青春期女孩

脸
面部特征变得更加明显，脸颊和下巴以及唇周出现胡须。

腋窝
腋毛覆盖腋窝。

喉结
喉结更加凸出。

躯干
体毛覆盖躯干，胸肌发达。

阴毛
阴毛覆盖阴部，逐渐变得浓密而卷曲。

睾丸
睾丸体积增大，13岁左右开始产生精子。

阴囊
阴囊颜色变深，出现褶皱，体积增大。

阴茎
阴茎变粗、变长。

腿
腿上出现体毛。

青春期男孩

■ 先天畸形

先天畸形是指出生时就存在的异常，影响一个或多个器官。先天畸形种类繁多，像脊柱裂和脑积水这样的严重类型可能会危及生命。以下几种畸形是相对轻微的类型，如畸形足、鲜红斑痣、隐睾、先天性髋关节脱位以及唇腭裂。导致先天畸形的原因有很多：器官形成时的缺陷、发育不成熟、遗传性疾病、传染病（弓形虫病、风疹）、妊娠期糖尿病以及孕期饮酒或服用某些药物（解痉药、抗癌药或抗凝血药）等。根据其严重程度，必须在出生后进行不同程度的治疗，以防止其成为不可逆的疾病，导致潜在的严重并发症。

畸形足

大约每1000名新生儿中就有1名出生时患有单足或双足畸形。这种先天畸形的特点是足部（骨、关节、肌腱、肌肉、皮肤等）不同程度地明显变形，在胎儿发育过程中出现时，通过超声波可以检测到。男孩的发病率比女孩高。尽管其成因往往不明，但畸形足可能与一种严重的疾病相关，比如脊柱裂或者肌肉萎缩症。畸形可以在出生后通过物理治疗、佩戴夹板或石膏，或者通过手术来矫正。对这些患儿来说，畸形足通常没有长期影响，但需要一直接受监测。如果不治疗，畸形足会严重限制行动。

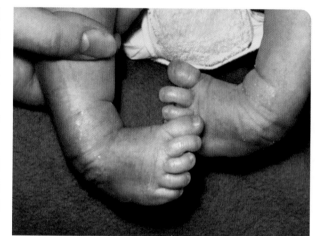

畸形足

先天性髋关节脱位

大约有1%的新生儿患有髋关节畸形，即股骨头不能正确插入髂骨臼处，造成二者脱位。这种先天畸形被称作先天性髋关节脱位，女孩的发病率比男孩高。如果及早发现，大多数先天性髋关节脱位无须手术，通过骨科治疗就可以矫正。否则会导致跛行，换句话说，就是行走困难。

▶ 脱位…第111页

隐睾

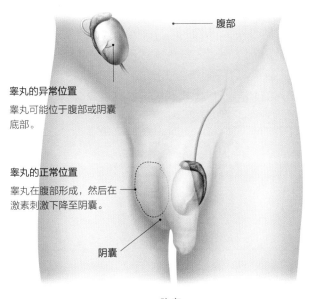

睾丸的异常位置
睾丸可能位于腹部或阴囊底部。

睾丸的正常位置
睾丸在腹部形成，然后在激素刺激下降至阴囊。

腹部

阴囊

隐睾

隐睾是一种先天畸形，其特征是单侧或双侧睾丸位置异常。在胎儿发育过程中，睾丸从腹部下降至阴囊。由于各种原因（畸形、激素缺乏等），这种下降运动可能在出生时没有完成。足月出生的男孩发病率为2%～3%，早产儿大约为20%。大多数情况下，睾丸在第一年内会自行完成下降，否则要在1～2岁时进行手术。如果不进行治疗，则存在不育、睾丸萎缩或癌变的风险。

鲜红斑痣

鲜红斑痣又称毛细血管扩张痣或葡萄酒样痣，是皮肤毛细血管网的永久性先天畸形，表现为形状和大小不一的红斑。大约每1000个孩子中就有3个出生时有鲜红斑痣。虽然这种异常不会造成功能异常，但根据其在身体上的位置，可能会成为主要的美学障碍。在局部麻醉下进行激光治疗，可以有效淡化鲜红斑痣，尤其是当它在脸上时，在1岁时就可以进行治疗。

▶ 血液循环和血管···第248页

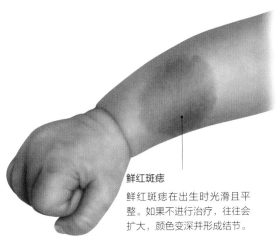

鲜红斑痣
鲜红斑痣在出生时光滑且平整。如果不进行治疗，往往会扩大，颜色变深并形成结节。

✚ 先天畸形

症状：
畸形足：一只或两只脚向内或向外翻。
先天性髋关节脱位：在最初的几个月里往往没有症状。
隐睾：阴囊内缺少一个或两个睾丸。
鲜红斑痣：皮肤上不同程度出现暗红色斑点，大小不一。

治疗：
畸形足：手术、物理疗法、夹板。
先天性髋关节脱位：出生时人工干预。
隐睾：手术治疗。
鲜红斑痣：激光治疗。

预防：
妊娠期间避免酒精、烟草和某些药物。

唇腭裂

　　唇腭裂是面部的先天畸形，其特征是上唇或腭组织不能正常融合在一起。不同形式的裂隙（唇裂、腭裂）可能是完全的或不完全的，可影响面部的单侧或双侧。唇腭裂是由遗传或环境因素（怀孕期间食用有害食品、营养不良等）引起的，大约每700个孩子中就有1个患此病。根据其严重程度，它们可能会带来美观问题，并导致发音、咀嚼、吞咽、呼吸和听力方面的困难。在30%的病例中，唇腭裂与其他畸形（心脏、脑畸形等）相关。通常通过产前超声对其进行检测，并且主要通过手术治疗，效果良好。

唇裂

　　唇裂通常仅限于唇部，但也可能延伸到鼻子。如果它们到达上颌骨，可能会导致牙齿错颌，特别是切牙。

▶ 牙齿错颌…第371页

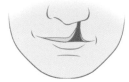

单侧完全性唇裂

腭裂

　　腭裂可涉及硬腭、软腭或软硬腭。它们经常导致由口腔至鼻腔之间的开放通道的问题。

▶ 口…第343页

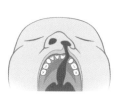

单侧完全性腭裂

唇腭裂

症状：
唇、腭、鼻处的面部形态畸形。

治疗：
出生后头几个月可进行整形手术，青春期可以通过口腔正畸、唇腭裂语音治疗、美容手术治疗。

预防：
怀孕期间保持健康的生活方式（不抽烟、不喝酒、不吸毒、不使用杀虫剂和家用挥发性溶剂），保证均衡饮食。

唇腭裂的治疗

　　唇腭裂在儿童出生后的头几个月就可以进行手术治疗。根据畸形的范围，可能需要进行一系列的手术。在3~4个月时先矫正唇部，在12~18个月进行硬腭矫正。在两次手术之间，可以在腭处放置一块板堵住口腔与鼻腔之间的孔洞。可能需要进行辅助的正畸和唇腭裂语音治疗。手术后唇部残留的疤痕通常比较隐蔽。

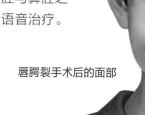

唇腭裂手术后的面部

■ 脊柱裂

　　脊柱裂是一种先天脊柱畸形，与胚胎中枢神经系统发育异常有关。这种畸形可能导致脊膜和脊髓膨出，突出于脊柱之外。脊柱裂的发病率约为千分之一，严重程度不一。脊柱裂可导致多种不同的神经系统疾病，如尿失禁、勃起功能障碍、运动障碍、消化功能紊乱、感觉障碍，有的还会出现智力障碍和癫痫。脊柱裂可在怀孕18周时通过超声检查或者羊膜穿刺术确诊。脊柱裂的治疗方法是膨出复位术和通过手术封闭受影响的组织。

▶ 神经系统…第132页

脊柱裂的分类

　　脊柱裂可分为三种类型：两种轻度类型（隐性脊柱裂和脊膜膨出）和一种严重类型（脊髓脊膜膨出）。

■ 隐性脊柱裂和脊膜膨出

　　隐性脊柱裂是最良性、最常见的一种脊柱裂形式。它的特点是腰椎处有一个狭窄的裂缝，椎管内容物并无膨出，但可能会导致尿失禁和某些轻微的神经系统疾病。脊膜膨出也是良性的，是脊柱裂的一种罕见形式，其特征是脑脊膜和脑脊液膨出于脊柱外。

▶ 脑膜和脑脊液…第140页

■ 脊髓脊膜膨出

　　脊髓脊膜膨出是脊柱裂最严重的一种形式。它的特点是除了脑脊膜和脑脊液，脊髓也膨出于脊柱外。它往往与脑积水和严重的神经系统疾病有关，如下肢瘫痪和智力障碍。

脑积水

　　脑积水是一种以脑室和脑膜中脑脊液增多为特征的严重神经系统畸形。有可能是先天性的，也有可能是后天因脑脊液分泌过多或因肿瘤、先天畸形、脑膜出血、脊髓脊膜膨出等引起血流受阻造成的。脑积水常导致脑体积增大，并引起精神和神经系统疾病（运动障碍、尿失禁等）。

▶ 脑…第140页

⊞ 脊柱裂

症状：
隐性脊柱裂：尿失禁，轻微的神经系统疾病。
脊膜膨出：轻度感觉障碍。
脊髓脊膜膨出：感觉障碍、神经和消化系统疾病。

治疗：
膨出囊复位术，治疗相关症状。

预防：
在怀孕前和孕早期服用叶酸。

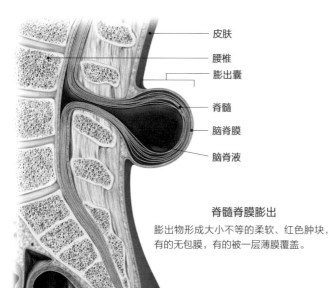

　　　　皮肤
　　　　腰椎
　　　　膨出囊
　　　　脊髓
　　　　脑脊膜
　　　　脑脊液

脊髓脊膜膨出
膨出物形成大小不等的柔软、红色肿块，有的无包膜，有的被一层薄膜覆盖。

■ 婴儿猝死综合征

虽然自20世纪90年代以来，婴儿猝死综合征的发生率明显下降，但在工业化国家，这仍是婴儿死亡的主要原因（大约每2000名婴儿中就有1人因此死亡）。这种无明显诱因的婴儿猝死，常发生在婴儿睡眠中，多见于冬季。2~4个月大的婴儿和低体重儿患此病概率较大。男孩比女孩的发病率高。虽然一些危险因素已确定，但是婴儿猝死综合征的病因和机制尚不明确。

婴儿猝死综合征的危险因素

婴儿猝死综合征的几个危险因素（可避免和不可避免的）已经确定。早产儿、低体重儿、多胎妊娠儿和难产儿更易发生婴儿猝死。一些社会经济和环境因素也会增加风险：年轻的母亲、不利的社会环境、曝露于吸烟环境中、睡姿为俯卧或侧卧、过热的环境等。

 婴儿猝死综合征

症状：

无特殊症状。

预防：

拒绝二手烟；婴儿睡觉时让其保持仰卧姿势，卧室温度保持在18~20℃；母乳喂养，睡觉时使用安抚奶嘴（头几个月）。

 预防婴儿猝死综合征

可以采取一些简单的措施来降低婴儿猝死综合征的风险。这些措施主要是创造良好的睡眠条件。

- 让婴儿仰卧，除非这种姿势会加剧健康问题，比如胃食管反流。
- 确保婴儿能自由呼吸、面部无任何物品遮挡、体温正常。避免过重的寝具（枕头、被子、毯子）和过多的衣物。相反，让婴儿穿包脚的睡衣，使其头部和手臂可以自由活动。
- 婴儿房间温度保持在18~20℃。
- 孕期和哺乳期戒烟。
- 尽可能选择母乳喂养，尤其是在婴儿出生后头几个月，因为它有助于降低婴儿猝死综合征的风险。

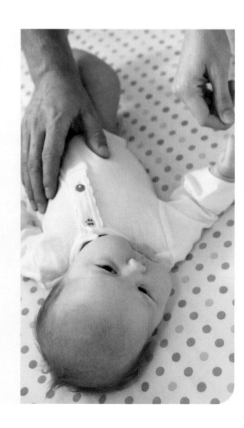

新生儿黄疸

当血液中胆红素堆积时，就会出现黄疸。胆红素通常由肝消除，但是有三分之一的新生儿，由于肝发育不成熟，造成生理性黄疸。生理性黄疸是良性的，一般在出生后第2天出现，第10天左右自行消退。母乳性黄疸同样也是良性的，这是因为一些母亲的乳汁中存在一种阻止胆红素运转至肝的物质。当母乳加热至60℃时，这种物质就会消失。病理性黄疸比较少见，但较为严重，由多种原因造成，如Rh血型不合、传染病、胆道梗阻等。病理性黄疸可导致脑损伤。

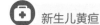

新生儿黄疸

症状：

皮肤、黏膜和巩膜发黄。病理性黄疸表现为面色苍黄，大便颜色浅，肝脾肿大，持续10天以上。

治疗：

轻度黄疸：晒太阳，光疗，白蛋白静脉滴注。

重度黄疸：针对病因治疗，换血疗法。

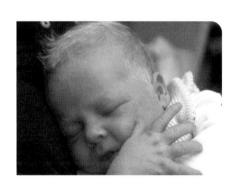

生理性黄疸

胆红素堆积（皮肤、黏膜等），肤色呈现黄色。

急性肠套叠

急性肠套叠是指一段肠管套入下一段肠管，然后又套回来。这需要紧急治疗，因为它可能引起严重的并发症，如肠梗阻和腹膜炎。急性肠套叠多见于2个月~2岁的婴幼儿，尤其是5~9个月大的男孩。多出现在淋巴结发炎后（常为感染性）。有时年龄较大的儿童和成人也会患此病，其病因多是憩室炎或肿瘤。

▶ 消化道···第346页

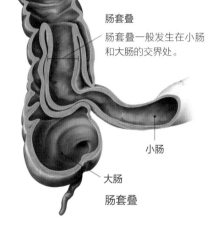

肠套叠
肠套叠一般发生在小肠和大肠的交界处。

小肠

大肠

肠套叠

急性肠套叠

症状：

突然发作的剧烈疼痛（伴有哭闹），呕吐，拒食，面色苍白，精神不振，大便带有黏稠的血性黏液。

治疗：

肛门注射加压空气或液体，手术治疗。

■ 肥厚性幽门狭窄

肥厚性幽门狭窄是指幽门（即胃和十二指肠之间的孔道）括约肌增生而导致狭窄。这是种比较常见的疾病，病因不明，出现在几周大的婴儿身上，主要是男孩。表现为呕吐，然后出现营养不良的症状。成人有可能出现幽门狭窄，但比较少见，常继发于胃溃疡或肿瘤等胃损伤之后。肥厚性幽门狭窄可通过手术治疗。

▶ 消化道···第346页

肥厚性幽门狭窄的症状

肥厚性幽门狭窄在出生后第4周或第5周出现，表现为每次喂奶后不同程度地喷吐出奶凝块。几天内，尽管婴儿的食欲增加，但体重不增加甚至减轻。婴儿可能出现便秘、脱水和营养不良。这种情况可以通过超声检查来诊断。

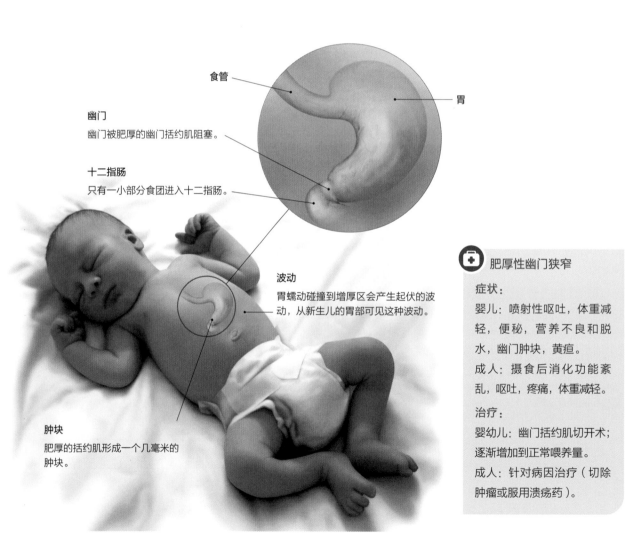

食管

胃

幽门
幽门被肥厚的幽门括约肌阻塞。

十二指肠
只有一小部分食团进入十二指肠。

波动
胃蠕动碰撞到增厚区会产生起伏的波动，从新生儿的胃部可见这种波动。

肿块
肥厚的括约肌形成一个几毫米的肿块。

肥厚性幽门狭窄

症状：

婴儿：喷射性呕吐，体重减轻，便秘，营养不良和脱水，幽门肿块，黄疸。

成人：摄食后消化功能紊乱，呕吐，疼痛，体重减轻。

治疗：

婴幼儿：幽门括约肌切开术；逐渐增加到正常喂养量。

成人：针对病因治疗（切除肿瘤或服用溃疡药）。

婴儿皮肤病

　　婴儿经常会出现皮肤病，因为婴儿娇嫩的皮肤非常容易受到攻击，不管是病原体、刺激物、尿液还是其他东西。婴儿皮肤病主要表现为红斑、鳞屑或丘疹。这些通常是良性的，会自行或者在采取简单的卫生措施后消退。但是皮肤上的症状如麻疹、水痘、玫瑰疹等，则可能预示存在传染性疾病，需要就医。

▶ 皮炎…第78页

尿布疹

　　当婴儿的臀部接触大小便或反复与尿布摩擦时，常常会出现尿布疹。这种皮肤炎症很常见，其特点是臀部、大腿根和生殖器上出现红斑。为了防止该病发作或者恶化，必须定期给孩子更换尿布，并用清水清洗臀部。臀部必须仔细清洗、擦干、保持透气。如果不进行治疗，尿布疹会迅速蔓延，成为感染性疾病，痛苦不堪。如果是感染性尿布疹，皮肤会发红发亮，出现水疱或白黄色沉淀。这种情况建议就医。

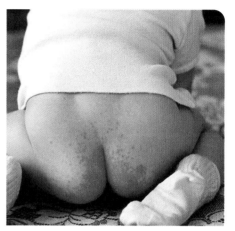

尿布疹

乳痂

　　乳痂是新生儿头皮上形成的黄色。鳞屑状斑片，大多数情况下会自行消退。其病因尚不明确，可能与皮脂分泌过多有关。

▶ 皮肤结构…第64页

 婴儿皮肤病

症状：

尿布疹：臀部、大腿根和生殖器的皮肤发红。

乳痂：头皮上有黄色、干燥或渗液的鳞屑斑片。

治疗：

尿布疹：保持良好的个人卫生，感染时进行抗生素治疗。

乳痂：温和的洗发水，使用甜杏仁油，轻轻擦拭。

预防：

使用无刺激性的清洁用品。

尿布疹：定期更换尿布，擦干臀部，使用无香味的尿布。

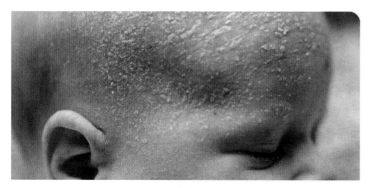

乳痂

乳痂在头皮、前额、眉毛、颈部和耳后等处形成鳞屑状、微油性斑片。为防止刺激，不宜硬性刮除。

痤疮

痤疮是一种影响90%青少年的皮肤病。一般情况下并不严重，通常在20岁之前就会消退。青春期性激素分泌增加，导致皮脂腺和表皮细胞分泌更多的皮脂和角蛋白。皮脂的堆积导致毛囊发炎，并促使皮肤菌群中的痤疮丙酸杆菌扩散。进一步发展的后果可能是各种损害：丘疹、脓疱、结节和囊肿。治疗痤疮的目的是阻止毛孔堵塞和细菌扩散。

▶ 皮肤结构…第64页

黑头粉刺

黑头粉刺，又称黑头，是在毛囊口形成的皮脂和角蛋白的团块。上半部分呈现黑色，因为它与空气接触而被氧化。黑头阻碍了堆积在毛囊中的皮脂排泄。如果继续堵塞，可能会引起不同程度的实质性皮肤损害。

痤疮损害

痤疮主要影响面部、颈、胸和背。在这些部位，由于分泌了大量的皮脂，皮肤显得很油。

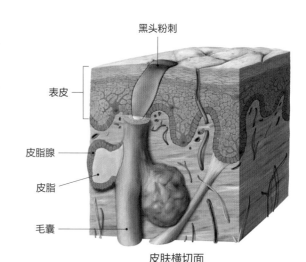

黑头粉刺

表皮

皮脂腺

皮脂

毛囊

皮肤横切面

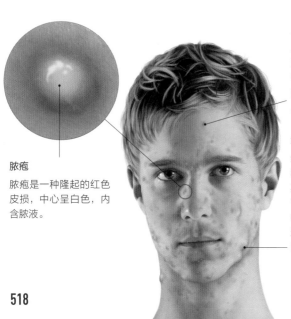

丘疹
丘疹是一种小的、红色的、略微隆起的皮损，有潜在的疼痛感。它可能自发吸收，也可能发展成脓疱。

结节
结节囊肿性痤疮是一种严重的痤疮类型，其特点是皮肤内有结节和囊肿。这些带有疼痛感的损害在皮下形成大肿块，可能会留下疤痕。

脓疱
脓疱是一种隆起的红色皮损，中心呈白色，内含脓液。

痤疮

症状：
面部、背、肩、躯干的皮肤出油和损害（黑头、丘疹、脓疱、结节、囊肿）。

治疗：
角质溶解药物可改善堵塞的毛孔，局部应用抗生素治疗轻度至中度的痤疮，或口服抗生素治疗顽固性痤疮。在某些情况下，女性可进行激素治疗。

预防：
保持皮肤卫生，避免长时间在阳光下暴晒。

■ 儿童传染病

专门影响儿童的传染病往往具有高度传染性。它们主要是在冬季和春季，特别是在学校和托管中心，通过唾液飞沫或直接接触传播。这些疾病通常是良性的，只需要对症治疗。然而，有些疾病如百日咳、麻疹、会厌炎等则比较严重，甚至可能致命，尤其是对于免疫力低下或营养不良的儿童。许多儿童传染病可以通过接种疫苗来预防。

▶ 感染性疾病···第284页

▶ 疫苗···第286页

水痘

水痘的传染性很强，主要影响2~10岁的儿童。这种传染病是由水痘带状疱疹病毒引起的，该病毒在体内一直处于潜伏状态，成年后可能会复发，引起带状疱疹。经过2周的潜伏期，水痘会在胸部引起皮疹，并逐渐扩展到身体其他部位。出疹前可有轻度发热和轻微疲劳，常伴有瘙痒。大约10天后消退。水痘患者在出疹前2天和出疹后5天具有传染性。通常儿童的水痘是良性的，会自行康复。良好的卫生习惯和服用抗组胺药止痒，有助于减少因搔抓而导致皮损继发感染的风险。该病在成人中较为少见，但也更为严重，尤其是免疫缺陷者和孕妇。

▶ 带状疱疹···第162页

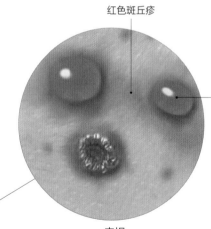

红色斑丘疹

水疱
水疱中充满了含有病毒的透明液体。

皮损
水痘引起的皮损表现为几毫米宽的红色斑丘疹，中间有一个水疱，水疱干燥后形成结痂，约一周后脱落，不留疤痕，除非发生继发感染。

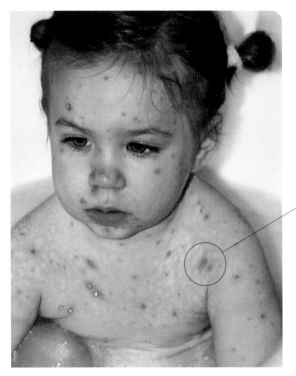

皮疹（水痘）
皮疹的爆发不同程度地影响胸、头皮、四肢、背和面部，有时还会影响口腔。

麻疹

麻疹是由麻疹病毒属副黏液病毒引起的一种高度传染性疾病，其特征是全身出疹。主要发生于未接种疫苗的儿童。潜伏8～12天后，表现为高热（39～40℃）、鼻炎（普通感冒）、结膜炎，并在口腔内爆发特征性的疹子，称为麻疹黏膜斑。随后面部出现红色斑丘疹，并逐渐发展至全身。患者在红疹第一次爆发后的4天内具有传染性。麻疹的并发症相当常见，而且可能很严重，如腹泻、急性中耳炎、肺炎、脑炎、热性惊厥等。该病对婴幼儿、孕妇、免疫缺陷者和营养不良者均有危害。该病的治疗包括缓解症状和治疗并发症。许多国家的系统疫苗接种已经减少了该病的发生，但全世界每年仍有近35万人死于该病，其中主要是儿童。

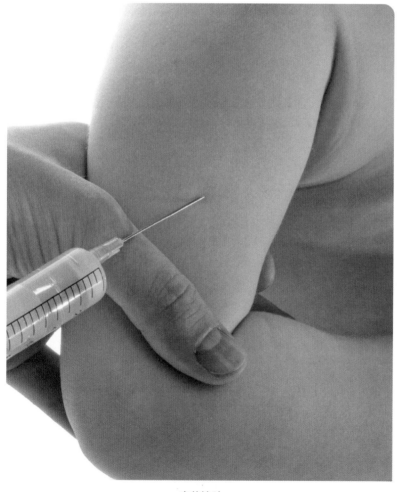

疫苗接种

■ 麻疹黏膜斑

麻疹黏膜斑是一种红色的小斑点，中间有一个凸起的白蓝色区域，主要出现在脸颊内侧的前磨牙旁。该斑在全身性皮疹的前两三天出现，并且只持续几小时。

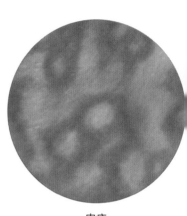

皮疹

会不同程度引发隆起的红斑，先在耳后出现，然后扩散到面部和身体其他部位，形成斑片。

幼儿急疹

幼儿急疹是一种比较广泛的良性病毒感染，传染性较低，主要影响幼儿。该病出现时，会在3天内突然高热（39～40℃）。退热后，躯干、四肢和面部的皮肤会出现粉红色的小斑点。2天后皮疹自行消退。除退热外，无须特殊治疗。

风疹

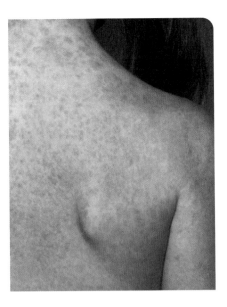

风疹是一种由风疹病毒引起的传染病，主要危害儿童和青少年。潜伏期15～20天，可出现中度发热、颈部淋巴结肿大、头痛、咽喉痛和结膜炎。2天后会出现轻微隆起的玫瑰色小斑疹。风疹是良性的，但对怀孕之初没有接种疫苗的孕妇而言则危害较大，因为它可能会导致胎儿严重畸形。系统的风疹疫苗接种使风疹的发病率大大下降。

皮疹
爆发时先从面部开始，然后蔓延到身体其他部位，在皮肤上形成均匀的斑疹。

流行性腮腺炎

流行性腮腺炎是由腮腺炎病毒引起的一种传染性很强的疾病，会导致位于耳前的腮腺发炎。该病最常发生于4～5岁的儿童，但较大的儿童和成人也可能患此病。经过大约3周的潜伏期，腮腺炎可引起中度发热、头痛、颈部肿胀疼痛，有时比较剧烈。患者在发病前后1周内有传染性，10天后会自行恢复。有些情况下，病毒还会影响脑膜和睾丸，可导致不育。

 疫苗接种的优点和缺点

儿童在很小的时候就可以接种疫苗，预防一些传染病：麻疹、流行性腮腺炎、风疹、水痘、百日咳和乙肝等。接种疫苗可以使身体产生抗体，有助于抵抗某些伴有严重并发症的疾病及其发展，不仅可以减少传染，甚至可以根除疾病。但也有学者认为，疫苗中含有的外来物质（病毒、细菌、金属等）可能导致免疫系统提前衰竭，甚至可能引发多发性硬化症等自身免疫性疾病。然而，在绝大多数情况下，接种疫苗的不良反应很小（发热、疲劳、肿胀等），大多数人都认为，与疫苗接种带来的巨大集体效益相比，个人风险是很低的。

▶ 疫苗…第286页

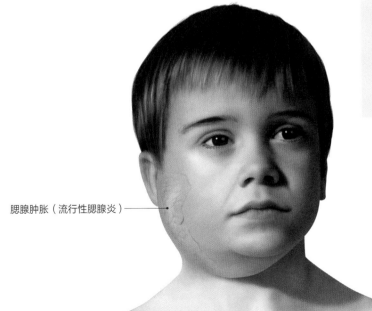

腮腺肿胀（流行性腮腺炎）

猩红热

　　猩红热是由A组链球菌毒素引起的一种传染病，主要见于5～10岁的儿童。潜伏期2～5天，它会引发骤起高热（39℃）和咽喉痛，颈部淋巴结会肿胀疼痛。2天后，皮肤上出现许多红色斑疹。舌黏膜被一层白胎覆盖，5天后脱落，留下一层鲜红色（杨梅舌）。猩红热可用抗生素治疗。如果不治疗，会导致严重的并发症，如肾小球肾炎、急性风湿热等。

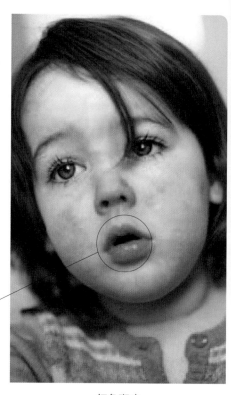

红色斑疹

全身除手掌和足底外，都有红色斑疹，主要在皮肤褶皱处（膝、肘、腹股沟）。

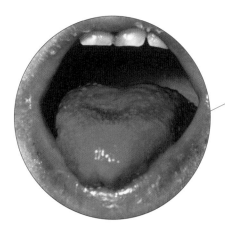

杨梅舌

舌头呈猩红色，呈特有的颗粒状。

百日咳

　　百日咳是一种由百日咳杆菌引起的呼吸道传染病，具有高度传染性。虽然由于儿童疫苗接种的普及，百日咳已经比较少见，但在有些国家仍很常见。该病潜伏期约1周，首先出现的症状是流鼻涕、中度发热和干咳，有时还伴有呕吐。然后，咳嗽会变成剧烈的阵发性咳嗽，最后会发出鸡鸣样吸气吼声。症状持续数周，咳嗽症状甚至可能持续数月。百日咳可用抗生素治疗。没有得到治疗的患者将在3周内保持传染性。该病可影响所有年龄段，但对1岁以下的儿童尤其危险，因为存在窒息、肺炎和神经系统疾病的风险。

传染性红斑

传染性红斑，又称"第五病"，是一种由细小病毒B19引起的传染病，主要见于4～12岁的儿童。在大约10天的潜伏期中，患者具有传染性，并可表现出轻度发热、流鼻涕、头痛、咽喉痛和关节痛等症状。然后脸颊出现红斑，接着蔓延到四肢、躯干和臀部。这些症状在10天后会自行消退。传染性红斑通常是良性的，不过对于免疫缺陷群体、镰刀型细胞贫血病患者来说可能会比较危险，孕妇也属于该病的危险人群，因为有流产的风险。

会厌炎

会厌炎是会厌部的急性炎症。会厌是一块弹性软骨，在吞咽过程中起重要作用。该病最常由流行性感冒嗜血杆菌引起，主要见于1～6岁未接种疫苗的儿童。发病时会突然出现高热、咽喉痛、不能吞咽、呼吸困难且呼吸声大。红肿化脓的会厌阻碍了气道空气流通。患有会厌炎的儿童需采取并保持一种特有的姿势（嘴巴张开，身体前倾），这样他们才能更好地呼吸。患者病情迅速恶化时（皮肤发绀，窒息），需要紧急送往医院，重新建立呼吸通道，并进行抗生素治疗。由于疫苗接种，会厌炎已经很少见了，但如果不及时治疗会非常危险，甚至致命。

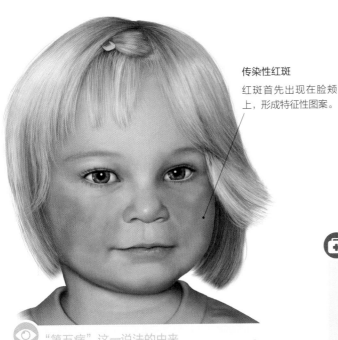

传染性红斑
红斑首先出现在脸颊上，形成特征性图案。

"第五病"这一说法的由来

"第五病"的名称来源于它是在六种类似病症中发现的第五种以皮疹为特征的传染病。除第五病外，这组疾病还包括麻疹、风疹、猩红热、杜克病（其症状与风疹和猩红热相似）和玫瑰疹（有时称为"第六病"）。

⊕ 儿童传染病

症状：
皮疹，发热，头痛，咽喉痛，咳嗽，流鼻涕等。

治疗：
病毒感染：对症治疗（镇痛药、退热药、休息、输液等）。
细菌感染：抗生素治疗。

预防：
为婴幼儿接种相关疫苗。在传染期间进行隔离，以避免疾病的传播。

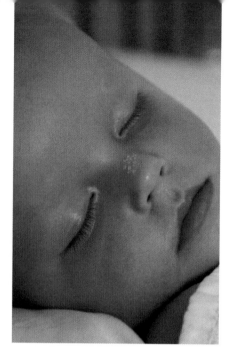

■ 热性惊厥

当发热超过39℃时，一些幼儿的大脑由于发育尚未成熟，会产生强烈而突然的电活动，引起身体肌肉的抽搐和不可控制的收缩，这就是热性惊厥。一般情况下，这是一种常见的、良性的疾病，与中枢神经系统感染没有关系，因为中枢神经系统感染常在出生后的第二年出现。热性惊厥发作一般只持续5分钟，之后会有一段时间的放松。大多数情况下，并不会对患儿的健康产生持久的影响。

热性惊厥的风险

在发作期间，如果孩子在吃东西，可能由于摔倒或窒息而受伤。有的孩子直到5岁热性惊厥都会偶尔反复发作，但发展成神经系统问题的风险很低（如癫痫或智力障碍）。孩子年龄太小时出现热性惊厥（发生在1岁之前）或持续时间超过5分钟则比较危险，需要进行医疗检查。在极少数情况下，它可能是一种严重疾病的症状，比如脑膜炎。

热性惊厥发作怎么办

儿童热性惊厥发作时，表现为身体僵硬、意识丧失、眼睛上翻/瞪大、面部和四肢抽搐。可以采取一些措施来避免伤害和降低体温。

- 将患儿翻转到复原卧式的一侧。
- 远离可能造成伤害的物品。
- 给孩子脱去衣服。
- 给孩子的身体进行冷敷。
- 如果癫痫反复发作或持续5分钟以上，或者发作后出现呼吸系统或神经系统问题，应就医。

警告！为了排除严重的病因，第一次发作后必须进行医疗检查。

▶ 复苏体位…第544页
▶ 惊厥和发热…第558页

热性惊厥

症状：

全面性强直，失去意识，目光呆滞，眼睛翻动，全身抽搐。发作时间一般较短（少于5分钟），恢复快（少于15分钟）。

治疗：

退热（退热药、冷敷、脱衣服）。直肠注射镇静剂。

预防：

如果发热，退热药的预防作用尚未得到证实。在某些情况下，可以服用预防性的抗惊厥药。

■ 骨骼畸形

骨骼发育一直到青春期才结束，可能会受到一些因素的干扰，如营养缺乏、外伤和先天畸形等。如果及时治疗，所造成的畸形是可逆的。成人也会出现某些骨骼畸形，如骨软化症（相当于成人的佝偻病）、骨质疏松症、变形性骨炎、强直性脊柱炎。

佝偻病

佝偻病是一种因缺乏维生素D而引起的疾病。维生素D存在于一些食物中（奶制品、鱼肝油、三文鱼、蛋黄等），当皮肤曝露在阳光下时，身体会自身合成维生素D。缺乏维生素D会导致幼儿的骨骼生长问题：骨密度较低，容易出现畸形，还会出现其他问题（肌张力弱、神经发育障碍、牙齿不全）。佝偻病多见于4～18个月大的深肤色儿童，营养缺乏儿童，或生活在阳光不足地区的儿童。通过筛查和补充维生素D补充剂，该病已经很少见了。

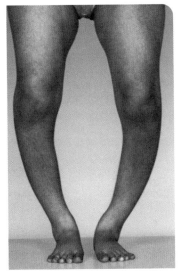

佝偻病
下肢弯曲

✚ 骨骼畸形

症状：

佝偻病：骨骼畸形，胃胀气，肌张力弱，发育障碍。

脊柱侧弯：脊柱畸形，背痛。

治疗：

佝偻病：补充钙和维生素D。

脊柱侧弯：定期监测，物理疗法，穿矫形紧身衣。严重者进行手术。

预防：

佝偻病：补充钙和维生素D。

脊柱侧弯：早期筛查。

脊柱侧弯

脊柱侧弯指脊柱的偏离。大多数情况下原因不明，也可能是先天性缺陷、肿瘤、不良姿势、外伤或神经肌肉问题造成的。脊柱侧弯常见于女孩，一般从婴儿时期就出现。脊柱畸形在青春期会加重，通常在发育末期趋于稳定。脊柱侧弯的治疗方法是穿矫形紧身衣，物理疗法，少数情况下需要进行手术。

右胸脊柱侧弯

脊柱侧弯会引起姿势改变。当腿长短不一或姿势不当时，往往会形成"脊柱侧弯"的姿势，但一般来说，这不是真正的脊柱侧弯。

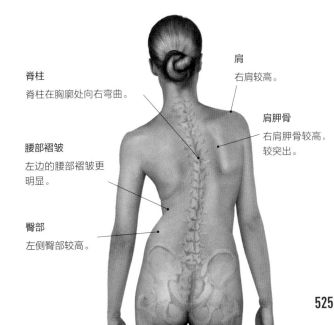

脊柱
脊柱在胸廓处向右弯曲。

肩
右肩较高。

肩胛骨
右肩胛骨较高，较突出。

腰部褶皱
左边的腰部褶皱更明显。

臀部
左侧臀部较高。

■ 矮小症

矮小症是一种慢性疾病，其特点是体形比一般人矮小很多。矮小症可以是与身体成比例性的，也可以是不成比例的。根据其病因，它可能在胎儿发育期间表现出来，也可能在出生后出现。其主要原因（比如软骨发育不全和特纳综合征）是遗传或染色体异常。这种生长缺陷也可能是生长激素分泌不足（垂体或甲状腺功能减退）、长期营养缺乏或情感性缺陷所致。

软骨发育不全

软骨发育不全是一种无法治愈的遗传性骨发育疾病，世界上大约每2万人中就有1人患此病。这种病阻碍了长骨的生长，导致四肢短小，与身体其他部位不成比例。它对患者的智力发育没有影响，但可导致某些并发症，特别是压迫脑干或脊髓。

▶ 骨···第94页

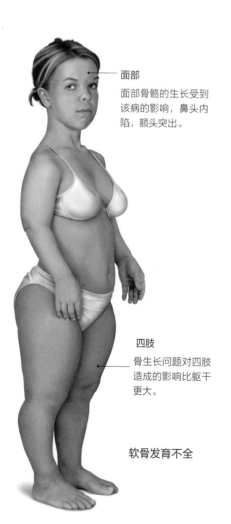

面部
面部骨骼的生长受到该病的影响，鼻头内陷，额头突出。

四肢
骨生长问题对四肢造成的影响比躯干更大。

软骨发育不全

特纳综合征（先天性卵巢发育不全）

特纳综合征是一种染色体疾病，其特点是部分或全部的X染色体缺失。世界上每2500名女性中就有1名患有这种疾病。该病会导致成比例性矮小症和青春期生殖器发育缺失，一般会引起不孕，还可能出现其他问题，如心脏畸形、耳聋、淋巴水肿、甲状腺异常等。激素治疗可辅治生长障碍并刺激第二性征的发育：婴儿期注射生长激素，青春期注射雌激素和孕激素。

▶ DNA和基因···第48页

⊞ **矮小症**

症状：
由于种族和家族因素，远小于同性别、同年龄个体的平均体形。不同病因还会出现其他症状。

治疗：
部分可以通过补充激素（生长激素、甲状腺激素）来治疗。

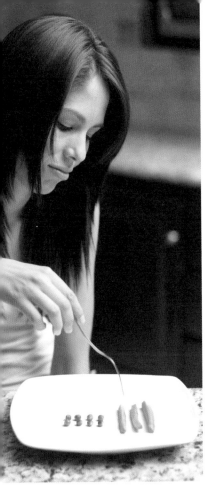

饮食障碍

饮食障碍通常是一种心理障碍，其特点是与食物摄入不当有病理关系。饮食障碍可以是拒食，突然不可抑制地暴食，摄入不可食用的物质，或自主性食物反流。引起这些失调的原因有很多：情感缺失、个人家庭和社交矛盾、自卑、压力、抑郁、智力障碍、精神分裂症和社会文化因素等。饮食障碍多见于儿童、青少年和年轻女性。如果不治疗，会对健康造成严重影响，引发营养不良、中毒和代谢问题。

▶ 营养缺乏…第360页

神经性厌食症

神经性厌食症是一种饮食障碍，其特点是因害怕体重增加而严格限制食物，因此导致病理性改变。它必须与厌食症区分开来，后者是由疾病引起的食欲不振。神经性厌食症多见于工业化国家的年轻女性，特别是青春期女性，并可能伴有贪食症。其原因可能是心理因素（自卑、完美主义、内向、家庭不和睦和社交问题）、社会文化因素（女性传统观念）或遗传因素（家族性倾向）。这种疾病一开始可能不会被发现，但会导致明显的体重下降、月经暂停，还有一些其他潜在的严重问题如脱水、心脏问题、生长迟缓、营养不良等。治疗往往需要住院，特别是营养学家和心理学家的干预。

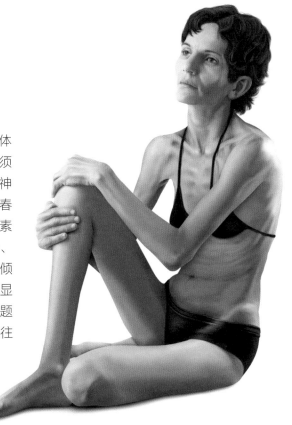

减重
患有神经性厌食症的人可能会减少多达30%的初始体重。

527

贪食症

贪食症是一种饮食障碍，其特点是饮食亢进，即无法控制地过量摄入食物，然后出现补偿行为：自行催吐、服用泻药和利尿剂、过度锻炼和食物限制。该病多影响工业化国家的青少年和年轻女性，由社会文化和心理原因导致，如自卑、压力、抑郁等。贪食症不会引起明显的体重波动，但会对健康产生严重影响，导致心脏问题和严重的消化系统问题。事实上，催吐和服用泻药可能会引起口腔、食管、胃和肠道的炎症以及消化道出血、龋齿等问题。

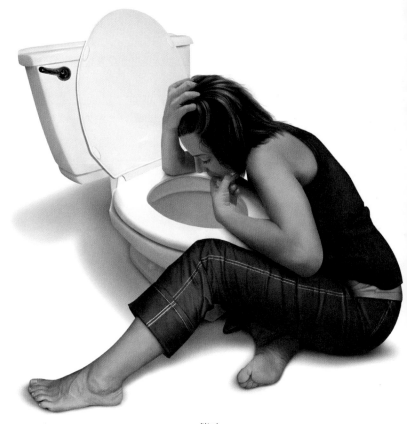

催吐

贪食症患者在过量摄入食物一段时间后，往往通过催吐来寻求快速消食。

■ 饮食亢进

饮食亢进或强迫性进食的特点是在短时间内无法控制地摄入大量食物。这种饮食障碍通常与心理问题（自卑、抑郁等）有关，对男性的影响和女性基本一样。饮食亢进往往导致体重增加，从长远来看，可能会导致肥胖、2型糖尿病、高胆固醇血症等并发症。

反刍

反刍是一种饮食障碍，包括在吞咽或吐出食物之前自主性反流和咀嚼食物。通常发生于幼儿，男童和女童都有这种情况，从6个月大开始。反刍一般与孩子和父母之间的关系出现问题有关（缺乏关注、情感缺失等）。对于年龄较大的孩子，这可能是智力障碍的表现。反刍出现在进食后几分钟。看起来心不在焉或忙碌的孩子有时会咀嚼1~2小时，当受到关注时就会停止。反刍有时会自行恢复，但可能需要父母参与心理治疗。该病如果伴有脱水或营养不良时，可能需要住院治疗。

异食癖

异食癖的特点是摄入不可食用的物质。在2岁以下的儿童中，这种行为是正常的，但在2岁之后，这种行为被认为是病态的。异食癖主要影响儿童，但偶尔孕妇也会出现这种现象。当它与神经精神问题，如广泛性发育障碍、神经发育迟缓或精神分裂症没有关联时，往往与家庭问题（情感缺失、家庭不健全、父母疏忽等）有关，有时还与缺铁、缺锌有关。异食癖可因摄入的物质不同而对健康产生严重后果，如食物中毒、重金属中毒、肠道寄生虫感染、肠梗阻、消化道穿孔等。

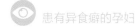
患有异食癖的孕妇

某些强迫性行为令人惊讶，如想吃泥土、黏土，甚至是烧过的木棍等，但对孕妇而言并不那么罕见。这种行为与缺铁、缺锌有关，而不是神经精神问题。

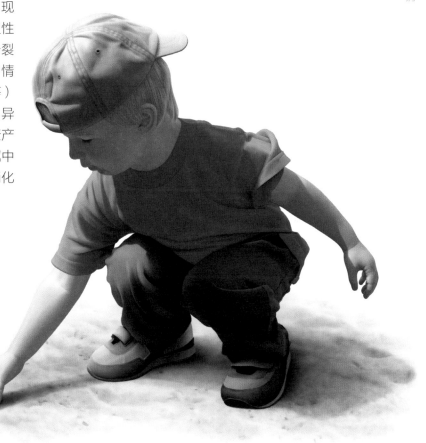

摄取砂粒
摄入某些物质会危及孩子的生命：含铅的油漆、含有病原体的泥土等。

 饮食障碍

症状：

神经性厌食症：食物限制，体重减轻，停经。

贪食症：饮食亢进，随后出现补偿行为。

反刍：反刍和咀嚼食物。

异食癖：摄入不可食用的物质。

治疗：

有时需要父母参与的心理治疗，抗抑郁药，营养治疗。

预防：

关注儿童，向他们表达爱意。

■ 广泛性发育障碍

广泛性发育障碍（PDD）主要表现为社会交往障碍和沟通障碍，还有阻碍孩子正常发育的重复性行为。这种障碍有五种形式，其中自闭症是最常见的。广泛性发育障碍出现在生命的头几年，原因尚不清楚（基因异常、怀孕期间的并发症、新陈代谢或大脑活动问题和环境因素等），可能与癫痫、眼盲或耳聋等神经系统问题有关，也可能与精神疾病相关（自残、抑郁症和强迫症）。目前还没有治愈的方法，但有一些教育方法可以让患有广泛性发育障碍的儿童发展独立性。

广泛性发育障碍的形式

广泛性发育障碍有五种形式：自闭症、未特定的广泛性发育障碍、阿斯伯格综合征、雷特综合征和童年瓦解性障碍。童年瓦解性障碍和雷特综合征比较严重和少见，主要表现为严重的智力缺陷以及明显的言语和精神运动障碍。未特定的广泛性发育障碍和阿斯伯格综合征没有那么严重，其特点是社会交往障碍，没有言语和智力发育障碍，活动和兴趣受限，有时还伴有特殊表现（音乐、数学等）。自闭症有许多症状，在不同人身上有不同的表现。

> **⊕ 广泛性发育障碍**
>
> 症状：
> 社会交往障碍，言语和非言语交流缺乏，兴趣狭窄，行为重复。
>
> 治疗：
> 特殊教育方案。

■ 自闭症

自闭症患病率有上升趋势，其中，男孩比女孩多3～4倍。其特点是言语和非言语交流的改变，社会交往减少或者不典型，行为刻板，兴趣狭窄。自闭症在3岁前出现，表现为眼神厌恶、对周围环境的不适应反应、社会孤立、言语障碍、不知疲倦地重复听到的词语、重复使用物品、摇摆身体等。有些自闭症患者在某些领域拥有高于平均水平的能力，而在另一些领域则有所欠缺。自闭症患者有时伴有失眠、焦虑、饮食障碍和运动技能问题。自闭症儿童的发展取决于诊断的早晚、严重程度以及所采用的心理教育方法。

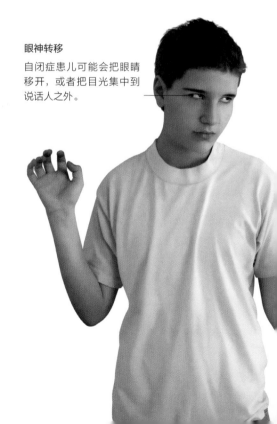

眼神转移
自闭症患儿可能会把眼睛移开，或者把目光集中到说话人之外。

■ 智力障碍

智力障碍，是一种以智力缺陷为特征的发育障碍，如推理、交流和学习等方面。它有多种病因，严重性各不相同，可通过测试来评估患者的认知和精神运动能力。在工业化国家，有1%~3%的人患有智力障碍，该病会造成社会生活障碍。然而在多数情况下，特殊的教育方案、适应性环境和监督可以改善患者的个人状况。

智力障碍的病因

关于智力障碍的病因，通常认为是怀孕期间出现以下情况：遗传或染色体异常（三体性、胎儿畸形）、母体感染（风疹、弓形虫病）、接触有毒物质（胎儿酒精综合征）、子痫前期和早产。智力障碍也可能是由出生时的事件引起的，如脑炎、脑膜炎、窒息或创伤。智力障碍由出生后发生的事件引起的情况很罕见，如感染、重金属中毒、外伤和脑肿瘤等。

▶ DNA和基因…第48页

智商

智商，是量化智力能力的测试得分。它的计算方法是将测试所得的心理年龄除以个人的生理年龄，再乘以100。100分是智商测试的正常分数。低于70分表示有不同程度的智力障碍：轻度发育迟缓（50~69）、中度发育迟缓（35~49）、重度发育迟缓（25~34）、深度发育迟缓（20~24）。分数在140分以上的是有天赋的人。这种测试的有效性及其测量的确切性存在争议。

✚ 智力障碍

症状：
智力缺陷（推理、学习、交流），精神运动障碍。

治疗：
特殊教育使患者获得一定程度的独立性。

预防：
避免怀孕期间的感染和中毒（尤其是酒精）。

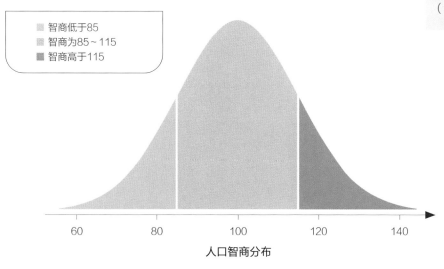

智商低于85
智商为85~115
智商高于115

人口智商分布

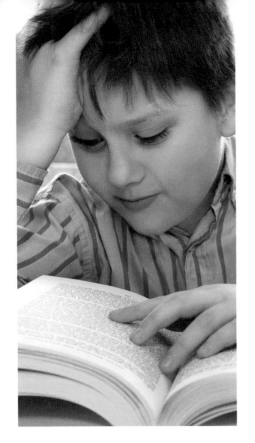

■ 学习障碍

学习障碍是指在获得特定能力方面的缺陷，与智力障碍、感官缺陷或广泛性发育障碍（如自闭症）无关。学习障碍会影响口语（口吃、言语困难）和书面语（诵读困难、书写困难）、数学（计算困难）和运动力（运用障碍）。它们可由各种因素引起，特别是遗传和神经生理因素，并可导致社交问题。如果神经心理学家、正音学家、特殊教育工作者等对其进行治疗，可以让孩子减少或克服学习障碍。

诵读困难

诵读困难是一种阅读学习障碍，导致智力正常的儿童出现书写困难。大约10%的儿童在不同程度上患有此病，特别是男孩。其原因尚不明确，但可能是神经、遗传、心理或教育方面的原因。诵读困难一般在6～8岁时筛查发现，会导致学习困难。在大多数情况下，通过正音训练，儿童可以克服缺陷，正常上学。

言语困难

言语困难是一种口语学习障碍，其特点是表达困难、理解困难或二者兼有，但没有听力缺陷。当孩子与人沟通困难时，可导致攻击性行为。一般孩子在3～5岁时，家长发现其有言语障碍，即可诊断为言语困难，表现为词汇量不足、没有短语、发音不清、模仿等。正音学家和神经心理学家对孩子进行治疗，可以减少孩子的缺陷，在某些情况下，可以让孩子上学。

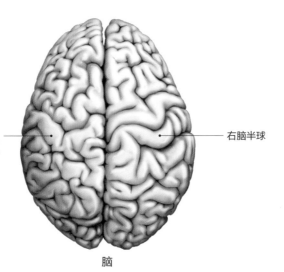

左脑半球
与书面语和口语有关的大脑区域位于左半球。这些区域或这些区域之间的神经传输的异常导致阅读和言语障碍（口头或书面）。

右脑半球

脑

口吃

口吃是一种以犹豫、断续言语、重复语音、音节或单词为特征的言语障碍，有时还伴有不寻常的模仿动作（做怪相、做手势）。它可能是由强烈的情绪冲击、家庭生活紊乱、言语障碍和遗传因素造成的。口吃在某些情况下才会发作，特别是在紧张或激动时。当患口吃的人唱歌、大叫或低声说话时，口吃就会消失。口吃较为常见，尤其是在小男孩中，口吃常在青春期消失。正音训练或行为心理治疗有助于改善口吃。

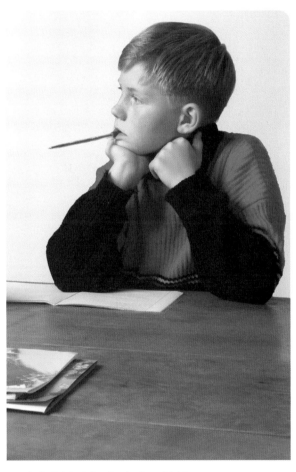

■ 对注意缺陷与多动障碍的偏见

人们往往毫无理由地对患有注意缺陷与多动障碍的人持有偏见。在任何情况下，该病都与智力障碍、感觉障碍、社会或情感问题、缺乏动力、不成熟，甚至受教育水平低下无关。

注意缺陷与多动障碍

注意缺陷伴有或不伴有多动症，是一种神经系统疾病，在儿童期出现，并经常持续到成年。约有5%的儿童和4%的成人受此影响。其原因尚不明确，可能与多巴胺分泌过量相关。其特点是注意力难以集中，有时伴有多动症，如经常需要移动、冲动和情绪波动等。这种缺乏可能会干扰学习和社会关系。为了克服这些缺陷，儿童需要得到各种专业人士的支持，如心理学家、特殊教育工作者等。该病的药物治疗仍然存在争议。

▶ 多巴胺…第184页

🏥 学习障碍

症状：
儿童有发育障碍或非言语和言语交流的缺陷，学习困难。
注意缺陷与多动障碍：烦躁不安，注意力难以集中，急躁和冲动等。

治疗：
由正音学家进行训练，由神经心理学家进行监控。根据障碍的严重程度进行特殊教育。
注意缺陷伴或不伴多动障碍：适应社会环境，多学科综合治疗（心理治疗、特殊教育和药物治疗等）。

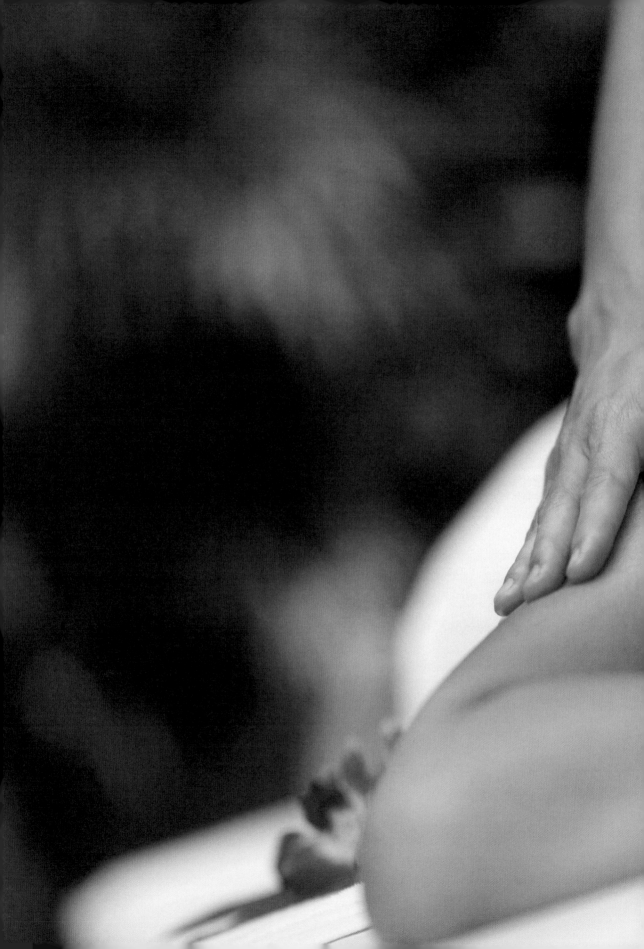

替代疗法

替代疗法，用自然方法治疗健康问题，不使用合成药物。这种医疗方法的特点是对健康问题采取整体的办法。它认为精神和身体是紧密联系在一起的，在确定病因和治疗时必须同时考虑二者。

■ 自然产物疗法

　　天然植物、动物或矿物质产品是替代疗法的基本治疗元素。替代疗法包括植物药疗法、精油芳香疗法或营养疗法等。它们也可以与其他治疗方法相结合，如自然医术或中医治疗。

自然医术

　　自然医术是从19世纪末发展起来的，但其原理早在2500年前希波克拉底就宣布过：人体具有自然的自愈机制，而疾病是由不健康的生活方式引起的身体失衡造成的。自然医术的目的是通过融合不同的自然方法（营养疗法、植物药疗法、骨疗法、按摩和瑜伽等）重建这种平衡，并激发自愈能力。在第一次问诊时，医师会通过提问和做不同的检查（测量血压、反射测试和听诊等）来确定病因。一旦确诊，自然病理师就会提出借鉴了各种替代疗法的治疗方法，范围可能从改变饮食到使用植物基础疗法。必要时，他们也会指导患者使用常规疗法。自然医术的几个原则，如饮食、情绪平衡和环境对健康的影响，如今也受到了常规疗法的重视。

精油芳香疗法

　　该疗法历史悠久，并且需要使用精油。这些精油是从某些植物中提取的气味浓郁的化学物质，常用于按摩。精油也可以添加到洗澡水中或者直接吸嗅。因为精油会刺激皮肤和黏膜引起过敏，所以要小心使用。

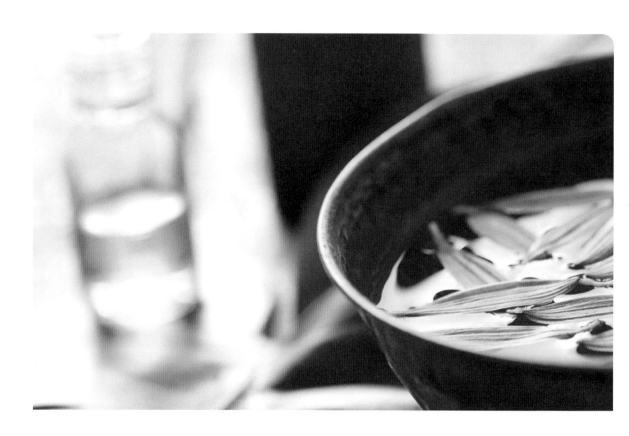

顺势疗法

顺势疗法通过摄入极小剂量的天然植物、动物或矿物质进行治疗。该疗法于19世纪初建立，并基于以下原则：当给患者小剂量使用一种能够使健康者产生类似待治疾病症状的药物时，可以刺激身体的自我康复功能。在第一次会诊时，顺势疗法师会给患者建立一个生理和心理档案以及一份症状清单。然后开出一种或几种顺势疗法药物。治疗药物有多种形式，如可溶于舌下的药丸或粉末。在一些国家，特别是在欧洲，医学院会教顺势疗法，一些医生将其纳入到常规疗法。虽然顺势疗法宣称可以治疗大多数疾病，但没有研究证实这种方法的真实有效性。然而，它不会产生任何不良反应或造成任何危险，而且该疗法可以与常规疗法同时进行。

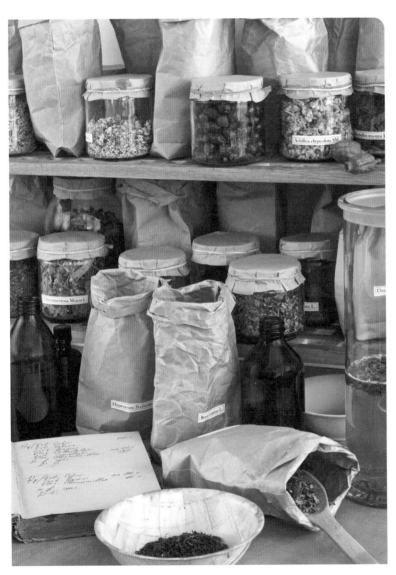

植物药疗法

植物药疗法是利用某些植物中含有的化学物质进行治疗。利用植物进行治疗是一种传统和普遍的做法，是许多文化中医疗手段的一部分。植物药疗法在中国和印度传统医学中占有显著地位，也是许多现代药理的起源。在会诊期间，植物治疗师会询问患者的症状、生活习惯和疾病出现的环境。然后，他们开出植物或植物的部分（根、花、叶），这些物质根据给药剂量可以有不同形式（输液、冲剂、凝胶、药丸、药膏等）。有些植物含有能影响人体化学反应的物质，还有一些合成药物是从天然植物中提取的（如阿司匹林）。因为有些植物可能有毒性或者会干扰其他治疗，所以必须谨慎使用。

■ 触摸疗法

有几种替代疗法都是通过对身体的手法施治（按摩疗法、反射疗法、脊柱推拿疗法、骨疗法、针灸疗法等），或身体的运动（气功、太极拳、瑜伽等）进行的。

脊柱推拿疗法

脊柱推拿疗法主要是通过推拿脊柱和关节来矫正脊椎的排列。根据脊柱推拿疗法的原理，身体的所有功能都由中枢神经系统控制。因此，施加在脊柱神经上的任何压力都会干扰身体某个部位的功能，并导致健康问题。在第一次会诊期间，脊柱推拿治疗师通过观察患者的姿势和动作来确诊。他们检查脊柱及其关节的活动性，并可能要求患者进行放射检查或者其他检查。在第二次会诊时才开始治疗，包括四肢和背部的不同推拿。脊柱推拿疗法在治疗背痛和偏头痛方面取得了一定的成功，但它对其他健康问题的疗效仍有待观察。

针灸疗法

针灸疗法在中国已有数千年的历史，在欧美主要是从20世纪70年代发展起来的。传统中医认为人体是由物质和能量组成的，这些物质和能量在体内按照明确的路径循环，即所谓的经络。疾病使能量循环不平衡，这种不平衡可以通过在精确的位置上使用针刺来重建，有时通过加热或拔罐来完成。在会诊时，针灸师通过提问、观察、听诊和进行一系列的触诊（包括把脉）来评估患者的健康状况。他们要求患者躺下，在不引起疼痛的情况下进行针灸，针灸的位置随着诊断结果而变化。据称，针灸疗法能够治疗大多数健康问题。研究表明，针灸疗法在治疗疼痛（背痛、头痛）和恶心方面有一定的效果，然而它所依据的原理是很难量化的。

骨疗法

骨疗法于19世纪末出现在美国，它以挤压或移动的形式对身体进行推拿，以预防和治疗众多健康问题。这种治疗方法是基于肌肉骨骼系统与身体其他系统和器官之间的紧密联系。所有肌肉、关节或骨骼问题都会导致局部紧张（这种紧张通过触摸可以辨别出来）和功能性问题。骨疗师通过询问患者的症状，特别是寻找肌肉紧张、不同姿势的不对称性或皮肤温度的变化来检查患者。治疗包括对关节施加压力和变速运动。公认的骨疗法的有效性主要是治疗背痛和外源性关节问题（扭伤、肌腱炎）。对于其他健康问题的有效性由于研究很少，无法得出明确结论。

按摩疗法

按摩疗法非常古老，其起源很难确立。根据思想流派和起源国家的不同，按摩疗法有很多不同的技术。然而其原理是相同的，都基于对身体的推拿，基本上用手。不同形式的压力施加在皮肤和皮下组织上，目的是放松肌肉和神经，刺激血液和淋巴循环。按摩疗法可以有效地缓解肌肉疼痛和压力相关问题，如焦虑、失眠、头痛和消化系统问题。该疗法是安全的，但是在某些情况下，比如对于患有心血管疾病、发热的人或者在伤口处，按摩是禁忌的。

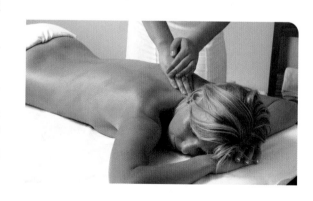

■ 心理疗法

在替代疗法中，心理与身体和环境一样，都是整体健康的组成部分。因此，保持良好的心理健康有助于预防疾病。当疾病发生时，心理也会参与治疗过程。有几种疗法（静默呼吸放松法、音乐疗法和艺术疗法等）都与心理方面的内容有关。

心理治疗

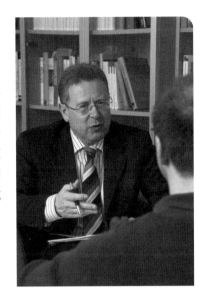

心理治疗集合了所有旨在治疗具有心理学根源的疾病的方法和途径。它的原理主要是由西格蒙德·弗洛伊德（Sigmund Freud）于19世纪末确立的，他研究了人类心理（精神活动）的机制，并创立了精神分析学。心理治疗一般要经过几个疗程。治疗方法是让患者意识到问题的根源。这些问题可以追溯到童年，并且在潜意识中已经丢失了。提出这些问题的方法因不同的学派而不同。心理治疗可以有效地治疗众多的心理问题，如抑郁症、焦虑症、恐惧症、人际关系问题、饮食障碍、心身疾病等。心理治疗师的选择和治疗方法是治疗成功的根本因素。治疗师的专业领域可以通过其专业规定或协会获得。如果几次治疗后没有建立起医患信任关系，建议更换治疗师。

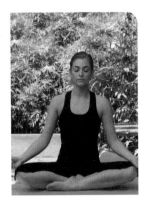

静默疗法

虽然静默疗法起源于许多宗教，但它可以在任何信仰体系之外练习。它的目的是达到一种深度精神放松的状态，这对身体有积极影响。静默的技巧有好几种，但它们都强调一个平静的环境、一种促进放松的姿势，尤其是缓慢而深沉的呼吸。静默是一种极好的放松运动，有助于预防与压力有关的疾病。当然，至少在开始练习的时候，如果能在有多年经验的人的指导下练习会更有效。

静默呼吸放松法

静默呼吸放松法出现于20世纪的西班牙，是一种心理治疗的形式。这种疗法受到静默、催眠疗法、内观疗法和其他疗法的启发，并将它们整合在一起。这些技术将患者的注意力集中在一个特定的身体或心理问题上，以努力解决它，并使个人得到更好的发展。根据会诊聚焦的问题，静默呼吸放松法医师会建议进行不同的动态放松练习（如借鉴瑜伽）。在征得患者同意的情况下，他们还可以通过催眠中使用的暗示和内观技术来引导问题的解决。静默呼吸放松法可用于治疗焦虑、压力和疼痛，也可用于分娩前的准备。一些健康专业人士已经获得了静默呼吸放松法训练的认证，并将其纳入自己的实践中。

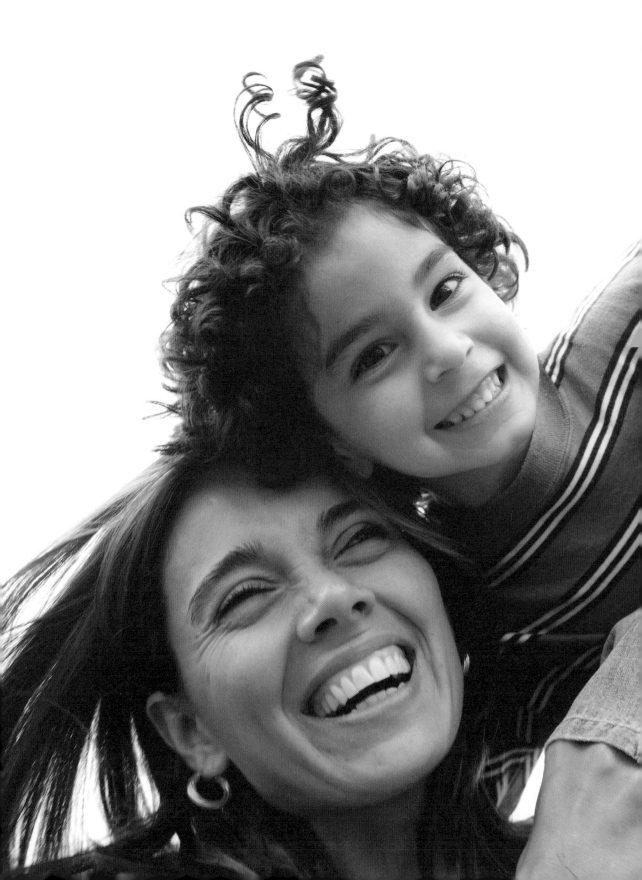

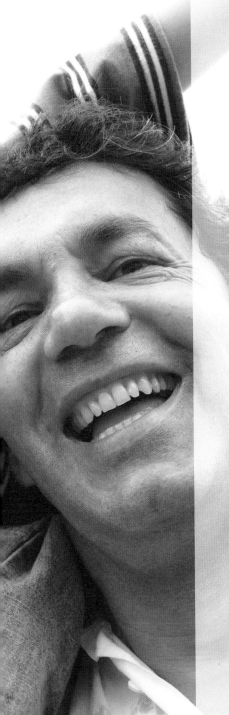

急救

当一个人在家中、工作中或户外受伤或感到不适时，最快的援助可能来自家庭成员或其他旁观者，这些人通常没有受过医疗训练。事实上，在很多严重情况下，干预的速度和有效性是被援助者能否痊愈，有时甚至是能否生存的决定性因素。因此，在出现健康问题时知道如何应对以及知道采取哪些步骤可以挽救生命是至关重要的。

■ 急救材料和服务

紧急呼救号码

大部分国家都有易于记忆又方便拨打的电话号码以联系紧急医疗援助。知道这些号码，并存在手机里，或者贴在电话机旁，就可以在紧急情况时及时得到帮助。例如，在北美，医疗援助的紧急电话号码是911；在中国，为120。

急救包

在家里、车里以及徒步旅行时的背包里放一个合适的急救包，并且当你需要时就能找到它，是至关重要的。应注意确保急救包的完整性和良好的使用状况。急救包里应有治疗大多数良性疾病所需的材料。在等待专业医疗援助的过程中，它还有助于稳定较严重的情况。基本急救包在家中就可以配齐，必需材料见下文，包括体温计、乙酰氨基酚或布洛芬等解热镇痛药。如果是徒步旅行，则应有防晒霜、驱虫剂、晒后修复液和昆虫叮咬液（炉甘石）。金属器械使用前后必须用酒精消毒。过期或部分使用过的材料，或包装因受潮而损坏的材料必须扔掉，并更换新材料。

一个基础急救包包括：
- 圆头金属剪刀
- 弹力绷带
- 镊子
- 三角巾，用于制作吊带或固定夹板或固定敷料的位置
- 防止感染的一次性手套和口罩
- 一卷胶布，用于固定包扎
- 不同大小的安全别针，用于固定绷带
- 浸泡在消毒剂中的棉球（独立包装），用于清洁伤口
- 不同尺寸的黏性绷带（无菌且独立包装），用于保护伤口
- 医用消毒液
- 纱布敷料（无菌且独立包装），用于覆盖扩大的伤口或止血
- 不同尺寸的纱布绷带（无菌且独立包装）
- 厚压缩敷贴（无菌且独立包装），用于止血

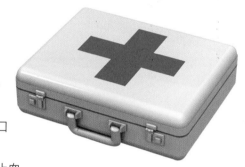

■ 感染的风险

所有伤口都是病原体进入的通道，有感染的风险。因此，浅表伤口必须用肥皂水或清水轻轻清洗，并戴上手套或用干净的手、消毒产品和无菌敷料进行处理。伤口感染的症状是疼痛加剧、伤口周围肿胀和发红，皮肤发热、化脓。

■ 急救第一步

了解紧急情况下应该做的第一步通常有助于避免最坏的结果，并为获得专业医疗援助争取了时间。

应该做什么

1. 保持冷静并且快速分析情况。通过确保所在场所的安全（如切断电源、停下车辆等）以降低事态恶化的风险。避免将自己置于危险中或者伤害到自己。

2. 拨打紧急救援电话，说明自己的位置、患者情况和事故原因。

3. 如果患者是有意识的：

   A. 自报姓名，让患者放心。如果他们遭受外伤，让他们不要移动，防止所有过度出血（第550页）。

   B. 必要时，松开患者的紧身衣物或保持呼吸道通畅（第547页）。

   C. 在等待救援的过程中，监测患者的意识状态、呼吸和脉搏，并对此进行评估（SAMDLE）：

   S：症状和体征：患者感觉如何？如出现不适，目前情况之前有什么症状？

   A：过敏：患者是否出现过敏？

   M：药品：患者是否服用了药物？如果有，是哪一种？如果他们随身携带了针对当前情况的药物，请帮助他们按剂量服用。

   D：疾病：患者是否有已知的医疗问题？他们是否有医疗援助手镯（注：提供有关患者可能患有的医疗状况的基本信息）？

   L：最后一餐：患者最后一餐吃的是什么，何时吃的？

   E：事件：这个事故是如何发生的？

4. 如果患者半清醒或无意识，评估他们的呼吸情况。

   A. 如果有呼吸，使他们处于复苏体位（第544页）。

   B. 如果没有呼吸，实施心肺复苏（第546页）。

   C. 控制严重出血时评估患者的血液循环情况（第550页）。

5. 从头到脚检查一遍患者，发现伤情并给予必要的急救（包扎伤口、固定骨折处等）。

6. 定期监测生命体征（体温、呼吸、脉搏），直到救援人员到来。

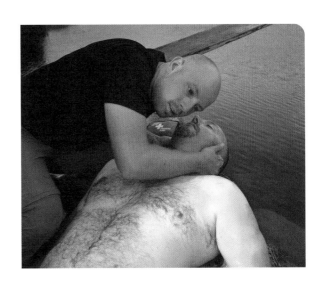

■ 如何判断患者是否有意识

如果一个人在被要求睁开眼睛时或者在皮肤被捏时没有睁开眼睛，或对任何问题都不作回答，那么这个人处于无意识状态。如果一个人的回答语无伦次或无法理解，则可能有部分意识。在紧急情况下，意识状态可能发生变化，必须随时核实确认。

■ 如何评估呼吸情况

要确认某人是否有呼吸，首先要确保其呼吸道通畅。将你的脸颊贴近患者的鼻和口，将脸转向其胸部。试着听清楚患者的呼吸声，并将手放在胸前观察其胸部是否上升。数一数15秒内上升的次数，然后把这个数字乘以4，就可以知道每分钟的呼吸次数。对于成年人来说，每分钟呼吸次数低于10次或超过24次，就需要专业医务人员进行检查。呼吸问题可表现为呼吸声大、过慢、过快、浅层（哮鸣）、深层或不规则。皮肤发绀是呼吸不畅的表现。

警告！如果患者无意识，没有呼吸，没有任何胸部创伤，必须迅速进行心肺复苏（第546页），并通知急救人员可能需要除颤器。

■ 如何测量脉搏

桡动脉脉搏是通过把你的食指和中指放在患者大拇指一侧的手腕内侧来获得的。颈动脉脉搏是用两到三根手指在颈部测量。先把手指放在喉结上，然后逐渐滑到位于喉结和颈部肌肉之间的凹陷处，轻微施加压力。计算30秒内脉搏的次数，将结果乘以2。如果出现心肺停止（即心跳和呼吸骤停），必须立即进行心肺复苏。由于测量脉搏会延误医疗干预，因此建议在无意识和呼吸停止时立即进行心肺复苏。

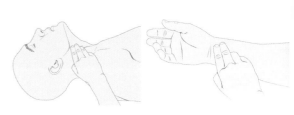

颈动脉脉搏　　　　　　　桡动脉脉搏

正常呼吸频率	
年龄	频率（每分钟的呼吸次数）
1岁以下	30~50
1~8岁	20~30
8岁以上	12~20

正常脉搏频率	
年龄	频率（每分钟的跳动次数）
1岁以下	100~140
1~8岁	80~100
8岁以上	50~100

复苏体位

如果伤情允许，必须将半昏迷或无意识的患者置于复苏体位，以保持呼吸道畅通，防止窒息。

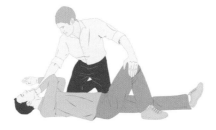

1. 放置

操作者在平躺的患者旁边就位。将患者近侧上肢摆成直角。弯曲其另一上肢，将手背放在其脸颊上。将患者远侧下肢屈曲支起。

2. 翻动

操作者手握患者远侧下肢的膝盖，将患者向自己方向翻动；在翻动过程中注意保护患者的头部。将其头部稍微后仰，自然置于先前放置于脸颊处的手上。上肢和下肢的姿势要能稳定患者身体。保护好患者。

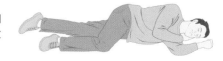

■ 心肺停止

　　肺功能停止是指呼吸的中断，即肺不再接受氧气，而氧气是每个细胞赖以生存的要素。肺功能停止常伴有心脏停止跳动，血液循环停止，脉搏消失。心肺停止指的是心跳和呼吸骤停，需要紧急实施心肺复苏。

<table>
<tr><td>心肺停止的体征</td></tr>
</table>

心肺停止：无意识，皮肤苍白，面色灰白，嘴唇发青，呼吸困难或停止，脉搏消失

应该做什么

1. 呼叫紧急救援。
2. 让患者仰卧在平坦坚硬的表面上。将头部向后倾斜，操作者将两根手指放在患者下颌处抬起下巴，打开其气道。检查口腔内部，清除任何可见的、阻挡气道的异物。如果感觉患者颈部或头部受伤，要小心移动头部。
   - **对于1岁以下的婴儿**，用一块折叠的布垫在其肩下，不要太厚，将肩抬起，然后将头部向后伸展，疏通呼吸道。
3. 将耳朵靠近患者口鼻，试试能否听到其任何呼吸声或呼吸，以确认患者是否有呼吸。观察胸部是否上升。
   - A. 如果患者的呼吸频率低于每分钟12次，并且没有任何外伤，将其置于复苏体位（第544页），等待紧急救援。
   - B. 如果患者没有呼吸，进行两次人工呼吸，每次约1秒钟。

- C. 如果患者仍然没有呼吸，进行心肺复苏（第546页）。
  - 如果患者呕吐，将其侧翻，直到呕吐停止。确认口中空无一物后，将其仰卧后继续进行心肺复苏。
- D. 如果患者表现出意识恢复的迹象且恢复了呼吸，在没有外伤的情况下，等待紧急援助时将他们置于复苏体位。

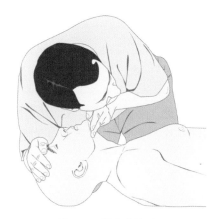

清理呼吸道和确认呼吸

■ 人工呼吸

1. 捏住患者的鼻子，使其鼻孔关闭。操作者深吸一口气，用口完全封闭患者的口，然后向患者口内吹气。
   - 对成年人实施两次人工呼吸，每次大约持续1秒钟。
   - 对1~8岁的儿童也要实施两次人工呼吸，每次大约1秒钟。胸廓上升时，必须停止人工呼吸（不要把你所有的气都吹进去）。

- 对1岁以下的婴儿，要用口封闭其口鼻，进行两次人工呼吸。每次呼吸必须持续1秒钟，一旦胸廓上升，就停止吹气。
2. 将口移开，松开患者鼻孔，同时观察其胸部是否下降。如果患者的胸部在第一次人工呼吸后没有起伏，则将其头部放回原位，再次向其口中吹气。如果空气无法进入患者的呼吸道，则说明其呼吸道阻塞，必须进行清理（第547页）。

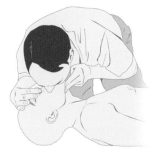

人工呼吸

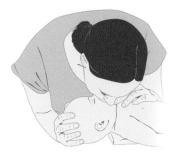

对1岁以下的婴儿进行人工呼吸

溺水

溺水是由于呼吸道积水而引起的窒息或近似窒息。它可能发生在极少量的水中，比如在浴缸或浅水池中。在进行心肺复苏前，一定要将患者从水中移出。

心肺复苏（CPR）

1. 呼叫紧急援助后，使患者仰卧在坚硬平坦的表面上，并开放其气道。

2. 操作者面向患者胸部，跪在其旁边。

3. 两根手指沿着患者的最后一根肋骨移动到胸骨底部，也就是肋骨的连接点，在剑突中央。把手掌根部放在那里（离患者头部较近的那只手），然后将另一只手置于第一只手上。

4. 双手置于胸部正中央，双肩前倾在患者胸部正上方，双臂伸直。

5. 保持肘部不动，手臂伸直，垂直向下用力按压患者胸部，深度约为5厘米，然后放松，以每10秒按压15次的速度进行。为了更好地按压，可以大声地数出每次按压的次数，比如："1，2，3，4，5；1，2，3，4，10；1，2，3，4，15"。按压30次后，进行2次人工呼吸（第545页），以上这些相当于一个心肺复苏循环。重复这个循环直到紧急援助到达。如果患者意识恢复（活动、发出声音、睁开眼睛等），则停止该动作并重新评估呼吸情况。

- 对于1~8岁的儿童，胸部按压深度不能超过3厘米，只需用一只手掌按压（如果因孩子体形原因用一只手按压无效，则用两只手），速度为每10秒15次。每个心肺复苏循环按压30次，进行2次人工呼吸。

- 对于1岁以下的婴儿，用两根手指以每10秒15次的速度按压。按压的力度不能太大，1~2厘米的深度即可。每个心肺复苏循环按压30次，进行2次人工呼吸。

6. 保持这种按压和人工呼吸的节奏，直到患者出现意识迹象（然后将患者置于复苏体位），或直到紧急援助到达。心肺复苏可以由两个人实施，一个人进行按压，另一个人进行人工呼吸。

警告！如果患者遭受外伤，尽量使他们的头部与脊柱成一直线，并小心地进行操作（第554页）。

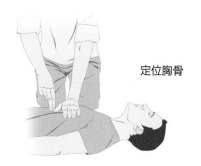

定位胸骨

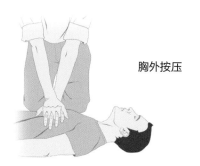

胸外按压

■ 气道阻塞

室息一般是由于呼吸道内有异物引起的，这可能会部分或完全堵塞气道。

气道阻塞的迹象

部分阻塞：惊恐，手捂喉咙，脸色发红，咳嗽，呼吸声音异常大，发声或说话困难
完全阻塞：惊恐，手捂喉咙，没有咳嗽，发不出声音，脸色灰暗或发青

应该做什么

1. 拨打急救电话。
2. 如果患者能咳嗽，要鼓励他们咳嗽[①]，并安慰他们。
3. 如果患者不能咳嗽或者呼吸看起来很费力，对其实施腹部冲击法，直到异物排出。
4. 如果患者失去意识，将他们仰卧，然后像做心肺复苏一样，进行30次胸外按压。抬起下巴，检查口腔内部直到舌根。用手指取出任何可见的异物，然后进行2次人工呼吸，每次1秒钟（第545页）。重复按压，直到异物排出，或者直到紧急救援到达。
5. 如果患者的呼吸恢复，将其置于复苏体位（第544页）。

　　警告！即使这种清理气道的操作取得了成功，也必须进行医学检查，以确保该操作没有造成任何内伤。

■ 腹部冲击（海姆立克急救法）

　　腹部冲击的原理是通过对横膈的突然加压，将残留在肺部的空气排出。这个动作可以排出阻塞呼吸道的异物。

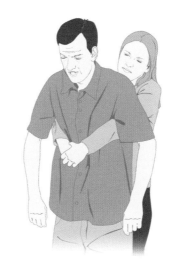

有意识的儿童和成人

用你的手臂环抱患者，不要靠在肋骨上。将一个拳头（拇指在里面）放在其肚脐上方，胸骨下面。用你的另一只手抓住拳头，快速向其腹部内上方猛烈施压。如果你独自一人被噎住时，可以用一件家具（比如椅背）或者你自己的手来施加压力。

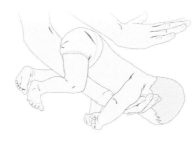

1岁以下的婴儿

将婴儿放在你的前臂上，手臂向下倾斜（如果需要，可以将手臂支撑在大腿上）。用手支撑婴儿头部，紧紧托住其颌骨。用手掌在婴儿的肩胛骨之间敲击5下。然后把婴儿转过来，保持头部低于躯干，用两根手指轻轻按压胸骨5次（1~2厘米）。这是肋骨相接的地方，在胸腔中心。重复上述步骤直到异物排出。

---

① 一般情况下，并不推荐患者咳嗽，以免造成二次伤害。——编者注

■ 呼吸困难

哮喘、严重的过敏反应或通气过度等疾病都会导致呼吸衰竭，危及性命。

呼吸困难的迹象

哮喘：呼吸短促，说话困难，哮鸣，呼吸快而浅，咳嗽，面色苍白，嘴唇和指甲发绀，惊恐，胸痛，脉搏快而不规则，呼吸困难引起疲劳

过敏反应：咽喉、舌、唇或眼睑肿胀，咳嗽，哮鸣，说话困难，惊恐，脸发红

通气过度：呼吸快而深，有窒息感，吞咽困难，脉搏快但肤色好，头痛，胸痛，眩晕

应该做什么

1. 将患者置于最舒适的体位，一般是坐着或者半躺。
   - **如果患者是哮喘患者，**让其使用吸入器（泵）。如果患者无法使用吸入器（泵），请帮助他。摇一摇吸入器（泵），取下吸入口的盖子，让患者深深呼气。将吸入口放在离患者口部约四指宽的地方，在患者吸气的同时，按压泵的顶部。如果在使用吸入器（泵）后10分钟内病情没有改善，则寻求医疗援助。
   - **如果患者有严重的过敏症状**（肿胀、呼吸困难），让他们使用肾上腺素自动注射器。检查它的有效期，如果已过期或液体不透明且无色，请勿继续使用。立即拨打医疗急救电话。
   - **如果出现通气过度的情况，**指导患者冷静地呼吸，并尽量使他们平静下来。询问他们是否正在服用任何治疗该病的药物。如有必要，帮助他们找到并服用药物。如果在服药后10分钟内症状没有改善，则寻求医疗援助。
2. 如果患者无意识，呼吸不再清晰，则进行心肺复苏。

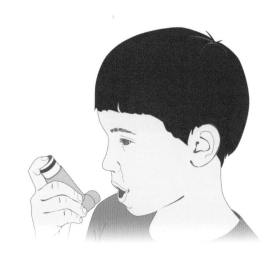

使用吸入器（泵）

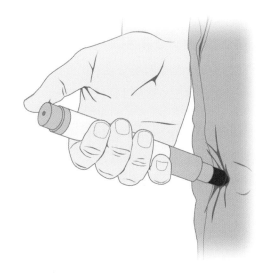

肾上腺素自动注射器

注意

- 在通气过度的情况下，不要用纸袋呼吸。

■ 中毒

毒物通常通过摄食或吸入进入人体，有时通过注射或皮肤接触吸收。

中毒的迹象

通过摄食：恶心，呕吐，腹部痛性痉挛，腹泻，口腔内及周围灼伤，嘴唇变色，特殊口气

通过吸入：咳嗽，打喷嚏，胸痛，呼吸困难，头痛，眩晕，意识丧失，皮肤发绀、心肺停止

通过皮肤：皮疹，肿胀，灼伤

通过注射：注射部位出现皮疹和刺激性症状

应该做什么

在进行干预之前，要确保没有有毒气体泄露或者接触有毒或腐蚀性物质的危险。必要时，应给房间通风换气，或者戴上口罩、穿上防护服来保护自己。

1. 呼叫紧急援助或毒物控制中心，并确认患者的生命体征（第544页）。

2. 鉴别有毒物质，保存一份呕吐物样本用于毒物鉴别，估计吸收的毒物量以及吸收后的时间间隔。

3. 如果中毒是：
   - 通过摄食：用清水冲洗口腔内侧和周边。
   - 通过吸入：让患者远离毒气源，并把他们置于通风处。
   - 通过皮肤接触：用冷水彻底冲洗皮肤。

4. **如果患者有呼吸**：使患者以复苏体位躺下（第544页）并等待援助。

5. **如果患者没有呼吸**：进行心肺复苏（第546页），注意不要接触毒物。如果毒物是被摄入的，清理患者的口腔内部及周围，或通过鼻子吹入空气。如果毒物是被吸入的，进行心肺复苏（第546页），但只有在使用带单向阀的口袋型呼吸面罩时才进行吹气，如果感到轻微不适就停止。

6. 如果患者发生呕吐，要清洗口腔并漱口。

为了防止中毒

- 把产品放在原包装中保存。
- 使用前阅读产品标签，并按照使用说明进行操作。
- 使用有毒物质时，应注意场所的通风换气。
- 不要在密闭空间运行发动机。
- 按照药物剂量服用。
- 危险品和药品要分开存放，并放在儿童接触不到的地方。
- 要了解室内植物的毒性。

注意

- 谨慎进行催吐，因为这可能会加重腐蚀性物质引起的消化道灼伤，或者在患者半昏迷状态下引发窒息。

■ 出血

出血是指血液从血管流出，分内出血和外出血。如果器官得不到足够的血液，就会逐渐停止工作。在这种情况下，人就会处于休克状态，如果不及时治疗，可能会导致死亡。

▶ 出血…第239页

出血的迹象

外出血：伤口和可见的血流

内出血：血肿，呼吸困难，吐血，疼痛。颅内出血表现为耳或鼻出血，眼内有血。肺出血表现为有鲜红血迹的泡沫状痰。消化道出血表现为颗粒状呕吐物，呈鲜红色或褐色，大便带血

休克：面色苍白、皮肤发凉；嘴唇和四肢发绀；脉搏急促而微弱；呼吸急促、不规则，有时呼吸声很大；意识错乱、迷失方向感，有时还会烦躁不安；极度口渴；恶心；意识丧失

外出血时应该做什么

1. **对于可能会造成肺损伤和严重呼吸困难的胸部伤口**，寻求紧急医疗援助，然后：
   - 用干净的塑料薄膜覆盖整个伤口。将其三面固定，下边敞开；
   - 保护患者。如果患者的脊柱没有受伤，则让他们保持坐姿或复苏体位（第544页），直到救援人员到来。

2. **对于发生在肢体部位的严重伤口**，应寻求紧急医疗援助，然后：
   - 将伤口两端靠拢，用无菌敷料，甚至用一块干净的布压住伤口。在敷料周围裹上一条弹力绷带，必要时再裹一条；
   - 如果在使用第二条弹力绷带后继续出血，则施加间接压力（第551页）；
   - 如果伤口处有异物突出，不要试图将其取出，这可能会加重出血。相反，将敷料放置在伤口周围，以压迫伤口并固定异物，而不对其施加任何压力；
   - 通过比较伤口处与未受伤部位的皮肤温度和颜色，来确认敷料周围的血液循环是否正常。如果发现有差异，则稍微松开绷带；

   - 让患者躺下或坐下。如果患肢看起来没有骨折，将其抬高到心脏以上。

3. **对于表层伤口**（抓伤、浅切口等），用清水冲洗以清除潜在的异物。擦干伤口，然后用无菌敷料覆盖。

   警告！如果伤口严重或特别脏，请咨询医生。

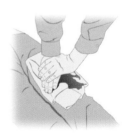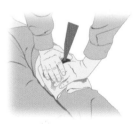

直接按压伤口　　　　　伤口（含异物时）敷料

■ 间接按压

当直接按压无效时，可通过按压受伤处上游的主动脉，即伤口与心脏之间的动脉（尽可能靠近伤口）来中断血流。这种技术只适用于影响肢体动脉或颈动脉的外出血。

颈部伤口

通过用拇指压住颈椎，就可以按压位于气管旁的颈动脉。其他手指放在颈后，起到支撑作用。

手臂或手部伤口

肱动脉位于上臂内侧，用拇指用力压住该部位的骨头，就能按压肱动脉。

腿部伤口

股动脉位于腹股沟的皱褶处，大腿内侧和膝盖后方（腘动脉），握紧拳头靠在上面，手臂伸直，就能按压股动脉。

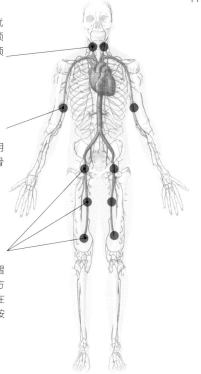

主要按压点

■ 使用弹力绷带

一种简单的绷带使用方法是将绷带的末端放在伤口上（两圈），然后逐渐将伤口包起来，每圈覆盖上一圈三分之一的绷带。然后用安全别针将绷带固定。绷带必须足够紧，但不致切断血液循环。为了确保这一点，将伤处皮肤的温度和颜色与健侧肢体进行比较，必要时调整绷带。

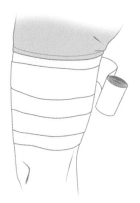

绷带使用方法

鼻出血

鼻出血的控制方法是将头微微前倾，捏住鼻子约10分钟。一旦出血停止，必须在数小时内避免擤鼻涕。如果出血的原因是头部受到剧烈撞击，可能是出现了颅脑或面部外伤。因此，让血流出，并寻求紧急医疗援助。

休克和内部出血时应该做什么

1. 拨打紧急救援电话。
2. 安慰并使患者安静。如果他们口渴，用湿布湿润他们的嘴唇。
3. 让患者保持被发现时的姿势。必要时，支撑其头部，不要拉动。
4. 松开患者的衣服并保护他们。
5. 监测患者的呼吸和脉搏（第544页），如有需要，在等待医疗援助时进行心肺复苏（第546页）。

注意

- 不要让内出血患者吃东西或喝东西。
- 不要撕掉被血浸透的衣物（而是在上面添加补充敷料）。
- 不要给出血者服用阿司匹林或其衍生药物。
- 不要对血肿进行按摩或热敷。

■ 跌倒和创伤

跌倒和不当运动可造成不同程度的肌肉、关节或骨损伤，如拉伤、撕裂、扭伤、位错和骨折。

创伤的迹象

拉伤、撕裂：剧烈的肌肉疼痛，出现瘀青和肿胀，活动能力下降。
▶ 肌肉损伤⋯第125页

扭伤：活动时疼痛加重，活动能力降低，关节肿胀。
▶ 扭伤⋯第110页

位错：关节剧烈疼痛、变形和肿胀，位错关节失去活动能力。
▶ 脱位⋯第111页

骨折：骨折部位敏感或疼痛（触碰时加重），活动能力和敏感度降低或丧失，肢体变形或位置异常，骨折处皮肤颜色和温度改变，肿胀，血肿，骨片可能从损伤处游离出。
▶ 骨折⋯第102页

拉伤或良性扭伤时应该做什么

1. 避免对受伤部位施加压力或移动。
2. 尽快用冰块敷在疼痛部位，每隔15分钟（切勿超过20分钟）拿掉冰块然后继续。
3. 固定疼痛部位，同时确保不妨碍血液循环。
4. 如果可能的话，抬高受伤部位。
5. 如果发现没有改善，则咨询医生。

严重扭伤、位错或骨折时应该做什么

1. 在头部或脊椎受伤的情况下不要移动患者。在其他情况下，将患者置于舒适的体位，同时固定受伤的肢体。
2. 如果有伤口，要仔细清洗，并用无菌敷料覆盖，不要用力按压。
3. 固定受伤部位，不要试图重新调整。
4. 检查受伤肢体的血液循环（温度、肤色、脉搏）。如果出现血液循环不良的迹象，需要进行紧急治疗。
5. 根据情况和伤势的严重程度，拨打紧急医疗援助电话或及时就医。同时，对疼痛部位进行冰敷，每隔15分钟（切勿超过20分钟，以免造成体温过低）拿掉冰块然后继续。

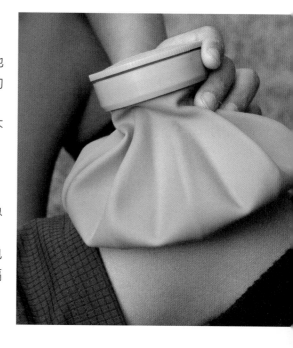

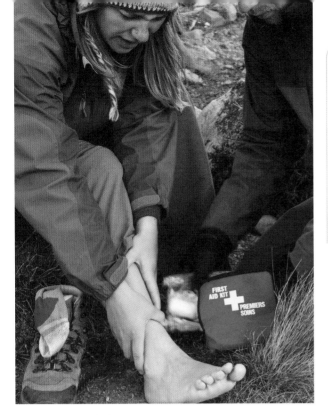

注意

- 不要移动脊椎受伤的患者。
- 不要试图重新调整错位的关节或骨骼。
- 不要推拿或移动疼痛的关节或肢体。
- 不要将冰块直接敷在皮肤或伤口上。
- 不要在骨折处使用弹力绷带。
- 不要让骨折患者喝水、吃东西，在手术前的麻醉状态下尤其不建议。

■ 固定受伤肢体

在移动受伤患者（拉伤、扭伤、位错、骨折）之前，一定要将患肢从受伤部位上方的关节固定到下方的关节。固定可以减少疼痛，避免骨在移动时对神经或血管造成损伤。具体做法是将患肢固定在硬性支撑物上，如木板、雨伞、滑雪杆和手杖等。最好在物体和肢体之间插入填充物（一块厚布、泡沫等）。绷带（带子、围巾、领带、腰带）必须相当紧，以保持肢体的位置，但绝不能切断血液循环，也不能直接固定在伤处或关节上。在没有硬物的情况下，可以用枕头包裹伤肢。如果是腿受伤，可将双腿并拢固定；如果是手臂受伤，可用围巾固定，靠着身体。

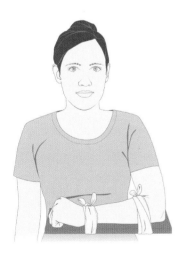

固定前臂

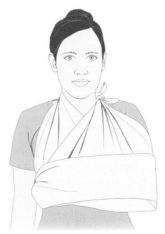

围巾

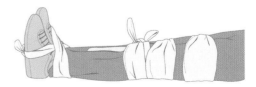

固定腿

■ 头部和脊柱损伤

即使头部和背部损伤并不严重，也需要保持警惕，要监测是否有更严重的损伤。颅骨和脊柱内是脑和脊髓，它们的损伤可能是不可逆的。

▶ 颅脑外伤···第150页

脑和脊髓损伤的迹象

脑损伤：头颅肿胀或变形，头颅或眼睛周围有青肿，头皮、鼻或耳中流血或流出透明液体，转头或吞咽时困难伴疼痛，两只瞳孔大小不一或对光没有反应，四肢无力或麻痹，恶心、呕吐，意识状态改变（意识错乱、记忆力减退、言语障碍、视力或听力障碍），抽搐，休克

脊髓损伤：背部肿胀或青肿，一个或多个肢体感觉异常（刺痛、麻木），活动困难，肢体麻痹，休克

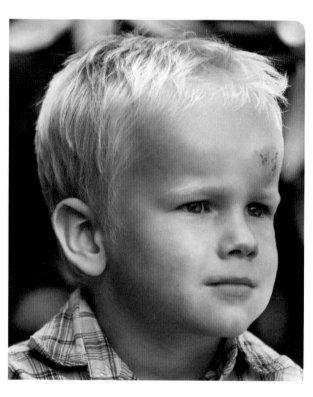

挫伤时应该做什么

挫伤，表现为皮肤上出现青紫的肿块，是儿童常见的损伤。大多数情况下是良性的，也可能伴随脑震荡或颅骨下血肿造成的脑压迫。

1. 要确保孩子没有其他更严重的损伤。
2. 快速冷敷或冰敷15分钟。
3. 观察孩子的情况。如果出现脑损伤的迹象（即使在事故发生几天后），及时寻求医疗援助。

口腔损伤时应该做什么

如果口腔出血，让患者吐出血液，并在伤口处放置一小块无菌敷料，直到出血停止。如果牙齿不小心脱落，可将一块与牙齿大小相当的敷料卷起来，敷在牙龈上以代替牙齿。如果找到了牙齿，用清水冲洗干净，然后用湿敷料保存好，只接触牙冠，千万不要接触牙根。如果发生颌骨骨折，在不闭合的情况下支撑下颌，并寻求医疗援助。

头部或脊柱损伤时应该做什么

　　头部撞击，可造成脑和颅骨之间的血肿，而不会在皮肤表面留下明显痕迹。起初，患者可能意识清醒，感觉良好，但其状况可能在几分钟或几小时内发生变化。因此，千万不要忽视头部损伤，要注意观察患者的情况。如果怀疑是脊柱损伤，不要移动患者。

1. **如果患者意识清醒，并能站起来，**让其坐下。在伤口处敷上敷料，不要压迫伤口。然后留在患者身边，直到获得医疗援助。

2. **如果患者意识清醒并躺着，**请让他不要动，固定头部，不要拉扯，并呼叫紧急救援。
   - 保持头部的位置不变，或用衣服、枕头或厚亚麻布固定头部。
   - 处理出血（第550页）。
   - 通过询问患者关于事故的情况、四肢是否感到疼痛或有其他感觉来判断其脊柱的潜在损伤。让他活动每侧肢体上的每一根手指和脚趾。

3. **如果患者半昏迷或者昏迷，**清理其呼吸道，并确认呼吸（第544页）。
   - 如果呼吸正常，保持其位置，直到救援人员到达，并定期确认呼吸。
   - 如果没有呼吸，进行心肺复苏（第546页），同时保持头部和颈部在脊椎轴线上。

4. **如果患者呕吐，**将其侧翻，直到呕吐停止（最好寻求帮助）。清洁口腔，然后将患者平躺。必要时继续实施心肺复苏。

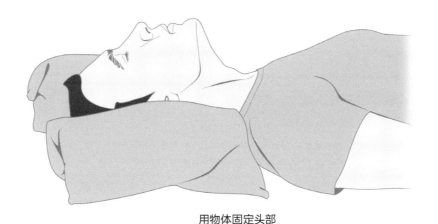

用物体固定头部

耳出血

如果发生耳出血，要仔细检查。
- 如果流血混有透明液体，应呼救，因为这可能是颅骨骨折的迹象。固定头部，用绷带盖住耳朵，不要绷紧，以吸收血液而不妨碍血液流动。
- 如果是纯血液，头部必须向出血的一侧倾斜。放置敷料，不要紧贴，并且立即咨询医生。

眼部损伤时应该做什么

眼是一个脆弱而又非常敏感的器官。任何与眼球表面的接触都会造成严重的干扰、刺激，导致流泪、巩膜发红，有时还会引起疼痛。

1. **如果异物接触眼睛表面**（睫毛、灰尘），可以尝试在不伤害眼睛的情况下，通过冲洗眼睛或使用干净的湿布（手帕或纱布）的一角将其取出。接触前请先洗手，并朝向光源，以便更好地发现异物。
   - 如果异物位于上眼睑下方，将眼睑向下拉，越过下眼睑。在放松时，两眼睑之间的摩擦可能足以去除异物。如果这个方法无效，让患者往下看。然后，小心地将上眼睑翻过来，用干净的湿布一角将异物向眼外推，从而将其取出。
   - 如果异物位于下眼睑下方，请患者向上看。将下眼睑向下拉至外侧，用干净的湿布一角清除异物。

2. 如果无法取出异物，或者**伤及眼或周围组织**，用干燥的无菌敷料覆盖受伤的眼睛，同时注意不要对眼球施加压力。让患者避免一切眼的运动（必要时遮住双眼），并寻求医疗援助。

3. **如果异物被推入眼内**，应将其留在原位，并用无菌湿纱布围绕着异物覆盖眼睛，固定异物不要移动它。让患者避免一切眼的运动（可以用干敷料盖住另一只眼睛，避免任何会加重伤情的不自主运动）。及时寻求医疗援助。

4. **如果眼睛接触化学产品**，则寻求医疗援助。彻底冲洗眼睛表面，同时避免污染另一只眼睛（将头偏向患侧）。

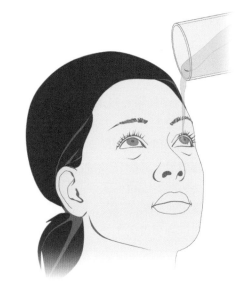

冲洗眼睛

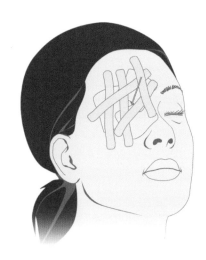

围绕进入眼内的异物进行覆盖

注意

- 不要立即扶起摔倒的孩子。最好看他们是否能自己站起来，稍后再检查一下。
- 不要移动头部或脊柱损伤的患者。
- 不要揉受伤的眼，也不要在上面加压或敷贴。

■ 烧伤和触电

热力、化学、电或辐射烧伤的严重程度是根据烧伤的范围、深度和受影响的身体部位来评估的。

▶ 烧伤···第72页

▶ 烧伤···第72页

烧伤的迹象

I度烧伤： 皮肤发红、干燥、肿胀、疼痛
II度烧伤： 皮肤发红、充满水疱、剧烈疼痛
III度烧伤： 皮肤亮白或发黑，可见皮下组织，烧伤处敏感度缺失或极度疼痛
吸入性烧伤： 面部毛发或头发烧焦、咳嗽、哮鸣、面色苍白或发绀、呼吸困难

应该做什么

1. 如果烧伤程度深、范围广、影响呼吸道（烧伤部位在面部或颈部，或者为吸入性烧伤），或者是电或化学原因导致的，可能会出现并发症。立即呼叫紧急救援。

2. 在进行干预之前，一定要确保干预场所的安全，或者将患者转移到安全的地方（通风良好，远离电线或带电的电器）。

3. 找出烧伤的原因。

   • 如果是被火焰、热水或高温物体烧伤，将烧伤处浸入冷水中，放在自来水下冲洗，或者用湿敷料覆盖。然后脱掉衣服或首饰（除非它们粘在皮肤上），用干燥的无菌敷料覆盖伤口。如果烧伤面积较大，则使用餐巾纸或干净的布。

   • 如果是电烧伤，在等待救援时监测患者的生命体征。有时可能需要进行心肺复苏。找到电流的进出点（非常局部的烧伤），并用干敷料覆盖伤口。

   • 如果是化学产品导致的烧伤，要注意避免污染自己或再次污染患者。参考产品标签上的信息。如果是粉末产品，首先用刷子、干海绵、纸等刷去残留物。除非有禁忌，否则用大量的水冲洗污染区30分钟。脱掉所有接触过有毒产品的衣服和首饰。敷上干敷料并保护患者。在等待援助的同时监测患者的生命体征。

   • 如果吸入蒸汽或化学产品后出现烧伤，应将患者转移到通风良好的地方，并在等待救援的同时密切监测其生命体征。如果患者出现心肺停止，应避免吸入患者的呼气。

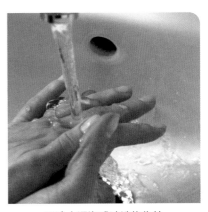

用冷水浸泡或冲洗烧伤处

注意

• 如果电源未断开，请勿触摸触电者。

• 不要徒手触摸烧伤部位。

• 不要刺破水疱。

• 不要脱掉粘在烧伤处的衣物。

• 不要涂抹油脂类膏药或软膏等。

• 不要使用会在皮肤上留下纤维的敷料。

■ 惊厥和发热

惊厥是不受控制的传递性肌肉收缩，一般是良性的，最常见的是由癫痫或高热引起的（尤其是3岁以下的儿童）。发热是指体温高于正常体温（约37.5℃），是人体抵抗感染的一种方式。

惊厥和发热的迹象

惊厥：肌肉僵硬，身体某部位或全身抽搐收缩和运动，暂时失去意识，呼吸声大，磨牙，口吐白沫和嘴唇发绀

发热：体温高于37.8℃，热度上升时寒战发冷，退热时出汗、有热感，疲劳、肌肉酸痛、头痛。幼儿会表现出情绪躁动或者淡漠、哭闹不休、呼吸急促、面色发红、心率加快等

惊厥时应该做什么

1. 支撑患者并让其躺下。松开患者衣服。在头部下方放一个薄垫子，或用手托住头部，不要用力抵抗。远离任何可能伤害患者的物品。

2. 如果是由发热引起的惊厥，尽量降低患者的体温。

3. 在惊厥发作结束后，如果患者失去知觉，则要寻找潜在的损伤，并确认其呼吸和脉搏。将其置于复苏体位（第544页）并保护患者。

4. 如果惊厥发作持续时间超过5分钟，或反复发作，或伴有呼吸困难或神经功能问题，则应呼救。

▶ 癫痫···第166页

▶ 热性惊厥···第524页

发热时应该做什么

1. 以下情形应立即就医。
   - 如果6个月以下的婴儿发热，哪怕是轻微的发热。
   - 如果出现高热（≥40℃）。
   - 如果中度发热的患儿变得非常烦躁、对其说话不再有反应、拒绝喝水、不再排尿，或者出现其他症状如脸红、咳嗽或哮鸣等。
   - 如果发热持续72小时以上。

2. 让患者多喝水。

3. 给患者穿上轻薄的衣服，用海绵蘸温水（这比洗澡更有效）湿润皮肤，帮其降温。如果患者出现寒战，给其盖上被子。

4. 可以给患者服用以对乙酰氨基酚或布洛芬（如果是儿童，则按照与其体重匹配的剂量服用），这样可以暂时退热。

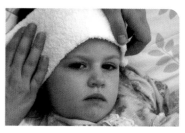

用海绵蘸温水擦拭

注意

- 不要给儿童服用阿司匹林。
- 不要用很冷的水来降温。
- 不要试图限制惊厥发作者的行为。
- 不要试图将东西放入惊厥发作者的口中。

■ 不适和意识丧失

　　不适是一种虚弱、不舒服和身体状况下降的感觉，导致的健康问题可能是良性的，也可能很严重。不适可能会自行消失，也可能发展为意识丧失（晕厥）。

不适和意识丧失的迹象

不适： 不舒服，剧痛，虚弱，眩晕，眩目，胸痛，呼吸困难，困倦或烦躁，面色苍白，出汗，意识错乱，说话困难，失去动作协调性

意识丧失： 眼睛紧闭，对声音没有反应，对疼痛不敏感

应该做什么

1. 如果患者有意识。

   - 让患者仰卧，抬高双腿。如果做不到这一点，让他们坐着，向前倾斜，使头部低于肩膀。
   - 松开颈部、胸部和腰部的衣服。
   - 如有可能，进行通风换气。
   - 安慰患者，并留在其身边，直到患者感觉好些。

2. 如果患者意识丧失。

   - 拨打急救电话。
   - 如果患者有呼吸，将其置于复苏体位（第544页），并松开衣物。
   - 如果患者没有呼吸，实施心肺复苏（第546页）。

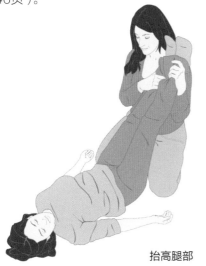

抬高腿部

■ 脑血管意外和心脏病发作

　　脑血管意外发生前可出现各种不适，如剧烈头痛、面部肌肉麻痹、说话困难、唾液分泌减少、四肢麻木或无力（通常为单侧）、视力下降、精神错乱、眩晕、意识丧失。心脏病发作可能会出现以下症状：胸部压迫感、紧缩感或烧灼感，手臂或颌骨疼痛，面色苍白，恶心，出汗，疲劳，呼吸短促。

如果是脑卒中或心脏病发作：

1. 立即拨打紧急救援电话；

2. 将患者置于最舒服的体位。保护患者，使他们安静；

3. 如果患者意识丧失，将其置于复苏体位（第544页。）监测他们的生命体征，准备实施心肺复苏（第546页）。

■ 糖尿病患者

　　如果患者患有糖尿病，帮助他们服药或者给他们服用固体或液体形式的糖（患者必须保持意识清醒并表示同意）。如果他们意识丧失，呼叫紧急援助，并将其置于复苏体位（第544页），这时不要把任何东西放进他们的嘴里。

■ 晒伤

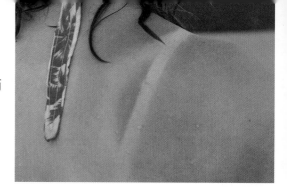

晒伤是指长期曝露在阳光下，没有采取保护措施而造成的灼伤。可能伴有中暑。

晒伤的迹象

晒伤：皮肤发红或明显敏感（有时甚至无法忍受衣服摩擦的程度），灼伤较严重时皮肤上会形成水疱

应该做什么

1. 冷敷以减轻疼痛。
2. 从药师或医师那里获得治疗晒伤的药膏或专用乳液。也可以在灼伤处涂抹芦荟凝胶（至少由70%的纯芦荟组成）。
3. 多喝水。
4. 如果一定要外出，且曝露在阳光下，要用不透明的衣服遮住灼伤部位。
5. 如果疼痛在48小时内没有减轻或者出现中暑症状，请咨询医生。

预防晒伤

长时间曝露在阳光下会导致皮肤晒伤，加速皮肤老化，增加患皮肤癌的风险。因此，保护皮肤免受阳光的伤害是很有必要的。下面的信息对你可能有用。

- 上午10时至下午3时，阳光最为强烈，尤其是在夏季，避免在此时段外出。
- 太阳光的强度随着海拔的升高而增加。
- 不透明的厚衣服和帽子能很好地抵御紫外线。
- 墨镜可以提供相对的防晒保护（抗紫外线处理可以加强这种保护）。
- 涂抹在皮肤上的防晒霜，即使充分使用，效果也是有限的。它们是补充性的保护措施。防晒霜必须在曝露前半小时涂抹，涂抹时要厚而均匀。必须定期重新涂抹，特别是在游泳后。
- 汽车车窗即使是有色的，也不能抵御紫外线。
- 反射的太阳光（水、沙、雪等）对皮肤也有类似的有害影响。

■ 中暑

长期曝露在高温下，会因脱水或者身体无法调节体温（中暑）而引起健康问题。

中暑的迹象

脱水： 皮肤异常苍白、冰冷、又湿又黏，抽搐，疲劳，瞳孔散大，脉搏急弱，呼吸快而浅，恶心、呕吐，眩晕，口渴、口干，尿色深，精神错乱和意识逐渐丧失

热射病（中暑）： 皮肤干燥且发红发热，脉搏快，呼吸声大，头痛，意识错乱，烦躁不安，眩晕，抽搐，意识逐渐丧失

眼灼伤： 不耐光，眼睑肿胀，眼睛发炎，疼痛，眼睑下有烧灼感或有沙粒感，视力问题，暂时性失明和流泪

脱水和中暑时应该做什么

1. 将患者移至阴凉处，如果可能，移至凉爽的地方。
   - **脱水时**，首要任务是给患者补充水分，让其大量饮水，但每次少量。如果发生呕吐，不要再给他们喝任何东西。
   - **中暑时**，首要任务是用一切可用的方法给患者降温：电扇或者手摇风扇、湿冷敷和洗澡等。当皮肤温度摸起来正常时停止。

2. 如果患者是有意识的：
   - 让患者仰卧，抬高双腿；
   - 脱掉或松开衣服；
   - 就医。

3. 如果患者是无意识的：
   - 将其置于复苏体位（第544页）；
   - 拨打紧急救援电话；
   - 在等待救援时，监测其呼吸和脉搏（第544页）。

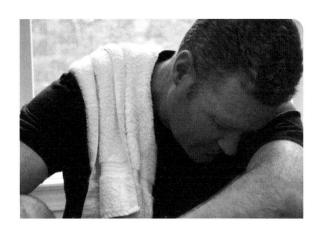

太阳光造成的眼灼伤

直射或反射的太阳光以及某些特别强烈的光源，都会对角膜和视网膜造成损害。症状可能很快出现或者在照射后的几小时内出现。

应该做什么

1. 用湿冷不透明的敷料敷在闭着的双眼上。防止患者揉眼睛。

2. 用不透明的绷带包住头部，固定敷料的位置（应该遮住眼睛，但不要对眼睛施加压力）。

3. 安抚患者并寻求医疗援助。

■ 低体温症和冻疮

当人的体内温度降到35℃以下时，就患上了低体温症。低体温会导致身体功能（呼吸、心率等）减慢，如果体温持续过低，身体功能则会完全停止。

冻疮是由寒冷引起的皮肤和皮下组织的损伤。

低体温症和冻疮的迹象

低体温症：寒战加剧后消失，脉搏缓慢而微弱，浅表呼吸随体温降低而减慢，意识模糊直至丧失意识

冻疮：根据冻疮的严重程度不同而出现不同症状：冰冷的皮肤由白色蜡状变得生硬、发绀、发灰；冻伤部位周围发红、疼痛，有时形成水疱；麻木然后逐渐失去敏感性

体温过低时应该做什么

1. 根据低体温的情况和严重程度，寻求医疗援助。
2. 限制寒冷源。
   - 用遮盖物或衣服保护患者免受地面的寒气和寒风。遮住身体裸露的部位，保持头部、颈部和躯干的温暖。如果可以，慢慢地将患者移到暖气房。
   - 将湿衣服换成干衣服，或将湿衣服烘干后再穿上。
3. **如果患者是无意识的：**
   - 检查患者的呼吸（第544页）。需要时实施心肺复苏（第546页）；
   - 如果患者还有呼吸，也没有骨折，则将患者置于复苏体位（第544页）。

冻疮应该做什么

1. 小心地脱下覆盖在冻伤部位的衣服。
2. 用人的体温捂暖冻伤部位（放在腋下、靠着腹部等）或将其浸入常温水中。
3. 一旦冻伤部位恢复正常温度，就涂抹一层干敷料。
4. 保护患者，如果他们有意识，让他们喝一杯热饮料。
5. 就医。

注意

- 不要让低体温症患者饮酒或含咖啡因的饮料。
- 不要让低体温症患者抽烟。
- 不要揉搓或者按摩冻疮。
- 不要直接将热源放在冻疮处。
- 不要用雪擦拭冻疮处。
- 如果下肢有冻疮，不要行走。

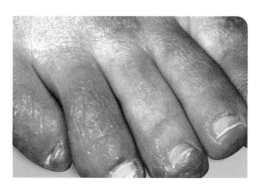

冻疮

■ 咬伤、昆虫叮咬和接触毒刺植物

　　户外活动可能会导致昆虫叮咬和动物咬伤，以及接触到有刺或有毒的植物。虽然这些事件大多并不严重，但可能会引发一些并发症（中毒、感染、过敏反应）。

咬伤、昆虫叮咬和接触毒刺植物的迹象

咬伤： 伤口及伤口感染。毒蛇咬伤会出现局部烧灼感、肿胀、色素异常、剧痛、虚弱，出汗，呕吐，寒战，呼吸困难

昆虫叮咬： 强烈瘙痒或疼痛，皮肤肿胀、发红。可能出现严重的过敏反应

有毒植物： 局部瘙痒、疼痛、发红、肿胀、皮肤上有渗液水疱，中毒反应（第549页）

应该做什么

1. 无论是动物还是植物造成的伤害，都要彻底清洗伤口。然后包扎伤口，检查是否有感染迹象。如果是被咬伤导致的伤口，应寻求医疗援助。有些动物会传播狂犬病（第160页）。

2. **如果被毒蛇咬伤，** 将患者置于半卧位，让他们不要移动。清理和包扎伤口，并固定患肢。寻求医疗援助。

3. **如果被昆虫叮咬，** 可以敷冰块或者涂抹专门配制的软膏，以减轻瘙痒和不良反应。

   - **蜜蜂或黄蜂：** 用扁平的钝器或者指甲抓破皮肤，以去除蜂刺。不要用镊子夹，因为这可能会增加注入的毒液量。如果患者患有过敏症，询问他们身上是否有肾上腺素药物，以便在出现呼吸困难时可以注射肾上腺素（第548页）。

   - **蜱：** 用镊子夹住蜱的头部，然后拔出，不要压碎它。把它保存起来以便分析，因为蜱是各种疾病的携带者，特别是莱姆病（第303页）。

4. **如果接触到毒刺植物，** 患处即使很痒，也不能触摸。用肥皂水清洗。脱掉并清洗与该植物接触过的衣服。

注意

- 不要把冰块直接敷在被咬伤的伤口上。
- 如果被毒蛇咬伤，不要让患者行走，这样会加速毒液扩散。
- 不要试图通过吸吮伤口来清除毒液（有中毒风险）。
- 不要在昆虫叮咬处涂淤泥等。

取出裂片

　　取出裂片，用肥皂水或消毒剂清洁皮肤。用小镊子顺着刺入的方向取出裂片，但不要将其夹断。清洁伤口，必要时用无菌敷料保护伤口。对于弯曲状并嵌入较深的裂片，应寻求医务人员帮助。

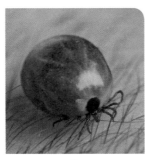

蜱

附录

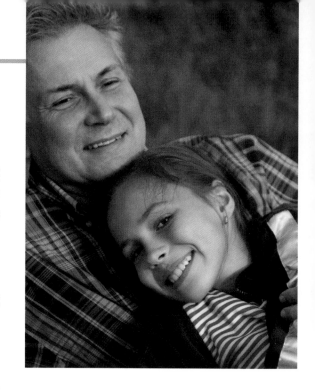

症状目录

　　症状目录汇集了与本书介绍的病理相关的主要症状。它是一个导航工具，用于快速查找描述不同病理的页面。在任何情况下，本目录不应用来代替医生的诊断和意见。

　　症状目录共分为九个部分。其中八个部分列出了与一组器官相关的症状。"一般症状"部分列出了不能与特定身体部位相关联的症状。每个部分都包括若干小部分，对应于一个症状或一组症状。书中涉及的疾病有不同症状，这些症状可能是它们的特征。

　　此外，图标用于将某一病症与特定人群联系起来，或者用于表示紧急情况。

图标说明

只影响或主要影响以下人群的疾病。

女性 ……………………………………

男性 ……………………………………

儿童 ……………………………………

孕妇 ……………………………………

与衰老相关的疾病

**需要尽快拨打急救电话
或去急诊室就诊的疾病** ………………

一般症状（疲劳、发热、虚弱和体重减轻等）

疲劳和虚弱

● 口渴、口干、尿色深、抽搐、疲劳、面色苍白、脉搏急促无力、呼吸浅促、恶心、呕吐、意识错乱、眩晕。

● 下腹疼痛、情绪波动、头痛、疲劳、失眠、眩晕、痤疮、消化功能紊乱（胃胀气、腹痛）、体重增加、四肢和乳房肿胀、乳房触痛。

● 停经、恶心、呕吐、乳房肿胀、情绪波动、极度疲劳等。

● 打鼾、睡眠紊乱、疲劳、困倦、警觉性下降、易激惹和抑郁。

● 持续疲劳、失眠、对自己和他人有负面情绪、气馁、与压力有关的认知障碍、身体疾病（疼痛、皮肤疾病、高血压）等。

● 虚弱（面色苍白、疲劳、眩晕、气短）、心悸、怕冷、头痛。

● 压痛（颈、胸、肩、臀、肘、膝）、头痛、疲劳和睡眠障碍。

● 消化功能紊乱（腹泻、腹痛、胃胀气等）和虚弱（体重减轻和疲劳）。

● 皮肤、巩膜和黏膜呈黄色，蜘蛛痣，手掌发红，明显虚弱，体重减轻，腿部和腹部肿胀等。

● 恶心、呕吐、极度疲劳、背痛、尿少或尿频、呼吸短促、腿部肿胀。

● 甲状腺肿大（颈部肿胀）、明显虚弱、体重波动、心律失常、肠道功能紊乱、寒战、皮肤或毛发外观改变等。

● 突发性疼痛、全身性晕厥（虚弱、面色苍白、出汗），有时还会出现浅表动脉肿块。

● 疲劳、呼吸困难（夜间感到缺氧）、心律失常等。

发热、疲劳和虚弱

● 发热、疲劳、头痛、鼻塞、流鼻涕、干咳等。

● 中度发热、头痛、颈部胀痛。

 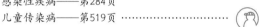

● 发热超过39℃、全身僵硬、丧失意识、全身抽搐。

● 中度发热、流鼻涕、干咳和剧烈咳嗽。

● 突发高热、咽喉疼痛、无法吞咽、呼吸困难。

● 高热及全身状态不佳（明显虚弱、面色苍白）。

● 发热、骨盆疼痛、阴道有脓性恶臭分泌物。

 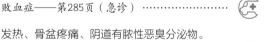

● 背痛腹痛、高热并伴有寒战、排尿障碍（烧灼感、尿频、尿液异常等）。

- 发热、疲劳、肌肉和关节疼痛、咳嗽、流鼻涕、头痛、记忆力减退、行为障碍、困倦等。

- 高热和头痛、对光敏感、呕吐、颈部僵硬和抽搐。

- 发热、淋巴结肿大、明显虚弱等。

- 发热、呼吸道不适、心律失常或胸痛。

发热、疲劳、虚弱和体重减轻

- 发热和强烈的疲劳、出汗、红斑、面色苍白、关节和肌肉疼痛。

- 体重迅速下降、淋巴结肿大、发热、持续腹泻、皮肤和呼吸道感染。

体重减轻

- 食物摄入极少、体重大幅减轻、闭经，并伴有许多其他症状（脱水、心脏问题等）。

- 消化功能紊乱（腹泻、腹痛、胀气等）和虚弱（体重减轻和疲劳）。

- 体重减轻、腹痛背痛、油性恶臭软便。

- 饭后消化不良、呕吐、腹痛、体重减轻。

- 极度口渴、大量排尿、意识丧失、体重减轻。

- 吞咽困难、体重减轻、胸痛，有时还会出现血性呕吐物。

 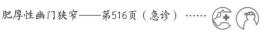

另见

平衡障碍

平衡障碍或眩晕

- 由体位变化引起的短暂性眩晕。

- 眩晕、丧失听力、耳鸣。

- 血压极高、头痛、失去平衡、记忆力下降和视力问题。

- 意识丧失，鼻、耳出血，头痛或头部受伤，平衡、言语和视力受损，感觉障碍（瘫痪），恶心，呕吐，行为异常或抽搐。

- 突发性瘫痪，感觉障碍，视力、言语或协调能力受损，眩晕，意识丧失，头痛或抽搐等。

- 运动障碍（肌无力、平衡障碍、瘫痪等），视觉、感觉、性和心理出现问题（抑郁、注意力难以集中等），急、慢性疼痛和极度疲劳。症状反复出现。

- 头痛，恶心，呕吐，眩晕，视觉、行为、认知、运动和感觉障碍。

晕眩

- 口渴、口干、尿色深、抽搐、疲劳、面色苍白、脉搏急促无力、呼吸浅促、恶心呕吐、意识错乱、眩晕。

- 虚弱（面色苍白、疲劳、眩晕、气短）、心悸、怕冷、头痛。

- 咳嗽、胸痛、呼吸困难、头痛、眩晕、呼吸或心跳停止。

- 大量失血（外出血）、发冷、四肢苍白、眩晕、呕吐、脉搏快而弱、呼吸急促、极度口渴。

另见

肿胀

肿胀

- 大面积或局部肿胀。

- 伤口周围局部皮肤肿胀或发红、剧痛，虚弱，出汗，寒战等。

- 水疱、肿胀、荨麻疹、烧灼感等。

面部或口腔肿胀

- 结膜红、眼睑肿胀、眼睛刺痛、流泪。

- 牙龈红肿、牙齿疼痛或移位等。

面部、口腔、颈部肿胀

- 唇、舌、喉、咽、眼睑肿胀。

颈部肿胀或甲状腺肿大

- 发热、颈部肿胀、头痛、咽喉痛、皮疹等。

- 中度发热、头痛、颈部肿痛。

- 甲状腺肿大、明显虚弱、体重波动、心律失常、肠功能紊乱、寒战、皮肤或毛发外观改变等。

淋巴结肿大（颈、腹股沟、腋窝等）

- 发热、淋巴结肿大、明显虚弱等。

- 体重迅速下降、淋巴结肿大、发热、持续腹泻、皮肤和呼吸道感染。

腹部肿胀

- 剧烈腹痛、呕吐、腹部肿胀、不排便。

- 腹部（脐、腹股沟或阴囊）无痛性肿胀，且可以通过按压减轻。

腹部和四肢肿胀

- 皮肤、巩膜和黏膜呈黄色，蜘蛛痣，手掌发红，明显虚弱，体重减轻，腿部和腹部肿胀等。

肢体肿胀

- 一个或多个肢体肿胀，有压迫感、沉重感、刺痛感等。

● 下腹疼痛、情绪波动、头痛、疲劳、失眠、眩晕、痤疮、消化功能紊乱（胃胀气、腹痛）、体重增加、四肢和乳房肿胀、乳房触痛。

经前综合征——第424页 ·············

● 腿部有沉重感、静脉曲张。

静脉曲张——第272页

● 肌肉剧烈疼痛，虚弱，运动或活动后肿胀、青肿。

肌肉撕裂：拉伤或劳损——第125和第552页

● 血压极高、四肢水肿、体重大幅度增加、头痛、胃痛、视物不清、耳中嗡嗡作响、恶心呕吐、抽搐、意识丧失。

子痫前期——第484页（急诊）·············
子痫——第485页（急诊）·············

● 疲劳、夜间呼吸道不适、心律失常、肿胀（颈、腿、肝部等的静脉）。

心功能不全——第262页

● 静脉及其周围组织肿胀、发热和剧痛（小腿肚、踝）。

静脉血栓形成——第274页（急诊）·············

关节肿胀

● 关节疼痛和肿胀。

扭伤——第110页和第552页
类风湿关节炎——第119页
痛风——第121页
滑囊炎——第121页
腱鞘炎——第126页

生殖器肿胀

● 生殖器发热、疼痛、肿胀、红斑或瘙痒，排尿或性生活时出现障碍，并且有血性、脓性或恶臭的分泌物。

生殖器感染——第441页

● 睾丸突然疼痛并蔓延到腹股沟，睾丸肿胀。

睾丸扭转——第429页 ·············

● 一侧睾丸有硬块、睾丸肿胀、不育。一般无痛。

睾丸癌——第428页 ·············

乳房胀痛

● 下腹疼痛、情绪波动、头痛、疲劳、失眠、眩晕、痤疮、消化功能紊乱（胃胀气、腹痛）、体重增加、四肢和乳房肿胀、乳房触痛。

经前综合征——第424页 ·············

● 停经、恶心、呕吐、乳房肿胀、情绪波动、极度疲劳等。

妊娠——第462页 ·············

● 皮肤肿胀、增厚，一侧乳房皮肤呈橘皮状。

乳腺良性肿瘤——第437页 ·············
乳腺癌——第438页

另见

出血——第550页
咬伤、昆虫叮咬和接触毒刺植物——第563页
皮疹伴有瘙痒——第569页

皮肤疾病（皮肤、甲、体毛、头发等）

皮肤疾病

伤口

● 伤口周围局部皮肤肿胀或发红、剧痛，虚弱，出汗，寒战等。

伤口——第70页和第541页。

● 慢性创伤。

溃疡——第76页
皮肤癌——第88页

● 被咬部位疼痛，发热后吞咽困难，情绪紊乱（沮丧、兴奋等），病理性怕水，幻觉，挛缩和麻痹。

狂犬病——第160页（急诊）·············

头部创伤

● 短暂的意识丧失，鼻或耳出血，头痛或头部有伤口，平衡、言语和视力受损，感觉障碍（瘫痪），恶心，呕吐，行为异常或抽搐。

颅脑外伤——第150页（急诊）·············

红斑

● 伤口周围局部皮肤肿胀或发红、剧痛，虚弱，出汗，寒战等。

伤口——第70页和第541页。

● 皮肤发红、脱屑，有时会起水疱。

烧伤——第72页
红斑狼疮——第304页

- 皮肤发红、发热、干燥或潮湿，脉搏加快，呼吸声粗，头痛，意识错乱，烦躁不安，眩晕，抽搐，意识逐渐丧失。

- 皮肤上出现不规则的、条纹状的痛性红斑。

乳房下红斑

- 乳房下持续发红。

臀部红斑

- 臀部、大腿上部和生殖器上出现红斑。

皮疹

- 红斑、水疱、肿胀、荨麻疹、烧灼感等。

- 皮肤出油，面部、背、肩和躯干部位各种皮损（黑头、丘疹、脓疱、结节、囊肿）。

- 毛发周围出现脓疱或肿胀，特别是在面部、手臂和腿部。

- 环状红斑（蜱虫叮咬），数周后出现神经紊乱、炎症或心脏疾病。

- 红斑，小水疱破裂后形成结痂。

- 皮肤、巩膜和黏膜呈黄色，蜘蛛痣，手掌发红，明显虚弱等。

- 皮疹和发热。

- 极度肿胀、非常疼痛的红斑，上面布满了痂皮，经常出现在面部或腿部，伴有高热。

皮疹伴有瘙痒

- 红斑和瘙痒。

- 红斑，小水疱，刺痛，瘙痒，烧灼感等。

- 脚趾间瘙痒和典型的疼痛性损伤（发红、结痂、鳞屑、开裂）。

- 皮肤上有黑线伴极度瘙痒，特别是在手和前臂。

另见

肿胀（小型肿块）

- 一般为无痛性、光滑或粗糙的小肿块，凸起的色素沉着，尤其在足部和手部常见。

- 圆形肿块。

斑点

- 凸起的褐色斑点，色泽均匀，轮廓清晰。

- 光滑、呈白色、界限清楚的斑点。

  白癜风——第91页

- 凸起的斑点，轮廓模糊、颜色不均匀；或美人斑外观改变并伴随瘙痒或出血现象。

  皮肤癌——第88页

皮肤发绀、青肿

- 运动或活动后肌肉剧烈疼痛、肿胀和青肿。

  肌肉撕裂：拉伤或劳损——第125页

- 手指和脚趾发白或发绀、敏感度缺失。

  雷诺综合征——第67页 ·················

- 腿部有沉重感、静脉肿胀和扩张。

  静脉曲张——第272页

- 胸痛（肺底部）、有窒息感、呼吸急促、皮肤发绀。

  肺栓塞——第275页（急诊）················

- 长时间出血（可能在没有明显外因的情况下发生）。

  血友病——第244页

  抗凝血和抗血小板药物的不良反应——第261和第274页

嘴唇发绀或苍白

- 干咳、呼吸困难（气短、哮鸣、呼吸浅促）、胸部有压迫感、脉搏快而不规则、面色苍白、唇甲发绀、清痰。

  哮喘——第326页

  过敏反应——第288页

皮肤发黄（黄疸）

- 皮肤、巩膜和黏膜呈黄色，蜘蛛痣，手掌发红，明显虚弱等。

  肝硬化——第392页

  肝衰竭——第393页（急诊）················

- 皮肤、巩膜和黏膜呈黄色，上腹部疼痛，全身健康状态恶化（食欲不振，体重减轻，明显虚弱）。

  肝炎——第390页

  胰腺癌——第397页 ················· 50步

另见

气道阻塞——第547页

出血——第550页

跌倒和创伤——第552页

烧伤和触电——第557页

低体温症和冻疮——第562页

咬伤、昆虫叮咬和接触毒刺植物——第563页

疲劳和虚弱——第565页

肿胀——第567页

口舌损伤——第574页

甲疾病

甲发黄或发白

- 甲变形、增厚、变黄，表面有白斑，甲脱落，甲周围有压痛和炎症。

  甲癣——第85页

甲发绀

- 手指和脚趾发白或发绀、敏感度缺失。

  雷诺综合征——第67页 ·················

- 干咳、呼吸困难（呼吸短促、哮鸣、呼吸浅促）、胸口有压迫感、脉搏快而不规则、面色苍白、唇甲发绀、清痰。

  哮喘——第326页

  肺栓塞——第275页（急诊）················

  肺气肿——第329页

甲旁发红

- 红肿疼痛，常发生在甲边缘，有可能化脓。

  化脓性指头炎——第82页

  内生指甲——第71页

鳞屑病和多毛症

鳞屑

- 细小、干燥或油性鳞屑，有时伴有瘙痒。

  头皮屑——第85页

- 头皮上有淡黄色、干燥或渗出的鳞屑。

  乳痂——第517页 ·················

头部瘙痒

● 皮肤瘙痒和红斑。

脱发

● 渐进的永久性脱发。

● 头皮有斑片，上面覆盖脓液或鳞屑，且头发发生断裂。

异常多毛（多毛）

● 体貌变化（皮肤、细毛被、甲状腺肿等）、生长发育和哺乳障碍、性功能障碍、糖尿病、头痛、视力障碍等。

骨、关节和肌肉疾病（四肢、背、关节等）

骨和关节疾病

上背、下背疼痛

● 背部疼痛。

● 背部剧烈疼痛，可能沿神经延伸，有针刺感和僵硬感。

● 血尿、尿痛、恶心、呕吐以及剧烈的背痛。

● 肿胀（尤其是面部），小便量少、颜色深、有泡沫，背痛，头痛，呕吐。

● 背部和腹部疼痛，高热并伴有寒战和排尿障碍（有烧灼感、尿频、尿液异常等）。

上背疼痛和脊柱变形

● 轻度外伤引起的背痛、身高下降、骨折。

● 脊柱变形和背痛。

● 骨盆和背部疼痛，逐渐发展的踝关节病变，然后脊柱变形。

肢体疼痛和畸形

● 肢体疼痛、畸形或残疾，有时有骨突出和外出血。

肢体疼痛和肿胀

● 患骨剧烈疼痛、发炎，肢体残疾，发热，寒战，疲劳，恶心，晕厥。幼儿会拒绝行走或跛行。

关节和肌肉疼痛

● 发热、肌肉和关节疼痛、疲劳、头痛、流鼻涕和干咳。

● 发热、肌肉和关节疼痛或腹泻。

● 发热、强烈的疲劳感、出汗、红斑、面色苍白、关节和肌肉疼痛。

关节疼痛

● 用力时关节疼痛、阵发性晨僵、关节（手指）变形。

● 低热、流鼻涕、头痛、咽喉痛、关节痛，然后脸颊、四肢、躯干和臀部出现红斑。

关节疼痛、变形

● 受到外伤后，关节剧烈疼痛、变形、残缺。

- 用力时关节疼痛、阵发性晨僵、关节（手指）变形。

关节疼痛、肿胀

- 关节疼痛和肿胀。

背、四肢、关节疼痛等及肢体变形

- 骨疼痛、肿胀、骨折，有时伴有发热。

- 骨、关节和神经疼痛，僵硬，头痛，骨变形（腿和手臂拱起、颅骨增大），自发性骨折，损伤周围皮肤温度升高。

另见

肌肉疾病

肌肉挛缩

- 肌肉僵硬、疼痛、活动受限或不能活动。

- 颈部某些肌肉挛缩，导致头部位置异常。

- 口渴、口干、尿色深、抽搐、疲劳、面色苍白、脉搏急促无力、呼吸浅促、恶心、呕吐、意识错乱、眩晕。

- 被咬部位疼痛，发热后吞咽困难，情绪紊乱（沮丧、兴奋等），病理性怕水，幻觉，挛缩和麻痹。

手指痉挛

- 当手指弯曲或伸展时，在某些精确、重复的动作中手指会出现痉挛和僵硬。

肛门痉挛

- 在排便时或排便后不久，肛门出现少量鲜红色血，有时伴有肛门周围瘙痒、剧痛和痉挛。

肌肉疼痛

- 用力时暂时性肌肉疼痛。

- 运动或活动后肌肉剧烈疼痛、肿胀和青肿。

- 肌腱疼痛。

- 足跟疼痛。

- 用力或外伤后肌肉突然撕裂、剧烈疼痛，身体虚弱。

- 压痛（颈、胸、肩、臀、肘、膝）、头痛、疲劳和睡眠障碍。

- 发热，头痛，肌肉疼痛和全身虚弱，咽喉疼痛，颈部、腋窝、腹股沟等处的神经节肿胀等。

另见

肌肉无力或缺乏肌张力

- 运动障碍（肌无力、平衡障碍、瘫痪等）、视觉或感觉障碍等。

- 白天出现突然阵发性睡眠和肌张力下降。

- 肌肉逐渐衰弱、姿势异常、面部表情丧失及功能障碍。

- 视力问题、关节损伤、咀嚼和吞咽困难、面部表情丧失、四肢无力和全身疲劳。

另见

眼、耳和口腔疾病

眼疾

视力缺陷

- 远距离视力不佳。

- 近距离视力不佳，并引发头痛。

- 无论距离远近，视力都不佳。

- 短距离视力不佳、头痛和视疲劳。

- 视力下降。

- 视力下降、红眼、疼痛。

各种视力障碍（视力下降、视力异常、飞蚊症等）

- 中心视力受损和视力异常。

- 一只眼与另一只眼之间出现方向偏离，视力及二维视力差。

- 难以适应黑暗、飞蚊症、视野缩小、视力下降。

- 突然出现飞蚊现象和闪光，随后视野中出现黑色覆盖物。

- 角膜周围发红、瞳孔变形、视力下降、对光敏感或视力受损。

- 视力问题、关节损伤、咀嚼和吞咽困难、面无表情、四肢无力和全身疲劳。

- 短暂的意识丧失，鼻、耳出血，头痛或有伤口，平衡、言语和视力受损，感觉障碍（瘫痪），恶心，呕吐，行为异常或抽搐。

- 突发性瘫痪，感觉障碍，视力、言语或协调能力受损，眩晕，意识丧失，头痛或抽搐等。

- 运动障碍（肌无力、平衡障碍、瘫痪等），视觉、感觉、性和心理出现问题（抑郁、注意力难以集中等），急、慢性疼痛和极度疲劳，症状反复发作。

- 高血压、头痛、失去平衡、记忆力减退和视力问题。

- 头痛、恶心呕吐、眩晕、视力障碍（复视），并且有行为、认知、运动和感觉障碍。

光敏感

- 头痛、恶心、呕吐、对光和噪声敏感。

- 高热和头痛、对光敏感、呕吐、颈部僵硬、抽搐。

- 抽搐、发热、精神错乱、记忆力障碍、感觉障碍（畏光）和运动障碍（协调性障碍、瘫痪）。

重症脑炎——第159页（急诊）．．．．．．．．．．．

● 视力下降，流泪，眼睛发红、疼痛并对光敏感。

角膜炎——第204页

● 角膜周围发红、瞳孔变形、视力下降、对光敏感或视力受损。

葡萄膜炎——第204页

眼睛疼痛或发炎

● 眼睑有疖子且疼痛。

眼睑炎症——第204页

● 流泪，眼睑边缘发红、不舒服。

结膜炎——第204页

● 眼睑皮肤下有小肿块。

霰粒肿——第204页

● 眼睛不适、发红，有烧灼感或刺痛感。

干眼症——第205页
过敏反应——第288页

● 眼睛发红、眼睑肿胀、刺痛、流泪。

结膜炎——第204页
儿童传染病——第519页．．．．．．．．．．．．．．．．．．．

眼痛、炎症和视力受损

● 视力下降、眼睛发红伴疼痛。

急性青光眼——第207页（急诊）．．．．．．．．．．．
角膜炎——第204页

● 角膜周围发红、瞳孔变形、对光敏感、视力受损。

葡萄膜炎——第204页

耳部疾病

听力损失和耳鸣

● 听力受损，在某些情况下会出现耳鸣。

耳聋——第212页

● 眩晕、听力损失和耳鸣。

迷路炎——第217页
梅尼埃病——第216页

听力损失、耳鸣和耳痛

● 耳痛、耳痒、听力损失、耳鸣，有时发热且耳内有分泌物等。

耳炎——第214页

● 耳痛、耳鸣、眩晕和不可逆的听力损伤。

胆脂瘤——第215页

口腔疾病

牙龈和牙疾病

● 牙龈红肿，经常出血。

牙龈炎——第364页

● 牙龈红肿，牙松动、移位。

牙周炎——第364页

● 由于牙受冷、受热或受压，或由于某些食物导致的牙痛或刺痛。

龋齿——第367页

● 单颗牙持续疼痛，牙龈肿胀、发红，症状可能延至脸颊。

牙脓肿——第367页

口舌损伤

● 口腔黏膜有小的、圆形或椭圆形的淡黄色斑点，周围有红晕，有痛感。

口疮——第366页

● 水疱。

口唇疱疹——第86页

● 舌外观改变（肿胀、表面光滑、鲜红色），咀嚼、吞咽或说话时感到疼痛和不适。

舌炎——第365页

● 口腔黏膜上有白色膜覆盖。

鹅口疮——第365页
扁平苔癣——第79页
猩红热——第522页

● 口腔内部或周围损伤（小裂口、红斑、溃疡、结节）加重，出血，口腔和咽喉持续疼痛且麻木，咀嚼、吞咽或舌头活动困难。

口腔癌——第366页

另见

面部或口腔肿胀——第567页

脑和神经系统疾病（头部、神经、认知或心理障碍等）

神经痛

四肢疼痛

- 下肢后侧疼痛，可能从臀部延至足部，站立时疼痛加剧。

  坐骨神经痛——第146页

- 感觉和运动障碍、针刺感、肢体麻木和神经性疼痛。

  神经管综合征——第147页
  椎间盘突出——第112页

面部疼痛

- 短暂而剧烈的疼痛，就像被电击一样。

  偏头痛——第148页
  面部神经痛——第146页

背部、面部或四肢疼痛

- 有烧灼感，沿神经走行在皮肤上爆发红斑和水疱，有剧烈疼痛感，特别是在背部、面部或四肢。

  带状疱疹——第162页

另见

骨、关节和肌肉疾病——第571页

头痛

头痛

- 颅侧疼痛。

  头痛——第148页

- 头痛、恶心、呕吐、对光和噪声敏感。

  偏头痛——第148页

- 近距离视力不佳，疼痛和视疲劳。

  老花眼——第202页 ....

- 近距离视力不佳，引起头痛。

远视——第202页

- 下腹疼痛、情绪波动、头痛、疲劳、失眠、眩晕、痤疮、消化功能紊乱（胃胀气、腹痛）、体重增加、四肢和乳房肿胀、乳房触痛。

  经前综合征——第424页 ....

- 短暂的意识丧失，鼻或耳出血，头痛或头部伤口，平衡、言语和视力受损，感觉障碍（瘫痪），恶心，呕吐，行为异常或抽搐。

  颅脑外伤——第150页（急诊） ....

- 血压极高、头痛、失去平衡、记忆力缺失及视力问题。

  高血压 —— 第2阶段——第254页

- 血压极高、四肢肿胀、体重大幅度增加、头痛和胃痛、视物不清、耳鸣、恶心、呕吐。

  子痫前期——第484页（急诊） ....

- 打鼾或哮鸣、睡眠呼吸暂停、头痛、鼻塞、鼻出血。

  鼻中隔损伤——第317页

- 恶心伴有头痛和睡眠障碍。

  高空病——第335页

- 咳嗽、胸痛、呼吸困难、头痛、眩晕、心肺停止。

  吸入性中毒——第549页（急诊） ....

- 压痛（颈、胸、肩、臀、肘、膝）、头痛、疲劳和睡眠障碍。

  肌肉疼痛——第122页

- 突发性瘫痪，感觉障碍，视力、言语或协调能力受损，眩晕，意识丧失，头痛或抽搐等。

  脑血管意外——第156页（急诊） ....

- 头痛，恶心呕吐，眩晕，视觉、行为、认知、运动和感觉障碍。

  神经系统肿瘤——第158页

头痛和发热

- 发热、疲劳、头痛、鼻塞、流鼻涕、干咳等。

  感染性疾病——第284页
  呼吸道感染——第318页
  流感——第320页
  鼻窦炎——第318页

- 发热、头痛、咽喉痛、爆发性红斑等。

  儿童传染病——第519页 ....

575

● 中度发热、头痛、颈部肿痛。

● 高热和头痛、对光敏感、呕吐、颈部僵硬和抽搐。

● 发热，头痛，肌肉疼痛，全身虚弱，咽喉疼痛且颈部、腋窝、腹股沟等处的淋巴结肿大。

● 发热、疲劳、肌肉和关节疼痛、咳嗽、流鼻涕、头痛、记忆力障碍、行为障碍、困倦等。

另见

感觉和运动损伤（动作异常、行动困难或不能行动、灵敏度缺失等）

行动困难或不能行动

● 肌肉僵硬、疼痛、行动困难或不能行动。

● 颈部肌肉挛缩，导致头部位置异常。

● 在做某些精确、重复的动作时，当手指弯曲或伸展会出现痉挛和僵硬。

● 肢体疼痛、畸形或残缺，有时在外伤后有骨突出和外出血。

● 外伤后剧烈疼痛，关节变形、残缺。

● 关节疼痛和肿胀。

● 运动或活动后肌肉剧烈疼痛、肿胀和青肿。

● 用力或外伤后肌肉突然撕裂、剧烈疼痛，身体虚弱。

● 背部剧烈疼痛，可能沿神经延伸，有针刺感和僵硬感。

● 用力时关节疼痛、晨僵及某些关节（手指）变形。

● 疼痛、发热、关节肿胀和晨僵、疲劳、体重减轻。

● 惊厥、发热、精神错乱、记忆力障碍、感觉障碍（畏光）和运动障碍（协调性障碍、瘫痪）。

● 肌肉功能障碍（麻痹、萎缩、过度僵硬、痉挛、自发性不规则收缩）和呼吸、言语或吞咽障碍。发展缓慢。

● 视力问题、关节损伤、咀嚼和吞咽困难、面无表情、四肢无力和全身疲劳。

● 骨、关节和神经疼痛、僵硬，头痛，骨变形（腿和手臂呈弓形、颅骨增大），自发性骨折，损伤周围皮肤温度升高。

● 骨盆和背部疼痛，逐渐发生强直性脊柱炎，然后脊柱变形。

● 患骨剧烈疼痛并有炎症、肢体残缺、发热、寒战、疲劳、恶心、晕厥。幼儿拒绝行走或跛行。

● 手掌皮肤和手指根部出现硬性、无痛性结节，手指逐渐出现不可逆的弯曲。

● 咬伤部位疼痛，发热后吞咽困难，情感障碍（沮丧、兴奋等），病理性怕水，幻觉，挛缩和麻痹。

异常动作（摇动、抽搐等）、行动困难或不能行动

● 运动障碍（癫痫、摇动、瘫痪）和精神障碍（精神错乱、幻觉、谵妄）。

- 静止时摇动、动作缓慢或不能行动、姿势改变、行走困难、记忆力和注意力受损、疲劳、抑郁、面无表情。

  帕金森病——第167页 ····························

- 肌肉逐渐衰弱、姿势异常、面无表情、功能障碍。

  肌营养不良症——第130页

- 甲状腺肿大（颈部肿大）、明显虚弱、体重波动、心律失常、肠功能紊乱、寒战、皮肤或毛发外观改变等。

  甲状腺疾病——第225页

- 抽搐、污言秽语，或重复使用词或短语。

  抽动秽语综合征——第168页 ····················

- 突然的、不协调的不自主运动，运动协调性受损，心理障碍（抑郁症、精神病）和认知障碍（言语、注意力、记忆力）。

  亨廷顿舞蹈症——第168页

行动困难或不能行动、感觉障碍

- 手指和脚趾发白或发绀、敏感度下降。

  雷诺综合征——第67页 ····················

- 感觉和运动障碍、有针刺感或麻木感、神经痛。

  神经管综合征——第147页

- 背部剧烈疼痛，可能沿神经走行，有针刺感和僵硬感。

  椎间盘突出——第112页

- 短暂的意识丧失，鼻或耳出血，头痛或头部有伤口，平衡、言语和视力受损，感觉障碍（瘫痪），恶心呕吐，行为异常或抽搐。

  颅脑外伤——第150页（急诊）····················

- 局部运动和感觉障碍、心理障碍（幻觉、行为改变）。持续时间短，反复发作。

  癫痫——第166页

- 突发性瘫痪，感觉障碍，视力、言语或协调能力受损，眩晕，意识丧失，头痛或抽搐。

  脑血管意外——第156页（急诊）··············

- 运动障碍（肌无力、平衡障碍、瘫痪等），视觉、感觉、性和心理出现问题（抑郁、注意力难以集中等），急、慢性疼痛和极度疲劳。症状反复出现。

  多发性硬化症——第164页

- 不能进行自主运动，有时会丧失敏感度。

  瘫痪——第151页

- 头痛，恶心呕吐，眩晕，视觉、行为、认知、运动和感觉障碍。

  神经系统肿瘤——第158页

另见

惊厥

- 发热超过39℃、全身僵硬、意识丧失、全身抽搐。

  热性惊厥——第524页（急诊）··············

- 抽搐发作和消失。

  癫痫发作——第166页

- 抽搐、暂时失去意识、四肢明显肿胀、血压突然急剧上升。

  子痫——第485页（急诊）····················

- 短暂的意识丧失，鼻或耳出血，头痛或头部有伤口，平衡、言语和视力受损，感觉障碍（瘫痪），恶心，呕吐，行为异常或抽搐。

  颅脑外伤——第150页（急诊）····················

- 抽搐、发热、精神错乱、记忆力障碍、感觉障碍（畏光）和运动障碍（协调性障碍、瘫痪）。

  重症脑炎——第159页（急诊）··············

- 突发性瘫痪，感觉障碍，视力、言语或协调能力受损，眩晕，意识丧失，头痛或抽搐。

  脑血管意外——第156页（急诊）··············

- 全身健康状况严重恶化（停食、哭闹、面色灰暗、肌张力不足、困倦、前囟隆起、抽搐、皮肤出现红斑等）。

  脑膜炎——第161页（急诊）··············

- 高热和头痛、对光敏感、呕吐、颈部僵硬、抽搐。

  脑膜炎——第161页（急诊）····················

另见

意识障碍

意识丧失

- 白天发生突然阵发性睡眠和肌张力下降。

  发作性睡病——第178页

- 短暂的意识丧失，鼻或耳出血，头痛或头部有伤口，平衡、言语和视力受损，感觉障碍（瘫痪），恶心，呕吐，行为异常或抽搐。

  颅脑外伤——第150页（急诊）··············

- 口渴、口干、尿色深、抽搐、疲劳、面色苍白、脉搏急促无力、呼吸浅促、恶心、呕吐、意识错乱、眩晕。

  中暑——第561页

- 突发性瘫痪，感觉障碍，视力、语言或协调能力受损，眩晕，意识丧失，头痛或抽搐。

  脑血管意外——第156页（急诊）··············

- 发热超过39℃、全身僵硬、意识丧失和全身抽搐。

  热性惊厥——第524页（急诊）··············

- 极度口渴、大量排尿和意识丧失或体重减轻。

  糖尿病——第228页

- 抽搐、暂时失去意识、四肢明显肿胀、血压突然急剧上升。

  子痫——第485页（急诊）··············

- 意识丧失，皮肤和嘴唇苍白、灰白或发绀，无呼吸，脉搏消失。

  心肺停止——第545页（急诊）··············

另见

气道阻塞——第547页
中毒——第549页
出血——第550页
不适和意识丧失——第559页
低体温症和冻疮——第562页

睡眠障碍

- 入睡困难，难以获得充足或满意的睡眠。

  失眠——第177页

- 停经、身体发生变化（皮肤、指甲、头发、黏液、乳房）、潮热和盗汗、情绪和睡眠障碍、极易发生泌尿系统感染等。

  更年期——第426页··············

- 持续疲劳、失眠、对自己和他人有负面情绪、气馁、认知障碍和与压力有关的生理疾病（疼痛、皮肤疾病、高血压）等。

  职业倦怠——第182页

- 压痛（颈、胸、肩、臀、肘、膝）、头痛、疲劳和睡眠障碍。

  肌肉疼痛——第122页

- 夜间无意识的行走。

  梦游症——第176页··············

- 夜间突然惊醒和惊恐发作（尖叫、哭泣、心跳和呼吸频率加快等）。

  夜惊——第176页··············

另见

大声呼吸（打鼾）——第581页

认知紊乱（记忆、注意力等方面）

记忆力受损

- 暂时或永久的、全部或部分的记忆丧失或获得新记忆的能力丧失。

  遗忘症——第169页
  癫痫——第166页

- 血压极高、头痛、失去平衡、记忆力缺失和视力问题。

  高血压–第2阶段——第254页

- 发热、疲劳、肌肉和关节疼痛、咳嗽、流鼻涕、头痛、记忆力减退、行为障碍、困倦等。

  脑炎——第159页

- 抽搐、发热、精神错乱、记忆力障碍、感觉障碍（畏光）和运动障碍（协调性障碍、瘫痪）。

  重症脑炎——第159页（急诊）··············

- 认知障碍（记忆、言语、逻辑、注意力）和行为障碍（攻击性、谵妄、食欲缺乏等）、睡眠障碍和抑郁。

  阿尔茨海默病和其他形式的痴呆症——第170页

记忆力和注意力受损

- 注意力难以集中，躁动不安、不耐烦、冲动等。

  注意缺陷与多动障碍——第533页

- 静止时摇动、动作缓慢或不能移动、姿势改变、行走困难、记忆力和注意力受损、疲劳、抑郁、面无表情。

帕金森病——第167页 ················

● 运动障碍（肌无力、平衡障碍、瘫痪等），视觉、感觉、性和心理出现问题（抑郁、注意力难以集中等），急、慢性疼痛和极度疲劳。症状反复出现。

多发性硬化症——第164页

言语障碍

● 学习阅读困难、书写困难。

诵读困难——第532页 ·················

● 难以表达自己或理解他人，或二者兼有（词汇量不足、发音不佳等）。

言语困难——第532页 ·················

● 言语能力障碍（犹豫不决、说话停顿、声音或词语重复），有时还有不寻常的面部表情。

口吃——第533页 ····················

● 反应迟缓、说话和行动困难、抑制力丧失、情绪波动、恶心、呕吐、脱水和体温低。

酒精中毒——第358页

● 短暂的意识丧失，鼻或耳出血，头痛或头部受伤，平衡、言语和视力受损，感觉障碍（瘫痪），恶心，呕吐，行为异常或抽搐。

颅脑外伤——第150页（急诊）

● 突发性瘫痪，感觉障碍，视力、语言或协调能力受损，眩晕，意识丧失，头痛或抽搐。

脑血管意外——第156页（急诊）

● 抽搐、污言秽语，或重复使用词句。

抽动秽语综合征——第168页

各种认知障碍（记忆、言语、逻辑、注意力等）

● 持续疲劳、失眠、对自己和他人有负面情绪、气馁、认知障碍和与压力有关的身体疾病（疼痛、皮肤疾病、高血压）等。

职业倦怠——第182页

● 认知障碍（记忆、言语、逻辑、注意力）和行为障碍（攻击性、谵妄、食欲缺乏等）、睡眠障碍和抑郁。

阿尔茨海默病和其他形式的痴呆症——第170页

● 智力缺陷。

智力障碍——第531页

● 社交障碍、缺乏沟通、兴趣受限和重复性行为。

广泛性发育障碍——第530页

● 突然的、不协调的不自主运动，运动协调性受损，心理障碍（抑郁症、精神病）和认知障碍（言语、注意、记忆）。

亨廷顿舞蹈症——第168页

● 头痛，恶心，呕吐，眩晕，视觉、行为、认知、运动和感觉障碍。

神经系统肿瘤——第158页

心理和行为障碍

意识错乱

● 口渴、口干、尿色深、肌肉痉挛、疲劳、面色苍白、脉搏急促无力、呼吸浅促、恶心呕吐、意识错乱、眩晕。

中暑——第561页

● 运动障碍（癫痫、摇动、瘫痪）和精神障碍（精神错乱、幻觉、谵妄）。

酒精中毒——第358页

意识错乱和行为障碍

● 强迫症、强迫行为、恐惧症、焦虑症、性障碍、社交困难等。

神经症——第173页

● 感知力、判断力、逻辑力和行为力受损。

精神病——第172页

● 局部运动和感觉障碍以及心理障碍（幻觉、行为改变）。持续时间短，反复发作。

癫痫——第166页

情感障碍

● 下腹疼痛、情绪波动、头痛、疲劳、失眠、眩晕、痤疮、消化功能紊乱（胃胀气、腹痛）、体重增加、四肢和乳房肿胀、乳房触痛。

经前综合征——第424页 ·············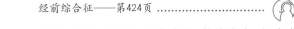

● 停经、恶心、呕吐、乳房肿胀、情绪波动、极度疲劳等。

妊娠——第462页 ·················

- 停经、身体变化（皮肤、甲、头发、黏液、乳房）、潮热和盗汗、情绪和睡眠障碍、极易发生泌尿系统感染等。

  更年期——第426页

- 沮丧、消极，并有强烈的睡眠和暴饮暴食倾向。

  季节性情感障碍——第180页

- 持续疲劳、失眠、对自己和他人有负面情绪、气馁、认知障碍和与压力有关的身体疾病（疼痛、皮肤疾病、高血压）等。

  职业倦怠——第182页

- 沮丧、消极（强烈的悲伤和绝望），精神痛苦且不能进行正常的日常生活。

  抑郁症——第180页

- 有交替发作的抑郁（沮丧、消极）和躁狂（欣快、情感高涨）。

  双相情感障碍——第179页

- 运动障碍（肌无力、平衡障碍、瘫痪等），视力、感觉、性和心理出现问题（抑郁、注意力难以集中等），急、慢性疼痛和极度疲劳。症状反复发作。

  多发性硬化症——第164页

情绪和行为障碍

- 反应迟钝、说话和行动困难、抑制力丧失、情绪波动、恶心呕吐、脱水和低体温。

  酒精中毒——第358页
  药物依赖性——第184页

- 认知障碍（记忆、言语、逻辑、注意力）和行为障碍（攻击性、谵妄、厌食等）、睡眠障碍和抑郁。

  阿尔茨海默病和其他形式的痴呆症——第170页

- 突发性、不协调的不自主运动、运动协调性受损、心理障碍（抑郁、精神病）和认知障碍（言语、注意力、记忆力）。

  亨廷顿舞蹈症——第168页

- 被咬部位疼痛，发热后吞咽困难，情绪紊乱（沮丧、兴奋等），病理性怕水、幻觉、挛缩和麻痹。

  狂犬病——第160页（急诊）

行为障碍

- 烦躁不安，注意力难以集中，不耐烦、冲动等。

  注意缺陷与多动障碍——第533页

- 短暂的意识丧失，鼻子或耳朵出血，头痛或头部有伤口，平衡、言语和视力受损，感觉障碍（瘫痪），恶心呕吐，行为异常或抽搐。

  颅脑外伤——第150页（急诊）

- 发热、疲劳、肌肉和关节疼痛、咳嗽、流鼻涕、头痛、记忆力减退、行为障碍、困倦等。

  脑炎——第159页

- 社交障碍、缺乏沟通、兴趣受限和重复性行为。

  广泛性发育障碍——第530页

- 头痛，恶心，呕吐，眩晕，视觉、行为、认知、运动和感觉障碍。

  神经系统肿瘤——第158页

饮食障碍

- 过度节食、禁食，体重大减，闭经，并伴有许多其他症状（脱水、心脏问题等）。

  神经性厌食症——第527页

- 不受控制的、过量的食物摄入，然后发生补偿性行为：自主催吐、服用泻药和利尿剂、过度运动等。

  贪食症——第528页

- 在吞咽或吐出食物前，反刍和重新咀嚼。

  反刍——第528页

- 摄入不可食用的物质。

  异食癖——第529页

另见

头部和脊柱损伤——第554页
体重减轻——第566页

呼吸系统疾病（鼻、咽喉、肺等）

鼻腔疾病

鼻塞和流鼻涕

- 鼻塞、流鼻涕、鼻子易受刺激、打喷嚏、疲劳，有时会发热。

  普通感冒——第318页

- 发热、疲劳、头痛、鼻塞、流鼻涕、干咳等。

  感染性疾病——第284页

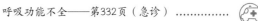

呼吸困难和咳嗽

- 呼吸困难、咳嗽有痰、疲劳、体重减轻。

  肺气肿——第329页

- 呼吸困难，咳嗽，痰液呈粉红色、泡沫状，有时还伴有意识障碍，出汗，手指和脚趾冰凉，皮肤有大理石状花纹。

  肺水肿——第335页

呼吸困难、咳嗽和胸痛

- 干咳、呼吸困难（气短、哮鸣、呼吸急促、呼吸浅促）、胸口有压迫感、脉搏快而不规则、面色苍白、唇甲青紫、清痰。

  哮喘——第326页

- 咳嗽、胸痛、呼吸困难、头痛、眩晕或心肺停止。

  吸入性中毒——第549页（急诊）................

- 高热、干咳、胸痛、呼吸困难和不适等。

  肺炎——第323页
  结核病——第324页

- 胸痛伴有干咳和呼吸困难。

  气胸——第330页
  胸膜炎——第330页

- 言语、呼吸和吞咽障碍，咳嗽，咯血，胸痛。

  呼吸系统肿瘤——第336页

呼吸短促

- 虚弱（面色苍白、疲劳、眩晕、呼吸短促）、心悸、怕冷和头痛。

  贫血——第242页

- 心悸、疲劳、呼吸短促，有时有压迫感或突然完全丧失意识。

  心律失常——第264页

- 呼吸短促，有时会丧失意识、胸痛、心悸。

  瓣膜病——第268页

呼吸短促和咳嗽

- 用力时呼吸短促、干咳，极易感染。

  烟草依赖——第338页
  肺炎——第323页
  尘肺病——第331页

无呼吸

- 意识丧失，皮肤和嘴唇苍白、灰白或发绀，无呼吸，无脉搏。

  心肺停止——第545页（急诊）..................

睡眠呼吸暂停

- 打鼾、睡眠紊乱和疲劳、困倦、警觉性下降、易激惹和抑郁。

  睡眠呼吸暂停——第316页

- 打鼾或哮鸣、睡眠呼吸暂停、头痛、鼻塞和鼻出血。

  鼻中隔损伤——第317页

咳嗽、打喷嚏

- 鼻塞、流鼻涕、鼻子易受刺激、打喷嚏、疲劳，有时会发热。

  感染性疾病——第284页
  普通感冒——第318页

- 干咳、咽喉痛、声音嘶哑。

  咽炎——第319页

- 干咳然后咳痰、流鼻涕、轻度发热。

  支气管炎——第322页

- 慢性咳嗽，脓痰或清痰。

  支气管炎——第322页

- 中度发热、流鼻涕、干咳和阵发剧烈咳嗽。

  百日咳——第522页（急诊）..................

咳嗽和胸痛

- 发热、肌肉和关节疼痛、疲劳、头痛、流鼻涕、干咳和呼吸道（咽喉、胸等）疼痛。

  流感——第320页

- 剧烈干咳，胸部有不适感。

  气管炎——第319页

另见

血液、血管和心脏疾病（血液、心脏等）

出血

伤口出血

● 肢体疼痛、畸形或残缺，有时有骨突出和外出血。

● 大量失血（外出血）、体温低、四肢苍白、眩晕、呕吐、脉搏快而弱、呼吸急促、极度口渴。

耳鼻出血

● 短暂性意识丧失，鼻或耳出血，头痛或头部有伤口，平衡、言语和视力受损，感觉障碍（瘫痪），恶心，呕吐，行为异常或抽搐。

口腔出血

● 牙龈红肿，经常出血。

● 口腔或周围损害（小裂口、红斑、溃疡、结节）加重，出血，口腔和咽喉持续疼痛和麻木，咀嚼、吞咽或舌头活动困难。

肛门出血

● 在排便时或排便后不久，肛门有少量鲜红色出血，肛门周围有时伴有瘙痒、剧痛和痉挛。

痰中带血

● 咯血、胸痛、呼吸困难、发热、盗汗、疲劳、食欲不振和体重减轻。

● 言语、呼吸和吞咽障碍，咳嗽，咯血，胸痛。

尿中带血

● 尿中带血。

● 血尿，背部或腹部疼痛。

出血（鼻、尿、肛门等）

● 长期出血，可能在没有明显原因的情况下发生。

另见

静脉疾病

静脉突出

● 腿部有沉重感，静脉肿胀和扩张。

静脉发炎

● 静脉及其周围组织肿胀、疼痛。

另见

胸骨处疼痛

胸骨处疼痛

● 胸痛（胸廓中央有压迫感、烧灼感），可能延至颈部和左臂，有时会出现全身虚弱、呼吸不畅、恶心、眩晕、消化功能紊乱和大量出汗。

心肌梗死——第257页（急诊）...................

● 发热、胸痛和呼吸不畅。

心肌炎和心包炎——第269页（急诊）............

另见

胸痛——第582页

心律失常

心律异常

● 心悸、疲劳、呼吸短促，有时有压迫感或突然完全失去意识。

心律失常——第264页

● 疲劳、呼吸明显不适、心律失常等。

心功能不全——第262页

● 呼吸急促、困难，感到缺氧，皮肤和黏膜发绀，心律失常，大量出汗，有时失去意识。

呼吸功能不全——第332页（急诊）..............

● 发热、呼吸困难和心律失常。

心肌炎和心包炎——第269页（急诊）............

● 心脏杂音、皮肤发绀、发育不良、呼吸短促。

心脏畸形——第267页

● 呼吸短促，有时会丧失意识、胸痛、心悸。

瓣膜病——第268页

● 甲状腺肿大（颈部肿胀）、明显虚弱、体重波动、心律失常、肠功能紊乱、寒战、皮肤或毛发外观改变等。

甲状腺疾病——第225页

脉搏加快，心悸

● 心悸、疲劳、呼吸短促，有时有压迫感或突然完全失去知觉。

心律失常——第264页

● 虚弱（面色苍白、疲劳、眩晕、气短）、心悸、怕冷和头痛。

贫血——第242页

脉搏急促无力

● 口渴、口干、尿色深、抽搐、疲劳、面色苍白、脉搏急促无力、呼吸浅促、恶心、呕吐、意识错乱、眩晕。

中暑——第561页

● 大量失血（外出血）、体温低、四肢苍白、眩晕、呕吐、脉搏快而弱、呼吸急促、极度口渴。

低血容量性休克——第239页（急诊）............

脉搏消失

● 意识丧失，皮肤和嘴唇苍白、灰白或发绀，无呼吸，无脉搏。

心肺停止——第545页（急诊）.................

● 咳嗽、胸痛、呼吸困难、头痛、眩晕或心肺停止。

中毒——第549页（急诊）....................

● 血管疼痛、面色苍白、体温低、脉搏消失。

动脉血栓形成——第274页（急诊）.............

另见

出血——第550页
低体温症和冻疮——第562页

消化紊乱（食管、胃、肝、胰腺、肠、肛门等）

摄食和消化障碍

吞咽困难

● 反酸、胃顶部烧灼感并沿食管上移、吞咽困难、夜间咳嗽。

胃食管反流——第372页

● 舌外观改变（肿胀，表面光滑，深红色），咀嚼、吞咽或说话时感到疼痛且不适。

舌炎——第365页

● 口腔、咽喉和食管黏膜覆有白色膜，有刺痛感、烧灼感，吞咽困难和食欲不振。

鹅口疮——第365页

● 突发高热、咽喉痛、无法吞咽、呼吸困难且声音大。

会厌炎——第523页（急诊）..................

● 吞咽困难恶心。

食管狭窄——第373页

● 言语、呼吸和吞咽发生障碍，咳嗽，咯血，胸痛。

呼吸系统肿瘤——第336页

● 吞咽困难、体重减轻、胸痛，有时还会出现血性呕吐物。

另见

恶心、呕吐和腹痛

● 腹泻、呕吐、腹部痛性痉挛和疼痛，有时会发热。

● 恶心、呕吐、腹部疼痛、胃胀气、头痛。

● 停经、恶心、呕吐、乳房肿胀、情绪波动、极度疲劳等。

● 反应迟钝、说话和行动困难、抑制力下降、情绪波动、恶心、呕吐、脱水和体温低。

● 恶心、呕吐、腹痛、口腔内及周围烧灼感、嘴唇变色、呼气有异味。

● 腹部右下或左下部持续疼痛、恶心、呕吐、食欲不振、便秘和发热。

● 消化紊乱（腹泻、腹痛、胃气胀等）和虚弱（体重减轻和疲劳）。

● 突发剧烈腹痛（尖叫、哭闹）、恶心、呕吐、拒绝进食、面色苍白、肌肉缺乏张力、大便中带有血性黏液。

● 血压极高，四肢肿胀，体重大幅度增加，头痛、胃痛，视物模糊，耳鸣，恶心，呕吐。

● 剧烈、持续的腹痛和腹部变硬，呕吐，便秘，高热，虚弱，面色苍白，呼吸、心律和血压紊乱。

● 大便带血、腹泻或便秘、腹痛和呕吐。

● 饭后消化障碍、呕吐、腹痛、体重减轻。

腹痛

● 腹泻和便秘交替出现、腹痛和痛性痉挛、胃胀气、大便有黏液。

● 反酸、胃顶部烧灼感并沿食管上移、吞咽困难、夜间咳嗽。

● 腹痛和痛性痉挛，可能延到后背，严重时有血性呕吐物和深色大便。

● 右侧、胸骨下方和肋骨下方剧烈疼痛。

● 中上腹剧烈疼痛，向两侧及背部放射状发散（尤其饭后），胃胀气，呕吐。

● 食欲不振、体重减轻、发热、虚弱、肝区（上腹部）疼痛。

● 皮肤、巩膜和黏膜呈黄色，上腹部疼痛，全身健康恶化（食欲不振，体重减轻，明显虚弱）。

另见

排便障碍（疼痛，大便异常）

腹泻

● 腹泻、呕吐、腹部痛性痉挛等，有时还伴有发热。

胃肠炎——第378页

● 消化紊乱（腹泻、腹痛、胃胀气等）、虚弱（体重减轻和疲劳）。

食物不耐受——第362页
肠道寄生虫——第380页
结肠炎——第382页

● 发热、肌肉关节疼痛、腹泻。

李斯特菌病——第302页

● 体重迅速下降、淋巴结肿大、发热、持续腹泻、皮肤和呼吸道感染。

艾滋病——第292页

腹泻或便秘

● 腹泻和便秘交替出现、腹部痛性痉挛、胃胀气、大便有黏液。

肠易激综合征——第384页

● 大便带血、腹泻或便秘、腹痛和呕吐。

慢性结肠炎——第382页
结直肠癌——第376页

● 腹泻和便秘，有些情况下大便带血。

结肠息肉——第383页

排便时疼痛

● 排便时非常疼痛，有烧灼感和撕裂感。

肛裂——第389页

● 排便时或排便后不久，肛门流出少量鲜红色血液，有时在肛门周围伴有瘙痒、剧痛和痉挛。

痔疮——第388页
结直肠癌——第376页

大便颜色淡

● 皮肤、巩膜及黏膜发黄，面色苍黄，大便色淡，肝脾肿大，持续10天以上。

新生儿病理性黄疸——第515页（急诊）...

● 皮肤、巩膜和黏膜发黄，大便颜色浅，小便颜色深，食欲不振，虚弱，体重减轻，发热，肝区疼痛、不适。

肝炎——第390页

大便呈油性或含有黏液

● 腹泻和便秘交替出现、腹部痛性痉挛、胃胀气、大便有黏液。

肠易激综合征——第384页

● 体重减轻，腹部和背部疼痛，大便稀软、有臭味、油腻。

慢性胰腺炎——第396页

大便带血

● 腹泻、呕吐、腹部痛性痉挛，有时发热。

胃肠炎——第378页

● 消化紊乱（腹泻、腹痛、胃胀气等）、虚弱（体重减轻、疲劳）。

肠道寄生虫——第380页

● 突发剧烈腹痛（尖叫、哭闹）、恶心、呕吐、拒绝进食、面色苍白、肌肉缺乏张力、大便带有血性黏液。

急性肠套叠——第515页（急诊）…………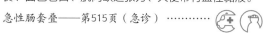

● 大便带血、腹泻或便秘、腹痛和呕吐。

慢性结肠炎——第382页
结直肠癌——第376页

● 腹泻、便秘，有些情况下大便带血。

结肠息肉——第383页

● 极度虚弱，皮肤、巩膜和黏膜呈黄色，蜘蛛痣，手掌发红，大便带血，反复感染，神经系统紊乱（意识错乱、困倦、昏迷等）。

肝衰竭——第393页（急诊）.......................

另见

体重减轻——第566页

生殖器（乳房、卵巢、睾丸、子宫、阴道、前列腺等）和泌尿系统疾病（肾、膀胱、尿道等）

生殖器疾病

下腹疼痛或不适

- 下腹疼痛、情绪波动、头痛、疲劳、失眠、眩晕、痤疮、消化紊乱（胃胀气、腹痛）、体重增加、四肢和乳房肿胀、乳房触痛。

- 下腹有沉重感、腰背痛、排尿障碍、便秘。

- 背痛、腹痛，高热并伴有寒战，排尿障碍（有烧灼感、尿频、尿液异常等）。

- 下腹剧烈疼痛，有时会发热。

- 血压极高、四肢肿胀、体重大幅增加、头痛和胃痛、视物模糊、耳鸣、恶心、呕吐。

- 腹痛、肿胀、大便频率及外观发生变化、身体虚弱（疲劳、体重减轻）。

下腹疼痛或不适，月经量多

- 月经量多、腹痛难忍，有时伴有疲劳和气短。

- 腹痛（尤其在经期和性生活时），经期长，经量多、不规律。

下腹疼痛或不适，经期间隙流血

- 下腹有坠胀感、性生活时有疼痛感、月经间隙流血、停经、排尿困难。

- 阴道分泌物发黄、有臭味，下腹疼痛，阴道出血，发热，排尿时有烧灼感。

下腹疼痛或不适，月经量多，经期间隙出血

- 月经量多、经间或绝经后点滴出血、尿频或尿急、便秘、下腹有沉重感等。

妊娠期间下腹疼痛或不适、点滴出血

- 子宫出血、子宫收缩或腹痛。

睾丸疼痛或不适

- 睾丸有沉重感。

- 睾丸突然疼痛并蔓延至腹股沟、睾丸肿胀。

生殖器疼痛或不适，分泌物异常

- 生殖器发热、疼痛、肿胀、出现红斑或瘙痒，排尿或性生活时出现障碍，有血性、脓性或恶臭的分泌物。

- 阴道分泌物发黄、有臭味，下腹疼痛，阴道出血，尿道炎症且有分泌物，发热，排尿时有烧灼感。

- 阴道（瘙痒，分泌物多、有臭味、呈绿色）或尿道有炎症、排尿障碍。

骨盆疼痛和分泌物异常

- 阴道或尿道有异常分泌物，排尿时伴有烧灼感和骨盆疼痛。

- 发热，骨盆疼痛，阴道有脓性、恶臭分泌物。

  产褥感染——第475页（急诊）...............

分泌物异常

- 进行性行为时出血，白色分泌物中带有血丝。

  宫颈癌——第434页 ....

月经不至

- 停经、身体变化（皮肤、甲、头发、黏液、乳房）、潮热和盗汗、情绪和睡眠障碍、极易发生泌尿系统感染等。

  更年期——第426页 ....

- 停经、恶心、呕吐、乳房肿胀、情绪波动、极度疲劳等。

  妊娠——第462页 ....
  甲状腺疾病——第225页
  垂体疾病——第226页

- 过度节食、禁食，体重大幅减轻，闭经，并伴有许多其他症状（脱水、心脏问题等）。

  神经性厌食症——第527页

睾丸肿块

- 一侧睾丸有硬块，睾丸肿胀或不育。一般无痛。

  睾丸癌——第428页 ....

乳房肿块

- 乳房出现可触摸到的肿块。

  乳腺良性肿瘤——第437页 ....
  乳腺癌——第438页 ....

生殖器皮疹

- 生殖器发热、疼痛、肿胀、出现红斑或瘙痒，排尿或性生活障碍，有血性、脓性或恶臭的分泌物。

  生殖器感染——第441页
  性传播疾病——第444页

- 生殖器表面出现疱疹水疱、开放性伤口、结痂，有烧灼感、刺痛感、瘙痒感。

  生殖器疱疹——第447页

- 皮肤或黏膜上出现菜花状异常生长物。

  尖锐湿疣——第448页

- 皮肤或黏膜出现溃疡，继而腹股沟淋巴结肿大、出现皮疹等。

  梅毒——第445页
  性病淋巴肉芽肿——第446页

另见

  生殖器肿胀——第568页

泌尿系统疾病

排尿不受控制或不自主排尿

- 腹部肌肉收缩时有轻微的尿液排出。

  压力性尿失禁——第404页 ....
  生殖器脱垂——第433页

- 尿意突然、无法控制。

  急迫性尿失禁——第404页

- 睡眠时不自主排尿。

  尿床——第178页 ....

排尿频繁、无法控制

- 月经量多，经期或绝经后点滴出血，有白色分泌物，尿频或尿急，便秘，下腹疼痛、有坠胀感。

  子宫肌瘤——第434页 ....
  子宫癌——第434页 ....

尿频、尿痛

- 尿频、尿痛、尿急，尿液混浊、有臭味、带血。

  尿路感染——第406页

- 排尿障碍（尿意频繁、不适、血尿等）。

  前列腺腺瘤——第429页 ....
  前列腺癌——第430页 ....

- 背痛、腹痛、高热伴有寒战、排尿障碍（有烧灼感、尿意频繁、尿液异常等）。

  肾盂肾炎——第407页

尿频、尿多

- 极度口渴、多尿、意识丧失、体重减轻。

  糖尿病——第228页

- 恶心、呕吐、极度疲劳、腰背痛、尿少或无尿或者口渴及尿频、呼吸短促、腿部肿胀。

小便疼痛

- 排尿疼痛。

- 阴道或尿道有异常分泌物，排尿时有烧灼感等。

小便次数少或尿量少

- 恶心、呕吐、极度疲劳、腰背痛、小便次数少或无尿或者口渴及尿频、尿量多、气短、腿部肿胀。

- 肿胀（尤其面部），小便量少、颜色深，泡沫尿，腰背痛，头痛，呕吐。

- 下腹有沉重感、性生活时疼痛、经期间隙流血、闭经、排尿困难。

小便带血

- 尿中带血。

- 尿中带血、背痛或腹痛。

尿液异常

- 后背中部和腹部疼痛、高热并有寒战、排尿障碍（有烧灼感、尿频、尿液混浊或带血等）。

- 肿胀（尤其面部），小便颜色深、量少、有泡沫，腰背痛，头痛，呕吐。

- 皮肤、巩膜和黏膜发黄，大便颜色浅，小便颜色深，食欲不振，虚弱，体重减轻，发热，肝区疼痛不适。

另见

摄影作品

封面
©Veer Incorporated/Mike Watson
©Veer Incorporated/Jose Luis Pelaez
p5: ©Paul Labelle, photographer
p10: ©iStockphoto.com/Tatiana Gladskikh
p11: © Shutterstock.com/Avava
p12: ©Melanie Morin
p13: r ©iStockphoto.com/Tom Hahn
　　l ©iStockphoto.com/Randy Plett
p14: t © iStockphoto.com/Sandra Caldwell
　　b ©iStockphoto.com/Dirk Richter
p16: ©iStockphoto.com/Emrah Turudu
p17: ©Shutterstock.com/Giordano Borghi
p18: t ©iStockphoto.com/Igor Dutina
　　b ©Shutterstock.com/WizData, Inc.
p19: ©Shadia Toumani
p20: ©iStockphoto.com/Eugene Choi
p21: ©iStockphoto.com/Stefan Redel
p22: t ©iStockphoto.com/Ron Chapple Stock
　　b ©iStockphoto.com/Derek Latta
p23: tr ©iStockphoto.com/Jernej Gartner
　　cl ©iStockphoto.com/Robert Ginsberg
　　cr ©Shutterstock.com/Darko Novakovic
p24: ©iStockphoto.com/Hubert Gruner
p25: ©Shutterstock.com/Elena Elisseeva
p26: t ©iStockphoto.com/Chris Price
　　b ©iStockphoto.com/Joanna C. Pecha
p28: ©iStockphoto.com/Diane Diederich
p29: ©iStockphoto.com/Diego Cervo
p30: ©iStockphoto.com/Francisco Romero
p31: ©Shutterstock.com/Monkey Business Images
p32: ©iStockphoto.com/Robert Dant
p33: t ©iStockphoto.com/Wesley Pohl
　　b ©iStockphoto.com/Tomaz Levstek
p34: ©iStockphoto.com/Monkey Business Images
p35: ©iStockphoto.com/Sean Locke
p36: ©Shutterstock.com/Christopher Futcher
p37: ©iStockphoto.com/Michelle Scott
p44: ©Shutterstock.com/absolut
p49: ©iStockphoto.com/Vasiliki
p50: ©Shutterstock.com/Reflekta
p53: ©iStockphoto.com/Pidjoe
p55: t ©iStockphoto.com/Sergey Lukyanov
　　b ©iStockphoto.com/Dmytro Strelbytskyy
p56: ©iStockphoto.com/Matka Wariatka
p57: ©iStockphoto.com/mandygodbehear
p60: ©iStockphoto.com/Gerda Smets
p62~63: ©Shutterstock.com/John Steel
p65: ©iStockphoto.com/J. Collado -JDC Photography
p66: ©iStockphoto.com/Jerry D. Moorman
p68: ©iStockphoto.com/Luca di Filippo
p74: ©iStockphoto.com/Jan Tyler
p77: ©Shutterstock.com/AlexanderRaths
p81: ©BSIP/Laurent
p85: ©YourSkinDoctor.com

p87: ©iStockphoto.com/Kevin Dyer
p88: ©Science Photo Library/Dr. P. Marazzi
p90: ©iStockphoto.com/Guillermo Perales
p92~93: ©Shutterstock.com/FOTOCROMO
p100: ©iStockphoto.com/Phil Date
p101: ©iStockphoto.com/Edyta Anna Grabowska
p103: ©Corbis. All Rights Reserved.
p104: ©Glenn Rose/flickr.com
p105: ©Lyne Trudel
p106: ©iStockphoto.com/Gloria-Leigh Logan
p110: ©Matthew Asner/flickr.com
p111: ©iStockphoto.com/Don Wilkie
p112: ©iStockphoto.com/Pali Rao
p116: ©iStockphoto.com/Elena Korenbaum
p117: ©Stephane Batigne
p122: ©iStockphoto.com/Baldur Tryggvason
p124: t ©iStockphoto.com/Robyn Mackenzie
　　b ©iStockphoto.com/Jim Jurica
p126: ©iStockphoto.com/M. G. Mooij - MaMoPictures
p132~133: ©iStockphoto.com/Nikolay Suslov
p135: ©iStockphoto.com/Torben Krog
p138: ©iStockphoto.com/Rene Mansi
p142: ©iStockphoto.com/Acilo
P144: ©iStockphoto.com/Hilary Brodey
p147: ©iStockphoto.com/Slawomir Fajer
p149: ©iStockphoto.com/Eliza Snow
p151: ©iStockphoto.com/Ian Marchant
p154: ©Mathieu Douville
p159: ©Dr. Daniel Roy, CHUM–Departement of Radiology, Radioncology and Nuclear Medicine
p160: t ©iStockphoto.com/Ana Abejon
　　b ©CDC
p169: ©iStockphoto.com/Sheryl Griffin
p171: ©iStockphoto.com/Joseph Jean Rolland Dube
p174: ©iStockphoto.com/Sean Nel
p176: ©iStockphoto.com/Matka Wariatka
p177: t ©Sean Richards/flickr.com
　　b ©iStockphoto.com/Diane Diederich
p178: ©iStockphoto.com/Martina Ebel
p180: ©Northern Light Technologies
p181: ©iStockphoto.com/Maartje van Caspel (mammamaart)
p182: ©iStockphoto.com/Barbara Reddoch
p183: ©iStockphoto.com/Jacob Wackerhausen
p185: ©iStockphoto.com/Ron Hilton
p186~187: ©Shutterstock.com/Patricia Marks
p189: ©iStockphoto.com/Mateusz Zagorski
p192: t ©iStockphoto.com/Amanda Rohde
　　b ©iStockphoto.com/Duncan P. Walke
p194: ©iStockphoto.com/Dana Bartekoske
p196: ©iStockphoto.com/Jim Jurica
p197: t ©iStockphoto.com/Kati Neudert
　　b ©iStockphoto.com/Eliza Snow

p198: ©iStockphoto.com/John Clines
p200: ©iStockphoto.com/David Meharey
p201: ©Mathieu Douville
p203: ©iStockphoto.com/Liv Friis-Larsen
p210: ©iStockphoto.com/Brad Killer
p211: ©iStockphoto.com/Marc Safran
p212: ©Institut Raymond-Dewar,www.raymond-dewar.qc.ca
p214: ©iStockphoto.com/Carmen Martinez Banus
p216: ©iStockphoto.com/Christian Carroll
p217: ©Shutterstock.com/Kirk Strickland -U Star PIX
p218~219: ©Shutterstock.com/Elena Elisseeva
p224: ©iStockphoto.com/Guillermo Perales
p229: ©iStockphoto.com/Eugene Bochkarev
p230: t ©iStockphoto.com/Andrzej Tokarski
　　b ©iStockphoto.com/Jorge Salcedo
p232~233: ©Shutterstock.com/Leah-Anne Thompson
p238: ©Dr. Odile Fenneteau, Biological Hematology Department, Hopital Robert Debre, Paris
p239: ©Crystal Utter
p242: ©iStockphoto.com/Dmitry Bezkorovayny
p245: ©National Cancer Institute/Bill Branson
p246~247: ©Shutterstock.com/HannaMonika
p252: ©iStockphoto.com/webphotographeer
p253: ©iStockphoto.com/webphotographeer
p255: ©Shutterstock.com/Supri Suharjoto
p256: ©iStockphoto.com/Fred Goldstein
p258: ©iStockphoto.com/Leigh Schindler
p259: ©iStockphoto.com/M. G. Mooij- MaMoPictures
p264: ©iStockphoto.com/Tamara Murray
p272: ©Prof. S. Ricci/www.circolazionevenosa.it
p276~277: ©Shutterstock.com/Sergei Telegin
p282: ©CDC/Dr. Mae Melvin
p283: Staphylococcus:© CDC/Janice Carr
　　Plasmodium: ©CDC/Dr. Mae Melvin
　　HIV: ©CDC/C. Goldsmith
　　Clostridium tetani: ©Didier Hocquet, CHU Jean Minjoz
　　Candida: ©Andrew Hall
　　Influenza: ©CDC/Dr. F. A. Murphy
　　Salmonella: ©Rocky Mountain Laboratories, NIAID, NIH
　　E.coli: ©Rocky Mountain Laboratories,NIAID, NIH
p284: t ©iStockphoto.com/Leah-Anne Thompson
　　b ©iStockphoto.com/Matthew Cole
p287: ©Shutterstock.com/fotohunter
p289: ©Shutterstock.com/greenland
p293: ©Zoe Flanagan
p295: ©Shutterstock.com/Supri Suharjoto

出版社

加拿大QA国际图书出版公司

主席

雅克·福廷

副主席

凯罗琳·福廷

编辑主任

马丁·波德斯托

主编

玛丽·安妮·勒高

斯蒂芬·巴蒂涅

编辑人员

马蒂厄·布尔加尔

米里亚姆·卡罗恩·贝尔齐尔

朱莉·卡约

奥菲莉·德劳内

克莱尔·德·吉尔本

克里斯蒂娜·勒罗伊

让-弗朗索瓦·努林

奥雷利·奥利维耶

奥利维耶·佩罗内

萝丝-海伦·菲利普

版式设计

梅兰妮-吉古雷·吉尔伯特

平面设计

约翰·普兰特

编排

朱利安·布里塞博伊斯

艾米莉·考里沃

帕斯卡·戈耶特

卡罗琳·格雷戈尔

弗朗索瓦·赫诺特

塞西尔·拉隆德

卡琳·莱维斯克

丹妮尔·昆蒂

沙迪娅·图马尼

插图

丹妮尔·巴德

曼努埃拉·贝托尼

乔斯林·加德纳

梅兰妮·吉古雷-吉尔伯特

阿兰·莱米尔

雷蒙德·马丁

米莉麦·克马洪

阿努克·诺埃尔

医学插图指导专家

西尔文·贝兰格

摄影

奥利维尔·德洛姆

吉勒·韦齐纳

信息技术经理

马丁·勒米厄

编程

埃里克·加农

加布里埃尔·特鲁多-圣-希拉尔

项目管理

娜塔莉·弗雷谢特

维罗妮卡·洛朗热

原版科学评审

主要评审人：埃里克·菲利普博士

圣约翰救护机构（急救服务提供商）

蒙特利尔大学营养参考中心，网址：www.extenso.org
（《消化系统》-消化系统的健康；《儿童期和青春期》-饮食多样化；《预防》-营养）

伊莎贝尔·阿森诺特博士（《生殖系统》-性传播感染）

克里斯蒂娜·布莱斯硕士（《感官》-嗅觉、味觉）

皮埃尔·布朗道博士（《感官》-眼部疾病）

奥利维尔·德古因博士（《感官》-平衡障碍）

路易斯-吉勒·杜兰德博士（《心血管系统》）

丹尼尔·格雷尼尔博士（《消化系统》-口腔疾病）

西尔文·拉杜克博士（《症状目录》）

伯纳德·兰伯特博士（《生殖系统》-影响女性的疾病）

罗伯特·帕德德博士（《症状目录》）

克劳德·波里耶博士（《呼吸系统》）

克劳德·鲁内拉德博士（《神经系统》-药物依赖性）

朱利奥·索托博士（《免疫系统》第292至第301页，第380至第381页）

朱莉·蒂鲍尔博士（《症状目录》）

凯瑟琳·文森特博士（《消化系统》-肝炎）

翻译

创博翻译

文案编辑

维罗妮卡·沙米编辑服务提供商

印刷:萨尔瓦多·帕里西

加拿大QA国际图书出版公司感谢以下人员对原版书做出的贡献：

埃米莉·贝勒马尔、文森特·贝尼埃、帕斯卡·比洛多、索尼娅·夏莱特、马修·杜维尔、弗朗索瓦·福廷、维罗尼克·戈塞林、克劳德·拉马尔奇、帕斯卡·拉尼尔、塞缪尔·拉罗谢尔、贝诺伊特·南泰斯、何塞·诺伊斯、奥迪尔·佩皮罗、谢尔盖·罗伯特、安妮·鲁洛、西尔万·西马尔、金·唐、安妮·特雷姆布莱

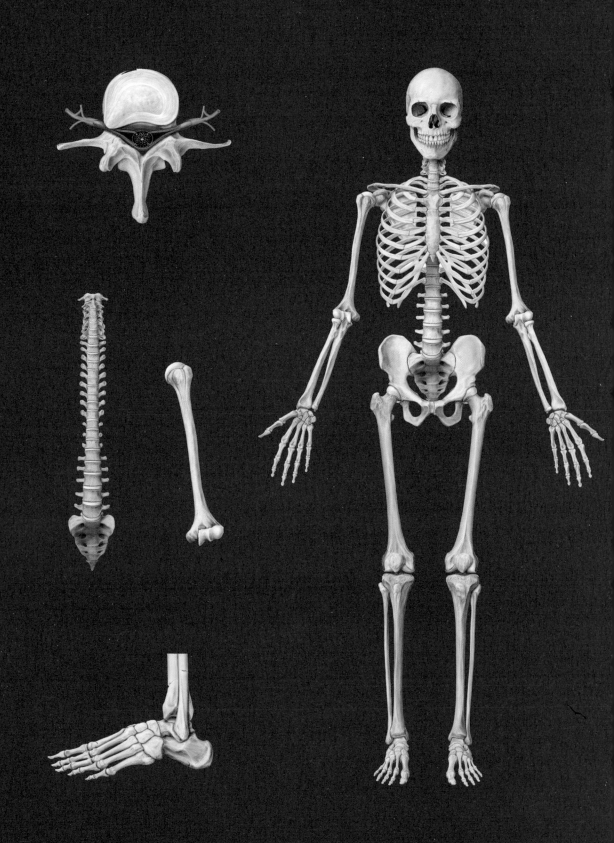